de Pronto-Socorro

Série Guia de Bolso

Guia de Bolso de Clínica Médica – Lapa e Góis
Guia de Bolso de Mastologia – Cançado e Silva
Guia de Bolso de Neonatologia – Maurício Magalhães
Guia de Bolso de Obstetrícia – Cabral
Guia de Bolso de Pronto-Socorro – Aécio Gois
Guia de Bolso de UTI – Penna Guimarães
Guia de Bolso de Ginecologia – Selmo Geber

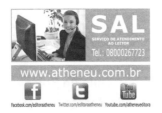

Guia de Bolso
de Pronto-Socorro

Editores

Marcelo Corassa

Ana Rita Brito Medeiros da Fonsêca

Aécio Flávio Teixeira de Góis

Gilmar Fernandes do Prado

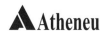

EDITORA ATHENEU

São Paulo — Rua Jesuíno Pascoal, 30
Tel.: (11) 2858-8750
Fax: (11) 2858-8766
E-mail: atheneu@atheneu.com.br

Rio de Janeiro — Rua Bambina, 74
Tel.: (21)3094-1295
Fax: (21)3094-1284
E-mail: atheneu@atheneu.com.br

Belo Horizonte — Rua Domingos Vieira, 319 — conj. 1.104

CAPA: produzida pela Equipe Atheneu
ILUSTRAÇÕES: Margarete Baldissara
PRODUÇÃO EDITORIAL: Equipe Atheneu
PROJETO GRÁFICO/DIAGRAMAÇÃO: Triall Composição Editorial Ltda.

Dados Internacionais de Catalogação na Publicação (CIP)
(Câmara Brasileira do Livro, SP, Brasil)

Guia de Bolso de Pronto-Socorro / editores Aécio Flávio Teixeira de Góis...[et al.]. -- São Paulo : Editora Atheneu, 2013.

Outros editores: Marcelo Corassa, Ana Rita Brito Medeiros da Fonsêca, Gilmar Fernandes do Prado
Vários colaboradores.
Bibliografia.
ISBN 978-85-388-0365-2

1. Emergências médicas 2. Medicina de urgência 3. Primeiros socorros 4. Pronto-socorro I. Góis, Aécio Flávio Teixeira de. II. Prado, Gilmar Fernandes do. III. Fonseca, Ana Rita Medeiros da. IV. Corassa, Marcelo.

13-02486
CDD-616.025
NLM-WG 205

Índices para catálogo sistemático:

1. Pronto-socorro : Medicina 616.025

CORASSA, Marcelo; DA FONSÊCA, Ana Rita Brito Medeiros; DE GÓIS, Aécio Flávio Teixeira; DO PRADO, Gilmar Fernandes.

Guia de Bolso de Pronto-Socorro

© EDITORA ATHENEU
São Paulo, Rio de Janeiro, Belo Horizonte, 2013

Editores

Marcelo Corassa

Graduado em Medicina pela Universidade Federal do Espírito Santo
Médico Residente de Clínica Médica da Escola Paulista de Medicina – Universidade Federal de São Paulo

Ana Rita Brito Medeiros da Fonsêca

Graduada em Medicina pela Universidade Federal do Rio Grande do Norte
Médica Residente de Clínica Médica da Escola Paulista de Medicina – Universidade Federal de São Paulo

Aécio Flávio Teixeira de Góis

Graduado em Medicina pela Universidade Federal do Rio Grande do Norte
Doutor em Ciências pela Faculdade de Medicina da USP
Professor Adjunto da Disciplina de Medicina de Urgência da UNIFESP

Gilmar Fernandes do Prado

Graduado em Medicina pela Universidade Federal de São Paulo
Livre-docente pela Universidade Federal de São Paulo
Professor Adjunto da Disciplina de Medicina de Urgência da UNIFESP

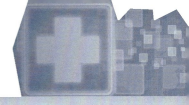

Autores

Ademir Aragão de Moura
Residente de Neurologia da Escola Paulista de Medicina – Universidade Federal de São Paulo

Beatriz Baptista da Cunha Lopes
Residente de Clínica Médica da Escola Paulista de Medicina – Universidade Federal de São Paulo

Beatriz Helena Cermaria Soares da Silva
Graduada em Clínica Médica pela Escola Paulista de Medicina – Universidade Federal de São Paulo

Brunna Lopes de Oliveira
Residente de Clínica Médica da Escola Paulista de Medicina – Universidade Federal de São Paulo

Carolina Frade Magalhães Girardin Pimentel Mota
Hepatologista pela Escola Paulista de Medicina – Universidade Federal de São Paulo

Carolina Santana dos Reis Santos
Residente de Clínica Médica da Escola Paulista de Medicina – Universidade Federal de São Paulo

Caroline de Pietro Franco Zorzenon
Residente de Neurologia da Escola Paulista de Medicina – Universidade Federal de São Paulo

Daniel Curitiba Marcellos
Residente de Clínica Médica da Escola Paulista de Medicina – Universidade Federal de São Paulo

Daniel Eiger
Residente de Clínica Médica da Escola Paulista de Medicina – Universidade Federal de São Paulo

Daniela Regina Brandão Tavares
Residente de Clínica Médica da Escola Paulista de Medicina – Universidade Federal de São Paulo

Débora Moroto
Residente de Clínica Médica da Escola Paulista de Medicina – Universidade Federal de São Paulo

Diego Adão Fanti Silva
Residente de Cirurgia Geral da Escola Paulista de Medicina – Universidade Federal de São Paulo

Diego da Silva Magatão
Residente de Clínica Médica da Escola Paulista de Medicina – Universidade Federal de São Paulo

Diego Ferreira Benévolo Xavier
Residente de Clínica Médica da Escola Paulista de Medicina – Universidade Federal de São Paulo

Eduardo Jorge Duque de Sá Carneiro Filho
Residente de Clínica Médica da Escola Paulista de Medicina – Universidade Federal de São Paulo

Felipe Merchan Ferraz Grizzo
Reumatologista pela Escola Paulista de Medicina – Universidade Federal de São Paulo

Gabriel Teixeira Montezuma Sales
Residente de Clínica Médica da Escola Paulista de Medicina – Universidade Federal de São Paulo

Guilherme Bricks
Residente de Infectologia da Escola Paulista de Medicina – Universidade Federal de São Paulo

Haroldo Heitor Ribeiro Filho
Residente de Clínica Médica da Escola Paulista de Medicina – Universidade Federal de São Paulo

Heitor Éttori
Residente de Neurologia da Escola Paulista de Medicina – Universidade Federal de São Paulo

Isabel Christina de Oliveira Vieira
Residente de Clínica Médica da Escola Paulista de Medicina – Universidade Federal de São Paulo

Isabela Cristina Kirnew Abud
Residente de Clínica Médica da Escola Paulista de Medicina – Universidade Federal de São Paulo

Isabelle Malbouisson Menezes
Nefrologista pela Escola Paulista de Medicina – Universidade Federal de São Paulo

Kalline Andrade de Carvalho
Residente de Dermatologia da Escola Paulista de Medicina – Universidade Federal de São Paulo

Layon Silveira Campagnaro
Residente de Clínica Médica da Escola Paulista de Medicina – Universidade Federal de São Paulo

Lucas Colombo Godoy
Residente de Clínica Médica da Escola Paulista de Medicina – Universidade Federal de São Paulo

Marcelo Corassa
Residente de Clínica Médica da Escola Paulista de Medicina – Universidade Federal de São Paulo

Mariana Nassif Kerbauy
Residente de Clínica Médica da Escola Paulista de Medicina – Universidade Federal de São Paulo

Marta Pereira dos Santos
Residente de Clínica Médica da Escola Paulista de Medicina – Universidade Federal de São Paulo

Moacyr Silva Junior
Doutor em Infectologia pela UNIFESP-EPM, Médico da UTI do Hospital Israelita Albert Einstein – Equipe de Transplante s e UTI, Chefe da unidade Semi-Intensiva do PS do Hospital São Paulo

Murilo Marques de Almeida Silva
Residente de Clínica Médica da Escola Paulista de Medicina – Universidade Federal de São Paulo

Nayara Maria Gomes Almeida
Residente de Clínica Médica da Escola Paulista de Medicina – Universidade Federal de São Paulo

Paulo Ricardo Gessolo Lins
Residente de Nefrologia da Escola Paulista de Medicina – Universidade Federal de São Paulo

Rachel Teixeira Leal Nunes
Residente de Endocrinologia da Escola Paulista de Medicina – Universidade Federal de São Paulo

Raiane Pina Crespo
Residente de Clínica Médica da Escola Paulista de Medicina – Universidade Federal de São Paulo

Renata Peixoto Barbosa
Residente de Clínica Médica da Escola Paulista de Medicina – Universidade Federal de São Paulo

Ricardo Humberto Miranda Félix
Residente de Clínica Médica da Escola Paulista de Medicina – Universidade Federal de São Paulo

Sheila Cristina Teodoro
Residente de Infectologia da Escola Paulista de Medicina – Universidade Federal de São Paulo

So Pei Yeu
Residente de Clínica Médica da Escola Paulista de Medicina – Universidade Federal de São Paulo

Thiago Barcellos Morais
Residente de Clínica Médica da Escola Paulista de Medicina – Universidade Federal de São Paulo

Victor Amorim
Graduado em Infectologia pela Escola Paulista de Medicina – Universidade Federal de São Paulo

Wladimir Bocca Vieira de Rezende Pinto
Residente de Neurologia da Escola Paulista de Medicina – Universidade Federal de São Paulo

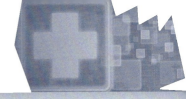

Dedicatória

Para José Marcelo, Isabelle e Aécio, aqueles que de todas as formas, e de formas diferentes, fizeram este livro possível.

MARCELO CORASSA

Dedico esse trabalho em primeiro lugar ao meu avô Darcy Fonsêca que é a razão de eu trilhar esse caminho, e a toda minha família pelo apoio e compreensão. Obrigada também ao meu querido Aécio Flávio a quem devo a oportunidade.

ANA RITA BRITO MEDEIROS DA FONSÊCA

Dedico este livro a todos os meus familiares ,em especial a o novo integrante da minha família o meu sobrinho Artur e a todos os meus residentes e alunos que sempre foram a minha fonte inspiradora para querer sempre ser um profissional melhor

AÉCIO FLÁVIO TEIXEIRA DE GÒIS

Este livro destina-se a médicos e médicas residentes. Sabemos o quão fugaz ele é, seja em sua forma ou conteúdo. Foi elaborado para atender necessidades práticas neste momento de formação, para conferir identidade ao grupo de residentes em treinamento clínico e para ser melhorado e superado pelos próprios leitores a que se destina. Dedicamos este livro aos médicos e médicas residentes, cuja história de treinamento jamais se apaga.

GILMAR FERNANDES DO PRADO

Prefácio

Este livro foi escrito com um simples propósito: criar um guia de consulta que tentasse suprir a deficiência deste material para o médico que enfrenta cotidianamente a rotina do pronto-socorro. Embora haja diversas obras que tentem sanar as dúvidas do médico quando frente ao paciente, este livro tem por diferencial ser escrito por médicos residentes, tanto para médicos residentes, quanto para o médico que enfrenta uma porta cheia de pacientes.

Por ser escrito por médicos residentes, com a consultoria de chefes e ex--residentes, esta obra tem uma linguagem que tenta se aproximar ao máximo da utilizada pelo médico de pronto-socorro. Ademais, uma vez que os autores vivenciam cotidianamente a rotina de um dos maiores prontos-socorros do Brasil, é de se esperar que as dúvidas que surgem nos atendimentos diários aos pacientes da EPM-UNIFESP sejam inseridas neste texto.

De outro modo, uma vez que o pronto-socorro geral em que estamos inseridos atende todos os tipos de especialidade, é de se esperar que as dúvidas sanadas pelos capítulos desta obra contemplem a maioria das dúvidas que surgem nos prontos-socorros do Brasil.

Aqui, contemplamos a maioria dos temas relacionados a especialidades clínicas, com alguns aspectos cirúrgicos pertinentes ao médico clínico. A escrita, a formatação e a objetividade faz com que os capítulos aqui inseridos tenham o propósito de sanar dúvidas rápidas no contexto do atendimento ao paciente, podendo, também, ser uma fonte de estudo e complementação do conhecimento.

Não temos a intenção de suprir os grandes livros textos, ou esgotar quaisquer assuntos aqui contidos. Pretendemos, apenas, escrever um texto que sirva tanto para a consulta rápida, quanto para o estudo fora do ambiente hospitalar.

Esperamos que o conteúdo do "Guia de Bolso de Pronto-Socorro" possa ser útil a todos que o utilizarem, e que possa cumprir sua proposta de servir de ponte entre a consulta rápida e o estudo de temas pertinentes para o médico clínico.

Esperamos, também, que essa primeira edição possa ser apenas a primeira dentre outras, que cumpram um caminho constante de aperfeiçoamento e adequação à sua proposta inicial.

Em nome dos autores, editores e revisores, desejo que todos possam encontrar o que buscam nesta obra, e que as dúvidas que temos no nosso trabalho cotidiano, sanadas ao decorrer dos capítulos, possam ser as mesmas dos nossos leitores.

Marcelo Corassa
Aécio Flávio Teixeira de Góis

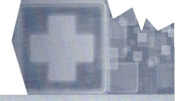

Sumário

Parte 1 Cardiologia

capítulo 1   Parada Cardiorrespiratória..3
Carolina Santana dos Reis Santos
Aécio Flávio Teixeira de Góis
Marcelo Corassa

capítulo 2   Insuficiência Cardíaca Aguda e Edema Agudo de Pulmão....................................11
Nayara Maria Gomes Almeida
Aécio Flávio Teixeira de Góis
Marcelo Corassa

capítulo 3   Síndrome Coronariana Aguda (SCA) 21
So Pei Yeu
Aécio Flávio Teixeira de Góis
Marcelo Corassa

capítulo 4   Fibrilação Atrial (FA) 33
Haroldo Heitor Ribeiro Filho
Aécio Flávio Teixeira de Góis
Marcelo Corassa

capítulo 5	**Taquiarritmias e Bradiarritmias** 41	

Gabriel Teixeira Montezuma Sales
Aécio Flávio Teixeira de Góis
Marcelo Corassa

capítulo 6	**Tamponamento Cardíaco e Dissecção de Aorta** 53	

Brunna Lopes de Oliveira
Aécio Flávio Teixeira de Góis
Marcelo Corassa

capítulo 7	**Emergências Hipertensivas** 63	

Layon Silveira Campagnaro
Aécio Flávio Teixeira de Góis
Marcelo Corassa

Parte 2   Pneumologia

capítulo 8	**Asma** 75	

Lucas Colombo Godoy
Beatriz Helena Cermaria Soares da Silva
Marcelo Corassa

capítulo 9	**Doença Pulmonar Obstrutiva Crônica** 85	

Ricardo Humberto Miranda Félix
Beatriz Helena Cermaria Soares da Silva
Marcelo Corassa

capítulo 10	**Tromboembolismo Venoso e Tromboembolismo Pulmonar** 89	

Mariana Nassif Kerbauy
Beatriz Helena Cermaria Soares da Silva
Marcelo Corassa

capítulo 11	**Derrame Pleural** 101	

So Pei Yeu
Beatriz Helena Cermaria Soares da Silva
Marcelo Corassa

Parte 3   Nefrologia

capítulo 12   Lesão Renal Aguda e Nefropatia por Contraste 109
Diego Ferreira Benévolo Xavier
Isabelle Malbouisson Menezes
Marcelo Corassa

capítulo 13   Distúrbios Hidroeletrolíticos e Ácido-Básicos 119
Thiago Barcellos Morais
Isabelle Malbouisson Menezes
Marcelo Corassa

Parte 4   Gastroenterologia

capítulo 14   Diarreias Agudas.. 139
Raiane Pina Crespo
Ana Rita Brito Medeiros da Fonsêca
Carolina Frade Magalhães Girardin Pimentel Mota

capítulo 15   Pancreatite Aguda.. 145
Renata Peixoto Barbosa
Ana Rita Brito Medeiros da Fonsêca
Carolina Frade Magalhães Girardin Pimentel Mota

capítulo 16   Infecções de Vias Biliares 153
Marta Pereira dos Santos
Ana Rita Brito Medeiros da Fonsêca
Carolina Frade Magalhães Girardin Pimentel Mota

Parte 5   Hepatologia

capítulo 17   Ascite e Peritonite Bacteriana Espontânea... 163
Beatriz Baptista da Cunha Lopes
Marcelo Corassa
Carolina Frade Magalhães Girardin Pimentel Mota

xviii Guia de Bolso de Pronto-Socorro

capítulo 18	Encefalopatia Hepática..169	
	Renata Peixoto Barbosa	
	Marcelo Corassa	
	Carolina Frade Magalhães Girardin Pimentel Mota	
capítulo 19	Síndrome Hepatorrenal 175	
	Lucas Colombo Godoy	
	Marcelo Corassa	
	Carolina Frade Magalhães Girardin Pimentel Mota	

Parte 6 Infectologia

capítulo 20	Sepse..187	
	Moacyr Silva Junior	
	Guilherme Bricks	
	Paulo Ricardo Gessolo Lins	
	Marcelo Corassa	
	Aécio Flávio Teixeira de Góis	
capítulo 21	Pneumonia Associada à Comunidade 199	
	Isabela Cristina Kirnew Abud	
	Marcelo Corassa	
	Aécio Flávio Teixeira de Góis	
capítulo 22	Infecção do Trato Urinário 211	
	Isabela Cristina Kirnew Abud	
	Marcelo Corassa	
	Aécio Flávio Teixeira de Góis	
capítulo 23	HIV no Pronto-Socorro 221	
	Sheila Cristina Teodoro	
	Victor Amorim	
	Marcelo Corassa	
capítulo 24	Febres Hemorrágicas 233	
	Diego da Silva Magatão	
	Marcelo Corassa	
capítulo 25	Influenza A – H1N1 245	
	Isabel Christina de Oliveira Vieira	
	Ana Rita Brito Medeiros da Fonsêca	

Sumário

capítulo 26	**Infecções do Sistema Nervoso Central** 253	

Heitor Éttori
Marcelo Corassa
Ana Rita Brito Medeiros da Fonsêca

capítulo 27	**Endocardite Infecciosa** 263	

Beatriz Baptista da Cunha Lopes
Marcelo Corassa
Aécio Flávio Teixeira de Góis

capítulo 28	**Erisipelas e Celulites** 273	

Kalline Andrade de Carvalho
Ana Rita Brito Medeiros da Fonsêca

capítulo 29	**Infecções Relacionadas a Cateteres** 277	

Marcelo Corassa
Ana Rita Brito Medeiros da Fonsêca

capítulo 30	**Isolamento Infeccioso no Pronto-Socorro** 285	

Eduardo Jorge Duque de Sá Carneiro Filho
Marcelo Corassa

capítulo 31	**Profilaxias Infecciosas no Pronto-Socorro** 289	

Diego da Silva Magatão
Marcelo Corassa

Parte 7   Neurologia

capítulo 32	**Acidente Vascular Cerebral (AVC)** 301	

Heitor Éttori
Marcelo Corassa
Ana Rita Brito Medeiros da Fonsêca
Gilmar Fernandes do Prado

capítulo 33	**Cefaleias** 315	

Ademir Aragão Moura
Marcelo Corassa
Ana Rita Brito Medeiros da Fonsêca
Gilmar Fernandes do Prado

capítulo 34 · *Delirium* e Estados Confusionais Agudos 327
Caroline de Pietro Franco Zorzenon
Marcelo Corassa
Ana Rita Brito Medeiros da Fonsêca
Gilmar Fernandes do Prado

capítulo 35 · Síndromes Convulsivas 333
Caroline de Pietro Franco Zorzenon
Marcelo Corassa
Ana Rita Brito Medeiros da Fonsêca
Gilmar Fernandes do Prado

capítulo 36 · Paralisias Flácidas Agudas 341
Wladimir Bocca Vieira de Rezende Pinto
Marcelo Corassa
Gilmar Fernandes do Prado

capítulo 37 · Morte Encefálica 349
Wladimir Bocca Vieira de Rezende Pinto
Marcelo Corassa
Gilmar Fernandes do Prado

Parte 8 — Hematologia/Oncologia

capítulo 38 · Neutropenia Febril 357
Marcelo Corassa
Ana Rita Brito Medeiros da Fonsêca

capítulo 39 · Emergências Oncológicas 363
Marcelo Corassa
Ana Rita Brito Medeiros da Fonsêca

capítulo 40 · Intoxicação por Cumarínicos 369
Mariana Nassif Kerbauy
Ana Rita Brito Medeiros da Fonsêca
Marcelo Corassa

capítulo 41 · Hemotransfusão no Pronto-Socorro 377
Ana Rita Brito Medeiros da Fonsêca
Marcelo Corassa

capítulo 42	**Anemia Falciforme** 383	

Daniel Eiger
Ana Rita Brito Medeiros da Fonsêca
Marcelo Corassa

Parte 9   Reumatologia

capítulo 43   **Reumatologia no Pronto-Socorro** 399
Ricardo Humberto Miranda Félix
Felipe Merchan Ferraz Grizzo
Ana Rita Brito Medeiros da Fonsêca

capítulo 44   **Monoartrites Agudas** 413
Brunna Lopes de Oliveira
Ana Rita Brito Medeiros da Fonsêca

capítulo 45   **Lombalgia no Pronto-Socorro**..421
Debora Moroto
Ana Rita Brito Medeiros da Fonsêca

Parte 10   Endocrinologia

capítulo 46   **Diabetes Melito e Hipoglicemia no Pronto-Socorro**...431
Isabel Christina de Oliveira Vieira
Ana Rita Brito Medeiros da Fonsêca
Rachel Teixeira Leal Nunes

capítulo 47   **Emergências Tireoidianas** 439
Raiane Pina Crespo
Ana Rita Brito Medeiros da Fonsêca

Parte 11   Aspectos Cirúrgicos

capítulo 48   **Avaliação Clínica Pré e Perioperatória**...451
Haroldo Heitor Ribeiro Filho
Marcelo Corassa

capítulo 49 — Hemorragias Digestivas 459
Diego Ferreira Benévolo Xavier
Ana Rita Brito Medeiros da Fonsêca

capítulo 50 — Abdome Agudo – Aspectos Clínicos 467
Daniel Eiger
Ana Rita Brito Medeiros da Fonsêca

capítulo 51 — Atendimento Inicial ao Paciente Politraumatizado 481
Diego Adão Fanti Silva
Ana Rita Brito Medeiros da Fonsêca
Marcelo Corassa

Parte 12 — Geriatria

capítulo 52 — O Idoso no Pronto-Socorro 493
Gabriel Teixeira Montezuma Sales
Ana Rita Brito Medeiros da Fonsêca
Marcelo Corassa

capítulo 53 — Cuidados Paliativos 505
Daniela Regina Brandão Tavares
Ana Rita Brito Medeiros da Fonsêca
Marcelo Corassa

Parte 13 — Intoxicações Exógenas

capítulo 54 — Intoxicação e Abstinência Alcoólica 519
Daniel Curitiba Marcellos
Marcelo Corassa
Ana Rita Brito Medeiros da Fonsêca

capítulo 55 — Intoxicações Agudas 527
Daniel Curitiba Marcellos
Marcelo Corassa
Ana Rita Brito Medeiros da Fonsêca

Parte 14 Aspectos Básicos de Terapia Intensiva

capítulo 56 Choque e Reposição Volêmica 541
Murilo Marques Almeida Silva
Marcelo Corassa

capítulo 57 Ventilação Mecânica 549
Eduardo Jorge Duque de Sá Carneiro Filho
Ana Rita Brito Medeiros da Fonsêca

capítulo 58 Analgesia e Sedação 557
Marta Pereira dos Santos
Ana Rita Brito Medeiros da Fonsêca

Parte 15 Outros Temas em Pronto-Socorro

capítulo 59 Sintomas no Pronto-Socorro 567
Ana Rita Brito Medeiros da Fonsêca
Marcelo Corassa

capítulo 60 Emergências Dermatológicas 575
Kalline Andrade de Carvalho
Ana Rita Brito Medeiros da Fonsêca
Marcelo Corassa

Parte 16 Anexos

anexo 1 Parâmetros Calculáveis em Pronto-Socorro e Terapia Intensiva 585

anexo 2 Principais Drogas Usadas na Emergência 587

Índice Remissivo 593

Parte 1

CARDIOLOGIA

capítulo 1

Parada Cardiorrespiratória

Carolina Santana dos Reis Santos ○ Aécio Flávio Teixeira de Góis ○ Marcelo Corassa

Definições

Arresponsividade, ausência de respiração ou respiração anormal (gasping).

O atendimento inicial deve ser iniciado prontamente, sempre levando em consideração 3 fatores: reconhecer a parada cardiorrespiratória (PCR), acionar o serviço de emergência e, após as 2 primeiras etapas, iniciar manobras de ressuscitação cardiorrespiratória (RCP).

Suporte básico de vida (BLS)

O suporte básico de vida deve ser dado fora do ambiente hospitalar, contudo ele pode ser necessário em situações de urgência, até que se estabeleçam condições suficientes para o atendimento segundo diretrizes avançadas. O atendimento se dá em etapas:

1. Certificar-se de que o local está seguro
2. Iniciar sequência do BLS
    I. **C (compressões torácicas):**
        i. Frequência de no mínimo 100 compressões/minuto.
        ii. Comprimir o tórax com força, com depressão de 5 cm. (A depressão incompleta do tórax aumenta a pressão intratorácica e, assim, diminui a perfusão coronariana, o débito cardíaco e a perfusão cerebral).
        iii. Esperar retorno passivo do tórax antes da próxima compressão.
        iv. *"Push hard, push fast"* (comprima forte, comprima rápido).

II. **A (abertura das vias aéreas)**
   i. Manobra "head tilt Chin Lift": extensão da cabeça e elevação do queixo.
   ii. Manobra "jaw thrust" (tração anterior da mandíbula), em caso de politrauma (Figura 1.1).
   iii. Inspecionar cavidade oral, com retirada de corpo estranho.
III. **B (breathing – ventilação)**
   i. Realizar duas ventilações de resgate.
   ii. Manter compressão: ventilação na relação 30:2, com cada ventilação sendo realizada em 1 segundo.
IV. **D (desfibrilação)**
   i. Deve ser utilizado precocemente.
   ii. Desfibrilador Externo Automático: ligar → seguir instruções → chocar, se indicado (monofásico: 360 J; bifásico 120 a 200 J).
   iii. Após o choque, reiniciar as compressões por 2 minutos até nova checagem de ritmo.

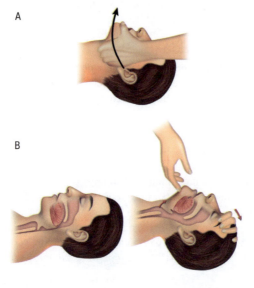

Figura 1.1 Manobras de Chin Lift (A) e Jaw Thrust (B).

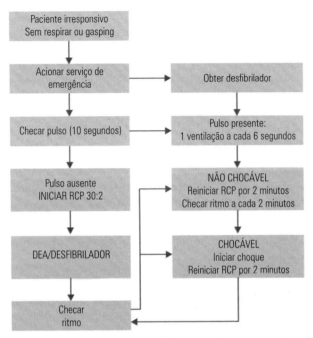

Adaptado de 2010 American Heart Association Guidelines for Cardiopulmonary Resuscitation and Emergency Cardiovascular Care Science.

Figura 1.2 Algoritmo do BLS segundo a atualização de 2010 da AHA.

O BLS foi atualizado em 2010 segundo as diretrizes da American Heart Associaton. A principal mudança foi a priorização das compressões em relação à ventilação, agora na sequência CABD, diferentemente do ABCD tradicional. As principais alterações são:

- Priorização das compressões torácicas antes das ventilações de resgate, pois nos minutos iniciais da PCR o principal determinante de lesão tecidual não é hipoxemia, mas sim parada do fluxo sanguíneo.
- Retirado o "ver, ouvir e sentir".
- Pessoas não treinadas podem realizar apenas compressões torácicas ("hands-only") até a chegada do desfibrilador ou do serviço de emer-

gência, não sendo obrigatório. O mesmo se aplica para casos em que o socorrista se sinta em perigo pelas ventilações.
- Checagem do pulso deve ser realizada apenas por profissionais de saúde, no tempo máximo de 10 segundos. Caso não seja identificado pulso nesse período, as compressões torácicas devem ser retomadas.
- A relação compressão-ventilação é 30:2
  - **Parada assistida:** chamar ajuda → usar desfibrilador se indicado → RCP.
  - **Parada não assistida:** 5 ciclos de RCP → chamar emergência.

Suporte avançado de vida (ACLS)

Até a chegada ao serviço de emergência ou em paradas assistidas em ambiente hospitalar, não se deve proceder a sequência do BLS, passando-se direto para o ACLS, que também ocorre em etapas.

1. **Chamar por ajuda**
   O primeiro passo deve ser sempre chamar por ajuda. A RCP efetiva não pode ser realizada por apenas um socorrista.
2. **Iniciar RCP, fornecer oxigênio, monitorizar o paciente**
   A RCP deve ser iniciada com compressões torácicas sempre. O fornecimento de oxigênio deve ser dado em fluxo máximo por dispositivo bolsa-máscara-válvula (Ambu®) e a monitorização deve ser feita preferencialmente com monitor.
3. **Checar o ritmo: pás do desfibrilador caso não monitorizado**
   Nesta etapa, deve-se reconhecer o ritmo imediatamente. Caso sejam encontradas fibrilação ou taquicardia ventricular (FV/TV), proceder ao choque como descrito posteriormente. Caso seja encontrada atividade elétrica sem pulso (AESP) ou assistolia, retornar as compressões torácicas e continuar o algoritmo sem os choques.
4. **Choque (se indicado: FV-TV)**
   a) Desfibrilador bifásico: 120 – 200 J.
   b) Desfibrilador monofásico: 360 J.
5. **Terapia medicamentosa (acesso venoso ou intraósseo)**
   Padronizar segundo ritmos (ver a seguir).
6. **Via aérea avançada**
   Existem 3 opções de via aérea avançada: intubação orotraqueal (IOT), combitubo, e máscara laríngea. A IOT deve ser procedida apenas sob visualização direta das pregas vocais.

- **Intubação orotraqueal:** confirmar através de exame clínico e capnografia:
  - **Exame clínico:** visualizar expansão torácica bilateralmente; auscultar estômago primeiro (não devem ser ouvidos ruídos hidroaéreos durante ventilação; ausculta pulmonar bilateral para evitar intubação seletiva).
  - **Capnografia:** sempre utilizar se disponível, caso $PETCO_2 < 10$ deve-se intensificar as compressões torácicas.
  - **Radiografia de tórax:** verificar tubo orotraqueal – obrigatório.

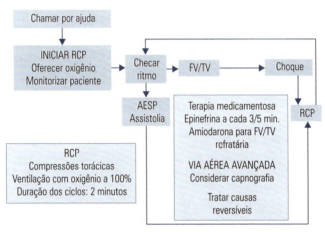

Adaptado de 2010 American Heart Association Guidelines for Cardiopulmonary Resuscitation and Emergency Cardiovascular Care Science.

Figura 1.3 **Algoritmo do ACLS segundo a atualização de 2010 da AHA.**

FV/TV

- Se PCR presenciada, usar desfibrilador o mais precocemente possível, iniciar compressões enquanto prepara-se o desfibrilador.
- Se parada não presenciada, realizar ciclo de RCP antes do uso do desfibrilador.
- Após desfibrilação, retomar as compressões cardíacas por 2 minutos.
- Terapia medicamentosa
  - **Vasopressores:** persistência da FV/TV após 1 choque e 2 minutos de RCP.

- Epinefrina a cada 3 – 5 minutos: 1 mg.
- Vasopressina (substitui a 1ª ou a 2ª dose da epinefrina): 40 U.
- Amiodarona (FV/TV refratárias): 300 mg (1ª dose)/150 mg (2ª dose).

AESP/Assistolia

- Compressões torácicas e checagem de ritmo a cada 2 minutos.
- Terapia medicamentosa: epinefrina/vasopressina segundo doses já citadas.
- Identificação e correção de causas reversíveis.

Tabela 1.1 Principais causas e tratamentos em paradas cardiorrespiratórias.

H's	Tratamento	T's	Tratamento
Hipoxia	Ofertar oxigênio	Toxinas	Antídoto (antagonistas)
Hipovolemia	Volume	Tamponamento cardíaco	Pericardiocentese
Hidrogênio (acidose)	Bicarbonato de sódio	Pneumotórax hipertensivo	Toracocentese/ drenagem torácica
Hipo/hipercalemia	Potássio/bicarbonato de sódio	Tromboembolismo pulmonar	Trombólise, se indicado
Hipotermia	Aquecimento	Trombose coronariana	Trombólise, se indicado

Tabela 1.2 Principais drogas utilizadas na ressuscitação cardiopulmonar.

Droga	Dose	Indicação
Epinefrina	1 mg a cada 3 – 5 min IV/IO 2 a 2,5 mg endotraqueal	FV/TV/AESP/ASSISTOLIA
Vasopressina	40 U IV/IO	Substitiu 1ª ou 2ª dose da epinefrina
Amiodarona	1ª dose 300 mg/2ª dose 150 mg IV/IO	FV/TV refratárias
Lidocaína	Dose inicial 1,5 mg/kg 0,5 – 0,75 mg/kg a cada 5 – 10 min (Max 3 mg/kg)	Ausência de amiodarona
Sulfato de magnésio	1 – 2 g IV em bolus	*Torsades de pointes*

O ACLS também foi atualizado em 2010. As principais alterações são:

- Uso da capnografia para monitorar qualidade da intubação orotraqueal.
- Ênfase na qualidade da RCP.
- Atropina não é mais recomendada no manejo da AESP/assistolia.

Manejo pós-ressuscitação cardiopulmonar

Objetivos

- Otimizar função cardiopulmonar e perfusão de órgãos vitais.
- Tentar identificar e tratar fatores precipitantes para evitar nova PCR.
- Controlar a temperatura corporal.
- Identificar e tratar Síndrome Coronariana Aguda.
- Otimizar ventilação para minimizar lesão pulmonar.
- Reduzir risco de disfunção de múltiplos órgãos.

Medidas

1. **Ventilação:** considerar via aérea avançada com capnografia ($PETCO_2$ entre 35 – 40 mmHg e $PaCO_2$ entre 40 – 45 mmHg); manter saturação de oxigênio ≥ 94%; evitar hiperventilação.
2. **Hemodinâmica:** manter PAM ≥ 65 mmHg ou PAS ≥ 90 mmHg; tratar hipotensão (volume, considerar drogas vasoativas).
3. **Cardiovascular:** monitorização eletrocardiográfica contínua (detectar arritmias); ECG/troponina (detectar síndrome coronariana aguda); ecocardiograma. Não utilizar antiarrítmicos de forma profilática.
4. **Neurológico:** exame neurológico seriado (define prognóstico do paciente); eletroencefalograma se paciente em coma; anticovulsivantes em pacientes que apresentam convulsão; indução de hipotermia em pacientes comatosos (minimiza dano cerebral).
5. **Metabólico:** seriar lactato (avaliação de perfusão tecidual); potássio sérico (detectar distúrbios que propiciem arritmias); urina I/creatinina sérica (detectar lesão renal aguda e tratá-la); glicemia (manter entre 144 – 180 mg/dL).

Referências

1. Berg RA, Hemphill R, et al. 2010 American Heart Association Guidelines for Cardiopulmonary Resuscitation and Emergency Cardiovascular Care Science: Adult Basic Life Support: 2010 American Heart Association Guidelines for Cardiopulmonary Resuscitation and Emergency Cardiovascular Care. Circulation. 2010;122:S685

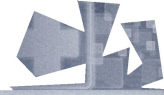

Insuficiência Cardíaca Aguda e Edema Agudo de Pulmão

Nayara Maria Gomes Almeida   ○   Aécio Flávio Teixeira de Góis   ○   Marcelo Corassa

Insuficiência cardíaca
Introdução e definições

Insuficiência cardíaca (IC) é uma síndrome clínica caracterizada pela incapacidade do coração de manter débito cardíaco adequado às demandas corporais ou a manutenção do mesmo através de pressões de enchimento aumentadas. Já a IC aguda é definida como um início rápido ou uma mudança clínica dos sinais e sintomas de IC, necessitando de terapia urgente.

Quadro clínico

Uma história clínica e exame físico em busca dos achados relacionados na Tabela 2.1 ajudam no diagnóstico do paciente que chega ao pronto-socorro com queixa de dispneia e suspeita de IC. Outros dados também devem ser pesquisados com objetivo de excluir diagnósticos diferenciais importantes (embolia pulmonar, crise de asma, doença pulmonar obstrutiva crônica (DPOC) exacerbada, pneumonia).

Tabela 2.1   Sinais e sintomas importantes para definir o diagnóstico de IC.

Sintomas	Sinais
Dispneia (principal sintoma, deve ser feito diagnóstico diferencial com doenças pulmonares)	Terceira bulha Turgência jugular
Ortopneia	Sibilos ("asma cardíaca" presente em ⅓ dos pacientes idosos com IC descompensada aguda)
Dispneia paroxística noturna	Edema de membros inferiores
Cansaço, fadiga	Hepatomegalia, ascite
Sintomas digestivos (anorexia, distensão abdominal e diarreia)	Taquicardia, estertores pulmonares

Diagnóstico

Apesar de o diagnóstico de IC ser essencialmente clínico, alguns exames complementares auxiliam na identificação de fatores predisponentes a descompensação aguda ou mesmo na etiologia da IC, já que uma pequena parte dos pacientes que chegam ao PS não tem diagnóstico prévio.

Tabela 2.2 Principais exames laboratoriais na avaliação inicial da suspeita de insuficiência cardíaca (IC).

Eletrocardiograma		Hipertrofia ventricular esquerda, anormalidades de átrio esquerdo, isquemia ou infarto agudo do miocárdio, fibrilação atrial
Radiografia de tórax		Redistribuição vascular pulmonar, cardiomegalia, infiltrados intersticiais bilaterais
Ecocardiograma		Avalia função ventricular (sistólica × diastólica, gravidade, causa potencial)
Exames laboratoriais	Gasometria arterial	Avalia hipóxia, hipercapnia e perfusão (lactato)
	Hemograma	Avalia anemia e infecção (precipitantes)
	Creatinina/Ureia	Disfunção renal como causas de descompensação
	Marcadores de necrose miocárdica	Identifica possível etiologia isquêmica, direcionando diagnóstico e terapia (ex.: cineangiocoronariografia)
	Pró-BNP*	Avalia prognóstico e diagnóstico diferencial

*Pró-BNP: o BNP (ou NT-proBNP) pode ser útil nos pacientes com probabilidade intermediária de IC, não devendo ser interpretado isoladamente e sim em um contexto clínico. Um valor menor que 100 pg/ml praticamente exclui IC como hipótese diagnóstica, enquanto um valor maior que 400 pg/ml tem boa correlação com diagnóstico de IC como causa de dispneia. Os valores de corte dependem do teste utilizado.

A monitorização invasiva: pode ser útil em pacientes com sintomas persistentes apesar do ajuste empírico da terapia padrão associado a uma das seguintes condições:

- Estado volêmico, perfusão ou resistência vascular sistêmica ou pulmonar incertas.
- Pressão sistólica permanece baixa ou está associada a sintomas apesar de terapia inicial.
- Função renal piorando com terapia.
- Necessidade de drogas vasoativas.
- Consideração de dispositivos como cardiodesfibrilador (CDI)/ressincronizador ou mesmo transplante cardíaco.

Alguns escores, como o de Boston e Framingham (Tabela 2.3), são usados para definição diagnóstica.

Tabela 2.3 Critérios de Framingham para diagnóstico de IC. Para diagnóstico são necessários dois critérios maiores ou um critério maior associado a dois critérios menores.

Critérios maiores	Critérios menores
Dispneia paroxística noturna	Edema de tornozelos bilateral
Turgência jugular	Tosse noturna
Crepitações pulmonares	Dispneia a esforços ordinários
Cardiomegalia (à radiografia de tórax)	Hepatomegalia
Edema agudo de pulmão	Derrame pleural
Terceira bulha (galope)	Diminuição da capacidade funcional em um terço da máxima registrada previamente
Aumento da pressão venosa central (> 16 cm H_2O no átrio direito)	
Perda de peso > 4,5 kg em 5 dias em resposta ao tratamento	Taquicardia (FC > 120 bpm)
Refluxo hepatojugular	

Além do diagnóstico, deve-se identificar os fatores precipitantes de uma descompensação de um quadro de IC crônica, principal etiologia encontrada na emergência. Os principais fatores são:

a) **Relacionados à aderência e cuidados gerais:**
   Má aderência à dieta, má aderência aos medicamentos, sobrecarga volêmica iatrogênica, interações medicamentosas ou efeitos colaterais (ex.: verapamil, nifedipina, diltiazem, β-bloqueadores, AINES).

b) **Cardíacos:**
   IAM/isquemia, valvulopatia, progressão da disfunção cardíaca subjacente, cardiomiopatia induzida por estresse (Tako-Tsubo), agentes cardiotóxicos (álcool, cocaína, drogas quimioterápicas), dissincronia pelo marcapasso.

c) **Não cardíacos:**
   Hipertensão grave, insuficiência renal, embolia pulmonar, anemia, disfunção tireoidiana, febre, infecção, diabetes mellitus descompensado.

Tratamento

A decisão sobre o tratamento do paciente com IC aguda que chega ao pronto-socorro pode se basear na classificação deste em subtipos clínicos.

Perfil A ("quente e seco")

Indica boa perfusão periférica sem sinais de congestão e pode ser tratado apenas com otimização dos medicamentos para IC (IECA/BRA, β-bloqueadores, espironolactona, hidralazina+nitratos).

Perfil B ("quente e úmido")

Indica boa perfusão periférica, mas com sinais de congestão, podendo ser tratado apenas com diuréticos e IECA. Casos mais graves exigem vasodilatadores parenterais. Além da restrição hidrossalina, diuréticos devem ser feitos sempre na evidência de sobrecarga volêmica, com exceção dos casos de hipotensão grave ou choque cardiogênico.

- **Furosemida:** 0,5 a 1 mg/kg, IV. Age sobre a congestão, além de promover venodilatação e aumentar a contratilidade de VE. No uso crônico de diurético de alça, usar 2,5 vezes a dose oral diária. O pico de ação ocorre em 30 minutos, e infusão contínua ou em bolus parecem ter a mesma eficácia.
  - **Efeitos adversos:** atentar para os níveis de K e Mg; monitorar função renal com ureia e creatinina e quantificar débito urinário para identificar lesão renal aguda pré-renal precocemente.
- **Medidas adicionais:**
  - Dobrar dose inicial de furosemida até diurese adequada ou dose máxima (6 mg/kg).
  - Adicionar um segundo diurético de ação diferente (tiazídicos, espironolactona).
  - Hemodiálise com ultrafiltração.

Perfil C ("frio e úmido")

Indica má perfusão periférica e congestão pulmonar. Deve-se suspender IECAs e reduzir dose de β-bloqueadores, principalmente na presença de hipotensão sintomática, e introduzir vasodilatadores parenterais (na ausência de hipotensão).

- **Nitroglicerina:** 5-10 mcg/kg/min. Produz venodilatação, reduz a pressão de enchimento de VE, melhora perfusão coronariana. Dose máxima: 100-200 mcg/kg/min.
- **Nitroprussiato de sódio:** 0,3 mcg/kg/min, IV, em BIC; aumentar 0,5 mcg/kg/min a cada 3 a 5 minutos até a dose máxima de 10 mcg/kg/min. Produz vasodilatação venosa e arterial com diminuição pronunciada de pós-carga; escolha nas emergências hipertensivas. Evitar na suspeita de isquemia miocárdica.
- **Inotrópicos** podem ser necessários para estabilização em caso de hipotensão:
  - **Dobutamina:** 2 a 20 mcg/kg/min.
  - **Milrinona:** ataque (50 mcg/kg/min); manutenção: 0,375 a 0,75 mcg/kg/min.
  - **Levosimendam:** ataque (24 mcg/kg em 10 min); manutenção: 0,1 mcg/kg/min.

Perfil D ("frio e seco")

Indica má perfusão periférica sem congestão, pode ser tratado com vasodilatadores isolados ou associados a inotrópicos parenterais. Reposição volêmica pode ser necessária.

Tabela 2.4 Resumo das classes de ICC descompensada e das principais abordagens terapêuticas.

A – Quente e seco	C – Frio e úmido
Otimização medicamentosa, orientação quanto a fatores de descompensação. Avaliar fatores de descompensação.	▪ Furosemida: 0,5-1 mg/kg IV ▪ Nitroglicerina: 5-10 mcg/kg/min ▪ Nitroprussiato: 0,3 mcg/kg/min; aumentar 0,5 mcg/kg/min a cada 3 a 5 minutos.
B – Quente e úmido	**D – Frio e seco**
Diureticoterapia. Furosemida: 0,5-1 mg/kg. Adicionar outras drogas e monitorizar eletrólitos e função renal.	▪ **Reposição volêmica:** 250 mL SF em 30 minutos com reavaliação precoce. ▪ **Refratários:** iniciar inotrópicos e vasodilatadores.

Edema agudo de pulmão (EAP)

Definições

Forma grave de descompensação cardíaca com dispneia aguda e acúmulo rápido de fluidos no interstício e alvéolos pulmonares, como resultado de pressões de enchimento elevadas. É mais comumente resultado de disfunção sistólica ou diastólica de VE, com ou sem patologias cardíacas adicionais, como doença arterial coronariana ou valvulopatias.

Várias condições podem causar EAP cardiogênico sem cardiopatia, como sobrecarga volêmica (exemplo: transfusão sanguínea), hipertensão grave, estenose de artéria renal e doença renal grave. Ao contrário do EAP não cardiogênico, o de origem cardiogênica cursa com aumento da pressão de oclusão da artéria pulmonar (> 18 mmHg).

Quadro clínico e diagnóstico

O principal sintoma encontrado no paciente com edema agudo de pulmão é a dispneia. Os demais achados clínicos derivam desse sintoma.

Tabela 2.5 Principais sinais e sintomas e exames complementares no EAP.

Exame físico	Dispneia e taquipneia, taquicardia, sinais de congestão (turgência jugular, estertores e crepitações pulmonares, edema periférico).
Eletrocardiograma	Taquicardia sinusal, sinais de hipertrofia ventricular. Caso haja sinais de isquemia, considerar causa.
Radiografia de tórax	Exame importante na dúvida. Demonstra infiltrado algodonoso simétrico que pode acometer desde as bases (efeito gravitacional) até todos os campos pulmonares, demonstrando congestão. É importante na avaliação da resposta terapêutica.

Os demais exames solicitados atendem à mesma função exemplificada em casos de insuficiência cardíaca, sobretudo na tentativa de diferenciação de causas de dispneia entre pulmonares e cardíacas.

Tratamento

Baseia-se na estabilização inicial e medidas específicas:

1. **Avaliação de vias aéreas e medidas iniciais:**
   Assegurar oxigênio suplementar e ventilação adequada – oximetria de pulso contínua. Manter SpO_2 90%. Opções:

- *Máscara de oxigênio de alto fluxo (5-10 L/min).*
- *Ventilação não invasiva (VNI) com pressão positiva* (insuficiência respiratória, acidose respiratória e/ou hipóxia persistente). A VNI diminui a necessidade de intubação traqueal. CPAP: iniciar com pressão entre 5 e 10 cm H_2O até o máximo de 12,5 cm H_2O); opção: BiPAP.
- *IOT:* na falência de medidas anteriores; manter paciente em ventilação mecânica com PEEP inicial de 5-10 cm H_2O.

Concomitantemente, avaliar sinais vitais, iniciar monitorização cardíaca contínua, obter acesso venoso e manter o paciente em posição sentada. Assegurar monitorização de débito urinário, mesmo que seja necessária sonda vesical de demora.

2. **Terapia medicamentosa**
- **Furosemida**: 0,5 a 1 mg/kg, IV.
- **Morfina:** 2 a 5 mg, IV a cada 5 min.
- **Vasodilatador:** dinitrato de issosorbida (5 mg, SL, a cada 5 min, se PAS > 90 mmHg)

Após as medidas iniciais, deve-se avaliar a resposta do paciente. Caso se apresente estável hemodinamicamente, com diurese presente e ausência de sinais de congestão pulmonar, como estertores crepitantes, caso não preencha critérios de hospitalização, pode ser liberado com orientações (Tabela 2.6). De outro modo, há indicações precisas da necessidade de hospitalização.

Indicações de internação hospitalar
- Evidência de IC gravemente descompensada, incluindo hipotensão, piora da função renal, estado mental alterado.
- Dispneia ao repouso (taquipneia ao repouso ou saturação de oxigênio menor que 90%).
- Arritmias hemodinamicamente significativas (fibrilação atrial de alta resposta).
- Síndrome coronariana aguda.

Outras indicações de hospitalização a serem consideradas são: piora da congestão, mesmo sem dispneia, sinais e sintomas de congestão pulmonar ou sistêmica, distúrbios hidroeletrolíticos, comorbidades significativas associadas, portadores de cardiodesfibrilador implantável com repetidos acionamentos e IC não diagnosticada anteriormente.

Tabela 2.6 Principais critérios para proceder à alta em pacientes com EAP.

Identificação e correção de fatores precipitantes.
Alívio da congestão com transição de diurético parenteral para oral.
Fração de ejeção documentada e compatível com a medicação em uso.
Educação da família e paciente, aconselhamento para cessar tabagismo e alcoolismo.
Otimização da terapia medicamentosa ao máximo ou próximo disso.
Previsão de retorno ambulatorial e acompanhamento.
Orientações de sinais de alarme.

Caso clínico

JRS, masculino, 43 anos, previamente portador de nefroesclerose hipertensiva atualmente em tratamento conservador, com diurese residual preservada e maior que 1.000 mL/dia. Dá entrada na emergência em franca insuficiência respiratória, com Sp O_2 de 75%, FC de 139 bpm, FR 32 ipm com esforço respiratório e sem sinais de infecção. No exame clínico é percebida B3, associando-se estertores crepitantes em ambos os hemitóraces, até ápices, e PA 210×110 mmHg. Paciente com fala entrecortada. Familiares relatam que o paciente não vem tomando os anti-hipertensivos. Paciente apresenta-se lúcido, sendo procedida a VNI com BiPAP e iniciada terapia medicamentosa. Peso: 100 kg.

HD: edema agudo de pulmão hipertensivo

1.	Jejum oral			
2.	Furosemida	100 mg	IV	Agora
3.	Furosemida	20 mg	IV	6/6h
4.	Morfina	2 mg	IV	Agora e SN
5.	Nitroprussiato de sódio SG5%	1 amp 248 mL	IV em BIC a 5 mL/h	Contínuo
6.	Sondagem vesical de demora e controle do débito urinário			

Referências

1. Montera MW, Almeida RA, Tinoco EM, Rocha RM, Moura LZ, Réa-Neto A, et al. Sociedade Brasileira de Cardiologia. II Diretriz Brasileira de Insuficiência Cardíaca Aguda. Arq Bras Cardiol.2009;93(3 supl.3):1-65.
2. Lindenfeld J, Albert NM, Boehmer JP, Collins SP, Ezekowitz JA, Givertz MM, Klapholz M, Moser DK, Rogers JG, Starling RC, Stevenson WG, Tang WHW, Teerlink JR, Walsh MN. Executive Summary: HFSA 2010 Comprehensive Heart Failure Practice Guideline. J Card Fail 2010;16:475e539.

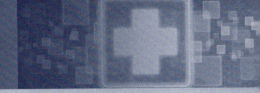

capítulo 3

Síndrome Coronariana Aguda (SCA)

So Pei Yeu ○ Aécio Flávio Teixeira de Góis ○ Marcelo Corassa

Definição

Refere-se a um grupo de sintomas compatíveis com isquemia miocárdica aguda e envolve um espectro de condições clínicas que variam desde angina instável, infarto agudo do miocárdio sem (IAMSST) e com supradesnível do segmento ST (IAMCST). A oclusão arterial, quando ocorre, pode ser por trombose, vasoespasmo, ou ambos.

Quadro clínico

A manifestação clínica típica é a dor do tipo aperto, queimação ou desconforto em regiões precordial, retroesternal ou epigástrica, que pode irradiar-se para o braço esquerdo ou ambos os braços e maxila inferior, desencadeada por estresse ou exercício e aliviada com repouso e/ou uso de nitratos. Pode ser acompanhada de sintomas autonômicos como: diaforese, náusea, palidez, palpitações ou sintomas de insuficiência cardíaca como dispneia, pré-síncope, síncope e sinais de má perfusão e congestão. Queixas atípicas como dor epigástrica, indigestão, entre outras são frequentemente observadas em pacientes idosos, diabéticos, mulheres, jovens, portadores de insuficiência renal crônica e demência.

> **Padrão da dor torácica na SCA:** angina prolongada acima de 20 minutos em repouso ou angina recente com intensidade mínima classe III (aos pequenos esforços) pela Canadian Cardiology Society (CCS) ou angina em crescendo (aumento da frequência, duração ou intensidade da angina prévia).

Diagnóstico

Diante de um paciente com quadro clínico compatível, deve-se estratificar o risco e proceder inicialmente com exames simples para definir a etiologia específica.

Eletrocardiograma (ECG)

Todos os pacientes que chegam ao PS com suspeita de SCA devem ser submetidos a ECG em até 10 minutos. O ECG separa em dois grupos, um com supradesnivelamento do segmento ST (≥ 1 mm em 2 derivações contíguas) e outro sem supradesnivelamento de ST (infradesnível de ST, inversão da onda T ou elevação transitória dinâmica de ST). ECG normal não exclui o diagnóstico e deve ser repetido o exame à procura de alterações dinâmicas do segmento ST.

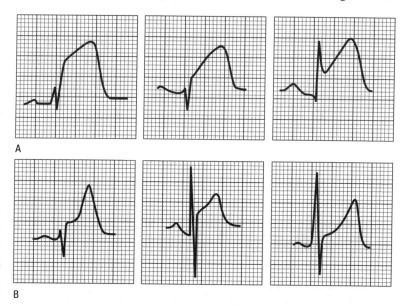

Figura 3.1 (A) Elevação característica de ST de SCA (ST convexo ou linha reta). (B) Elevação não característica (ST côncavo, onda T pontiaguda).

Deve-se ter em mente que a definição de SCA com supra de ST deve ser feita com os seguintes critérios: elevação de ST ≥ 1mV em duas ou mais derivações contíguas, sabendo-se que em V2 e V3 a elevação deve ser ≥ 0,2 mV, em homens com mais de 40 anos, ≥ 0,25 mV, e em mulheres com mais de 40 anos ≥ 0,15 mV.

Considerando a anatomia coronariana mais comum, pode-se resumir os achados eletrocardiográficos nas SCACST segundo a Tabela 3.1:

Tabela 3.1 Correspondência entre acometimento de paredes miocárdicas, circulação envolvida e derivações com alteração.

Parede	Artéria envolvida	Derivação
Inferior	CD	DII, D3, aVF
Lateral alta	Circunflexa	DI, aVL
Lateral baixa		V5, V6
Anterior (antero-septal)	DA	V1/V2/V3/V4
Anterior extenso	Tronco da CE ou DA+Circunflexa	V1-V6, D1, aVL
VD	CD	V1, V3R, V4R
Parede posterior	CD	V7, V8, V9

Marcadores de necrose miocárdica

Os marcardores devem ser solicitados à chegada do pronto-socorro e repetidos em 4-8 horas depois. Os de escolha são Troponina T ou I e CK-MB massa.

Tabela 3.2 Marcadores de necrose miocárdica e sua utilização.

CK-MB (massa)	Aumenta a partir de 3-6 horas, com pico em 16-24 horas. Normaliza-se entre 48-72. Sensibilidade diagnóstica de 50% após três horas e de 80% em 6 horas de evolução. O diagnóstico de reinfarto em pacientes com IAM é difícil e utiliza-se a CK-MB observando nova elevação (20% acima do resultado prévio) antes da normalização (72 horas) ou uma nova elevação acima do valor de referência, mesmo após a sua normalização, associada a quadro clínico sugestivo.
Troponina T	Eleva-se entre 4-8 horas após o início dos sintomas, com pico entre 36-72 horas e normalização entre 5-14 dias. Fica elevada por mais de uma semana. É o mais sensível e mais específico. Muito usada para diagnósticos tardios.

Exames gerais

- Hemograma, glicemia, eletrólitos, ureia e creatinina, coagulograma e radiografia de tórax.

Síndrome coronariana aguda sem supradesnivelamento do segmento ST (SCASST)

Estratificação de risco

Todo paciente com dor torácica e suspeita de SCA deve ter seu risco estratificado. A estratificação é fundamental para o entendimento dos possíveis riscos, avaliação de prognóstico e instituição de terapia. Pode ser feita por escalas, como exposto abaixo.

Escala de Braunwald Modificada (2000)

Estimativa de risco de morte em curto prazo ou eventos isquêmicos recorrentes em SCASST.

Tabela 3.3 Escala de Braunwald Modificada.

Variáveis	Alto risco*	Intermediário	Baixo risco
História	> 75 anos + dor anginosa crescendo nas últimas 48 h	70-75 anos, IAM prévio, doença arterial periférica, doença cerebrovascular ou uso de AAS	< 70 anos
Dor precordial	> 20 minutos em repouso e vigente	> 20 minutos que cedeu espontaneamente ou aliviada com nitrato OU < 20 minutos vigente	Angina nova há 2 semanas aos pequenos e mínimos esforços (classe III/IV) com dor < 20 minutos
Exame físico	Edema pulmonar, B3, piora ou novo sopro de regurgitação mitral, hipotensão FC alta ou baixa	–	–
ECG	Infra ST > 0,5 mm, BRE novo ou presumivelmente novo, taquicardia ventricular sustentada	Inversão de onda T > 2 mm e onda Q patológica	Normal
Marcadores	Acentuadamente elevados	Discretamente elevados	Normais

*A classificação em alto risco ou intermediário risco depende de apenas 1 dos fatores relacionados. A classificação em baixo risco depende da ausência de fatores de alto ou intermediário risco.

Escore de Risco TIMI
(Thrombolysis in Myocardial Ischemia Trial)

Estima o risco de morte, infarto não fatal e de revascularização miocárdica urgente em 14 dias.

Tabela 3.4 Escore de risco TIMI e sua interpretação.

Variável	Definição	Pontos
Idade	≥ 65 anos	1
≥ 3 fatores de risco para DAC	História familiar, hipertensão arterial, hipercolesterolemia, diabetes mellitus, tabagismo atual	1
Uso de AAS	Nos últimos 7 dias	1
Angina grave ou recente	2 ou mais episódios nas últimas 24 h	1
Marcadores elevados	Troponinas ou CK-MB	1
ECG de admissão	Infradesnível de ST ≥ 0,5 mm	1
Estenose coronária prévia	Documentada > 50%	1
Estratificação		
Escore	Risco	Risco de morte em 2 semanas
0-1	Baixo	4,7%
2	Baixo	8,3%
3	Intermediário	13,2%
4	Intermediário	19,9%
5	Alto	26,2%
6-7	Alto	40,9%

Modelo de Risco GRACE
(Global Registry of Acute Coronary Events)

Estimativa da mortalidade no período de 30 dias e de 12 meses, que se utiliza das variáveis idade, frequência cardíaca, pressão arterial sistólica, creatinina, Killip, parada cardíaca na admissão, marcadores cardíacos elevados e desvio do segmento ST. O escore GRACE é mais complexo de se calcular que o escore TIMI, entretanto, com a disponibilidade das calculadoras médicas disponíveis em celulares e computadores o cálculo torna-se viável. Deve ser preferido em detrimento ao TIMI.

Conduta

Todos os pacientes que tenham a SCASST confirmada devem ser conduzidos segundo as seguintes medidas.

Medidas iniciais

1. **Internação hospitalar em Unidade Coronariana de Terapia Intensiva. Unidade coronariana (UCO).**

2. **Oxigenoterapia**
   - 2 a 4 L/minuto por cateter nasal, recomendada principalmente se a saturação arterial de oxigênio for < 90%, podendo manter mesmo sem hipoxemia por até 2-3 horas ou até omitida.
   - MOV (**M**onitorização cardíaca, **O**xigênio e acesso **V**enoso)

Terapia Anti-Isquêmica

3. **Analgesia**
   - Morfina 1-5 mg IV se não melhorar com nitrato. Pode repetir em 5-30 minutos.

4. **Nitratos**
   - Nitrato sublingual (0,4 mg nitroglicerina ou 5 mg de isossorbida), máximo de 3 comprimidos em intervalos de 5 minutos. Contraindicações: bradicardia, hipotensão arterial e uso prévio de sildenafil e outros inibidores de fosfodiesterase nas últimas 24 horas.

5. **β-bloqueadores**
   - β-bloqueador oral (Dose inicial: propanolol 20 mg 8/8h, metoprolol 25 mg ou carvedilol 3,125 mg 12h/12h e atenolol 25 mg 1×/dia). Contraindicações: frequência cardíaca < 60 bpm, Killip ≥ 2, história de asma ou DPOC grave, PAS < 100 mmHg, BAV de II e III graus e doença arterial periférica grave.

   A utilização da apresentação IV pode ser utilizada quando estiver apresentando dor e de risco intermediário e alto: metoprolol 5 mg IV lento a cada 5 minutos, dose máxima de 15 mg.

   → **Opção:** *Antagonistas de canais de cálcio* orais (verapamil 80-120 mg 3×/dia ou diltiazem 60 mg 3-4×/dia) quando há contraindicação para β-bloqueadores e para pacientes sintomáticos em uso de nitrato e indicação de β-bloqueador, sem disfunção ventricular.

Terapia Antitrombótica

6. **Ácido Acetilsalicílico *(AAS)***
   - AAS 200-300 mg macerado por via sublingual. **Contraindicação:** hipersensibilidade à droga, úlcera péptica ativa, hepatopatia grave.

7. **Clopidogrel**
   - Clopidogrel 300 mg ataque e 75 mg/dia (pacientes > 75 anos iniciar sem dose de ataque). Prasugrel e ticagrelor são opções aceitas como outros inibidores do ADP, respeitadas as contraindicações.

8. **Abciximab ou Tirofiban ou Epfitibatide:** em pacientes com previsão de estratégia invasiva com ou sem uso associado de AAS e clopidogrel.

9. **Heparina**
   Heparina Não Fracionada (HNF) ou Heparina Baixo Peso Molecular (HBPM):
   - **HNF:** bôlus de 60 UI/kg IV, máximo 4000 UI, e em bomba de infusão contínua IV 12 UI/kg/h, máximo de 1000 UI/h, mantendo TTPA de 50-70s ou segundo protocolo.
   - **HBPM:** 1 mg/kg 12/12 h SC, máximo de 100 mg/dose; em idosos (> 75 anos): 0,75 mg/kg a cada 12/12 h; *clearance* de creatinina ≤ 30 ml/minuto usar 1 mg/kg 1×/dia.

10. **Inibidores da Enzima Conversora de Angiotensina (início nas primeiras 24 h)**
    Indicados em pacientes com disfunção ventricular esquerda, ou hipertensão ou diabetes mellitus. Na contraindicação, usar bloqueadores de receptor de angiotensina.

11. **Estatinas (início nas primeiras 24 h)**
    Pacientes que já estavam em uso prévio, manter a medicação, já quem não usavam, solicitar perfil lipídico na manhã seguinte com 12 h de jejum, e iniciar estatina com alvo de manter LDL < 70 mg/dl.

Estratégia invasiva

Recomendação Classe I e nível de evidência A para pacientes de risco intermediário e alto. O estudo hemodinâmico e cineangiocardiográfico é indicado, não se devendo indicar em pacientes com comorbidades importantes ou reduzida expectativa de vida, e pacientes que se recusem a tratamentos de revascularização miocárdica. A indicação é realçada quando há instabilidade hemodinâmica e/ou elétrica, refratário a tratamento otimizado, e recorrência de isquemia espontânea ou provocada em testes não invasivos de estresse. O tempo para realização não tem consenso, em geral de 24-48 h.

OBSERVAÇÃO
Conduta em SCASST de Risco Baixo
Conduta medicamentosa semelhante aos pacientes de risco alto e médio, porém sua estratégica precoce é conservadora com teste ergométrico, ecocardiograma de estresse ou cintilografia de perfusão miocárdica.

Síndrome coronariana aguda com supradesnivelamento do segmento ST (SCACST)

O diagnóstico é composto pela clínica e pelo ECG. Os marcadores de necrose ajudam em casos duvidosos e podem estar normais ao depender do tempo de evolução do infarto. Iniciar após diagnóstico de IAMCST medidas gerais, MOV e terapia medicamentosa como descritas acima para SCASST (AAS, Clopidogrel, Anticoagulação, β-bloqueador, Nitratos) e Terapia de REPERFUSÃO.

Conduta

Anticoagulação

Tabela 3.5 Anticoagulação na SCACST.

Situação	Anticoagulante de preferência
Angioplastia primária	HNF (manter TTPA 1,5-2,0 ou 50-70s – segundo protocolo) Bolus: 60 UI/kg IV (máximo de 4000 UI) BIC: 12 UI/kg/h (máximo 1000 UI/h)
Trombólise química	Enoxaparina: < 75 anos: Bolus: 30 mg IV + 1 mg/kg SC 12/12 h > 75 anos: sem bolus + 0,75 mg/kg SC 12/12 h ou (*Fondaparinux* ou HNF)
Sem terapia de reperfusão	Fondaparinux: 2,5 mg SC 1×/dia (não usar se *clearance* < 30 ml/min) ou enoxaparina/HNF

Terapias de reperfusão

A indicação da terapia de reperfusão depende de delta-T < 12 horas; deve-se escolher entre trombólise e angioplastia. A intervenção coronária percutânea (ICP) tem vantagem em reduzir a mortalidade em comparação aos trombolíticos quando feito por profissionais experientes, com tempo porta-balão ≤ 120 minutos. Nos demais casos, a ICP é preferencial quando:

1. Contraindicação absoluta à trombólise: sangramento ativo, suspeita de dissecção aórtica, acidente vascular encefálico (AVE) ou traumatismo cranioencefálico significante nos últimos 3 meses, neoplasia do sistema nervoso central, malformação arteriovenosa e sangramento intracraniano prévio.
2. Delta-T < 2 horas com possibilidade de realizar ICP em 90 minutos.
3. Edema agudo ou choque cardiogênico (Killip III e IV).
4. Diagnóstico duvidoso (ex.: dissecção de aorta).

Em situações não descritas acima, os trombolíticos tornam-se fundamentais para o tratamento e com maior benefício quando usados nas primeiras horas do infarto. Existem os fibrino-inespecíficos (estreptoquinase) e os fibrino-específicos (alteplase, reteplase e tenecteplase). Os fibrino-específicos têm menor risco de complicações hemorrágicas e podem ser readministrados em casos sem critérios de reperfusão. A incidência de sangramento não cerebral varia de 4% a 13% e de AVE chega a 3,9 para cada mil tratados. Principais preditores de risco de sangramento: idosos, baixo peso, mulheres, antecedente de AVE e hipertensos na admissão.

É necessário lembrar que em todos os pacientes submetidos a trombólise é necessário realização de CATE precoce, em até 24 horas.

Tabela 3.6 Trombolíticos de escolha e suas doses no tratamento da SCA.

Trombolítico	Dose de tratamento
SK (estreptoquinase)	1,5 milhão UI em 100 ml de SG5%/SF0,9% em 30-60 minutos
rt-PA (alteplase)	15 mg EV em bolus, seguido de 0,75 mg/kg em 30 minutos e então 0,5 mg/kg em 60 minutos = dose máxima de 100 mg
TNK-tPA (tenecteplase)	Bolus EV: 30 mg < 60 kg 35 mg entre 60 e < 70 kg 40 mg entre 70 e < 80 kg 45 mg entre 80 e < 90 kg 50 mg > 90 kg

A partir da escolha do tratamento trombolítico, deve-se proceder à avaliação da efetividade da terapia. Os critérios de reperfusão e falha de trombólise são ambos citados na Tabela 3.7.

Tabela 3.7 Critérios de reperfusão e de falha de trombólise primária nas SCA.

Critérios de reperfusão	Critérios de falha da trombólise primária
Melhora da dor	Clínico: Persistência da dor torácica importante.
Queda do supra de ST > 50%	Eletrocardiográfico: Supra de ST persistente ou que aumentou após 60 a 90 minutos da trombólise
Pico precoce da CK-MB	
Arritmias de reperfusão (ex.: RIVA*)	

*RIVA: ritmo idioventricular acelerado.

Nesses casos, deve-se proceder preferencialmente à angioplastia de resgate. Caso não disponível, deve-se proceder novamente à trombólise química.

Embora bastante efetiva e alteradora de prognóstico, a terapêutica das síndromes coronarianas apresenta complicações, sendo as mais comuns:

1. Dor torácica pós-infarto: reinfarto ou pericardite pós-IAM.
2. Arritmias: pode ser necessário passagem de marca-passo.
3. Insuficiência cardíaca, choque cardiogênico: pode ser necessário passagem de balão intra-aórtico.
4. Insuficiência mitral aguda, ruptura de parede livre ou do septo interventricular e aneurisma de ventrículo esquerdo: pode ser necessária intervenção cirúrgica de urgência.
5. Oclusão arterial periférica, abdome vascular e acidente vascular encefálico.

Caso clínico

J.A., homem, 55 anos, DM2, HAS, DLP em uso de AAS 100 mg/d com quadro de dor precordial há 8 horas, sem dor no momento, tipo queimação após partida de futebol com os amigos, que aliviava com repouso, associado à sensação de náuseas e diaforese. Ao exame físico: PA 130×85 mmHg nos 2 membros, FC: 90, FR 20, Sat 93% ar ambiente. Sem turgência jugular ou edema periférico, ausculta pulmonar e cardíaca normal e boa perfusão periférica. Abdome plano, flácido, sem dor à palpação e sem visceromegalias. Eletrocardiograma com infradesnivelamento de ST de 1 mm em D2,D3 e AVF. Exames

Gerais: Hb 13,5/Ht 35/Leucócitos 11.000 sem desvio/Plaquetas 184.000/Ureia 40/Creatinina 0,8/K = 4,5/Na = 137/Mg = 1,9/INR 0,90/TTPA 0,95/CPK = 195 (até 192 mg/dl)/CKMB = 22 (até 25 U/ml)/Troponina 13 (até 14 pg/ml), Glicemia 202 mg/dl. Paciente foi encaminhado ao UCO da Cardiologia por SCASST de risco Intermediário pelo TIMI Risk, com tal prescrição:

1.	Dieta Hipossódica para diabético.			
2.	Propranolol	20 mg	VO	8/8h
3.	Captopril	25 mg	VO	8/8h
4.	AAS	200 mg	VO macerado	agora
5.	Clopidogrel	300 mg	VO	Agora
6.	Enoxaparina	80 mg	SC	12/12h
7.	Sinvastatina	40 mg	VO	1×/dia
8.	Omeprazol	20 mg	VO	1×/dia
9.	Cabeceira elevada 30 graus.			
10.	Glicemia Capilar 6/6h.			
11.	Monitorização cardíaca continua.			

Referências

1. Kumar, A., Cannon, C. P. Acute Coronary Syndromes: Diagnosis and Management, Part I. Mayo Clinic Proceedings, v. 84, n. 10, p. 917-938, out. 2009.
2. Kumar, A., Cannon, C.P. Acute Coronary Syndromes: Diagnosis and Management, Part II. Mayo Clinic Proceedings, v. 84, n. 11, p. 1021-1036, nov. 2009.
3. Nicolau JC, Timerman A, Piegas LS, Marin-Neto JA, Rassi A. Jr. Guidelines for Unstable Angina and Non-ST-Segment Elevation Myocardial Infarction of the Brazilian Society of Cardiology (II Edition,2007). Arq Bras Cardiol 2007; 89 (4): e89-e131
4. Piegas LS, Feitosa G, Mattos LA, Nicolau JC, Rossi Neto JM, Timerman A, et al. Sociedade Brasileira de Cardiologia. Diretriz da Sociedade Brasileira de Cardiologia sobre Tratamento do Infarto agudo do Miocárdio com Supradesnível do Segmento ST. Arq Bras Cardiol. 2009;93(6 supl.2):e179-e264.

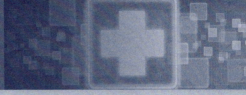

capítulo 4

Fibrilação Atrial (FA)

Haroldo Heitor Ribeiro Filho   O   Aécio Flávio Teixeira de Góis   O   Marcelo Corassa

Introdução e definições

Trata-se da arritmia cardíaca sustentada mais frequente e principal fator de risco para o AVE isquêmico. Tem origem supraventricular, com ocorrência de completa desorganização na atividade elétrica atrial, fazendo com que os átrios percam sua capacidade de contração. Caracterizada por reentradas intra-atriais múltiplas e contínuas, com inibição do nó sinusal. É diretamente relacionada ao envelhecimento da população e ao surgimento de cardiopatias, com 70% dos indivíduos em faixa etária de 65 a 85 anos e predominantemente masculinos, podendo ocorrer em jovens.

Pode ser classificada em 3 grupos:

- **Paroxística:** episódios de término espontâneo < 7 dias e frequentemente < 24 h.
- **Persistente:** episódios duram mais de 7 dias, e normalmente necessitam ser revertidos.
- **Permanente:** episódios em que a cardioversão falhou ou optou-se por não reverter.

Eletrocardiograma

Caracteristicamente o ECG demonstra: ausência de onda P, com presença de ondas f (fibrilação); intervalo RR irregular; QRS estreito (na ausência de bloqueios); intervalo QT variável; frequência atrial > 350 bpm e ventricular de 110 a 150 bpm (se ausência de aberrância).

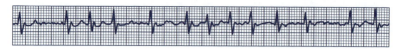

Figura 4.1 Traçado característico de fibrilação atrial sem conduções aberrantes.

Etiologias

Existem centenas de causas para FA. As mais comuns estão listadas na Tabela 4.1. É importante lembrar que em parte considerável dos casos não se descobre o principal fator causador.

Tabela 4.1 Principais causas de FA.

Anormalidades eletrofisiológicas	Drogas
Automatismo aumentado (FA focal)	Álcool
Alteração na condução (reentrada)	Cafeína
Aumento de pressão atrial	Doenças endócrinas
Doença valvular mitral ou tricúspide	Hipertireoidismo
Doença miocárdica (primária ou secundária)	Feocromocitoma
Alterações valvulares (com hipertrofia ventricular)	Alterações no tônus autonômico
Hipertensão arterial ou pulmonar (embolia pulmonar)	Atividade parassimpática aumentada
Tumores intracardíacos ou trombo	Doença neoplásica primária ou metastática atrial
Isquemia atrial – Doença arterial coronariana	Cirurgias cardíacas, pulmonares ou esofágicas
Pericardite e miocardite	Doença cardíaca congênita
Alterações atriais relacionadas ao envelhecimento	Acidente vascular cerebral e hemorragia subaracnóidea

Quadro clínico e diagnóstico

Os sintomas de um paciente com FA dependem do estado hemodinâmico e da reserva cardiopulmonar do paciente, além da frequência cardíaca desencadeada pela fibrilação. O sintoma mais frequente são as palpitações, mas diversos outros podem aparecer, desde desconforto torácico até instabilidade hemodinâmica. Entre os mais frequentes, temos: palpitações, dispneia, dor torácica, fadiga, tontura ou síncope. Eventos embólicos são complicações de FA crônica. Em pacientes com insuficiência cardíaca (IC) prévia, é comum a exacerbação desta.

Todo paciente com suspeita de FA deve ser avaliado com ECG. No exame clínico, deve-se observar: alterações de pulsos, alternância de intensidade de B1 ou desaparecimento de B4 prévia. Nos exames gerais, além do ECG, deve-se solicitar radiografia de tórax, TSH/T4 livre, ureia e creatinina, eletrólitos, hemograma e função hepática, sempre no intuito de identificar a causa da FA, segundo a tabela acima. Ecocardiograma transtorácico também é fundamental para avaliação de câmaras; na suspeita de embolia de origem atrial, deve-se solicitar ecocardiograma transesofágico. A abordagem é descrita na Figura 4.2.

Tratamento

Tabela 4.2 Medicações para controle da frequência na FA.

Controle de Frequência Cardíaca na Fibrilação Atrial			
Medicação	Episódio agudo	Episódio sustentado	Comentários
Bloqueadores de canais de cálcio			
Diltiazem	20 mg IV em bolus seguido, SN, por 25 mg, 15 min depois. Manutenção: 5-15 mg/h	Cápsula de liberação controlada, 180-300 mg diários	Controle contínuo pode ser favorecido com adição de digoxina. Inotrópico negativo. Não utilizar se IC
Verapamil	5-10 mg IV em 2-3 min, repetidos 1× SN, após 30 min. Não se recomenda dose de manutenção	Comprimido de liberação lenta, 120-240 mg uma vez ou 2×/dia	Causa elevação de níveis de digoxina. Pode ser mais inotrópico negativo do que o diltiazem. Não utilizar se IC
β-bloqueadores			
Metoprolol	5 mg IV bolus, repetidos 2× em intervalos de 2 min (máx = 15 mg). Sem relatos de dose de manutenção	50-400 mg diariamente e em doses divididas	Útil se há doença coronariana concomitante

(Continua)

Tabela 4.2 Medicações para controle da frequência na FA. *(Continuação)*

Controle de Frequência Cardíaca na Fibrilação Atrial			
Medicação	Episódio agudo	Episódio sustentado	Comentários
Propranolol	1-5 mg IV em 10 min	30-360 mg/d em doses divididas ou em formulação de ação prolongada	Não cardiosseletivo: uso criterioso em pacientes com história de broncoespasmo
Esmolol	0,5 mg/kg IV, repetido SN. Seguir infusão de 0,05 mg/kg/min, aumentando SN p/0,2 mg/kg/min	Não há disponibilidade VO	Hipotensão pode ser problemática, mas responde à descontinuidade da medicação
Digitálicos			
Digoxina	1,0-1,5 mg IV ou VO em 24 h em doses de 0,25 a 0,5 mg	0,125-0,5 mg/dia	Excreção renal. Início de ação lento mesmo IV, com menor efeito de controle de FC, apesar de poder ser sinérgico com outros agentes. Risco de intoxicação
Deslanosídeo	0,4-0,8 mg/dose IV	Não há disponibilidade VO	Semelhante a digoxina

Tabela 4.3 Drogas utilizadas para reversão farmacológica da FA.

Medicações para reversão farmacológica de FA e manutenção de ritmo sinusal			
Medicação	Dose para conversão	Dose de manutenção	Comentários
Amiodarona	4-6 mg/kg em 30 min (ataque). 1 mg/min em 6 h e 0,5 mg/min em 18 h (máx = 2,2 g/d)	600 mg/d por 2 semanas e, após, 200-400 mg/d (usar menor dose possível)	IV é moderadamente efetiva na cardioversão, mas apresenta início lento. Bom controle de FC. Risco de hipotensão, bradicardia, prolongamento de QT, *torsades des pointes*
Propafenona	600 mg VO (2 mg/kg IV)	150-300 mg 2×/dia	Utilizar somente em FA paroxística com coração estruturalmente normal. Risco de hipotensão e flutter atrial de alta resposta ventricular

(Continua)

Tabela 4.3 Drogas utilizadas para reversão farmacológica da FA.   *(Continuação)*

Medicação	Dose para conversão	Dose de manutenção	Comentários
Sotalol	Não recomendado (baixa conversão)	120-160 mg 2×/d	Baixa eficácia de conversão. Usada para manutenção de ritmo sinusal. Hospitalização para início é mandatória
Sulfato de Quinidina	200 mg VO, seguido por 400 mg VO após 1-2 h	200-400 mg 4×/d	Risco de morte aumenta em terapia prolongada. Risco de prolongamento de QT, *torsades des pointes*, hiperglicemia e hipotensão

Anticoagulação

Além do controle da frequência, pacientes com FA devem ser submetidos a anticoagulação, cuja indicação se dá segundo escores de risco. Utiliza-se o escore $CHADS_2$ para estratificação de risco e indicação terapêutica. Existem outros escores disponíveis, como o CHA_2DS_2-VASC. Valvopatas devem ser submetidos diretamente a anticoagulação, a menos que haja contraindicações.

Tabela 4.4 Escores de risco tromboembolismo na FA. Considerar "Doença vascular" como doença arterial periférica ou coronariana, com ou sem aterosclerose comprovada.

Fator de risco	$CHADS_2$ Pontos	CHA_2DS_2-VASC Pontos
ICC	1	1
Hipertensão	1	1
Diabetes mellitus	1	1
Doença vascular	–	1
Idade 65-74 anos	–	1
Idade > 75 anos	1	2
Sexo feminino	–	1
AVC ou AIT prévios	2	2

ICC: insuficiência cardíaca congestiva.

Guia de Bolso de Pronto-Socorro

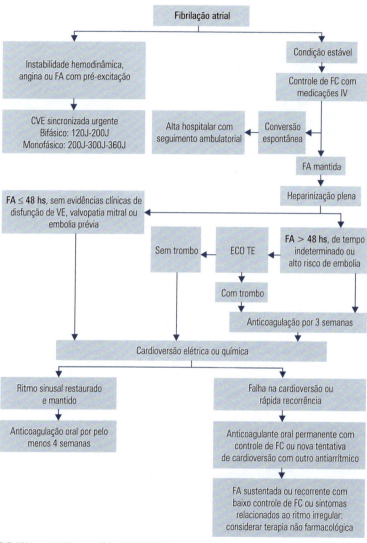

CVE: bifásico: 120-200 J; monofásico 200-300-360 J.

Figura 4.2 Algoritmo de abordagem da FA.

Tabela 4.5 Manejo da anticoagulação de acordo com escores de risco.

CHADS$_2$			CHA$_3$DS$_2$-VASC		
Risco	Pontos	Medicação	Risco	Pontos	Medicação
Baixo	0	AAS 75-325 mg/dia ou não anticoagular	Baixo	0	AAS 75-325 mg/dia ou não anticoagular
Moderado	1	AAS 75-325 mg/dia ou varfarina para INR entre 2-3	Moderado	1	AAS 75-325 mg/dia ou anticoagulante oral*
Alto	≥ 2	Varfarina para INR entre 2-3	Alto	≥ 2	Anticoagulante oral*

*Como anticoagulante oral pode-se usar varfarina para manter INR entre 2-3 ou os novos anticoagulantes orais, como dabigatran e rivaroxaban. Em caso de risco moderado (1 ponto), o paciente pode escolher o método de anticoagulação.

Referências

1. Zimerman LI, Fenelon G, Martinelli Filho M, Grupi C, Atié J, Lorga Filho A, e cols. Sociedade Brasileira de Cardiologia. Diretrizes Brasileiras de Fibrilação Atrial. Arq Bras Cardiol 2009;92(6 supl.1):1-39
2. Falk RH. N Engl J Med. 2001 Apr 5;344(14):1067-78. Review. Erratum in: N Engl J Med 2001 Jun 14;344(24):1876.

Taquiarritmias e Bradiarritmias

Gabriel Teixeira Montezuma Sales   O   Aécio Flávio Teixeira de Góis   O   Marcelo Corassa

Introdução

Alterações eletrocardiográficas devem ser interpretadas de acordo com o quadro clínico do paciente. Devem-se avaliar principalmente padrão respiratório, sinais vitais, nível de consciência e sinais de baixa perfusão. Arritmia com instabilidade hemodinâmica (hipotensão, alteração de nível de consciência, dispneia, dor torácica e sinais de choque) é indicativo de iminência de parada cardíaca, necessitando de intervenção imediata. É essencial determinar se a arritmia do paciente é a causa mais provável do quadro clínico apresentado, sendo essa informação de vital importância para a conduta.

Todos os pacientes com sinais de instabilidade hemodinâmica devem ter o atendimento priorizado, sendo necessário:

1. Monitorização com ECG contínuo, esfignomanômetro e oximetria de pulso.
2. Suplementação de oxigênio, quando SpO_2 < 92%.
3. Acesso venoso calibroso.
4. ECG de 12 derivações.

Bradiarritmias

Definição: frequência cardíaca < 60 bpm (costuma ser clinicamente significante apenas quando < 50 bpm).

A principal causa na sala de emergência é hipóxia, sendo essencial avaliação de esforço respiratório e oximetria de pulso inicialmente em todos os pacientes. Outras causas comuns são: medicamentos, distúrbios eletrolíticos, hipotireoidismo, doença do nó sinusal, hipertensão intracraniana e isquemia miocárdica. Existem vários ritmos possíveis em pacientes com bradicardia, sendo a conduta imediata decidida de acordo com o estado hemodinâmico do paciente e não de acordo com o tipo de bradiarritmia. Entretanto, diagnosticar o tipo possibilita predizer o prognóstico do paciente e a conduta definitiva após o tratamento inicial.

Bloqueios localizados no nó sinusal e no nó atrioventricular (nó AV) costumam ter melhor prognóstico e respondem melhor ao tratamento medicamentoso, enquanto bloqueios localizados abaixo do nó AV (bloqueios infra-hissianos) costumam ter pior prognóstico.

Tabela 5.1   Principais bradiarritmias.

Tipo	Localização	Tipo	Localização
Bradicardia sinusal	Nó sinusal	BAV 1º grau e 2º grau Mobitz I	Nó AV
BAV 2º grau Mobitz II e BAV avançado	Infra-hissiano	BAVT	Nó AV ou infra-hissiano

Ritmos	
Bradicardia sinusal	Bradicardia com onda P, sem alteração do intervalo PR
BAV 1º grau	Intervalo PR > 200 ms
BAV 2º grau Mobitz I	Aumento progressivo do intervalo PR com bloqueio sucessivo de onda P
BAV 2º grau Mobitz II	Bloqueio eventual de onda P não precedido por alargamento do intervalo PR
BAV 2º grau 2:1	Bloqueio de 2 ondas P para cada QRS
BAV avançado	Mais de 2 ondas P bloqueadas para cada QRS
BAV 3º grau	Não há relação entre ondas P e complexos QRS

Tratamento

O tratamento de emergência se baseia na presença de sinais de instabilidade cuja causa seja atribuída à bradiarritmia.

Fluxograma para abordagem do paciente com bradicardia instável

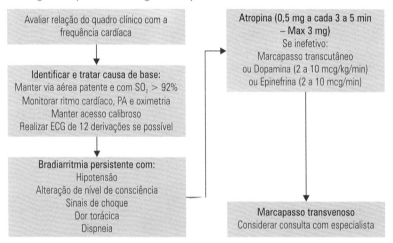

Figura 5.1 Algoritmo para tratamento das bradiarritmias.

Pacientes com doença localizada no nó AV respondem melhor ao uso de atropina, enquanto bradicardias decorrentes de bloqueios em outras localizações respondem melhor a drogas catecolaminérgicas (isoproterenol, dopamina e epinefrina). Pacientes sem causa reversível que permaneçam sintomáticos ou que apresentem bloqueio de mau prognóstico devem ter a implantação de marcapasso definitivo programada.

Medidas principais – considerações

Atropina

Droga de primeira linha para bradicardia sintomática, sendo eficaz em casos de bradicardia sinusal ou de bloqueio ao nível do nó atrioventricular. Utilizada como ponte para o marcapasso transvenoso.

Não eficaz em bloqueio infra-hissiano e em transplantados cardíacos. Usar com cautela em síndromes coronarianas agudas pelo risco de aumento da isquemia (aumento do trabalho cardíaco).

Marcapasso transcutâneo

Apresenta benefício semelhante à atropina. Indicado em pacientes não responsivos à ela que se apresentam instáveis. Paciente deve ser mantido com sedação e analgesia. As pás devem ser colocadas em ápice e medial à escápula esquerda. É uma terapia provisória; marcapasso transvenoso deve ser providenciado o mais breve possível.

Outras drogas

Dopamina, epinefrina e isoproterenol (2-10 mcg/min) podem ser usados em casos de falha da atropina e os dois primeiros em pacientes que apresentam hipotensão associada.

Taquiarritmias

Definição: frequência cardíaca > 100 bpm; causa de instabilidade hemodinâmica geralmente quando > 150 bpm.

A primeira característica a ser avaliada em paciente com taquicardia é se ela apresenta-se com critérios de instabilidade, para determinar a urgência do tratamento. Quando presentes, avaliar se estes podem ser atribuídos à taquiarritmia em questão (avaliar frequência cardíaca e possíveis outras causas).

Tratamento

Independentemente do ritmo, pacientes instáveis devem receber cardioversão o mais breve possível, sendo permitido o uso de adenosina em casos com QRS estreito enquanto prepara-se material para cardioversão. Realizar sedação e analgesia se houver tempo hábil e o paciente estiver consciente.

Doses de cardioversão variam de acordo com o ritmo apresentado, aumentando progressivamente. Em casos de dúvida quanto ao ritmo, não se deve atrasar a cardioversão, sendo recomendado usar doses mais altas.

Tabela 5.2 Principais taquiarritmias.

Taquicardias com QRS estreito	Taquicardias com QRS alargado
Taquicardia sinusal, fibrilação e flutter atrial, reentrada nodal, taquicardia ortodrômica por via acessória, taquicardia atrial mono e multifocal, taquicardia juncional.	Taquicardia ventricular monomórfica, taquicardia ventricular polimórfica, taquicardia associada a marcapasso, taquicardia supraventricular com aberrância, taquicardia antidrômica por via acessória.

Ritmos		
Taquicardia sinusal	Presença de onda P e QRS estreito	
Taquicardia supraventricular paroxística	Ausência de onda P e QRS estreito	
Taquicardia ventricular monomórfica	Ausência de onda P, com QRS alargado e regular	
Taquicardia ventricular polimórfica	Ausência de onda P com QRS alargado e aberrante	
Torsades de Pointes	QRS alargado, aberrante e polimórfico com alteração do eixo cardíaco em 180°	

Tabela 5.3 Doses utilizadas na cardioversão elétrica nas principais taquiarritmias.

Ritmo	Doses
Taquicardia supraventricular paroxística	50-100 J bifásico 200 J monofásico
Fibrilação atrial	120-200 J bifásico 200 J monofásico
TV monomórfica	100 J monofásico ou bifásico
TV polimórfica	200 J bifásico (não sincronizado) 360 J monofásico

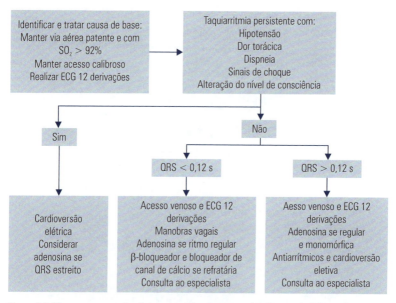

Figura 5.2 Fluxograma para abordagem do paciente com taquicardia na sala de emergência.

Taquicardias de complexo QRS estreito

Taquicardia juncional

Provocada por automatismo do nó atrioventricular, geralmente relacionada à intoxicação digitálica e a catecolaminas exógenas. O tratamento pode ser realizado com amiodarona, bloqueador de canal de cálcio ou β-bloqueador, devendo retirar o fator desencadeante quando presente. Deve-se evitar cardioversão elétrica, por falta de efetividade em casos de automatismo.

Taquicardia atrial

Relacionada com automatismo ectópico atrial. Pode estar associada à doença pulmonar e ao uso de catecolaminas e teofilinas. Geralmente melhora quando o fator desencadeante é retirado. Amiodarona, β-bloqueador e bloqueador de canal de cálcio são as drogas mais utilizadas. Propafenona e flecainida são outras opções. Em caso de disfunção ventricular, preferir amiodarona, diltiazem ou digoxina.

Taquicardia supraventricular paroxística

Apresenta-se normalmente com palpitação, ansiedade, tontura, pulsação no pescoço, dispneia e dor torácica. Em pacientes com sintomas frequentes, o Holter pode ser útil para documentar a arritmia. Ecocardiograma deve ser realizado para descartar alterações estruturais. Dosagem de hormônio tireoidiano e eletrólitos também são importantes na abordagem inicial.

Abordagem

Manobras vagais

Massagem carotídea: movimentos circulares abaixo do ângulo da mandíbula ao nível da cartilagem cricoide por 5 segundos. Indicada em pacientes estáveis sem história sugestiva de doença carotídea (AIT, AVC) e sem sopro carotídeo. É necessário a monitorização cardíaca e da pressão arterial.

Reverte de 25% a 50% das TSVP e ajuda no diagnóstico das outras taquicardias de complexo estreito.

Adenosina

A dose inicial (6 mg) reverte 60% a 80% das TSVP e a de 12 mg 90-95% dos casos.

Manter paciente monitorizado com ECG contínuo e com materiais para reanimação próximos. A dose inicial deve ser de 3 mg em pacientes transplantados, usuários de carbamazepina ou dipiridamol e quando administrado através de acesso venoso central.

Contraindicada em pacientes com história de doença pulmonar obstrutiva.

Outras drogas

- **Verapamil e diltiazem:** possuem taxas de sucesso semelhantes à adenosina, mas com mais efeitos colaterais. Não devem ser usados em pacientes com complexo QRS > 0,12 ms, e o verapamil deve ser evitado em pacientes com disfunção ventricular.
- **Metoprolol, atenolol, propranolol, esmolol e labetolol:** podem ser utilizados, devendo ser evitados em pacientes com disfunção ventricular, bloqueios e doença pulmonar obstrutiva.

Digitálicos também podem ser utilizados, principalmente quando associados à disfunção ventricular.

Tratamento definitivo com ablação é efetivo em 95% dos casos, com recorrência de cerca de 5% nos primeiros meses. É indicado em pacientes com episódios frequentes ou que se apresentam com instabilidade.

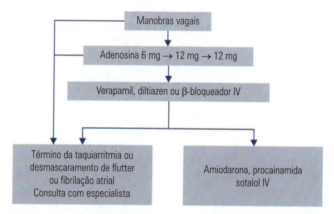

Figura 5.3 Fluxograma para abordagem do paciente com taquicardia estável com QRS estreito na sala de emergência.

Taquicardias de complexo QRS alargado

Taquicardias com QRS > 0,12 ms. Podem representar tanto arritmias ventriculares quanto supraventriculares.

Taquicardia Ventricular Monomórfica

Geralmente presente em pacientes com história de cardiopatia, em uso de marcapasso ou cardiodesfibrilador implantável (CDI) e de drogas pró-arrítmicas (diuréticos, digoxina, antiarrítmicos).

Em pacientes estáveis com ritmo regular o tratamento inicial pode ser com adenosina, pois se trata de TSVP com aberrância em 20% dos casos.

Em pacientes estáveis, antiarrítmicos (procainamida, amiodarona ou sotalol) e cardioversão eletiva são os procedimentos de escolha.

Taquicardia Ventricular Polimórfica

Relacionada com alargamento de QT e com isquemia miocárdica, principalmente, e o tratamento imediato é a desfibrilação (não é possível sincronizar devido aos diversos formatos do QRS).

QT longo: interromper drogas que possam causar alargamento deste, corrigir distúrbios hidroeletrolíticos e investigar intoxicação com substâncias ilegais.

Tratamento com sulfato de magnésio, isoprotenerol ou marcapasso pode ser usado com o objetivo de evitar recorrência em casos relacionados a drogas e com bradicardia. Em casos de QT longo hereditário pode-se usar magnésio ou marcapasso.

Tabela 5.4 Tratamento medicamentoso das principais taquiarritmias.

Drogas endovenosas usadas nas taquicardias supraventriculares			
Drogas	Indicação	Dose	Efeitos colaterais
Adenosina	TSVP estável ou instável TV regular, monomórfica e estável	6 mg + flush 20 mL de soro + 12 mg a cada 1-2 min (repetir até 2 vezes)	Rash, dispneia, hipotensão e desconforto torácico
Verapamil	TSVP estável refratária a adenosina ou recorrente	5 mg em 2 min a cada 15-30 min. Máx 30 mg	Hipotensão, bradicardia, descompensação de insuficiência cardíaca
Diltiazem		15-20 mg em 2 min + 20-25 mg após 15 min	
Atenolol	TSVP estável sem disfunção ventricular, refratária a adenosina ou recorrente	5 mg em 5 min + 5 mg após 10 min	Hipotensão, bradicardia, descompensação de insuficiência cardíaca, broncoespasmo
Esmolol		500 mcg/kg em 1 min + 50 mcg/kg/min. Repetir bolus e aumentar manutenção até 300 mcg/kg/min se necessário	
Metoprolol		5 mg em 1-2 min a cada 5 min. Máx 15 mg	
Amiodarona	TSVP estável refratária ou TSVP por via acessória antidrômica	150 mg em 10 min. Repetir bolus se necessário. Manutenção de 1 mg/min em 6 h + 0,5 mg/min por 18h. Máx 2,2 g por dia	Bradicardia, hipotensão e flebite
Procainamida	TV monomórfica estável	100 mg a cada 5 min ou 20-50 mg/min. Máx 17 mg/kg	Bradicardia, hipotensão e *torsades de pointes*. Evitar se QT longo ou ICC

(Continua)

Tabela 5.4   Tratamento medicamentoso das principais taquiarritmias.   *(Continuação)*

| Drogas endovenosas usadas nas taquicardias supraventriculares ||||
Drogas	Indicação	Dose	Efeitos colaterais
Lidocaína	TV monomórfica estável	1-1,5 mg/kg. Repetir 0,5-0,75 mg/kg a cada 5-10 min. Máx 3 mg/kg. Manutenção de 1-4 mg/min	Convulsões, bradicardia e rebaixamento de nível de consciência
Sotalol	TV monomórfica estável	1,5 mg/kg em 5 min	Bradicardia, hipotensão e *torsades de pointes*. Evitar se QT longo ou ICC
Amiodarona	TV monomórfica estável TV polimórfica sem QT longo	150 mg em 10 min. Repetir bolus se necessário. Manutencão de 1 mg/min em 6h + 0,5 mg/min por 18 h. Máx 2,2 g por dia	Bradicardia, hipotensão e flebite
Sulfato de magnésio	TV polimórfica com QT longo (*torsades de pointes*)	1-2 g IV em 15 min	Hipotensão, confusão, sonolência e depressão respiratória

Em casos relacionados à isquemia, amiodarona e β-bloqueadores podem ser utilizados enquanto providencia-se tratamento definitivo. Sulfato de magnésio não tem efeito preventivo em pacientes sem alargamento de QT.

Caso clínico

C.A.B., feminino, 40 anos, 50 kg, sem comorbidades, chega ao Pronto-socorro com história de palpitação de início súbito há cerca de 30 minutos com início em repouso associado a dispneia leve e tontura. Refere ter apresentado sintomas parecidos por períodos menores no último mês, melhorando espontaneamente. Ao exame, PA: 150/80 mmHg, FC: 170 bpm, FR: 22 ipm, Sp O$_2$ em ar ambiente: 96%, Tax: 36,3 °C, vígil, orientada, ansiosa. Exame do aparelho cardiovascular com pulsação de fúrcula esternal e pulsos amplos de difícil quantificação. Ausculta respiratória sem alterações com boa perfusão periférica, sem edema ou sinais de TVP.

Paciente foi inicialmente monitorizada e acesso venoso periférico foi prontamente providenciado. E o eletrocardiograma foi feito.

Após paciente ser colocado na maca e mantido monitorizado com material para reanimação cardiopulmonar à disposição, foi tentada manobra vagal sem sucesso e feito prescrição para tentar reverter a taquiarritmia.

Prescrição

1	Dieta zero até 2ª ordem			
2	Adenosina SF0,9% 20 mL	6 mg 20 mL	IV	Agora em bolus, seguido por infusão de SF e elevação do membro
3	Adenosina SF0,9% 20 mL	12 mg 20 mL	IV	Se persistir com arritmia, em bolus, seguido por infusão de SF e elevação do membro
4	Verapamil	5 mg	IV	Se persistir com arritmia, em 1 minuto e ACM
5	Metoprolol	5 mg	IV	Se persistir com arritmia, em 1 min. Repetir a cada 5 minutos
6	Monitorização cardíaca contínua			
7	Oximetria de pulso contínua			
8	Verificar PA a cada 5 minutos e reavaliar sinais de instabilidade hemodinâmica			

Referências

1. Robert WN, Charles WO, Mark SL, Steven LK, Michael S, Clifton WC, Peter JK, Joseph PO, Bryan M, Scott MS, Rod SP, Roger DW, Erik PH, Wanchun T, Daniel D, Elizabeth S and Laurie JM. Part 8: Adult Advanced Cardiovascular Life Support: 2010 American Heart Association Guidelines for Cardiopulmonary Resuscitation and Emergency Cardiovascular Care. Circulation 2010; 122: S729-S767.
2. Bonow: Braunwald's Heart Disease – A Textbook of Cardiovascular Medicine, 9th ed. Copyright© 2011 Saunders, an Imprint of Elsevier.
3. Etienne D. Supraventricular Tachycardia. New England Journal of Medicine 2006; 354:1039-51.
4. Daniel RF, Peter JZ. Vagal maneuvers. UpToDate Jun 4, 2012.
5. Melissa R, Edward RM. Hospital management of older adults. UpToDate Jan 26, 2012.

Tamponamento Cardíaco e Dissecção de Aorta

Brunna Lopes de Oliveira   ○   Aécio Flávio Teixeira de Góis   ○   Marcelo Corassa

Tamponamento cardíaco

Definição e conceitos

O tamponamento cardíaco é a evolução de quadros em que ocorre derrame pericárdico. Em si, trata-se do acúmulo de líquido, pus, sangue, coágulos ou gás no espaço pericárdico causando aumento da pressão intrapericárdica e compressão cardíaca, com equalização das pressões nas câmaras cardíacas, diminuição aguda do débito cardíaco por restrição de enchimento de câmaras e colapso circulatório.

O tamponamento resulta em um espectro de alterações hemodinâmicas. Pode ocorrer por acúmulo agudo de cerca de apenas 150 ml de sangue no espaço pericárdico ou de até 1 litro de líquido, quando acumulado de maneira lenta; o quadro clínico, portanto, não depende do volume acumulado, e sim da velocidade do acúmulo.

O espectro de causas é bastante amplo, podendo ser resumido na Tabela 6.1.

Tabela 6.1 Principais causas de tamponamento cardíaco.

| Pericardites | Neoplasias | Doenças autoimunes | Ruptura miocárdica |
| Medicamentos | Uremia | Dissecção aórtica | Lesão de vasos pericárdicos |

Quadro clínico e diagnóstico

As principais manifestações clínicas são relacionadas ao baixo débito cardíaco, levando a sintomas relacionados ao baixo fluxo. A tabela abaixo resume os principais achados clínicos.

Tabela 6.2 Principais sintomas do tamponamento cardíaco.

Sinais e sintomas	Peculiaridades	
Turgência jugular	Pode ser pouco expressiva caso haja hipovolemia.	
Hipotensão	Pode haver hipertensão, sobretudo se houver HAS prévia.	Tríade de Beck
Abafamento de bulhas	Mais comum em derrames extensos.	
Taquicardia	FC ≥ 90 bpm. Achado bastante sensível.	
Pulso paradoxal	Diminuição ≥ 20 mmHg de PAS durante expiração; geralmente presente.	
Extremidades frias	Complicação grave, associa-se a outros sinais de choque cardiogênico.	

OBSERVAÇÃO

A tríade de turgência jugular, hipotensão e abafamento de bulhas (Tríade de Beck) raramente se apresenta em sua forma completa, não se deve aguardar a tríade completa para o diagnóstico.

O diagnóstico do tamponamento cardíaco é clínico. Contudo, em casos duvidosos, em que haja apenas derrame, sem tamponamento, podem ser encontradas as seguintes alterações:

Tabela 6.3 Principais exames no tamponamento cardíaco.

ECG	Taquicardia sinusal, complexos com baixa voltagem e sinais de pericardite (se presente). O sinal mais característico do tamponamento é a alternância elétrica, caracterizada pela alteração de amplitude do complexo QRS.
Radiografia de tórax	Silhueta cardíaca aumentada, em formato de moringa (acúmulo ≥ 200 ml de líquido), com campos pulmonares limpos.
Ecocardiograma	Exame de mais fácil acesso, de alta sensibilidade e especificidade. Os sinais mais clássicos de tamponamento cardíaco são o colapso diastólico do átrio e ventrículo direitos. Em até 25% dos pacientes, o átrio esquerdo também colapsa e esse achado é altamente específico de tamponamento.

Tratamento

Assim que haja a suspeita clínica do tamponamento deve-se avaliar a urgência do tratamento. Em caso de ameaça imediata à vida, deve-se proceder à drenagem imediata, por pericardiocentese subxifoideana às cegas, de 50-100 mL do conteúdo do espaço pericárdico, o que já leva ao alívio imediato da pressão intrapericárdica e à melhora hemodinâmica.

- **Tratamento na urgência:** pericardiocentese subxifoideana com drenagem de 50-100 mL de fluido.
- **Tratamento fora da urgência:** pericardiocentese transcutânea guiada por ecocardiografia; a pericardiotomia cirúrgica com drenagem deve ser realizada em caso de não se alcançar o pericárdio por via transcutânea, hemopericárdio coagulado ou alterações anatômicas que impeçam a punção não cirúrgica.

Complicações

A principal complicação do derrame pericárdico é a parada cardiorrespiratória, na qual as compressões torácicas e medidas preconizadas pelo ACLS terão pouco efeito caso não seja restaurada a capacidade de enchimento cardíaco.

Após retirar o paciente da urgência do tamponamento, deve-se estratificar o risco de novo tamponamento ou complicações associadas. Em caso de risco de novo acúmulo imediato de fluido no espaço pericárdico, deve-se convocar a cirurgia cardiovascular para drenagem definitiva.

Caso não haja causa aparente para desenvolvimento de derrame pericárdico, deve-se internar o paciente para propedêutica diagnóstica. Caso haja uma causa aparente para o derrame pericárdico, deve-se tratar a causa de base até a compensação clínica.

Dissecção aguda de aorta

Definição e conceitos

Dissecção aórtica aguda (DAA) é uma afecção grave, que ameaça a vida, matando 40% dos pacientes imediatamente. Para os que sobrevivem, a taxa de mortalidade aumenta 1% a cada hora nas primeiras 24 horas. Dos que chegam à cirurgia, 5% a 20% morrem durante o procedimento ou no pós-operatório imediato.

A gravidade é evidente, e, portanto, deve-se classificar a dissecção aguda de aorta de forma simples e objetiva para que se planeje o tratamento adequado.

Tabela 6.4 Classificação da dissecção de aorta.

Classificação		
Em relação ao início dos sintomas e o início da apresentação	Aguda	Ocorre dentro das primeiras 2 semanas de início dos sintomas
	Subaguda	Entre 2 e 6 semanas
	Crônica	Mais de 6 semanas
Anatômica	Stanford	**Tipo A**: todas as que envolvem a aorta ascendente **Tipo B**: todas as que não envolvem a aorta ascendente
	DeBakey	**Tipo I**: origina-se na aorta ascendente, propagando-se para a porção descendente **Tipo II**: confina-se à aorta ascendente **Tipo III**: é exclusiva da porção descendente

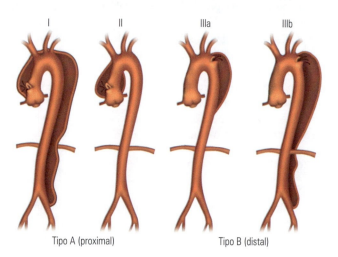

Figura 6.1 Classificações anatômicas da Dissecção Aórtica (DeBakey – acima; Stanford – abaixo).

Tabela 6.5 Fatores de risco para dissecção de aorta.

Fatores de risco
Condições associadas com aumento do estresse na parede aórtica
Hipertensão (sobretudo não controlada), feocromocitoma, uso de estimulantes (como cocaína), levantamento de peso (Valsalva), trauma, cirurgia cardíaca prévia (troca de valva aórtica, angiografia aórtica), coarctação da aorta.
Condições associadas a anormalidades da camada média da aorta
Causas genéticas (S. Marfan, S. Ehlers Danlos, valva aórtica bicúspide, S. Turner), história familiar de aneurisma e dissecção de aorta, vasculites inflamatórias (Arterite de Takayasu, arterite de células gigantes, Doença de Behçet), gravidez e puerpério, doença renal policística, imunossupressão e/ou corticoterapia crônica, infecções da parede da aorta, aneurisma de aorta torácica.

Manifestações clínicas

A DAA deve ser lembrada na abordagem de qualquer paciente com dor torácica na sala de emergência.

Tabela 6.6 Principais sinais e sintomas na dissecção de aorta.

Sinais e sintomas
Dor torácica lancinante, súbita, em pontada, irradiando para dorso, acompanhando o trajeto dissecado.
Insuficiência cardíaca aguda, choque, hipertensão (com ou sem diferença de pressão e pulso entre membros), agitação, diaforese, sinais de insuficiência aórtica aguda (sopro novo de regurgitação).
Sinais de tamponamento cardíaco ou derrame pleural, *déficits* neurológicos agudos.

Os pacientes que chegam com queixas que podem representar uma DAA devem ser avaliados quanto ao risco pré-teste para guiar o roteiro diagnóstico. Esse processo deve incluir questionamentos específicos sobre antecedentes médicos pessoais e familiares, características da dor, além de sinais ao exame físico que se associam à dissecção de aorta.

> **Marca clínica fundamental:** dor abrupta, de forte intensidade desde o início dos sintomas, em pontada ou "rasgando", lancinante, com diferença de pulso entre membros e/ou diferença na PAS maior que 20 mmHg. O sopro de regurgitação pode ou não estar presente.

Exames complementares

Tabela 6.7 Principais exames na dissecção de aorta.

Exames iniciais	
ECG	Taquicardia é o principal achado. Supradesnivelamento de ST pode ocorrer em 1% a 2% dos casos, e, caso presente, deve ser encarado primeiramente como infarto agudo do miocário (IAM). Quando há acometimento coronariano, a principal artéria acometida é a coronária direita.
Radiografia de tórax	Alterado em 80% dos casos: anormalidades no contorno da aorta (dupla sombra, sinal do cálcio), alargamento da silhueta, disparidade entre tamanho da aorta ascendente e descendente. Um exame normal não exclui DAA (12% a 15% normais).
Bioquímica	Pouco acurada. Podem aumentar: d-dímero, CK-BB, fragmentos de elastina e miosina.

Após os exames iniciais, deve-se proceder à confirmação diagnóstica para planejar o tratamento. Não há método ideal, sendo listados abaixo os principais métodos com suas vantagens e desvantagens.

Tabela 6.8 Principais exames laboratoriais na dissecção de aorta.

Exame	Vantagens	Desvantagens
Ecocardiograma transesofágico	Boa visualização da aorta torácica. É rápido, pode ser realizado beira-leito e dispensa uso de contraste. Avalia acometimento valvar e complicações cardíacas.	Necessita de intubação esofágica e sedação. É examinador dependente e não avalia aorta abdominal.
Tomografia computadorizada helicoidal	Avalia toda a aorta, identifica complicações e anomalias, avalia ramos e distingue variantes anatômicas. Sensibilidade e especificidade próximas a 100%.	Necessita de contraste iodado.

(Continua)

Tabela 6.8 Principais exames laboratoriais na dissecção de aorta. *(Continuação)*

Exame	Vantagens	Desvantagens
Ressonância magnética	Maior acurácia, com todas as vantagens da TC, sem uso de contraste iodado ou radiação. Avalia comprometimento valvar e complicações cardíacas.	Exame prolongado, pouco disponível. Contraindicações ao gadolínio e em usuários de aparatos metálicos.
Angiografia	Identifica local da dissecção, ramos envolvidos e comunicação entre lúmen falso e verdadeiro. Possibilita avaliação e tratamento de doença coronariana.	Invasivo, menos sensível e específico quando comparado aos métodos não invasivos.

Tratamento

Inicialmente, deve-se proceder à diminuição do estresse à parede aórtica por meio de controle de frequência cardíaca e pressão arterial. Na ausência de contraindicações deve-se iniciar β-bloqueador IV; em caso de contraindicação pode-se usar bloqueadores de canal de cálcio não dihidropiridínicos. Caso PAS esteja acima de 120 mmHg, deve-se iniciar vasodilatador IV após controle da FC (nunca iniciar vasodilatador antes do controle da FC devido ao risco de piora da dissecção). Além do controle da PA e da FC, deve-se manejar a dor com opioides, o que por sua vez pode, isoladamente, levar ao controle dos sinais vitais.

Tabela 6.9 Principais medicações na dissecção de aorta.

Alvo terapêutico: PAS ≤ 120 mmhg e FC ≤ 60 bpm				
Medicamento	Dose	Início	Duração	Efeitos adversos e precauções
Nitroprussiato de sódio	0,25-10 mg/kg/min	Imediato	1-2 min	Náuseas, vômitos, intoxicação por cianeto, hipotensão grave
Metoprolol	5 mg EV (repetir 10/10 min, se necessário até 20 mg)	5-10 min	3-4 h	Bradicardia, bloqueio atrioventricular, insuficiência cardíaca, broncoespasmo

(Continua)

Tabela 6.9 Principais medicações na dissecção de aorta. *(Continuação)*

Alvo terapêutico: PAS ≤ 120 mmhg e FC ≤ 60 bpm				
Medicamento	Dose	Início	Duração	Efeitos adversos e precauções
Esmolol	Ataque: 500 μg/kg Infusão intermitente: 25–50 μg/kg/min ↑ 25 μg/kg/min cada 10-20 min Máximo: 300 μg/kg/min	1-2 min	1-20 min	Náuseas, vômitos, BAV 1º grau, espasmo brônquico, hipotensão

O tratamento definitivo depende de interconsulta cirúrgica de urgência para todos os pacientes com diagnóstico confirmado ou suspeitado, independentemente da localização da dissecção. As DAA da aorta ascendente devem ter tratamento de emergência pelo risco de complicações fatais como a ruptura. Na DA de aorta descendente, o tratamento clínico deve ser mantido inicialmente, a menos que se desenvolvam complicações graves (síndrome de má perfusão, suspeita de progressão da dissecção) ou em caso de tratamento clínico ineficiente.

Tabela 6.10 Complicações da dissecção de aorta.

	Complicações
Cardiovascular	Insuficiência aórtica, síncope, tamponamento pericárdico, IAM, ICC
Neurológico	AVC/AIT, neuropatia periférica, paraplegia/paraparesia, isquemia medular
Pulmonar	Derrame pleural, fístula aortopulmonar com hemorragia
Gastrointestinal	Isquemia ou infarto mesentérico, fístula aortomesentérica com hemorragia
Renal	LRA, isquemia ou infarto renal
Extremidades	Isquemia de membros

Referências

1. SPODICK, D. H. Current concepts. Acute Cardiac Tamponade. *N. Engl. J. Med.*, v. 349, n. 7, p. 684-90, 2003.

2. MAISCH, B. et al. Guidelines on the Diagnosis and Management of Pericardial Diseases Executive Summary: The Task Force on the Diagnosis and Management of Pericardial Diseases of the European Society of Cardiology. Eur. Heart J., Abril 1, v.25, n.7, p. 587 – 610, 2004.
3. Hiratzka LF, Bakris GL, Beckman JA, et al. 2010 ACCF/AHA/AATS/ACR/ASA/SCA/SCAI/SIR/STS/SVM guidelines for the diagnosis and management of patients with thoracic aortic disease. Circulation. V.121, p. 266-369, 2010.
4. Braverman AC. Acute aortic dissection: clinician update. Circulation. v. 122, p. 184-188, 2010.
5. Ince H, Nienaber CA. Diagnosis and management of patients with aortic dissection. Heart. v. 93, p. 266-70, 2007.
6. VI Diretrizes Brasileiras de Hipertensão. Arq. Bras. Cardiol., São Paulo, v. 95, n. 1, p. 31, 2010.

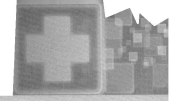

Emergências Hipertensivas

Layon Silveira Campagnaro   O   Aécio Flávio Teixeira de Góis   O   Marcelo Corassa

Introdução e definições

O mais importante no atendimento inicial de um paciente com pressão arterial (PA) acentuadamente elevada no pronto-socorro não é necessariamente o valor absoluto dos níveis pressóricos, mas sim identificar pacientes com lesão aguda de órgãos-alvo (coração, encéfalo, retina e rins) e aqueles com risco potencial de fazê-la.

Nível crítico para aumento de complicações: Pressão Arterial Diastólica (PAD) > 120 mmHg

OBSERVAÇÃO
Em pacientes cronicamente hipertensos o nível crítico da PAD pode ser maior; da mesma forma, em pacientes previamente normotensos, o nível crítico da PAD pode ser menor.

Consideramos urgência hipertensiva situações em que a PAD se apresenta maior que 120 mmHg, mesmo sem lesão de órgãos-alvo. Na presença de lesão de órgãos-alvo, independentemente da PAD, temos uma emergência hipertensiva.

Tabela 7.1 Principais emergências hipertensivas.

Neurológicas	Renais
• Encefalopatia hipertensiva • Hemorragia intraparenquimatosa cerebral • Hemorragia subaracnóidea • Acidente vascular isquêmico com níveis pressóricos acentuadamente elevados	• Glomerulonefrite aguda • Crises renais de colagenoses (ex.: esclerodermia) • Hipertensão severa após transplante renal
Cardíacas	Circulação excessiva de catecolaminas
• Dissecção aguda de aorta • Insuficiência ventricular esquerda aguda (edema agudo de pulmão hipertensivo) • Síndrome coronariana aguda • Pós-operatório de by-pass coronariano	• Crise de feocromocitoma • Uso de drogas simpatomiméticas (ex.: cocaína) • Interação da tiramina com inibidores da monoamina oxidase
Hipertensão acelerada maligna	Eclâmpsia

Quadro clínico

As manifestações clínicas das emergências hipertensivas estão diretamente relacionadas ao órgão-alvo acometido. Na avaliação inicial, alguns pontos importantes na história não devem ser esquecidos:

- Duração da hipertensão, medicações anti-hipertensivas e última dose tomada, aderência ao tratamento e controle crônico da PA;
- Lesão de órgão-alvo prévia (insuficiência cardíaca, doença renal crônica, doença coronariana, acidente vascular encefálico prévio);
- Uso de drogas (cocaína, anfetamina, fenciclidina) e inibidores da monoamina oxidase;
- Acometimento específico de algum órgão-alvo: dor torácica, dispneia, dorsalgia ou lombalgia, cefaleia súbita, rebaixamento do nível de consciência, convulsões, *déficits* neurológicos focais.

É importante sempre confirmar os níveis elevados de PA repetindo a aferição com manguito de tamanho apropriado e em condições adequadas. A PA deve ser aferida nos dois braços, bem como com o paciente em ortostase e decúbito. Além disso, o exame físico deve incluir:

- Palpação de pulsos nos quatro membros;

- **Observação de sinais sugestivos de dissecção aórtica:** pulsos assimétricos, pulso paradoxal e abafamento de bulhas, diferença de PA significativa entre os dois braços (acima de 20 mmHg), sopros cardíacos e abdominais, massa abdominal pulsátil;
- **Observação de sinais de insuficiência cardíaca:** taquipneia, estertores pulmonares crepitantes, turgência jugular, presença de B3, hepatomegalia, edema de membros inferiores;
- **Procura por sinais sugestivos de intoxicação:** taquicardia, taquipneia, hipertermia, midríase;
- **Exame neurológico:** avaliação do nível de consciência, sinais de irritação meníngea, sinais neurológicos focais incluindo avaliação dos nervos cranianos, fundoscopia.

Diagnóstico

Em geral, para avaliação inicial de todos os pacientes devem ser solicitados: hemograma, função renal e eletrólitos, urina I, eletrocardiograma e radiografia de tórax.

Outros exames específicos devem ser solicitados de acordo com a suspeita clínica mais evidente visando à confirmação diagnóstica da lesão de órgão-alvo (síndrome coronariana aguda, dissecção de aorta, quadros neurológicos agudos); ver capítulos específicos para determinar exames a serem pedidos. Em casos de suspeita de hipertensão acelerada maligna, solicitar marcadores de hemólise (reticulócitos, bilirrubina indireta, haptoglobina, desidrogenase lática, pesquisa de esquizócitos no sangue periférico).

Tratamento

Pseudocrises hipertensivas

Pseudocrise hipertensiva é definida pela elevação da PA secundária a situações que cursam com o aumento da descarga adrenérgica, como dor, ansiedade e outros transtornos psiquiátricos, estresse físico ou emocional, sem lesões agudas de órgãos-alvo. Nesse caso, os pacientes devem receber tratamento sintomático direcionado para a condição subjacente (analgésico, sedativos, antivertiginosos, etc) e permanecer em observação médica em local silencioso. Não devem ser medicados com anti-hipertensivos, sendo posteriormente avaliados e liberados após minuciosa avaliação com exclusão de lesão aguda de órgão-alvo.

Urgências hipertensivas

Devem ser conduzidas com anti-hipertensivos de uso oral, objetivando redução da PA em 24 a 48 horas. A redução deve ser feita de maneira lenta e controlada, uma vez que a rápida redução da PA leva a um deslocamento para a direita na curva de pressão × fluxo sanguíneo, o que pode culminar com lesão isquêmica em leitos arteriais críticos (coronariano, cerebral, renal). Após a administração, o paciente deve ser observado durante algumas horas, enquanto se espera uma redução na PA de 20-30 mmHg. Posteriormente, uma nova dose do agente pode ser prescrita e o paciente liberado para casa com reforço das orientações quanto à dieta, à aderência e ao tratamento e com retorno programado. As drogas mais utilizadas estão citadas na Tabela 7.2.

Tabela 7.2 Agentes anti-hipertensivos de escolha nas urgências hipertensivas.

Medicamentos	Dose	Início de ação	Duração da ação	Efeitos adversos e precauções
Captopril	6,25-25 mg VO (repetir em 1 hora se necessário)	15-30 min	6-8 horas	Hipotensão, hipercalemia, insuficiência renal, estenose bilateral da artéria renal (ou unilateral em rim único)
Clonidina	0,1-0,2 mg VO, 1/1 hora	30-60 min	6-8 horas	Hipotensão postural, sonolência, boca seca

Emergências hipertensivas

Diante de um quadro confirmado ou com alta suspeita de emergência hipertensiva, o tratamento com agentes parenterais deve ser iniciado imediatamente com intuito de reduzir a PA dentro de minutos a poucas horas. A redução inicial não deve ultrapassar 25% da PA média inicial (não se deve reduzir a PAD para menos de 100-110 mmHg) para evitar complicações isquêmicas.

- **Nitroprussiato de sódio:** 0,25-0,5 mcg/kg/min (dose máxima: 8-10 mcg/kg/min)
  - Droga de escolha inicial. Reduz tanto a pré quanto a pós-carga, melhora a função ventricular esquerda e reduz o consumo miocárdico. Evitar em síndromes coronarianas agudas (SCA), eventos neurológicos agudos e gestantes.

- A dose inicial recomendada é de 0,25-0,5 ug/kg/min. Doses maiores que 8 mcg/kg/min devem ter seu uso limitado por tempo (10-20 minutos).
- **Nitroglicerina:** 10-20 mcg/min (aumentar a dose a cada 3-5 minutos).
  - É inferior ao nitroprossiato em reduzir os níveis pressóricos. É mais útil nos casos de síndrome coronariana aguda, hipertensão após revascularização e edema agudo de pulmão hipertensivo.
- **Hidralazina:** 10-20mg EV
  - Droga de escolha em gestantes. Deve ser evitada em pacientes com doença coronariana ou dissecção de aorta pelo seu estímulo simpático reflexo.
- **Esmolol:** 500 mcg/kg EV (ataque); Infusão intermitente: 25-50 μg/kg/min EV
  - β-bloqueador cardiosseletivo de meia-vida curta; útil quando há elevação de frequência e débito cardíacos.
- **Fentolamina:** 1-5 mg EV em infusão contínua.
  - Bloqueador α-adrenérgico, útil em casos de estímulo adrenérgico exagerado (feocromocitoma, ingestão de alimentos contendo tiramina associado a um IMAO).

Abordagem específica das principais emergências hipertensivas

Algumas das emergências hipertensivas estão relacionadas a alterações específicas de diversos sistemas. Consultar os demais capítulos para definição de conduta nesses casos. Neste capítulo será discutida a encefalopatia hipertensiva e o edema agudo pulmonar hipertensivo.

Encefalopatia hipertensiva

- Corresponde a uma síndrome aguda caracterizada por sinais de edema cerebral desencadeado por elevação intensa e súbita dos níveis pressóricos, ultrapassando os limites de autorregulação do fluxo sanguíneo cerebral.
- Clinicamente o paciente apresenta início de cefaleia, náuseas e vômitos, seguidos por sinais neurológicos difusos como agitação, confusão, letargia, evoluindo com convulsões e coma. Pode haver também queixas visuais (incluindo amaurose) e a fundoscopia evidencia hemorragias retinianas, exsudatos algodonosos e papiledema.

- Não existe um valor absoluto de PA associado diretamente ao quadro, uma vez que a curva de pressão × fluxo cerebral varia de acordo com os níveis basais de PA do indivíduo. Assim, pacientes normotensos desenvolvem quadros mais agudos e intensos (ex.: glomerulonefrites agudas e eclâmpsia).

Conduta

- **TC de crânio sem contraste:** fundamental na avaliação inicial. Pode demonstrar edema bilateral da substância branca, e é capaz de excluir processos patológicos primários do sistema nervoso central.
- **Medidas iniciais:**
  - Monitorização cardíaca, oximetria de pulso, obtenção de acesso venoso.
  - Garantir via aérea (ofertar oxigênio, ventilação não invasiva, intubação orotraqueal).
- Corrigir distúrbios hidroeletrolíticos (sobretudo hiponatremia), hipoxemia e hipotermia).
- **Objetivo inicial:** reduzir a PAD para cerca de 100 a 105 mmHg dentro de duas a seis horas, com a queda máxima não superior a 25% do valor inicial para prevenir danos neurológicos por baixo fluxo.
- **Terapia medicamentosa:** nitroprussiato de sódio: escolha no Brasil (opções: esmolol, labetalol ou nicardipina). Uma vez controlada a PA, devem ser introduzidos anti-hipertensivos orais com redução progressiva da infusão parenteral.

Hipertensão acelerada maligna

- É definida por níveis acentuadamente elevados de PA associados a alterações na fundoscopia. Ocorre por grave lesão endotelial, com perda da autorregulação e formação de trombos no leito microvascular.
- **Quadro clínico:** cefaleia, redução da acuidade visual e sintomas sistêmicos, como fraqueza. O envolvimento renal é comum com manifestações variadas: noctúria, hematúria e proteinúria, habitualmente associada à perda da função renal. Devem ser solicitados sempre os marcadores de hemólise visto que a lesão da microvasculatura pode desencadear anemia hemolítica microangiopática.
- **Diagnóstico:** eminentemente clínico, e o tratamento com agentes anti-hipertensivos endovenosos deve ser prontamente iniciado, objetivando redução da PAD para cerca de 100 a 105 mmHg dentro de duas a seis

horas, com a queda máxima não superior a 25% do valor inicial. A droga de escolha no Brasil é o nitroprussiato de sódio.

Outras situações

O aumento da atividade adrenérgica pode provocar hipertensão grave em uma variedade de situações clínicas, que incluem: (1) feocromocitoma, (2) disfunção autonômica, como na síndrome de Guillain-Barré ou pós-lesão da medula espinal, e (3) uso de drogas simpatomiméticas, como fenilpropanolamina, cocaína, anfetaminas, fenciclidina, ou a combinação de um inibidor da monoamina oxidase com a ingesta de alimentos que contêm tiramina (como queijos mais fermentados, carnes envelhecidas, champanhe e abacates). O controle da hipertensão nessas desordens pode ser conseguido com fentolamina, que é a droga de escolha. Alternativamente pode-se utilizar o nitroprussiato. No caso específico da intoxicação por cocaína o uso de benzodiazepínicos para os pacientes agitados está indicado, com efeito em reduzir a PA e a frequência cardíaca. A administração de um β-bloqueador é contraindicada, uma vez que a inibição dos receptores β induz uma acentuada vasoconstrição mediada pelo estímulo α-adrenérgico com novo aumento da PA.

Na gravidez, situações de PA acentuadamente elevada ocorrem principalmente nos casos de pré-eclâmpsia e quando há exacerbação da hipertensão preexistente. A eclâmpsia, caracterizada pelo desenvolvimento de crises convulsivas, é considerada um quadro de emergência hipertensiva. Os agentes anti-hipertensivos mais amplamente utilizados nessa situação são o labetalol e a hidralazina endovenosa.

Tabela 7.3 Agentes anti-hipertensivos parenterais para uso nas emergências hipertensivas.

Medicamentos	Dose	Início de ação	Duração da ação	Efeitos adversos e precauções	Indicações
Nitroprussiato de sódio (vasodilatador arterial e venoso)	0,25-10 μg/kg/min EV	Imediato	1-2 minutos	Náuseas, vômitos, intoxicação por cianeto. Cuidado na insuficiência renal e hepática e na hipertensão intracraniana. Hipotensão grave	Maioria das emergências hipertensivas

(Continua)

Tabela 7.3 Agentes anti-hipertensivos parenterais para uso nas emergências hipertensivas.
(Continuação)

Medicamentos	Dose	Início de ação	Duração da ação	Efeitos adversos e precauções	Indicações
Nitroglicerina (vasodilatador arterial e venoso)	5-100 µg/min	2-5 minutos	3-5 minutos	Cefaleia, taquicardia reflexa, taquifilaxia, *flushing*, meta-hemoglobinemia	Insuficiência coronariana, insuficiência ventricular esquerda
Esmolol (bloqueador β-adrenérgico seletivo de ação ultrarrápida)	Ataque: 500 µg/kg Infusão intermitente: 25-50 µg/kg/min Aumentar 25 µg/kg/min a cada 10-20 min (dose máxima de 300 µg/kg/min)	1-2 minutos	1-20 minutos	Náuseas, vômitos, BAV 1º grau, broncoespasmo, hipotensão	Dissecção aguda de aorta (em combinação com nitroprussiato), hipertensão pós-operatória grave
Metoprolol (bloqueador β-adrenérgico seletivo)	5 mg EV (repetir 10/10 min se necessário até dose máxima de 20 mg)	5-10 minutos	3-4 horas	Bradicardia, bloqueio atrioventricular avançado, insuficiência cardíaca, broncoespasmo	Insuficiência coronariana, dissecção aguda de aorta (em combinação com nitroprussiato)
Hidralazina (vasodilatador de ação direta)	10-20mg EV ou 10-40 mg IM 6/6 horas	10-30 minutos	3-12 horas	Taquicardia, cefaleia, vômitos. Piora da angina e do infarto. Cuidado com hipertensão intracraniana	Eclâmpsia

(Continua)

Tabela 7.3 Agentes anti-hipertensivos parenterais para uso nas emergências hipertensivas.
(Continuação)

Medicamentos	Dose	Início de ação	Duração da ação	Efeitos adversos e precauções	Indicações
Fentolamina (bloqueador α-adrenérgico)	Infusão contínua: 1-5 mg (repetir a cada 5-15 minutos até dose máxima de 15 mg)	1-2 minutos	3-5 minutos	Taquicardia reflexa, *flushing*, tontura, náuseas, vômitos	Excesso de catecolaminas
Furosemida (diurético)	20-60mg (repetir após 30 minutos)	2-5 minutos	30-60 minutos	Hipopotassemia	Insuficiência ventricular esquerda, situações de hipervolemia

- Nitroprussiato de sódio: 1 ampola (50 mg/2 ml) em 248 ml de SG 5%. Concentração da solução: 200 µg/ml.
- Nitroglicerina: 1 ampola (50 mg/10 ml) em 240 ml de SG 5%. Concentração da solução: 200 µg/ml. Outra apresentação: 25 mg/10 ml.

Referências

1. Mancia G, et al. Guidelines for the management of arterial hypertension. European Heart Journal (2007) 28, 1462–1536.
2. Tavares A, et al. VI Diretrizes Brasileiras de Hipertensão. Arq Bras Cardiol 2010; 95(1 supl.1): 1-51
3. Marik PE, et al. Hypertensive crisis: Challenges and Management. CHEST. 2007; 131(6): 1949-1962.
4. Shayne P, et al. Hypertensive crisis. In: Adams JG, et al. Emergency medicine. I.ed. New York: McGraw-Hill;2008. P.703-14.

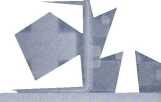

Parte 2

PNEUMOLOGIA

Asma

Lucas Colombo Godoy ○ Beatriz Helena Cermaria Soares da Silva ○ Marcelo Corassa

Introdução e conceitos

Asma pode ser definida como uma doença inflamatória crônica das vias aéreas, levando à hiper-responsividade dessas vias. A prevalência mundial da doença é de cerca de 10%, o que daria uma estimativa de existência de aproximadamente 20 milhões de asmáticos no Brasil.

> **Manifestações clínicas clássicas:** sibilância, dispneia, opressão torácica, tosse, com predomínio noturno ou no início da manhã.

O diagnóstico deve ser feito a partir dos sintomas clínicos, apoiados ou não por achados de exame físico (como sibilos), e confirmado por um método objetivo, dentre os quais se destaca a espirometria antes e após o uso de broncodilatadores. Na espirometria, o diagnóstico é firmado pela presença de um distúrbio ventilatório obstrutivo (classicamente, relação do volume expiratório forçado no primeiro segundo sobre a capacidade vital forçada – VEF1/CVF – menor que o limite inferior de normalidade) com demonstração de reversibilidade parcial ou completa da obstrução após a inalação de broncodilatador de curta duração.

Crise aguda de asma (exacerbações)

Na maioria das vezes, as exacerbações desenvolvem-se progressivamente, no decorrer de cinco a sete dias, porém alguns pacientes podem apresentar-se mais agudamente. As causas mais comuns de exacerbação são as infecções virais e a exposição a alérgenos ambientais (ex.: bolor), seguidas por poluição ambiental, exposição ocupacional ou a drogas (destacando-se anti-inflamatórios, por exemplo o AAS). Má aderência ao tratamento de manutenção também pode ser causa de exacerbação.

Diagnóstico

Presença de sintomas clínicos característicos (sibilância, dispneia, opressão torácica, tosse) em paciente, em geral, com histórico clínico anterior de asma. Diagnósticos diferenciais que podem ser realizados no pronto-socorro são:

- Obstrução de vias aéreas superiores (em geral, há estridor laríngeo);
- Doença pulmonar obstrutiva crônica exacerbada e outras doenças de vias aéreas inferiores, como bronquiectasias;
- Insuficiência cardíaca descompensada com congestão, que, eventualmente, pode manifestar-se com sibilância ("asma cardíaca");
- Disfunção de cordas vocais, doenças endobrônquicas e outras (tromboembolismo pulmonar, hipertensão pulmonar, vasculite, doenças intersticiais).

Exames complementares, como radiografia, hemograma, ECG, eletrólitos e gasometria arterial, podem ser solicitados nos casos de dúvida diagnóstica ou para melhor obtenção de dados de gravidade ou de complicações.

Estratificação clínica

Passo determinante para determinar as primeiras condutas. A avaliação clínica inicial do paciente asmático em crise deve ser objetiva e direcionada, procurando obter, sobretudo, dados que permitam classificar corretamente a gravidade da exacerbação (Tabela 8.1). Idealmente, dados objetivos de função pulmonar devem ser obtidos no pronto-socorro, como o pico de fluxo expiratório (PFE, "peakflow") ou a espirometria, bem como a oximetria em ponta de dedo. Na presença de sinais de gravidade ou PFE < 30% do previsto ou SpO_2 < 93%, gasometria arterial deve ser colhida.

Tabela 8.1 Classificação da gravidade de exacerbações de asma no pronto-socorro.

Achado[1]	Intensidade das exacerbações		
	Leve a moderada	Grave	Muito grave
Impressão clínica geral	Sem alterações	Sem alterações	Cianose, sudorese, exaustão
Estado mental	Normal	Normal ou agitação	Agitação, confusão, sonolência
Dispneia	Ausente ou leve	Moderada	Intensa
Fala	Frases completas	Frases incompletas	Frases curtas ou monossilábicas
Musculatura acessória[2]	Retrações leves ou ausentes	Retrações acentuadas	Retrações acentuadas
Sibilância	Ausente com MV normal	Localizadas ou difusas	Ausentes, com MV diminuído
Fr (Ciclos/Min)	Normal ou aumentada	Aumentada	Aumentada
Fc (Bpm)	≤ 110	> 110	> 140 ou bradicardia
Pfe (% Previsto)	> 50	30-50	< 30
SpO_2 (%)	≥ 95	91-95	≤ 90
PaO_2 (Mmhg)	Normal	Próximo a 60	< 60
$PacO_2$ (Mmhg)	< 40	< 45	≥ 45

Fonte: Diretriz da Sociedade Brasileira de Pneumologia e Tisiologia para o manejo da asma, 2012).
1. A presença de vários parâmetros, mas não necessariamente todos, indica a classificação geral.
2. Músculos intercostais, fúrcula ou esternocleidomastóideo.

Alguns dados clínicos são relacionados a mau prognóstico em exacerbações e devem ser reconhecidos precocemente pelo emergencista. Assim, indicam gravidade os pacientes que:

- Apresentaram crise prévia com necessidade de ventilação mecânica;

- Tiveram necessidade de hospitalização por exacerbação de asma no último ano;
- Estão em uso atual ou recente de corticoides orais;
- Não estão usando corticoide inalatório no momento;
- Apresentam dependência excessiva de medicação de resgate, sobretudo aqueles que usam mais de um frasco-*spray* de salbutamol (ou equivalente) em 1 mês;
- Possuem história de doença psiquiátrica, incluindo uso de sedativos, ou problemas psicossociais;
- Apresentam múltiplas comorbidades, sobretudo cardiovasculares;
- Apresentam histórico de má aderência ao tratamento de manutenção da asma.

Tratamento

O algoritmo sugerido para manejo das exacerbações no PS encontra-se na figura. A seguir, algumas considerações sobre medidas e drogas em particular.

Oxigenoterapia

Deve ser ofertado oxigênio suplementar para adultos em geral com saturação inferior a 92%. Para gestantes ou cardiopatas, recomenda-se manter saturação acima de 95%.

β-agonistas

O ponto principal do tratamento das exacerbações asmáticas é a correta administração de agonistas β2 adrenérgicos por via inalatória. Recomenda-se dose inicial de fenoterol em nebulização de 2,5 a 5 mg (10 a 20 gotas), em três administrações intermitentes, com 20 minutos de intervalo entre elas, usando 5 ml de solução cristaloide (não usar água destilada) e fluxo de oxigênio de 6 a 8 L/min, seguidas por 2,5 a 10 mg a cada 1 a 4 horas, de acordo com a necessidade. As doses para salbutamol são as mesmas do fenoterol. A medicação também pode ser administrada, mesmo na emergência, através de inaladores pressurizados, os mesmos utilizados em casa. Como vantagem desse último método, temos a ausência de necessidade de uso de oxigênio e a maior facilidade de determinação do tratamento pós-alta. Como desvantagem, temos a dificuldade maior de administração. Em crises mais graves, por vezes pode-se optar por nebulização contínua, com dose de 10 a 15 mg de salbutamol por hora. Em adultos, não se recomenda o uso rotineiro de β-agonistas endovenosos em crises asmáticas, sendo este apenas um último recurso de resgate em casos extremos.

Anticolinérgicos

Brometo de ipratrópio pode ser usado na abordagem inicial na sala de emergência em exacerbações graves. A dose recomendada é de 0,5 mg (40 gotas) a cada 20 minutos por três doses.

Corticosteroides

Corticoides sistêmicos são drogas essenciais no manejo das exacerbações e devem ser utilizados precocemente, especialmente em pacientes que apresentaram pouca resposta ao β-agonista inalatório e/ou que já usavam corticoides orais em casa. Os efeitos da terapia com corticoides começam a ocorrer apenas após cerca de 4 a 6 horas da administração da droga. A via intravenosa produz resultados similares à oral, sendo esta última a via de preferência em pacientes que a tolerem bem, por ser menos invasiva. As doses recomendadas estão na tabela. Recomenda-se manutenção de sete dias em adultos, sem necessidade de diminuição gradual de dose.

Sulfato de magnésio

Pode ser usado em exacerbações graves não responsivas às demais medidas. Recomenda-se dose de 2 g de sulfato de magnésio intravenoso, diluído em 50 ml de solução fisiológica, em infusão superior a 20 minutos. Quando presente, o efeito deve surgir em cerca de 1 a 2 horas da administração.

Outras terapias
Hélio

Tem sido estudado em administração conjunta com oxigênio apenas ou como gás nebulizador de β-agonista (também com oxigênio). Apresenta dados conflitantes.

Antagonistas do receptor de leucotrieno

Medicação já utilizada no tratamento de manutenção, o antileucotrieno vem sendo estudado na fase aguda, tanto por via intravenosa quanto inalatória em altas doses. Ainda sem resultados conclusivos no momento.

Terbutalina e adrenalina subcutâneas

Em pacientes graves e refratários, essas medicações podem ser administradas por via subcutânea, embora o nível de evidência seja baixo. Para terbutalina, administrar 0,25 mg SC a cada 20 minutos, com o máximo de 3 doses. Para adrenalina, administrar 0,2 a 0,5 mL SC de solução 1:1000, uma única vez.

Tabela 8.2. Doses de algumas medicações utilizadas na fase aguda da exacerbação asmática.

Categoria	Medicação	Dose recomendada
β-Agonistas	Salbutamol gotas (5 mg/ml)	2,5-5,0 mg (10 a 20 gotas), a cada 20 min, por 3 doses Contínua: 10-15 mg/h
	Salbutamol *spray* (100 mcg/jato)	4-8 jatos, a cada 20 min, por 3 doses
	Fenoterol gotas (5 mg/ml)	2,5-5,0 mg (10 a 20 gotas), a cada 20 min, por 3 doses
	Fenoterol *spray* (100 mcg/jato)	4-8 jatos, a cada 20 min, por 3 doses
	Terbutalina gotas (10 mg/ml)	2,5-5 mg (5 a 10 gotas), a cada 20 min, por 3 doses
Anticoli Nérgico	Brometo de ipratrópio gotas (0,25 mg/mL)	0,5 mg (20 a 40 gotas), a cada 20 min, por 3 doses
	Brometo de ipratrópio *spray* (20 mcg/jato)	4-8 jatos, a cada 20 min, por 3 doses
Corticoide	Prednisona (cp)	1 mg/kg; dose única diária
	Hidrocortisona	2-3 mg/kg; divididos de 4/4 h
	Metilprednisolona	60-125 mg; divididos de 6/6 h
MG	Sulfato de Mg	2 g, diluídos em 50 ml de solução fisiológica, correr em pelo menos 20 minutos (ex.: duas ampolas de 10 ml de MgSo4 a 10%).

Fonte: adaptado da Diretriz da Sociedade Brasileira de Pneumologia e Tisiologia para o manejo da asma, 2012).

Ventilação mecânica

Na presença de falência respiratória aguda, refratária às medidas anteriormente descritas, intubação orotraqueal (IOT) e ventilação mecânica podem ser necessárias no manejo de exacerbações graves. Recomenda-se, se disponível, o uso de quetamina na indução anestésica, droga que não causa instabilidade hemodinâmica e possui propriedades broncodilatadoras. Hipercapnia permissiva pode ser desejável para se evitar barotrauma. Parâmetros iniciais recomendados para o ventilador são:

- Frequência respiratória entre 10 a 14 ipm;
- Volume corrente de até 8 ml/kg;

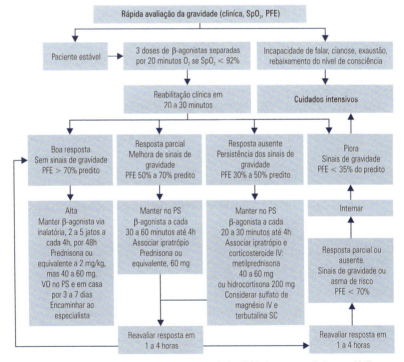

Fonte: adaptado da Diretriz da Sociedade Brasileira de Pneumologia e Tisiologia para o manejo da asma, 2012).

Figura 8.1 Algoritmo de tratamento de exacerbação de asma em adultos no pronto-socorro.

- Fluxo inspiratório de 80 a 100 L/min, com curto tempo inspiratório;
- PEEP de cerca de 80% da auto-PEEP (em pacientes com drive);
- Pressão de plateau de até 30 cmH$_2$O.

Não é recomendado o uso de:

- **Metilxantinas endovenosas (aminofilina ou teofilina):** por não melhorarem a ação dos β-agonistas e por aumentarem efeitos colaterais (vômitos e arritmias);
- **Corticoide inalatório:** não há dados que suportem nem seu uso isolado, nem associado ao corticoide via oral;
- **Antibioticoterapia empírica:** não deve ser utilizada, pois as exacerbações em geral são causadas por infecções virais.

Reavaliação/internação hospitalar

Durante o atendimento da exacerbação de asma, o paciente deve ser constantemente reavaliado de acordo com sua gravidade, idealmente ao menos a cada 20 ou 30 minutos. Na persistência de critérios clínicos objetivos de gravidade (Sat < 92% ou PFE < 50% do predito) após tratamento otimizado em setor de emergência (ver fluxograma), a internação hospitalar deve ser considerada. Pacientes com suporte social ruim devem ter indicações de internação menos rígidas.

Indicações para internação em UTI são:

- Necessidade de ventilação mecânica;
- Presença de complicação grave (como parada cardiorrespiratória);
- Sonolência ou confusão mental;
- Instabilidade hemodinâmica;
- Arritmias cardíacas graves.

Se for paciente com critérios de alta hospitalar da emergência, preconiza-se que:

- Seja assegurada consulta médica com Clínico ou Pneumologista (sobretudo se exacerbação grave) dentro da primeira semana pós-alta;
- Seja enfatizado que o paciente mantenha o uso do tratamento de manutenção prévio até a consulta (verificando se o paciente manipula os dispositivos inalatórios com a técnica correta);

- Seja prescrita, exceto em exacerbações muito leves, prednisona via oral na dose de 1 mg/kg/dia, em dose única matinal, por sete dias, sem necessidade de retirada gradual;
- Seja orientado em qual momento deverá iniciar, ainda em casa, β2-agonista de resgate, no início das exacerbações, e quando e como procurar serviço médico se ausência de melhora.

Caso clínico

IMM, sexo feminino, 32 anos, com antecedente de asma persistente leve, com última exacerbação há 2 anos, vem ao pronto-socorro com quadro de tosse, dispneia, sibilância em maior intensidade nos últimos quatro dias. Refere uso de salbutamol inalatório como medicação de resgate em casa, conforme orientação ambulatorial prévia, com melhora parcial nos primeiros dias e melhora discreta nos últimos dois dias. Usa também corticoide inalatório diário. Nega comorbidades, febre ou outros sintomas relevantes. Ao exame, B/REG, lúcida e orientada, emitindo frases entrecortadas. Dispneica, com uso de musculatura acessória, FR = 28 ipm, Sat = 91% em ar ambiente, PFE = 48% do previsto e ausculta pulmonar com sibilos difusos. FC = 112 bpm; PA – 130×80 mmHg; T = 36,8 °C; P = 60 kg. Sem outros achados relevantes ao exame físico.

HD: Asma exacerbada; exacerbação grave.

Prescrição:

1.	Jejum			
2.	Cateter de O_2	2 L/min	IN	Titular conforme necessário
3.	Fenoterol	10 gotas	IN	De 20 em 20 minutos na primeira hora, com reavaliação antes de cada nova inalação. Após, manter inalações conforme necessidade.
	Ipratrópio	40 gotas		
	SF0,9%	5 mL		
4.	Prednisona	60 mg	VO	1×/dia

Referências

1. Diretriz da Sociedade Brasileira de Pneumologia e Tisiologia para o manejo da asma, 2012. J Bras Pneumol. v.38, Suplemento 1, p.S1-S46, Abril 2012.
2. Global Strategy for Asthma Management and Prevention from GINA (Global Iniciative for Asthma), 2011 uptade.
3. Expert Panel Report 3 (EPR3): Guidelines for the Diagnosis and Management of Asthma from National Heart, Lung and Blood Institute, full report 2007.

Doença Pulmonar Obstrutiva Crônica

Ricardo Humberto Miranda Félix ○ Beatriz Helena Cermaria Soares da Silva
Marcelo Corassa

Introdução e definições

Doença pulmonar obstrutiva crônica (DPOC) é caracterizada por limitação crônica do fluxo aéreo, não totalmente reversível, usualmente progressiva. Decorrente de uma resposta inflamatória anormal dos pulmões à inalação de partículas ou gases tóxicos. A principal razão do portador de DPOC procurar o PS são as exacerbações.

Exacerbação da doença: em 80% dos casos se deve à infecção respiratória (33% a 50% é bacteriana; 13% a 50% *H. influenzae,* 9% a 21% *M. catarrhalis,* 7% a 26% *S. pneumoniae* e 1% a 13% *P. aeruginosa)* e caracteriza-se por mudança dos sintomas cardinais conforme a Tabela 9.1.

Tabela 9.1 Critérios e classificação das exacerbações do DPOC.

Critérios
Piora da dispneia Aumento da quantidade ou purulência (mudança de cor) do escarro Aumento da tosse em frequência e gravidade

Classificação	
Exacerbação grave	3 critérios
Exacerbação moderada	2 critérios
Exacerbação leve	1 critério + história de IVAS dentro de 5 dias, febre sem causa aparente, piora da sibilância, piora da tosse, aumento de 20% das frequências cardíaca e/ou respiratória de base

IVAS: infecção das vias aéreas superiores.

- **Podem se associar às exacerbações:** queixas de sibilância, taquipneia, taquicardia, piora da tolerância ao exercício, febre, fadiga, astenia, confusão, insônia ou sonolência.
- **Fatores de risco para exacerbação:** idade avançada, tosse produtiva, duração da DPOC, uso prévio de antibiótico, hospitalização decorrente da DPOC no último ano, uso de teofilina, hipersecreção crônica de muco, presença de uma ou mais comorbidades, doença do refluxo gastroesofágico (DRGE).

Diagnóstico e avaliação inicial

Para realizar o diagnóstico de exacerbação de DPOC são necessários exames complementares como oximetria de pulso, gasometria arterial, radiografia de tórax, hemograma, eletrólitos, função renal, eletrocardiograma.

Como principais diagnósticos diferenciais, temos: insuficiência cardíaca aguda, tromboembolismo pulmonar (prevalência de 20%, chegando a 25% nos hospitalizados), pneumonia, pneumotórax, asma, derrame pleural, câncer de pulmão, infarto agudo miocárdio.

Com o diagnóstico de exacerbação da DPOC feita, deve-se pensar em como o paciente será manejado. Caso o paciente esteja em bom estado geral, mesmo que sejam necessárias medidas iniciais de estabilização, pode-se liberar o paciente com o tratamento de sua causa de base (por exemplo, levofloxacino para pneumonia bacteriana sem fatores de complicação). Deve-se, porém, avaliar os fatores de gravidade e indicações de hospitalização e/ou suporte intensivo (Tabelas 9.2 e 9.3).

Tabela 9.2   Indicações de hospitalização para DPOC exacerbado.

Indicações de hospitalização	
DPOC grave	Piora marcante da intensidade dos sintomas
Queixa de novos sinais (cianose, edema periférico)	Comorbidades
Ausência de resposta a medidas iniciais de estabilização e terapia	Incapacidade de comer ou dormir devido aos sintomas
Exacerbações frequentes	Diagnóstico incerto
História recente de arritmia	Idade avançada
Suporte domiciliar inadequado	Questão social (incapacidade de autocuidado)

Tabela 9.3 Indicações de suporte intensivo para pacientes com DPOC exacerbado.

Indicações de suporte intensivo	
Dispneia grave irresponsiva ao tratamento inicial	Alteração do estado mental
Necessidade de ventilação mecânica	Instabilidade hemodinâmica
Persistência ou piora do padrão respiratório com hipoxemia (PaO_2 < 40 mmHg), hipercapnia ($PaCO_2$ > 60 mmHg) ou acidose respiratória (pH < 7,25)	

Tratamento

1. **Suplementação de O_2 objetivando saturação 90% a 94% e PaO_2 60 a 70 mmHg:**
   - **Ventilação não invasiva (BIPAP):** dispneia moderada-grave com uso de musculatura acessória e movimento abdominal paradoxal; acidose moderada a grave (ph < 7,35) e hipercapnia (PCO_2 > 45 mmHg); FR > 25. Contraindicações: parada respiratória, instabilidade cardiovascular, alteração de *status* mental, secreção viscosa e excessiva, obesidade extrema. Iniciar com 8 a 12 cm H_2O de pressão inspiratória e 3 a 5 cm H_2O de pressão expiratória.
   - **Ventilação invasiva:** intolerância ou fracasso da ventilação não invasiva (VNI), dispneia grave com uso de musculatura acessória e movimento abdominal paradoxal, FR > 35, hipoxemia, acidose e hipercapnia graves, parada respiratória, sonolência, complicações cardiovasculares (hipotensão, choque), outras complicações (alterações metabólicas, sepse, pneumonia, tromboembolismo pulmonar (TEP), barotrauma, derrame pleural).
2. **Broncodilatadores:** inalação com β-2-agonista de curta duração a cada 20 minutos até 3 doses e, em seguida, de 4/4 horas até estabilização. Uso fenoterol 10 gotas ou salbutamol (2,5 mg) associado a 3 mL SF 0,9%.
3. **Anticolinérgicos:** associar anticolinérgico se não houver resposta ao uso do β-2-agonista. Ipratrópio 40 gotas (500 mcg) a cada 4 horas.
4. **Corticoterapia sistêmica:** prednisona 30 a 60 mg, 1× ao dia, ou metilprednisolona 60 a 125 mg, 2 a 4 vezes ao dia, por 7 a 10 dias.
5. **Antibioticoterapia:**
   - **Indicação:** presença dos três sintomas cardinais; presença de dois sintomas cardinais com aumento do escarro sendo um deles; necessidade de ventilação mecânica).

- **Solicitação de Gram e cultura não devem ser realizados de rotina a não ser que haja risco de infecção por *pseudomonas*:** hospitalização recente (≥ 2 dias nos últimos 90 dias), uso prévio de antibiótico (≥ 4 cursos no último ano), DPOC grave, isolamento de *Pseudomonas aeruginosa* em exacerbação prévia, colonização durante período de estabilidade, uso de corticosteroide.
- Esquemas sugeridos:
  - **Em pacientes não complicados e sem fatores de risco (< 65 anos, FEV1 > 50%, < 3 exacerbações/ano, sem doença cardíaca) e com tratamento em domicílio:** macrolídeos, doxiciclina, sulfametoxazol-trimetoprima, cefalosporina segunda geração (cefuroxima, cefpodoxima, cefdinir). Se complicação e fatores de risco: fluorquinolona, amoxicilina-clavulanato. Se risco de *Pseudomonas*: ciprofloxacino.
  - **Se hospitalização com risco de *Pseudomonas*:** levofloxacino, cefepime, ceftazidima, piperacilina-tazobactam.
  - **Se hospitalização sem risco de *Pseudomonas*:** levofloxacino, moxifloxacino, ceftriaxone, cefotaxima.

Critérios para alta

- Necessidade de inalação com β-2-agonista com intervalo menor do que 4 horas.
- Capacidade de caminhar.
- Capacidade de comer e dormir sem alterações frequentes pela dispneia.
- Estabilidade clínica e gasométrica por 12 a 24 horas.
- Compreensão por parte do paciente ou familiares quanto ao correto uso da prescrição.
- Confiança no sucesso da terapia em domicílio.

Todos os pacientes devem ser submetidos a medidas de prevenção: parar tabagismo, vacinação (pneumococo e influenza), reconhecer exacerbações, uso correto das medicações que reduzem exacerbações e hospitalizações, como broncodilatadores e corticosteroides inalatórios.

Referências

1. Stoller JK. Acute exacerbations of chronic obstructive pulmonary disease. N Engl J Med. 2002;346:988-94.
2. Donaldson GC, Wedzicha JA. COPD exacerbations. 1. Epidemiology. Thorax. 2006;61:164-8.
3. Sethi S, Murphy TF. Infection in the pathologies and course of chronic obstructive pulmonary disease. N Engl J Med. 2008;359:2355-65.

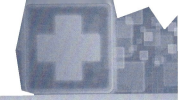

Tromboembolismo Venoso e Tromboembolismo Pulmonar

Mariana Nassif Kerbauy   ○   Beatriz Helena Cermaria Soares da Silva   ○   Marcelo Corassa

Trombose venosa profunda

Introdução e definições

O tromboembolismo venoso (TEV) compreende o tromboembolismo pulmonar (TEP) e a trombose venosa profunda (TVP) e é uma importante causa de morbimortalidade potencialmente evitável. Pensar em TEP é igual a pensar em fatores de risco, conforme discriminado na Tabela 10.1.

Tabela 10.1   Fatores de risco para TEV.

Alto risco (OR > 10)	Médio risco (OR 2 a 9)	Baixo risco (OR 1 e 2)
- Fratura de quadril ou fêmur - Cirurgia de prótese de quadril ou joelho - Cirurgia geral de grande porte (sobretudo neoplasias abdominais e pélvicas) - Trauma extenso - Lesão de medula espinhal	- Trombofilia - TVP/TEP prévios - Gravidez e puerpério - AVE com membro plégico - Neoplasias e quimioterapia - Uso de anticoncepcionais orais - Doenças cardiovasculares - Hipóxia - Doenças inflamatórias	- Repouso no leito < 3 dias - Imobilidade prolongada em viagens - Idosos - Obesidade - Cirurgia laparoscópica - Insuficiência venosa crônica

Na maioria dos casos de TEV, são identificáveis os fatores de risco. Contudo, em alguns não se consegue identificar um fator predisponente. Deve-se pensar em trombofilia hereditária quando ocorre TEV antes dos 50 anos, sem causa aparente, TEV recorrente, evento trombótico em sítio incomum ou história familiar.

O TEP é a terceira causa de morte mais comum por doença cardiovascular, após infarto agudo do miocárdio (IAM) e acidente vascular encefálico (AVE). Ocorre quando parte de um trombo, ou todo ele, se desprende de seu local de origem, geralmente veias mais proximais de membros inferiores, como a iliofemoral, atravessa as cavidades direitas do coração e obstrui a artéria pulmonar ou um de seus ramos.

Manifestações clínicas

O quadro clínico de TEP apresenta diversas manifestações, desde doentes assintomáticos até instabilidade hemodinâmica. Os principais achados em episódios agudos de TEP são taquipneia, dispneia, dor pleurítica, taquicardia, apreensão, tosse e hemoptise; 97% dos pacientes tiveram dor torácica, dispneia ou taquipneia. Também pode haver hipotensão, síncope e coma.

Em pacientes com fatores de risco, deve-se pensar em TEP, se sintomas torácicos agudos, pacientes criticamente enfermos ou com trauma, com descompensação de insuficiência cardíaca ou doença pulmonar sem outra causa (Tabela 10.2).

Tabela 10.2 Principais sinais e sintomas em pacientes com TEP.

Sintomas	%	Sinais	%
Dispneia	80	Taquipneia (FR ≥ 20 ipm)	70
Dor pleurítica	52	Taquicardia (FC > 100 bpm)	21
Tosse	20	Sinais de TVP	15
Síncope	19	Cianose	11
Hemoptise	11	Febre (Tax > 38,5 °C)	7

Probabilidade pré-teste

Diante da suspeita clínica de TEP, deve-se realizar a avaliação pré-teste da probabilidade antes de solicitar exames complementares. O escore de Wells (Tabela 10.3) é o mais utilizado, existindo um escore para TVP e outro para TEP. Outros escores, como Genebra e Pisa, também podem ser utilizados, porém sem a mesma experiência clínica.

Tabela 10.3 Escores de Wells para TVP e TEP.

TVP		TEP	
Câncer	+1	TVP ou TEP prévio	+1,5
Membro paralisado ou imobilização prolongada	+1	FC > 100 bpm	+1,5
Restrição ao leito > 3 dias ou cirurgia < 4 semanas	+1	Cirurgia ou imobilização recentes	+1,5
Dor à palpação do sistema venoso profundo	+1	Sinais clínicos de TVP	+3
Edema de todo o MI	+1		
Assimetria > 3 cm entre os MMII	+1	Diagnóstico alternativo menos provável que TEP	+3
Edema compressível no membro afetado	+1		
Dilatação de veias superficiais no membro afetado	+1	Hemoptise	+1
Outro diagnóstico mais provável	-2	Câncer	+1

Probabilidade clínica: baixa < 2 pontos; moderada entre 2 a 6 pontos; alta > 6 pontos. Como derivação, pontuação ≤ 4 deve ser considerada improvável de TEP aguda e > 4 deve ser considerada como provável TEP agudo.

Para TVP: Pacientes com escore 0 são de baixo risco, 1-2 risco intermediário e maior ou igual a 3 são de alto risco.

Diagnóstico

A suspeita de TEP deve, obrigatoriamente, levar à solicitação de radiografia de tórax, eletrocardiograma e gasometria arterial:

- **Radiografia de tórax:** na maioria das vezes é normal. Achados mais comuns: atelectasias laminares nas bases, elevação da cúpula diafragmática e derrame pleural (geralmente pequeno). Achados mais específicos de TEP, raramente encontrados: oligoemia regional (sinal de Westermark), opacidade periférica em cunha (corcova de Hampton) e dilatação da artéria pulmonar (sinal de Palla).
- **Eletrocardiograma:** sua principal relevância é excluir IAM ou pericardite. É muito comum o encontro de taquicardia sinusal. Sinais de sobrecarga do ventrículo direito (VD) podem ser observados. O padrão clássico S1Q3T3 (onda S em D1, onda Q em D3 e onda T invertida em D3) é pouco encontrado.

- **Gasometria arterial:** em ar ambiente, geralmente apresenta hipoxemia e alcalose respiratória. Tendo baixa especificidade para diagnóstico de TEP.
- **D-dímero:** é um produto de degradação da fibrina e pode ser realizado por várias técnicas, sendo o Elisa o de melhor acurácia. Eleva-se na presença de trombo e situações como pós-operatório, gestação, puerpério, câncer, doença vascular periférica, insuficiência renal, doenças inflamatórias e idade avançada. Tem alto valor preditivo negativo (VPN).

A partir dos exames iniciais, deve-se ponderar se o paciente é de alto ou baixo risco para a solicitação de novos exames. Em pacientes de baixo risco, deve-se solicitar o D-dímero. Em alto risco, deve-se solicitar diretamente um exame confirmatório.

Exames de confirmação

- **Cintilografia pulmonar (CP) de ventilação e perfusão:** é o método preferencial em pacientes com insuficiência renal prévia, história de alergia ao contraste e gestantes, sobretudo se não houver doença cardiopulmonar prévia e a radiografia de tórax for normal. Possui alto VPN se resultado de CP normal e alto valor preditivo positivo (VPP) se CP de alta probabilidade. Casos de alta suspeita clínica e CP com baixa probabilidade devem prosseguir a investigação. Pacientes com TEP prévio e asma ou doença pulmonar obstrutiva crônica (DPOC) podem ter resultados falso-positivos.
- **Angiotomografia de artérias pulmonares (angio-TC):** permite o estudo de todas as estruturas torácicas e diagnóstico diferencial com outras doenças. Tem alto VPP (96%) em pacientes com alta probabilidade clínica e alto VPN (97%) em pacientes com baixa probabilidade clínica.
- **Angiorressonância:** atualmente sua principal indicação é em pacientes com alergia a contraste iodado. Possibilita a realização de outras técnicas, como perfusão, quantificação de fluxo nos grandes vasos e avaliação da função cardíaca, porém apresenta limitações práticas/econômicas.
- **Angiografia:** é o padrão-ouro para embolia pulmonar. Por ser um método invasivo tem baixa disponibilidade e sua principal indicação são os casos instáveis com contraindicação aos trombolíticos que podem se beneficiar de embolectomia por cateter.

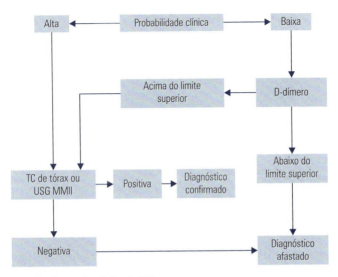

Figura 10.1 Abordagem diagnóstica do TEP.

Exames prognósticos

- **Ecocardiograma:** apresenta baixa sensibilidade para diagnóstico de TEP, porém é útil para diagnóstico diferencial, avaliação prognóstica e estratificação de risco.
- **Marcadores bioquímicos:** as troponinas cardioespecíficas (TnI e TnT) e o BNP são úteis na estratificação de risco dos pacientes com TEP. Valores elevados de troponina indicam lesão de cardiomiócitos, secundária à sobrecarga cardíaca aguda e peptídeos natriuréticos (BNP e NT-proBNP) são liberados pelos cardiomiócitos em decorrência do aumento da tensão na parede ventricular. Esses marcadores apresentam elevado VPN, podendo identificar pacientes elegíveis para alta precoce.

Disfunção do VD em decorrência do TEP é o principal fator de mau prognóstico. Tanto um ecocardiograma demonstrando falência de VD, quanto altos níveis de NT-proBNP ou troponinas indicam disfunção de VD (Tabela 10.4).

Tabela 10.4 Marcadores de pior prognóstico no TEP.

Marcadores de pior prognóstico
Dilatação do VD (diâmetro apical das 4 câmaras do VD dividido pelo diâmetro do VE maior do que 0,9 ou disfunção do VD no ecocardiograma).
Dilatação do VD (diâmetro das 4 câmaras do VD dividido pelo diâmetro do VE maior do que 0,9 na TC).
Elevação do BNP ou elevação do pro-BNP.
Mudanças no ECG: novo bloqueio de ramo direito completo ou incompleto, elevação ou depressão anterosseptal do segmento ST ou inversão de onda T anterosseptal.
Necrose do miocárdio: elevação da troponina I ou elevação da troponina T.

Tratamento

O tratamento deve ser direcionado de acordo com o risco de morte dos pacientes (Tabela 10.5).

Tabela 10.5 Classificação de risco no TEP.

Classificação de risco	Marcador de risco	Implicação terapêutica
Alto risco (> 15%)	Hipotensão ou choque	Trombólise ou embolectomia
Intermediário (3 a 15%)	Disfunção de VD ou lesão miocárdica	Internação hospitalar
Baixo risco (< 3%)	Sem hipotensão ou choque, sem disfunção de VD ou lesão miocárdica	Alta hospitalar ou tratamento domiciliar

O tratamento do TEP baseia-se em: suporte avançado de vida, evitar recorrências e minimizar efeitos hemodinâmicos. A maioria dos pacientes é candidata à terapia anticoagulante inicial com heparina de baixo peso molecular (HBPM), fondaparinux ou heparina não fracionada (HNF) (Tabela 10.6).

Tabela 10.6 Anticoagulantes utilizados no tratamento da TVP/TEP.

Enoxaparina	1 mg/kg, SC, 12/12h ou 1,5 mg/kg, SC, a cada 24h. Dose máxima de 100 mg/dose. O uso em pacientes com *clearance* de creatinina < 30 mL/min. deve ser feito apenas com dosagem de fator Xa. Pacientes com mais de 75 anos, deve-se usar 1 mg/kg/dia
Dalteparina	120 UI/kg, a cada 12h ou 200 UI/kg, a cada 24h
Fondaparinux	Preferido em pacientes com alto risco de sangramento segundo escores. Dose: 5 mg/dia, SC, se menor que 50 kg; 7,5 mg/dia, SC, se peso entre 50 e 100 kg; 10 mg/dia, SC, se peso superior a 100 kg
HNF	Bolo inicial de 80 UI/kg ou 5.000 U seguido por infusão contínua de 18 UI/kg/h ou bolo de 70 UI/kg, seguido por infusão contínua de 15 UI/kg em pacientes com doença cardíaca ou AVE, com ajustes para manter TTPA alvo. Seguir protocolo da instituição

HBPM e fondaparinux são preferíveis devido a facilidade de uso, porém a HNF deve ser preferida em pacientes com *clearance* de creatinina inferior a 30 mL/min.

Antagonistas da vitamina K (warfarin, 5 mg/dia) devem ser iniciados precocemente em conjunto com a heparina, por no mínimo 5 dias, e essa deve ser descontinuada quando o INR atingir a faixa de 2 ou 3 por pelo menos 24 horas.

Tabela 10.7 Contraindicações aos anticoagulantes utilizados para tratamento da TVP e TEP.

	Contraindicações aos anticoagulantes
Absolutas	Sangramento intracraniano, sangramento ativo grave, cirurgia oftalmológica, cerebral ou em coluna espinhal recentes e hipertensão maligna
Relativas	Cirurgia de grande porte recente, AVE recente, sangramento ativo no trato gastrintestinal, hipertensão grave, insuficiência hepática ou renal grave e trombocitopenia (plaquetas < 50.000 μL)

Fibrinolíticos

Pacientes hemodinamicamente instáveis são candidatos à trombólise farmacológica ou mecânica, na ausência de contraindicações. Devem ser considerados em pacientes hemodinamicamente estáveis, com disfunção do VD ou necrose miocárdica, se evidência clínica de mau prognóstico (nova instabilidade hemodinâmica, insuficiência respiratória, disfunção grave do VD, ou grande necrose miocárdica) e com baixo risco de sangramento. Porém, o uso de trombolítico nessas situações ainda está sendo estudado.

A janela terapêutica para trombólise é de 14 dias, embora o maior benefício ocorra dentro das primeiras 72 horas (Tabela 10.8).

Tabela 10.8 Doses de trombolíticos no TEP.

Trombolítico	Dose e administração
Estreptoquinase	1.500.000 UI, EV, em 2h seguido de 250.000 UI, em 30 min, e 100.000 UI/h, em 24h
Alteplase (rt-PA)	100 mg EV em 2h

Infusões rápidas de trombolíticos (< 2 horas) são preferíveis com relação a infusões prolongadas, devido à dissolução do êmbolo mais rapidamente sem aumento importante do risco de sangramento. HNF foi o único anticoagulante usado em conjunto com trombolíticos em pacientes com TEP, portanto deve-se preferir a HNF nos pacientes que trombolíticos estiverem sendo considerados.

Terapias mecânicas

O uso de filtros da veia cava superior deve ficar reservado a pacientes com TEP agudo ou TVP proximal confirmados, com contraindicação à terapia anticoagulante ou naqueles com TEP agudo recorrente, apesar da terapia anticoagulante. A anticoagulação deve ser iniciada em pacientes com filtro de veia cava assim que as contraindicações foram eliminadas ou o sangramento ativo for resolvido.

Pacientes instáveis hemodinamicamente com contraindicações formais a trombolíticos ou que não responderam a essa terapia, são candidatos à embolectomia por radiointervenção ou à cirurgia aberta.

Anticoagulantes orais

- **Dabigatran:** inibidor direto de trombina; iniciar 150 mg, VO, 12/12h; suspender a heparina após 7 dias.
- **Rivaroxaban:** inibidor do fator Xa; iniciar 15 mg, VO, 12/12h; manter 20 mg/dia, VO, após 3 semanas.

Manejo de longo prazo

Recomenda-se manter o INR entre 2 e 3 durante os primeiros 3 a 6 meses após o evento agudo.

Pacientes com TEP secundário a fatores de risco temporários devem receber terapia com vitamina K por 3 meses.

Pacientes com TEP sem causa aparente, com câncer ou recorrente são candidatos à anticoagulação por tempo indeterminado com análises periódicas de riscos e benefícios. A estimativa do risco de sangramento é fundamental na decisão do tempo do tratamento. A HBPM deve ser padrão para manejo de longo prazo em pacientes com câncer e gestantes.

Nos pacientes anticoagulados, deve-se manter monitoração constante, sobretudo nos pacientes com maior risco de sangramento. Os principais fatores de risco são: idade avançada ($\geq$ 75 anos), sangramento digestivo prévio, AVE prévio não cardioembólico, nefropatia, hepatopatia, uso concomitante de antiplaquetários, doença grave, monitoração inadequada da anticoagulação e má adesão ao uso das medicações.

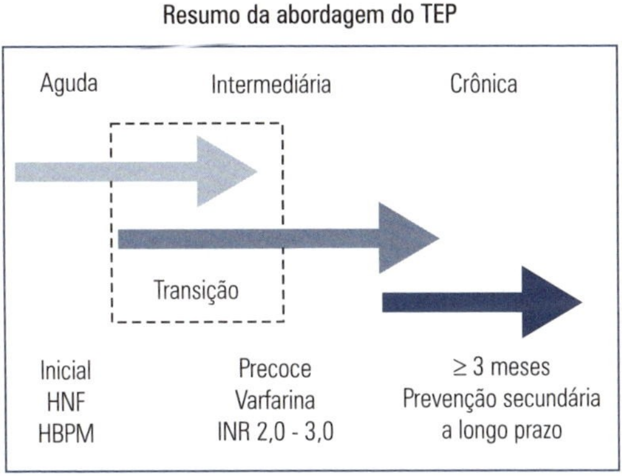

Resumo da abordagem do TEP

Aguda	Intermediária	Crônica
Inicial	Precoce	$\geq$ 3 meses
HNF	Varfarina	Prevenção secundária
HBPM	INR 2,0 - 3,0	a longo prazo

(Transição)

Figura 10.2 Tratamento do TEP por etapas.
Obs.: Caso os novos anticoagulantes orais estejam disponíveis, a fase de transição pode ser prescindida.

Trombose venosa profunda

A TVP de membros inferiores é dividida em proximal e distal, em que o trombo se estende da veia poplítea para região proximal e que acomete veias isoladas da panturrilha, respectivamente. É o principal fator de risco para TEP.

Quadro clínico

As manifestações clínicas do TVP incluem dor, edema, cordão palpável, palidez, distensão venosa, proeminência das veias superficiais e cianose. Quadros extensos de TVP podem se apresentar com *phlegmasia cerulea dolens* que consiste em edema importante e comprometimento da circulação arterial. Existem alguns sinais clássicos de TVP:

1. **Sinal de Homans:** dorsiflexão do pé causando dor na panturrilha.
2. **Sinal de Lowenberg:** dor provocada pela insuflação de manguito na panturrilha.
3. **Sinal de Moses/sinal de Bancroft:** dor à compressão da panturrilha.

Na maior parte dos pacientes, os sinais e sintomas não são específicos e são de apresentação frustrada.

Diagnósticos diferencias de TVP: tensão muscular, linfangite ou obstrução linfática, cisto poplíteo, celulite, edema de membro por imobilização ou anormalidades do joelho.

Diagnóstico

O principal aliado para o diagnóstico é o USG Doppler de MMII:
Ultrassonografia com compressão: há três formas para diagnóstico de TVP:

1. **Análise somente da região venosa proximal do membro:** se exame negativo, repeti-lo após uma semana para identificação de trombos distais relevantes que podem ter progredido para região proximal.
2. **Análise das veias proximais e distais:** método associado a baixas taxas de TEV em três meses, porém leva à anticoagulação desnecessária de pacientes com trombose distal isolada e assim pode aumentar o risco de sangramento.
3. **Análise única do sistema venoso proximal:** TVP pode ser excluída por esse método se o resultado for negativo em pacientes com baixa probabilidade clínica, enquanto aqueles com alta ou moderada probabilidade clínica e ultrassonografia, com compressão proximal negativa, devem ser submetidos a exames adicionais (ultrassonografia de veias distais ou venografia) ou exames seriados.

Tratamento

Pacientes com TVP de veias proximais devem receber anticoagulação com HNF ou HBPM ou fondaparinux como terapia inicial em conjunto com a anticoagulação oral com inibidores da vitamina K. O tratamento é semelhante ao tratamento do TEP.

Trombólise endovascular ou trombectomia cirúrgica estão indicadas em pacientes com trombose iliofemoral com comprometimento circulatório do membro (*phlegmasia cerulea dolens*) e pode ser indicada em pacientes com extensão do trombo, apesar da anticoagulação. Fibrinólise sistêmica não deve ser usada de rotina em pacientes com TVP.

Caso clínico

J.F.S, 68 anos, 60 kg, sexo masculino, acamado por AVE isquêmico há 2 anos, em tratamento para neoplasia de reto, deu entrada no pronto-socorro com quadro de dispneia súbita há uma hora da admissão e dor ventilatório dependente. Ao exame físico apresentava PA: 120 × 80 mmHg; FC: 125 bpm, FR: 32 ipm, Tax: 36,6 °C, Sp O_2: 88% em ar ambiente, sem alterações em exame de aparelho cardiovascular, respiratório, abdome ou extremidades. Realizado escore de Wells, totalizando 7 pontos e optado por realização de angiotomografia de tórax quer resultou no diagnóstico de TEP.

Paciente apresentava função renal, pró-BNP e troponina normais.

Iniciado tratamento conforme prescrição a seguir.

1.	Jejum até estabilidade respiratória			
2.	Enoxaparina	60 mg	SC	12/12h
3.	Varfarina	5 mg	VO	em jejum
4.	Suporte ventilatório			
5.	Glicemia capilar			6/6h
6.	Cabeceira elevada 30°			
7.	Sinais vitais e cuidados gerais			

Referências

1. Kearon C, Akl EA, Comerota AJ, Prandoni P, Bounameaux H, Goldhaber SZ, et al.; American College of Chest Physicians. Antithrombotic therapy for VTE disease: antithrombotic therapy and prevention of thrombosis, 9th ed: American College of Chest Physicians evidence-based clinical practice guidelines. Chest. 2012;141;e419S-e494S.
2. Jaff MR, McMurtry MS, Archer SL, Cushman M, Goldenberg N, Goldhaber SZ, et al.; American Heart Association Council on Cardiopulmonary, Critical Care, Perioperative and Resuscitation; American Heart Association Council on Peripheral Vascular Disease; American Heart Association Council on Arteriosclerosis, Thrombosis and Vascular Biology. Management of massive and submassive pulmonary embolism, iliofemoral deep vein thrombosis, and Chronic thromboembolic Pulmonary hypertension: a scientific statement from the American Heart Association. Circulation. 2011;123:1788-830.
3. Goldhaber SZ, Bounameaux H. Pulmonary embolism and deep vein thrombosis. Lancet. 2012;379: 1835-46.
4. Terra-Filho M, Daldanha S, et al. Recomendações para o manejo da tromboembolia pulmonar, 2010. J Bras Pneumol. 2010;36(Supl 1):S1-S68.
5. Agnelli G, Becattini C. Acute pulmonary embolism. N Engl J Med. 2010;363:266-74.

Derrame Pleural

So Pei Yeu ○ Beatriz Helena Cermaria Soares da Silva ○ Marcelo Corassa

Introdução e conceitos

O derrame pleural promove um padrão ventilatório restritivo, reduzindo a capacidade pulmonar total e a capacidade vital forçada, por consequência altera a relação ventilação/perfusão. Clinicamente traduz em dor pleurítica, tosse não produtiva e dispneia, enquanto no exame físico, macicez à percussão, frêmito toracovocal reduzido e ausculta com murmúrios reduzidos ou abolidos. Têm cerca de 50 etiologias conhecidas, sendo as mais comuns encontradas nos EUA pelo estudo Light, insuficiência cardíaca, pneumonia e câncer.

Abordagem

A toracocentese diagnóstica está indicada quando a espessura do derrame ultrapassar 10 mm na radiografia de decúbito com raios horizontais e com etiologia desconhecida, quando o derrame for bilateral, com cardiomegalia e suspeita de insuficiência cardíaca sem melhora com tratamento clínico, entre outros.

O propósito da primeira punção é diagnóstica, mas pode tornar-se de alívio se o paciente estiver muito sintomático em repouso, podendo retirar-se até 1.500 mL por punção para evitar o edema de reexpansão. O ultrassom pode guiar punções difíceis e derrames pequenos. A radiografia pós-punção não é obrigatória, ao menos que se obtenha ar durante a punção, haja queixa de tosse, dispneia ou dor torácica.

Exames complementares

- **Bioquímica:** pH, glicose, DHL, proteína total e albumina.
- **Microbiologia:** Gram, BAAR, pesquisa de fungos, culturas para bactérias aeróbias, anaeróbias e fungos.
- Celularidade total e diferencial e citologia para pesquisa de células neoplásicas.
- **Outros:** adenosina deaminase (ADA), hematócrito, triglicérides, colesterol, amilase, creatinina, ureia, marcadores tumorais, complemento, autoanticorpos (fator antinúcleo e fator reumatoide), NT-pró-BNP e biologia molecular para pesquisa de clamídia, adenovírus, micobactéria e pneumocistose.

Além dos exames no líquido pleural, devem-se solicitar dosagens séricas de DHL, glicose e proteínas totais e frações, no intuito de elaborar os critérios de Light. Outros exames podem ser solicitados para investigação diagnóstica.

Em geral necessita de 50 a 60 mL de líquido colhido em seringas separadas de 5, 10 ou 20 mL. Envia-se diretamente ao laboratório, caso contrário mantém-se em refrigerador de 4 a 8 graus, já para citologia oncótica recomenda-se guardar por até 48h na geladeira.

Tabela 11.1 Avaliação do líquido pleural.

Laboratório	Característica	Volume em mL
Bioquímica	Tubo seco	7 a 10
Citologia	Diferencial Oncótica (mistura-se com álcool 70% 1:1)	5 a 25 20 a 40
Microbiologia	Bacterioscopia Culturas (se pedir de anaeróbios, manter em anaerobiose e registrar a seringa)	7 a 10 20 a 30
pH	Seringa heparinizada e em anaerobiose (registrar na seringa)	5 a 7

Análise do líquido pleural

Aparência e o odor do líquido pleural sugere algumas etiologias

Tabela 11.2 Diferenciação macroscópica do líquido pleural.

Sanguinolento	Neoplasia, hemotórax, pneumonia, embolia pulmonar, asbestose e pós-IAM
Turvo	Empiema ou quilotórax
Purulento	Empiema
Leitoso	Quilotórax/pseudoquilotórax
Preto	Aspergilose
Marrom de anchova	Abscesso hepático amebiano
Partículas de comida	Ruptura esofageana
Odor pútrido	Empiema por anaeróbios
Odor urina	Urinotórax

Diferenciação: transudado ou exsudato

Utilizam-se os três critérios de Light, conforme a Tabela 11.3, preenchendo um critério para exsudato já é suficiente com sensibilidade de 98% e especificidade de 83%. Outro critério importante que auxilia é a diferença da albumina no soro e no líquido pleural, quando menor do que 1,2 mg/dL sugere exsudato com sensibilidade de 87% e especificidade 92%.

Tabela 11.3 Critérios de Light.

	Proteína total pleural/sérico	DHL pleural/sérico	DHL pleural
Transudato	≤ 0,5	≤ 0,6	≤ 200*
Exsudato	> 0,5	> 0,6	> 200*

*> 2/3 limite superior de DHL sérico de cada laboratório.

Diferenciação de transudato e exsudato

Tabela 11.4 Principais causas de transudato e exsudato.

	Transudato	Exsudato
Causas mais frequentes	Insuficiência cardíaca	Derrame parapneumônico
	Cirrose hepática	Malignidade
	Insuficiência renal	Tuberculose
Causas menos frequentes	Diálise peritoneal	Embolia pulmonar
	Síndrome nefrótica	Artrite reumatoide
	Estenose mitral	Asbestose
	Hipotireoidismo	Pancreatite
Causas raras	Síndrome de Meigs	Síndrome das unhas amarelas
	Pericardite constritiva	Medicamentos
	Urinotórax	Fungos

Análise de celularidade

Tabela 11.5 Diferenciais de celularidade do líquido pleural.

Celularidade	Causas frequentes
Neutrófilos > 50%	Derrame parapneumônico, Tuberculose em fase aguda, embolia pulmonar e asbestose
Linfócitos > 50%	Malignidade, artrite reumatoide, sarcoidose, tuberculose e linfoma
Eosinófilos > 10%	Derrame parapneumônico, linfoma, infarto pulmonar, malignidade induzida por drogas, asbestose, síndrome de Churg-Strauss e doença parasitária

Testes adicionais

Tabela 11.6 Testes adicionais para pesquisa do líquido pleural.

pH	Reduzido em tuberculose, neoplasia, colagenose, ruptura esofágica, empiema e derrame parapneumônico, cujo pH < 7,2 indica a necessidade de drenagem torácica, em malignidade, pH < 7,28 indica mau prognóstico
Glicose < 60 mg/dL	Empiema, derrame parapneumônico, tuberculose, neoplasia e ruptura esofágica
DHL	Linfoma e tuberculose, acima 1.000 UI sugere empiema
ADA > 40 UI/L	Neoplasia, empiema, artrite reumatoide. Tuberculose com sensibilidade: 90% especificidade: 85% e sobe para 95% em líquido pleural linfocítico
Hematócritos	> 1% e < 50%: trauma, neoplasia e embolia pulmonar e > 50%: hemotórax
Triglicérides > 110mg/dL	Quilotórax (linfoma, carcinoma e traumático por cirurgias cardíacas, do esôfago e de grandes dissecções do mediastino)
Colesterol > 200 mg/dL	Pseudoquilotórax (artrite reumatoide e tuberculose)
Amilase > nível sérico	Pancreatite ou ruptura esofágica, malignidade pleural em cerca de 10%
Creatinina > nível sérico	Urinotórax
Marcadores tumorais	CEA, CA-125, CA 15-3 e CYFRA com sensibilidade combinada de somente 54% para diagnóstico de causas de malignidade, logo não tem papel na investigação de rotina do líquido pleural
Complemento C4 reduzido	Artrite reumatoide
NT-proBNP Elevado	O valor de corte mais comumente usado é de 1.500 pg/mL, e tem sido usado para mostrar corretamente o diagnóstico de insuficiência cardíaca, em casos que foram classificados como exsudato pelos critérios de Light
Autoanticorpos	Fator reumatoide e fator antinúcleo (artrite reumatoide e lúpus)
Citologia para pesquisa de células neoplásicas	Diagnóstico com sensibilidade média de 60%

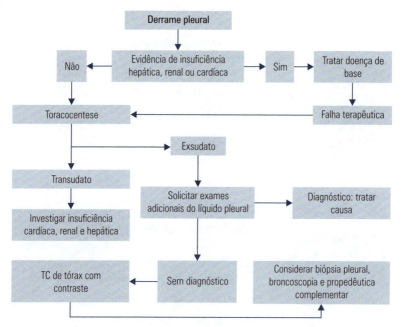

Figura 11.1 Abordagem sistematizada do derrame pleural.

Referências

1. Light RW. Pleural effusion. N Engl J Med. 2002;346(25):1971-7.
2. McGrath EE, Anderson PB. Diagnosis of pleural effusion: a systematic approach. Am J Crit Care. 2011;20(2).
3. Porcel JM, Light RW. Diagnostic approach to pleural effusion in adults. Am Fam Physic. 2006;73(7):1211-20.
4. Yataco JC, Dweik RA. Pleural effusions: evaluation and management. Clev Clin J Med. 2005;72(10).

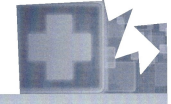

Parte 3

NEFROLOGIA

Lesão Renal Aguda e Nefropatia por Contraste

Diego Ferreira Benévolo Xavier   ○   Isabelle Malbouisson Menezes   ○   Marcelo Corassa

Lesão renal aguda

Introdução

A lesão renal aguda (LRA) é caracterizada pela diminuição parcial ou completa da função renal, acarretando acúmulo de escórias nitrogenadas e não nitrogenadas. Acomete cerca de 5% dos pacientes em terapia intensiva, estando associada à mortalidade hospitalar (cerca de 60%). Entre os sobreviventes, 14% dependerão de tratamento dialítico após a alta.

Definições

A lesão renal aguda deve ser definida e classificada. Os dois principais modelos usados são a classificação RIFLE e a AKIN (Tabelas 12.1 e 12.2).

Tabela 12.1 Critérios RIFLE para estratificação da LRA.

RIFLE	
R (risk – risco)	▪ TFG: aumento da creatinina sérica em 1,5 vezes ou diminuição da TFG > 25% ▪ Débito urinário: < 0,5 mL/kg/hora, por 6 horas
I (injury – lesão)	▪ TFG: aumento da creatinina sérica em duas vezes ou diminuição da TFG > 50% ▪ Débito urinário: < 0,5 mL/kg/hora, por 12 horas
F (failure – falência)	▪ TFG: aumento da creatinina sérica em 3 vezes ou diminuição ≥ 75% da TFG ou creatinina > 4 mg/dL com aumento agudo de pelo menos 0,5 mg/dL ▪ Débito urinário: < 0,3 mL/kg/hora, durante 24 horas (oligúria) ou anúria durante 12 horas
L (loss – perda)	▪ Perda completa da função renal por mais de 4 semanas
E (end – doença renal terminal)	▪ Perda completa da função renal por mais de 3 meses

TFG: taxa de filtração glomerular.

Tabela 12.2 Classificação AKIN para avaliação da gravidade da LRA.

AKIN	
Fase 1	▪ Aumento ≥ 0,3 mg/dL na creatinina sérica ou aumento 1,5 a 2 vezes o nível basal ▪ Débito urinário < 0,5 mL/kg/hora, por mais de 6 horas
Fase 2	▪ Aumento para 2,1 a 3 vezes do valor inicial da creatinina sérica ▪ Débito urinário < 0,5 mL/kg/hora, por mais de 12 horas
Fase 3	▪ Aumento em 3 vezes da creatinina basal ou aumento ≥ 4 mg/dL com o aumento agudo de ≥ 0,5 mg/dL ▪ Debito urinário < 0,3 mL/kg/hora, durante 24 horas, ou anúria (< 100 mL/24h), durante 12 horas

Classificação

A LRA pode ser primária ou complicar diversas doenças. Devido a implicações diagnósticas e terapêuticas, pode ser dividida em pré-renal (55% a 60%), renal (35% a 40%) e pós-renal (< 5%). A epidemiologia é variável de acordo com o tipo de paciente e o local de internação.

LRA pré-renal

Surge em situações de baixa perfusão renal, relacionada à má perfusão sistêmica ou limitada ao rim. A estrutura anatomofisiológica do rim está intacta, sendo a queda na TFG relativa apenas à hipoperfusão; oligúria é uma marca importante da LRA pré-renal, porém não necessariamente ocorre (Tabela 12.3). O rim inicialmente ativa o sistema renina-angiotensina-aldosterona, secreta catecolaminas e vasopressina (ADH), promovendo:

- Sódio urinário baixo (< 20 mEq/L) e fração de excreção de sódio baixa (FeNa < 1%).
- Aumento da reabsorção de ureia (U/Cr > 40) e fração de excreção de ureia baixa (FeU < 35%).
- Osmolaridade urinária aumentada.

Tabela 12.3 Principais causas de LRA pré-renal.

Causas de LRA pré-renal	
Hipovolemia	Perdas gastrintestinais, perdas renais, perdas cutâneas ou respiratórias
Hemorragias	Traumáticas, cirúrgicas
Hipotensão	Choque séptico ou miocárdico, quedas abruptas de pressão
Edema	Insuficiência cardíaca, cirrose, síndrome nefrótica
Isquemia	Estenose da artéria renal bilateral, síndrome hepatorrenal
Drogas	Anti-inflamatórios, inibidores de calcineurina, IECA, BRA

LRA renal

Caracterizada pelo acometimento estrutural do rim (tubular, glomerular, intersticial ou vascular). A principal causa é a necrose tubular aguda (NTA), seja por hipoperfusão persistente ou efeito lesivo direto sobre o rim. A lesão renal intrínseca promove *déficit* reabsortivo, provocando (Tabelas 12.4 e 12.5):

- Sódio urinário alto (> 20 mEq/L) e fração de excreção de sódio alta (FeNa > 1%).
- Diminuição da reabsorção de ureia (U/Cr < 40) e fração de excreção de ureia alta (FeU > 35%).
- Osmolaridade urinária reduzida.

Após a lesão intrínseca a recuperação é demorada, num quadro que pode durar até 2 meses até a restauração completa da filtração glomerular.

Tabela 12.4 Principais causas de LRA intrínseca.

Causas de LRA intrínseca	
NTA	Isquemia, drogas, sepse, rabdomiólise, metais pesados, cristais, contraste
Glomerulopatias	Pós-infecciosas, nefropatia por IgA, vasculites, glomerulonefrites primárias
NIT	Nefrite tubulointersticial: drogas, doenças autoimunes
Edema	Insuficiência cardíaca congestiva (ICC), cirrose, síndrome nefrótica
Vasculares	Síndrome hemolítico-urêmica, púrpura trombocitopênica trombótica, coagulação intravascular disseminada, ateroembolismo renal
NCA	Necrose cortical aguda: choque hipovolêmico

Tabela 12.5 Comparação entre os principais achados laboratoriais em LRA pré-renal e intrínseca.

Classe	NaU	FeNa	U/Cr urina	Densidade U	FeU	OsmU	CrU/CrP
LRA pré-renal	< 10	< 1%	> 40	> 1020	< 35%	> 500	> 40
LRA intrínseca	> 20	> 1%	< 40	1010-1020	> 35%	300-500	< 20

*Observação: o cálculo das frações excretórias pode ser realizado pela fórmula: (produto urinário × creatinina urinária)/(produto sérico × creatinina urinária). Em caso de uso de diuréticos, preferir o cálculo da FeUreia, uma vez que a FeNa se torna pouco fidedigna.

LRA pós-renal

Surge em caso de obstrução do trato urinário, seja única (a partir do trígono vesical) ou bilateral (a partir dos ureteres). Os quadros obstrutivos devem ser resolvidos o mais rapidamente possível, uma vez que com a sua persistência, mecanismos de vasoconstrição entram em ação, provocando aumento da pressão glomerular, queda da TFG e, posteriormente, lesões irreversíveis à estrutura renal. A principais causas de LRA pós-renal correspondem às doenças prostáticas (benignas ou malignas), bexiga neurogênica, obstruções por coágulos e invasões tumorais; outras causas importantes são nefrolitíase, parafimose, obstruções congênitas, obstrução de cateteres e sondas, traumas e medicamentos capazes de provocar retenção urinária.

Quadro clínico e diagnóstico

O quadro clínico é bastante variável, e corresponde à doença de base. De modo geral, podem ocorrer oligúria (< 400 mL/24h), sinais de sobrecarga de volume e sinais de uremia (anorexia, náuseas, vômitos, prurido, fadiga, sonolência). Em todos os pacientes com suspeita de LRA, deve-se proceder a uma propedêutica básica:

- **Avaliar medicações em uso:** anti-inflamatórios não esteroides (AINES), diuréticos, inibidores da enzima de conversão da angiotensina (IECA), bloqueadores do sistema renina-angiotensina-aldosterona (BRA), quimioterápicos, antibióticos.
- **Avaliar antecedentes:** ICC, diabetes melito (DM), hipertensao arterial sistêmica (HAS), cirrose hepática, síndrome nefrótica, hiperplasia prostática benigna (HPB), nefrolitíase, doenças hematológicas, exposição a contraste, quimioterapia.
- **Exame físico:** sempre avaliar a pressão arterial (PA), perfusão periférica e grau de hidratação em busca de sinais de hipovolemia. Caso não seja encontrada hipovolemia, buscar sinais de hipervolemia (congestão pulmonar, edema periférico, fundo de olho). A palpação abdominal pode revelar bexigoma ou massas capazes de provocar obstrução.

Exames complementares

Em todos os casos de supeita de LRA devem ser solicitadas ureia e creatinina séricas, eletrólitos (Na, K, Ca, Mg), gasometria venosa e exame de urina (urina I).

A solicitação dos exames iniciais deve ser feita no intuito de evitar complicações e para nortear o tratamento de urgência (Tabela 12.6).

Tabela 12.6 Exames laboratoriais e suas contribuições na propedêutica da LRA.

Hemograma
Ajuda a indicar a causa da LRA. Solicitar hematoscopia e contagem diferencial da série branca

Eletrólitos	
Potássio	Hipercalemia deve ser prontamente corrigida; K > 6,0 em paciente oligoanúricos indica diálise. Caso o paciente urine, podem ser feitas medidas clínicas para hipercalemia. Níveis muito aumentados fazem pensar em síndrome de lise tumoral (SLT) e rabdomiólise
Cálcio	Geralmente há hipocalcemia. Hipercalcemia suscita lesão celular (SLT, rabdomiólise) ou malignidade (mama, pulmão, linfoma, mieloma múltiplo)
Fósforo	Quando aumentado fortalece a hipótese de lesão celular aguda (SLT, rabdomiólise)
Sódio	Ajuda a desvendar a causa e deve ser solicitado para o cálculo do FeNa

Gasometria arterial e venosa
Acidose, bicarbonato baixo ajudam a indicar diálise de urgência

Função renal (ureia e creatinina)
Ajudam a desvendar a etiologia e a gravidade. Níveis de ureia > 200 podem indicar diálise

Urina I
Cilindros hemáticos, proteinúria, hematúria dismórfica denotam glomerulonefrite. Eosinofilúria denota nefrite intersticial aguda, glomerulonefrite rapidamente progressiva e ateroembolismo renal

Além dos exames laboratoriais gerais, deve-se sempre solicitar um eletrocardiograma para tentar identificar alterações eletrocardiográficas relacionadas à hipercalemia ou outros distúrbios hidroeletrolíticos. Os demais exames devem ser solicitados de acordo com a etiologia suspeitada (Tabela 12.7).

Tabela 12.7 Exames específicos em cada suspeita diagnóstica.

Infecção	Hemoculturas, anti-HIV, VDRL, dosagem de complemento, sorologias
Vasculites	Anti-DNA, anti-MBG, ANCA, anti-ENA, dosagem de complemento
Neoplasia	Cálcio sérico, eletroforese de proteínas, PSA, ácido úrico
Hemólise	Hematoscopia, haptoglobina, bilirrubinas, LDH
Glomerulonefrite	ASLO, complemento, biópsia renal
Rabdomiólise	CPK, mioglobina, aldolase

Exames de imagem

Todos os pacientes com suspeita de LRA devem ser submetidos à ultrassonografia de rins e vias urinárias. Além de ajudar na detecção de pacientes portadores de doença renal crônica em agudização, podem chamar a atenção para outros diagnósticos. Obstrução de vias urinárias, doença vascular, nefrolitíase podem ser diagnosticadas, enquanto o achado de assimetria renal ou rins de tamanho aumentado pode suscitar o diagnóstico de LRA com rins de tamanho normal.

Outros exames devem ser solicitadas de acordo com a causa. A TC de abdome sem contraste é especialmente útil em casos de suspeita de nefrolitíase, tumores pélvicos, e na suspeita de trauma renal. Demais exames, como arteriografia renal, TC contrastada, RM, entre outros, devem ser solicitados apenas após grande suspeição diagnóstica.

Tratamento

O primeiro passo ante de um paciente com LRA é descartar causas potencialmente reversíveis. Primeiramente, devem-se descartar as causas pós-renais. Após o tratamento inicial com sonda vesical de demora ou alívio, o tratamento definitivo dependerá da causa do processo obstrutivo. Deve-se ter cuidado na sondagem vesical em casos de retenções urinárias de grande monta para evitar dissecção da parede vesical e hematúria.

Após a exclusão de causas pós-renais, devem-se excluir causas pré-renais, uma vez que caso não se reverta a hipoperfusão renal, ocorrerá a evolução para necrose tubular aguda. O volume intravascular deve ser restaurado por meio de soluções isotônicas.

De todos os modos, qualquer causa de LRA deve ser manejado seguindo alguns pontos fundamentais:

1. Monitorização do débito urinário.
2. Restauração da volemia por meio de soluções isotônicas; na hipotensão refratária devem ser iniciadas drogas vasoativas, sobretudo noradrenalina.
3. Manutenção de balanço hídrico e eletrolítico adequado, evitando depleção de volume.
4. Evitar hiper-hidratação.
5. Tratamento de distúrbios eletrolíticos/ácido-básicos: hiponatremia, hipercalemia, hipocalcemia, hiperfosfatemia, hipermagnesemia e acidose metabólica (bicarbonato < 15 a 18).
6. Restrição hídrica em caso de hiponatremia.

7. Suporte nutricional adequado.
8. Indicação adequada de terapia renal substitutiva (Tabela 12.7). A indicação precoce de diálise (antes do surgimento de sintomas urêmicos) está associada à maior sobrevida.

> **OBSERVAÇÃO**
> O uso de furosemida ou da "dose renal" da dopamina não são capazes de diminuir a mortalidade nem a necessidade de terapia renal substitutiva (Tabela 12.8).

Tabela 12.8 Indicações de terapia renal substitutiva.

Indicações de terapia renal substitutiva (diálise)
Acidose metabólica, hipercalemia e hipervolemia refratárias ao tratamento clínico
Ureia > 200 mg/mL e pacientes sintomáticos

Após o tratamento de urgência, deve-se proceder ao tratamento específico das causas de base. Para isso muitas vezes há a necessidade de solicitar interconsultas de outras especialidades.

Lesão renal induzida por contraste

A lesão renal por contraste iodado está se tornando importante causa de LRA adquirida em pacientes internados. Seu surgimento costuma ocorrer após 12 a 24 horas da infusão do contraste, porém pode ocorrer em até 72 horas. É causa de LRA não oligúrica, e costuma ser discreta e transitória, embora possa ser grave e permanente, sobretudo em pacientes de risco. Os principais fatores de risco para desenvolvimento de LRA por contraste são:

- Diabetes melito.
- ICC.
- Creatinina previa > 1,5 mg/dL.
- Hipovolemia.
- Mieloma múltiplo.
- Uso de contrastes com elevada osmolaridade.
- Uso de grandes volumes de contraste (angiografia coronariana e cerebral com angioplastia).

Não existe tratamento específico da LRA por contraste. O principal método preventivo é a consideração da necessidade de indicar um exame contrastado. Caso o exame seja imprescindível, deve-se manter o paciente euvolêmico e suspender drogas nefrotóxicas (AINE, diuréticos, IECA, BRA). Os métodos preventivos ativos se baseiam na hidratação; a infusão de N-acetil-cisteína ou bicarbonato não provou ser efetiva, embora continue sendo feita (Tabela 12.9).

Tabela 12.9 Medidas preventivas da lesão renal aguda por contraste. A N-acetil-cisteína e o bicarbonato de sódio não têm efetividade comprovada.

Hidratação com solução salina isotônica	SF 0,9% 1 mL/kg/h, 6 a 12 horas antes do procedimento, seguido por 1 mL/kg/h, 6 a 12 horas após
N-acetil-cisteína	1.200 mg, via oral, em 2 tomadas, a primeira 24h antes e a segunda 24h após o procedimento
Bicarbonato de sódio	150 mL de bicarbonato de sódio + 850 mL de SG 5%: 3 mL/kg/h, 1 hora antes do procedimento, e 1 mL/kg/h, 6 horas após o procedimento

Além das medidas apresentadas na Tabela 12.8, existem estudos mostrando que a hemodiálise profilática após angioplastia coronariana em portadores de doença renal crônica ou em pacientes com muitos fatores de risco diminui a necessidade de tratamento dialítico. Esta medida, contudo, ainda não está estabelecida, sendo a hidratação a principal e mais importante.

Referências

1. The Kidney Disease Improving Global Outcomes (KDIGO) Working Group Definition and classification of acute kidney injury. Kidney Int. 2012:19-36.
2. Lameire N, Van Biesen W, Vanholder R. Acute kidney injury. Lancet. 2008:372;1863-5.
3. Moreau R, Lebrec D. Acute kidney injury: new concepts. Nephron Physiol. 2008:109;73-9.
4. McCullough PA. Contrast-induced acute kidney injury. J Am Coll Cardiol. 2008:51;1419-28.
5. Bellomo R, Kellum JA, Ronco C. Acute kidney injury. Lancet. 2012:380;703-78.

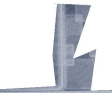

Distúrbios Hidroeletrolíticos e Ácido-Básicos

Thiago Barcellos Morais   O   Isabelle Malbouisson Menezes   O   Marcelo Corassa

Os distúrbios hidroeletrolíticos e ácido-básicos são bastante constantes na prática médica, tanto como entidades de urgência quanto na correção corriqueira dentro de enfermarias. A divisão desde capítulo se inicia com os distúrbios hidroeletrolíticos, terminando com os ácido-básicos.

Distúrbios hidroeletrolíticos

Neste texto serão descritas as características clínicas e terapêuticas dos distúrbios do magnésio, fosfato, sódio e fósforo. O tratamento dos distúrbios do cálcio está descrito no capítulo de Emergências Oncológicas.

Distúrbios do magnésio

Hipomagnesemia

Definições: Magnésio sérico < 1,5 mg/dL

A hipomagnesemia tem como principais mecanismos a redução da absorção intestinal e a perda renal. Pelo fato da hipomagnesemia ter efeito caliurético, a depleção do magnésio está associada à hipocalemia. A redução do magnésio cursa com aumento da resistência periférica ao PTH e consequentemente redução do cálcio sérico. Portanto, a hipomagnesemia pode estar associada com **hipocalemia** e **hipocalcemia**.

Causas

Síndromes diarreicas disarbsortivas.	Síndrome de Bartter e Gitelman.
Alcoolismo.	Grandes queimados.
Tiazídicos e diuréticos de alça.	Uso de aminoglicosídeos e anfotericina B.
Síndrome da fome óssea.	Uso de epinefrina.

Quadro clínico

Além da hipocalemia e da hipocalcemia, a hipomagnesemia pode cursar com sintomas e sinais como fraqueza, anorexia, convulsões, tetania e vômitos. No eletrocardiograma (ECG), pode-se associar à taquicardia sinusal e arritmias ventriculares, além de aumentar o intervalo PR.

Tratamento

Caso a depleção de magnésio seja grave (< 1,2) ou sintomática indica-se: sulfato de magnésio 10%, IV, 1 a 2 ampolas em 15 minutos, seguido da infusão contínua de 6 ampolas a 10% em 24 horas. Para reposição do estoque corporal, a reposição deverá ser mantida por 2 dias.

Hipermagnesemia

Definições: Magnésio sérico > 2,5 mg/dL.

Ocorre devido redução da eliminação renal ou iatrogenia. A hipermagnesemia reduz a liberação de acetilcolina na junção neuromuscular. Os sinais e os sintomas costumam surgir com magnésio > 4,5 mg/dL.

Causas

Cetoacidose diabética.	Infusão de magnésio.
Catabolismo celular.	Hiperparatireoidismo.
Hipercalcemia hipocalciúrica familiar.	Ingesta excessiva.
Insuficiência renal.	Hipotireoidismo.

Quadro clínico

O sinal mais precoce de intoxicação pelo magnésio é a hiporreflexia tendinosa. Posteriormente podem aparecer: fraqueza muscular, íleo paralítico e parada cardiorrespiratória.

Tratamento

Gluconato de cálcio 10%, 10 mL, IV + SF 0,9% 100 mL, IV. Hidratação venosa e diálise são medidas que causam redução definitiva do magnésio sérico.

Distúrbios do fósforo

Hiperfosfatemia

Definições: Fósforo sérico > 5 mg/dL

Distúrbio eletrolítico que ocorre em situações de redução da taxa de filtração glomerular, lesão celular ou uso excessivo de fármacos como suplementos de fósforo ou laxantes.

Causas

Hipoparatireoidismo.	Insuficiência renal.
Acidose.	Lise tumoral.
Acromegalia.	Neoplasias.
Pseudo hipoparatireoidismo.	Sepse.
Hemólise.	Rabdomiólise.
Hipervitaminose D.	Hiperbilirrubinemia.

Quadro clínico

As manifestações clínicas decorrem de dois mecanismos: redução do cálcio sérico (com sintomas de hipocalcemia) e a precipitação de cálcio e fósforo nos tecidos moles levando à resposta inflamatória.

Entre os achados clínicos, os mais comuns são acometimento renal por depósito de cristais (outros órgãos podem ser acometidos por depósitos de cristais), calcificação da córnea e acometimento osteomuscular. Ademais, podem ser encontrados sintomas de hipocalcemia.

Tratamento

Restrição do fósforo na alimentação, quelantes de fósforo, diálise, se necessário, e correção da hipocalcemia associada.

Hipofosfatemia

Definições: Fósforo sérico < 2,5 mg/dL.

Quando ocorre há depleção grave da concentração sérica de fósforo (inferior a 1mg/dL) podem ocorrer manifestações potencialmente fatais. A hipofosfatemia pode resultar em razão de perda renal, mudança de compartimento celular, drogas e diminuição da absorção intestinal.

Causas

Vômitos.	Hipomagnesemia.
Diarreia.	Hipocalcemia.
Diabetes.	Hipertireoidismo.
Sepse.	Deficiência de vitamina D.
Alcalose.	Nutrição parenteral.
Defeito tubular renal.	Diuréticos.
β-agonistas.	Calcitonina.
Hipotermia.	Anabolizantes.
Alcoolismo.	Corticosteroides.
Salicilatos.	Síndrome do intestino curto.
Insulina.	Síndrome de fome óssea

Quadro clínico

Geralmente ocorrem com níveis inferiores a 1 mg/dL. As principais manifestações são insuficiência cardíaca, arritmias, rabdomiólise, hemólise, insuficiência respiratória, dificuldade no desmame de ventilação mecânica (VM), hipotensão e disfunção hepática e renal.

Tratamento

Inicialmente é necessário identificar e tratar a causa de base. Quando o fósforo estiver inferior a 1 mg/dL ou entre 1 e 2 mg/dL associado a sinais e sintomas está indicada reposição: fosfato de potássio monobásico 10 mL (25 mg/mL). Infusão EV, 2 mg/kg, a cada 6 horas, até nível sérico superior a 2 mg/dL.

Distúrbios do sódio

Hiponatremia

Definições: Sódio sérico < 135 mEq/L.

Causas

a) Hiponatremia hipertônica
- A principal causa é a hiperglicemia. Ocorre redução do sódio sérico e aumento da osmolaridade efetiva. Para cada 100 mg/dL de aumento da glicemia há uma queda de 1,6 mEq/L do sódio sérico.

b) Hiponatremia normotônica (pseudohiponatremia)
- Alguns aparelhos, que utilizam a espectrofotometria de chama para dosagem do sódio, podem em situações de hiperlipidemia ou elevação de proteínas (paraproteínas) reduzir falsamente o sódio sérico.

c) Hiponatremia hipotônica
- Pode ser subdividida de acordo com a volemia do paciente:
  - **Hipervolêmica:** algumas situações como insuficiência cardíaca, cirrose hepática, síndrome nefrótica e insuficiência renal podem cursar com aumento de água livre e redução do sódio sérico. A hiponatremia que ocorre na insuficiência cardíaca congestiva (ICC) e na cirrose é um sinal laboratorial de mau prognóstico.
  - **Euvolêmica:** hipotireoidismo, insuficiência adrenal, polidipsia primária (comum em pacientes com transtorno afetivo bipolar em episódio maníaco) e síndrome da secreção inapropriada de ADH (SSIADH) podem cursar com queda do sódio plasmático a despeito do estado euvolêmico. A SSIADH possui como causas: doenças do sistema nervoso central (tumor, acidente vascular encefálico [AVE], traumatismo craniano encefálico [TCE], infecções, doenças infiltrativas, entre outras), doenças do aparelho respiratório, pós-operatório, neoplasias e medicamentos (antidepressivos, antipsicóticos, estabilidores do humor, opioides, benzodiazepínicos, anticonvulsivantes, diuréticos tiazídicos, clorpropamida, clofibrato, entre outros).

- **Hipovolêmica:** ocorre com concentrações variáveis de sódio urinário. Em sódio urinário inferior a 10 mEq/L: vômitos, diarreia, perda para terceiro espaço, fístulas, sonda nasogástrica aberta. Em sódio urinário superior a 20 meq/L: nefropatia perdedora de sal, diuréticos, acidose tubular renal, síndromes de Gitelman e Bartter, insuficiência adrenal e diurese osmótica.

Quadro clínico

O sódio é o principal determinante da osmolaridade sérica ativa e efetiva:

$$\text{Osmolaridade sérica} = 2.Na + \left(\frac{\text{glicose}}{18}\right) \pm \left(\frac{\text{ureia}}{6}\right)$$

* Para osmolaridade sérica efetiva não se leva em consideração a ureia.

Na hiponatremia, as células que mais são afetadas são as do sistema nervoso central (SNC). O quadro neurológico – que pode se instalar frente a hiponatremia grave ou de instalação rápida – varia de confusão mental até coma. Sinais e sintomas sistêmicos inespecíficos também são comuns.

Laboratório

Sódio sérico, sódio urinário, glicemia e outros exames devem ser solicitados de acordo com a hipótese clínica. TSH, T4 livre, sorologia para HIV, cortisol sérico basal (se cortisol sérico basal estiver entre 3 e 19 μg/dL é necessária realização de teste da cortrosina), ácido úrico (reduzido em pacientes com SSIADH), exames de imagem do aparelho respiratório e sistema nervoso central (SNC).

Tratamento

Pacientes sem manifestações graves do SNC (encefalopatia)

Ante estados edematosos, a medida inicial será restrição hídrica (1.000 mL/dia) e furosemida. Isso diminuirá a água livre e cursará com aumento do sódio sérico.

- **Pacientes com hiponatremia hipotônica euvolêmica:** além de restrição hídrica e furosemida, é necessário avaliar a necessidade de bloqueio do ADH. O bloqueio pode ser realizado com lítio ou demeclociclina.
- **Pacientes com hiponatremia hipotônica hipovolêmica:** a medida inicial é a reposição volêmica com soro fisiológico.

Pacientes com alterações neurológicas

Rebaixamento do nível de consciência, crises convulsivas, confusão mental ou qualquer outro achado clínico que sugira encefalopatia está indicada a correção do sódio sérico com solução salina a 3% (513 mEq/L). Para correção é necessário utilizar a fórmula segura de correção sódio sérico. Importante enfatizar que para correção segura do sódio é necessário respeitar o limite máximo de correção do sódio sérico em 24 horas, isto é, 10 a 12 mEq em 24 horas. A fórmula fornece a variação do sódio plasmático com a infusão de um litro da solução.

Fórmula de Adrogué-Madias:

$$\Delta Na^+ = \frac{(Na^+_{infusão} + K^+_{infusão}) - Na^+_{sérico}}{\text{Água corporal total} + 1}$$

ΔNa^+ = mudança esperada no Na^+ a cada litro da solução infundido

Água corporal total	Homem jovem	0,6 × peso
	Homem idoso	0,5 × peso
	Mulher jovem	0,5 × peso
	Mulher idosa	0,45 × peso

Complicações da terapêutica

Desmielinização osmótica do SNC é a principal complicação de uma correção inadequada de hiponatremia. No SNC, o local mais acometido é a ponte. O curso da desmielinização osmótica é característico: inicialmente ocorre a melhora do quadro neurológico, entretanto após instalação da mielinólise há piora do quadro neurológico. O quadro clínico é variável, podendo cursar da tetraparesia espástica e ao coma, até alterações psiquiátricas.

O diagnóstico pode ser feito por exames de imagem (ressonância magnética é melhor que tomografia), porém, as lesões podem levar uma semana para aparecer e não há correlação entre o tamanho das lesões e o quadro clínico. O LCR pode demonstrar aumento de proteínas, e o eletroencefalograma (EEG) pode demonstrar lentificação generalizada. Não existe tratamento específico envolvendo apenas suporte clínico.

Hipernatremia

Definições: Sódio sérico > 145 mEq/L.

Analogamente à hiponatremia, o aumento do sódio sérico leva ao aumento da osmolaridade sérica, relacionando-se, por conseguinte, à diminuição da água livre.

Causas

A principal causa de hiponatremia, além da falta de acesso a água, é o diabetes insípido:

Diabetes insípido	Central	TCE, AVE, neoplasias do SNC, doenças granulomatosas, infecções do SNC, lúpus eritematoso sistêmico (LES), encefalopatia anóxica
	Nefrogênico	Hipocalemia, hipercalcemia, nefropatia obstrutiva, anemia falciforme, lítio, demeclociclina, anfotericina B, foscarnet

Pacientes com diabetes insípido se apresentarão com hipernatremia e urina hipotônica (osmolaridade inferior a 250 mOsm/L). Pacientes com hipernatremia e urina concentrada (> 500 mOsm/L) com débito urinário inferior a 500 mL/dia levantam a suspeita clínica de dificuldade de acesso à água ou desidratação (perdas cutânea, respiratória, digestiva ou renal).

Quadro clínico

O quadro clínico é marcado por desidratação e alterações neurológicas – a depender do sódio sérico. O quadro neurológico pode variar da confusão mental até o coma.

Laboratório

Solicitar sódio sérico, osmolaridade sérica/urinária, cálcio, potássio, glicemia e exame de imagem do SNC. Outros exames podem ser solicitados a depender do contexto clínico.

Tratamento

A abordagem de um paciente com hipernatremia se inicia pela avaliação da volemia. Caso o paciente apresente hipotensão ou taquicardia é necessário, como medida inicial, hidratação venosa com soro fisiológico até alcançar PA normal e frequência cardíaca (FC) inferior a 100 bpm.

Após atingir a euvolemia, o próximo passo consiste em corrigir o sódio, respeitando o limite máximo de variação sérica (10 a 12 mEq, em 24 horas), com infusão de solução salina hipotônica a 0,45% (77 meq/L). O tratamento é feito segundo a variação do sódio para cada litro de solução, de acordo com a fórmula de Adrogué-Madias, listada na seção sobre hiponatremia.

Complicações

Encefalopatia pode acompanhar a hipernatremia grave ou de instalação súbita. Edema cerebral também pode ocorrer, caso o limite de correção do sódio não seja respeitado.

Distúrbios do potássio

Hipocalemia

Definições: Potássio sério < 3,5 mEq/L.

Devido a alterações no sistema de condução cardíaca, a hipocalemia é uma condição potencialmente fatal.

Causas

Déficit de ingestão	Tireotoxicose	Alcalose metabólica	Paralisias periódicas
Medicamentos	Insulina, β-2-agonistas, cafeína, teofilina, uso de cianocobalamina, ácido fólico, anfotericina B, aminoglicosídeos		
Perdas gastrintestinais	Adenoma viloso, síndrome de Zollinger-Ellison, VIPoma, diarreias		
Perdas renais	Hipertensão maligna, estenose de artéria renal, acidoses tubulares renais tipo 1 e 2, diuréticos de alça e tiazídicos, síndromes de Bartter e Gitelman, síndrome de Liddle (pseudoaldosteronismo), síndrome de Conn (hiperaldosteronismo primário), síndrome de Cushing		

Quadro clínico

As manifestações clínicas dependem do nível do potássio e da velocidade de instalação da hipocalemia. A redução da calemia pode cursar com alterações na excitabilidade e na condução neuromuscular: fraqueza muscular, hipoventilação pulmonar, rabdomiólise, íleo paralítico, alterações eletrocardiográficas, arritmias, PCR com ritmo de parada em assistolia ou atividade elétrica sem pulso (AESP), diabetes insípido nefrogênico.

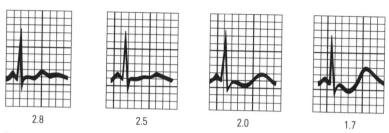

Figura 13.1 Alterações características da hipocalemia no ECG. Redução de amplitude da onda T com surgimento da onda U, depressão discreta do segmento P.

Laboratório

Deve-se solicitar magnésio sérico (hipomagnesemia pode ser causa de hipocalemia refratária). Caso a suspeita seja de doença renal, deve-se solicitar Doppler de artérias renais, dosagem de aldosterona sérica, atividade de renina plasmática, entre outros.

Tratamento

Importante enfatizar que mesmo após a correção de uma hipocalemia é necessário manter suplementação de potássio por dias a semanas. A via preferencial para reposição de potássio é a via oral, porém em situações de potássio inferior a 3 mEq/L, torna-se necessária a reposição por via venosa.

- **Reposição por via oral:** xarope de KCl a 6% 10 mL, de 8/8h (reposição empírica).
- **Reposição por via venosa:** concentração máxima de potássio: 40 mEq/L (acesso periférico) 60 mEq/L (acesso central). Velocidade de infusão máxima: 30 mEq/h.

OBSERVAÇÃO
Cada ampola (10 mL) de KCl a 19,1% possui 25 mEq de potássio.

Hipercalemia

Definições: Potássio sérico > 5,5 mEq/L.

Alteração eletrolítica relativamente comum e potencialmente letal. As etiologias de hipercalemia se relacionam geralmente com redistribuição extracelular ou dificuldade de eliminação renal.

Causas

Pseudo-hipercalemia
Coleta inadequada de sangue, leucocitose, trombocitose
Saída de potássio do intra para o extracelular
Paralisia periódica hipercalêmica, rabdomiólise, acidose metabólica, hemólise, síndrome de lise tumoral
Dificuldade de eliminação renal
Acidose tubular renal tipo IV (hipoaldosteronismo), pseudo-hipoaldosteronismo, doença renal crônica (DRC) (TFG < 30 mL/min)
Drogas
IECA, BRA, β-bloqueadores, diuréticos poupadores de potássio (amilorida, triamtereno, espironolactona), digitais, AINE, ciclosporina, succinilcolina, heparina, pentamidina, trimetoprima.

Quadro clínico

As alterações principais se relacionam, como na hipocalemia, à velocidade de instalação e magnitude da hipercalemia. Podem aparecer fraqueza muscular, hipoventilação pulmonar. As alterações no ECG principais são onda T apiculada, redução de amplitude da onda P, alargamento do intervalo PR, alargamento do complexo QRS, ritmo idioventricular que pode evoluir para assistolia ou fibrilação ventricular.

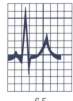
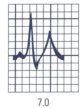
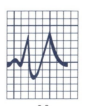
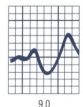

| 6.5 | 7.0 | 8.0 | 9.0 |

Figura 13.2 Principais alterações da hipercalemia no ECG: apiculação de onda T, alargamento de QRS, achatamento de onda T.

Laboratório

Considerando a DRC como principal causa, deve-se sempre solicitar gasometria venosa e função renal. De acordo com as principais causas suspeitadas, pode-se solicitar cetonúria, glicemia, CPK, cortisol sérico basal, teste da cortrosina, urina tipo I, entre outros.

Tratamento

O primeiro passo do tratamento é observar o ECG; caso haja alterações é necessário proceder a estabilização do miocárdio com gluconato de cálcio.

Estabilização do miocárdio

Gluconato de cálcio 10% 20 mL + 100 mL SG 5%, IV, em 5 minutos.
Repetir ECG 5 minutos após a infusão. Caso não haja resposta, repetir a dose. Contraindicado em casos de intoxicação digitálica. Opção: cloreto de cálcio 10% (associação a comprometimento circulatório) – 10 mL + SG 5% 100 mL, em 3 minutos

O gluconato de cálcio não reduz a concentração de potássio. Para tal, pode-se promover a redução transitória (levar o potássio para dentro da célula) ou definitiva (excreção do potássio pelas fezes ou urina). Em casos refratários ou muito graves, pacientes oligúricos ou portadores de DRC estágio V, a diálise é a principal medida para hipercalemia.

Tabela 13.1 Medidas para hiperpotassemia.

Redução transitória do potássio (translocação para o intracelular)	
β-2-agonistas de curta ação	Fenoterol ou salbutamol 10 gotas + SF 0,9% 5 mL, inalatório, de até 4 em 4 horas. Efeito em 20 a 30 minutos. Reduz em até 1 mEq/L
Bicarbonato de sódio	Bicarbonato de sódio 1 mEq/kg, IV, até 4/4h. Efeito pequeno e pouco previsível. Não usar em caso de DRC ou após infusão de cálcio
Solução polarizante	Insulina regular 10 UI + 50 a 100 mL, glicose 50%, IV, de até 4 em 4 horas. Efeito em 10 a 20 minutos. Se hiperglicemia, dar apenas insulina em SG 5%
Eliminação de potássio	
Resina de troca (Sorcal®)	Sorcal® 30 a 60 g + 100 mL de manitol, VO, até 8/8h. Efeito em 6h, porém pode demorar dias. Não indicado em DRC ou lesão intestinal (obstrução, isquemia). Pode ser feito por via retal (enema de retenção), em dose dobrada

(Continua)

Tabela 13.1 Medidas para hiperpotassemia. *(Continuação)*

Eliminação de potássio	
Diuréticos de alça	Furosemida 1 mg/kg, IV, de até 4/4h Medida clínica mais efetiva. Efeito em 1 hora. Não utilizar se paciente oligoanúrico ou desidratado
Terapia renal substitutiva	
Hemodiálise	Método mais eficaz em caso de LRA ou DRC Indicada caso oligoanúria ou refratariedade a medidas clinicas. Efeito em 10-30 minutos após início

LRA = lesão renal aguda
DRC = doença renal crônica

Distúrbios do equilíbrio ácido-básico

Introdução

A manutenção do pH dentro da faixa ótima é necessário para que ocorra o funcionamento enzimático adequado (Tabela 13.2). Deve-se recordar que a compensação respiratória de um distúrbio metabólico ocorre de maneira rápida, porém a compensação metabólica de distúrbio respiratório requer dias.

Tabela 13.2 Valores normais em gasometria arterial.

pH	7,35-7,45	pO_2	80-100 mmHg	pCO_2	35-45 mmHg
HCO_3	22-26 mEq/L	BE	–3 a +3	sO_2	95% a 99%

O esclarecimento das etiologias dos distúrbios ácido-básicos depende de alguns cálculos, entre eles o ânion-gap, o Δânion-gap/Δbicarbonato, a osmolaridade e o gap osmolar (Tabela 13.3).

Tabela 13.3 Principais cálculos para diferenciação entre causas de distúrbios ácido-básicos.

Cálculo	Fórmula	Referência
Ânion-gap	$AG = Na - (Cl + HCO_3^-)$	8-12 mEq
Δânion-gap/Δbicarbonato	$\Delta AG = AG - \dfrac{10}{24 - HCO_3^-}$	1-1,6

(Continua)

Tabela 13.3 Principais cálculos para diferenciação entre causas de distúrbios ácido-básicos.
(Continuação)

Cálculo	Fórmula	Referência
Osmolaridade sérica	$Osm = 2 \times Na + \dfrac{glicose}{18} \pm \dfrac{ureia}{6}$	285-295 mOsm/kg
Gap osmolar	Gap Osmolar = Osm media − Osm estimada	Até 10 mOsm/kg

Distúrbios

Existem quatro tipos de distúrbios ácido-básicos: acidose metabólica, alcalose metabólica, acidose respiratória e alcalose respiratória. Estes distúrbios podem ser simples ou mistos, sendo as fórmulas mencionadas na Tabela 13.3 importantes para identificar os distúrbios associados. Além destas, cada distúrbios têm um cálculo específico para avaliar sua compensação. O tratamento de cada distúrbio é sempre relacionado à causa de base, embora medidas gerais, como hidratação venosa, sejam imprescindíveis.

Exames complementares

Todo distúrbio ácido-básico é identificado por uma gasometria arterial. Considerando as principais causas, devem-se sempre solicitar os demais eletrólitos (Na, K, Mg, Ca, incluindo cloro), lactato na gasometria e função renal. O exame toxicológico torna-se importante apenas se houver suspeita.

Acidose metabólica

Definições

Por definição se associa com acidemia (pH < 7,35); acidemia, porém não é obrigatório. Pode ser separada em causas com AG aumentado ou normal (hiperclorêmicas). Para manutenção do equilíbrio eletroquímico é necessário que ocorra o equilíbrio entre cátions e ânions. Se alguma situação clínica reduzir o bicarbonato, ocorrerá o aumento do cloro ou do "anion gap" (AG) para manutenção do equilíbrio eletroquímico.

Causas

A Tabela 13.4 resume os principais achados de distúrbios ácido-básicos, separando-os de acordo com o anion gap.

Tabela 13.4 Principais causas de distúrbios ácido-básicos.

Ânion-gap aumentado	Ânion-gap normal (hiperclorêmicas)
Insuficiência renal aguda ou crônica	Acidose diluicional, recuperação de cetoacidose, nutrição parenteral, ingesta de cloreto
Acidose lática tipo A ou B	Acidoses tubulares renais
Cetoacidose diabética, de jejum ou alcoólica	Medicamentos: inibidores de anidrase carbônica, diuréticos poupadores de potássio, colestiramina
Intoxicação por metanol, etilenoglicol e salicilatos	Ureterossigmoidostomia, diarreia, fístulas intestinais

A acidose pode estar simples ou mista. Portanto, deve-se calcular a pCO_2 esperada. Uma pCO_2 encontrada maior do que a esperada demonstra que há acidose respiratória associada; quando está menor, pode haver alcalose respiratória associada.

$$pCO_2 \text{ esperada} = (HCO_3^- \times 1,5) + 8$$

Tratamento

A principal dúvida no tratamento da acidose metabólica é a reposição de bicarbonato. A indicação é muito específica, geralmente quando o bicarbonato está menor do que 8 mEq/L e o pH menor do que 7,1 a 7,0. Caso a perda seja renal ou gastrintestinal, segundo indicação da especialidade, procede-se a reposição mais precoce.

- **Cetoacidose diabética:** pode-se repor bicarbonato quando pH < 7,0.
- **Acidose lática:** proceder a hidratação venosa vigorosa e restauração da perfusão (o lactato se converte em bicarbonato e corrige a acidose).
- **Intoxicação por metanol ou etilenoglicol:** bloqueadores metabólicos (etanol, fomepizol).
- **Inoxicação por salicilatos:** carvão ativado (até 1h pós-ingestão), hemodiálise e alcalinização sistêmica.

Alcalose metabólica

Definições

Por definição, cursa com alcalemia (pH > 7,45), porém nem sempre a alcalemia está presente, sobretudo em distúrbios mistos. Pode ocorrer em quadros de contração (cloreto-sensíveis) ou expansão (cloreto-resistentes) de volemia. A Tabela 13.5 mostra as principais causas.

Tabela 13.5 Causas de alcalose metabólica.

Cloreto-resistentes	Cloreto-sensíveis
Síndrome de LiddLe	Síndromes de Bartter e Gitelman
Síndrome de Cushing	Diuréticos
Hiperaldosteronismo primário	Adenoma viloso
Estenose de artéria renal	Vômitos, alcalose de contração
Hipertensão acelerada maligna	Sonda nasogástrica aberta

Da mesma forma que na acidose metabólica, devem-se considerar distúrbios associados com o cálculo da variação esperada de pCO_2 de acordo com a variação de bicarbonato.

$$\Delta pCO_2 = 0,6 \times \Delta HCO_3^-$$

Nesse caso, se o ΔpCO_2 estiver igual a 0,6, existe alcalose metabólica com resposta ventilatória normal. Se maior do que 0,6, há associação com hipoventilação e acidose respiratória; se menor do que 0,6 há alcalose respiratória associada por hiperventilação.

Tratamento

O tratamento da alcalose metabólica decorrente de causas cloreto-sensíveis responde bem a reposição volêmica com soro fisiológico. Na alcalose metabólica decorrente de causas cloreto-resistentes, a alcalemia não é tão importante quanto nas causas de alcalose metabólica cloreto-sensíveis e a melhora da alcalemia está associado à melhora da causa de base.

Acidose respiratória

Relaciona-se com hipoventilação ou dificuldade em expelir CO_2. Pode ocorrer por cinco mecanismos distintos: alteração neuromuscular, rebaixamento do nível de consciência, alterações pulmonares e em vias aéreas, hipercapnia permissiva, obesidade e hipoventilação. Todas têm em comum a retenção de CO_2, podendo cursar com acidemia e causar acidose respiratória.

Alcalose respiratória

Ocorre em quadros de hiperventilação, por quatro mecanismos principais: estímulos em receptores torácicos (derrame pleural, hemotórax, ICC), efeito de hormônios (progesterona), alterações no SNC (TCE, AVE, tumores), hipóxia e ansiedade. Todas estas causas têm em comum a eliminação exacerbada de CO_2 que pode cursar com alcalemia, embora, como já citado, a alcalemia não seja obrigatória.

Considerações finais – quadros de interface

É importante verificar se há associação de distúrbios metabólicos antes de definir quaisquer etiologias. Para isso servem as fórmulas apresentadas no início desta seção. Não é objetivo, no pronto-socorro, determinar todas as informações que podem ser obtidas destes cálculos. A seguir, porém, listam-se as principais utilidades dos complexos cálculos apresentados.

- **Δânion-gap/Δbicarbonato**: útil na acidose metabólica para definir se há outros distúrbios associados; caso a relação esteja entre 1 e 2 é provável que exista acidose metabólica com AG aumentado isoladamente; se a relação for inferior a 1 é mais provável acidose metabólica com AG aumentado associado com acidose metabólica com AG normal. Caso a relação seja superior a 2 é provável acidose metabólica com AG aumentado associado à alcalose metabólica.
- **Gap osmolar**: é útil na suspeita de intoxicação; alguns solutos não são observados na fórmula da osmolaridade, sobretudo em casos de ingestão de metanol ou etilenoglicol. Nesse caso, a osmolaridade verdadeira estará mais alta e, portanto, o gap osmolar estará maior do que 10. É importante citar que na intoxicação por salicilatos geralmente não ocorre aumento do gap osmolar.

Referências

1. Harrison's Principles of Internal Medicine. 18th ed. New York: McGraw-Hill; 2012.
2. Adrogue HJ, MadiasNE. Management of life-threatening acid-base disorders. Second of two parts. N Engl J Med. 1998;338(2):107-11.
3. Adrogue HJ, Madias NE. Management of life-threatening acid-base disorders. First of two parts. N Engl J Med. 1998;338(1):26-34.

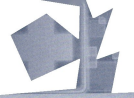

Parte 4

GASTROENTEROLOGIA

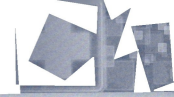

Diarreias Agudas

Raiane Pina Crespo O Ana Rita Brito Medeiros da Fonsêca
Carolina Frade Magalhães Girardin Pimentel Mota

Introdução e definições

- Aumento do volume e do número de evacuações (três ou mais), com fezes aquosas ou de pouca consistência, geralmente acompanhada de náuseas, vômitos e dor abdominal.
- Tempo de duração inferior a duas semanas.
- A diarreia infecciosa é a segunda causa de morbimortalidade e no mundo.

Etiologia

- A principal etiologia é infecciosa, sendo a maioria dos casos autolimitada.
- Principais agentes envolvidos: Tabela 14.1.

Tabela 14.1 Principais agentes envolvidos nas diarreias agudas.

Agentes	Grupo etário	Clínica - Diarreia	Clínica - Febre	Clínica - Vômito	Período de incubação	Duração da doença
Bacillus cereus	Todos	Geralmente, pouco importante	Rara	Comum	1 a 6 horas	24 horas
S. Aureus	Todos	Geralmente, pouco importante	Rara	Comum	1 a 6 horas	24 horars
Campylobacter	Todos	Pode ser disentérica	Variável	Variável	1 a 7 dias	1 a 4 dias
E. Coli enterotoxigênica	Todos	Aquosa, pode ser profunda	Variável	Eventual	12 horas a 3 dias	3 a 5 dias
E. Coli enterohemorrágica	Todos	Inicia aquosa, com sangue a seguir	Rara	Comum	3 a 5 dias	1 a 12 dias
Salmonella	Todos, principalmente crianças	Pastosa, aquosa, às vezes com sangue	Comum	Eventual	8 horas a 2 dias	5 a 7 dias
Shigella	Todos, principalmente crianças	Pode ser disentérica	Comum	Eventual	1 a 7 dias	4 a 7 dias
Vibriocholerae	Todos, principalmente adultos	Pode ser profusa e aquosa	Geralmente, afebril	Comum	7 horas a 5 dias	3 a 5 dias
Rotavírus	Todos, principalmente crianças	Aquosa	Rara	Variável	1 a 3 dias	3 a 7 dias
Norwalk	Crianças maiores e adultos	Aquosa	Rara	Comum	18 horas a 2 dias	12 horas a 2 dias

Diagnóstico

- **História clínica:** pesquisar "sinais de alarme": presença de sangue, muco ou pus nas fezes, febre, uso de medicações, comorbidades, viagem recente, residente em casa de cuidados.
- **Exame físico:** desidratação, toxemia, alteração do nível de consciência, oligúria, icterícia.
- **Exames laboratoriais:** não devem ser realizados rotineiramente.

1. *Quando solicitar?* Na presença de: toxemia, desidratação grave, imunossupressão, idosos, fezes francamente sanguinolentas, febre > 38,5 ºC, ausência de melhora após 48 horas, uso recente de antibióticos, dor abdominal importante.
2. *O que solicitar?* Hemograma, eletrólitos, função renal e avaliação das fezes. Exame de fezes:

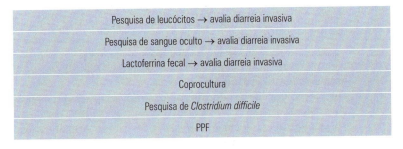

Tratamento

- **Terapia de reidratação oral (TRO):** primeira escolha para a maioria dos pacientes. A nova solução para TRO da Organização Mundial da Saúde (OMS) contém: 2,6 g de cloreto de sódio (75 mEq); 2,9 g de citrato de sódio diidratado; 1,5 g de cloreto de potássio e 13,5 g de glicose (75 mMol) em 1 litro de solução.
- **Hidratação parenteral:** para pacientes com desidratação grave, hipotensão, taquicardia, falência da TRO após 8 horas ou vômitos intratáveis. Volume: 20 mL/kg, em 20 minutos.
- **Sintomáticos:**
  1. Antieméticos (metoclopramida 10 mg, IV)
  2. Analgésicos (escopolamina 1 amp, IV)

- **Antissecretores:** em geral, não são indicados. Podem ser utilizados para diminuir o tempo e a frequência das evacuações em pacientes sem febre e com diarreia não invasiva.
  1. *Loperamida* 2 mg, 6/6h.
  2. *Codeína* 15 a 30 mg, 6/6h.
- **Probióticos:** indicação limitada. Porém, recomenda-se a prescrição de probióticos com o objetivo de reduzir o tempo de duração da diarreia.
  1. *Sacchamomyces boulardii* (*Floratil®*) 200 mg 2-4×/dia
- **Antibioticoterapia:** indicada quando houver febre alta, diarreia invasiva, mais do que oito evacuações por dia, duração maior que sete dias, idosos, imunocomprometidos, desidratação grave.
  1. **Primeira escolha:** quinolonas, por 3 a 5 dias.
     Ciprofloxacino 500 mg, 12/12h.
     Norfloxacino 400 mg, 12/12h.
     Levofloxacino 500 mg, 1×/dia.
  2. **Segunda escolha (alérgicos a quinolonas e grávidas):** cefalosporinas de segunda ou terceira geração.
     Cefaclor 500 mg, 8/8h.
     Cefuroxima 250 a 500 mg, 12/12h.
- **Usar metronidazol 250 mg, 8/8h se:** suspeita de *Giardia* (> 2 semanas de diarreia) ou suspeita de infecção por *Clostridium difficile* (uso prévio de antibiótico).
- **Se suspeita de infecção por *E. coli* EHEC:** evitar uso de antibióticos.
- **Alimentação:** conforme tolerância, evitar alimentos ricos em lactose e cafeína.

Caso clínico

Homem 25 anos chega ao pronto-socorro com quadro de um dia de febre alta, 39°, associada à queda do estado geral e diarreia, 20 episódios dias com fezes pastosas, sem muco, pus ou sangue, em pequena quantidade, precedida por cólica abdominal, acompanhando o quadro referia náuseas e dois episódios de vômitos. Negava comorbidades. Na noite anterior ao evento havia jantado fora com sua esposa, a mesma não se encontrava doente.

Ao exame: PA: 90 × 60 mmHg, FC: 100, FR: 18, Sp O_2 99%, encontrava-se desidratado 3+/4, pulsos diminuídos de amplitude e enchimento capilar 4s, o abdome era discretamente doloroso à palpação.

Sepse com foco abdominal/gastroenterite aguda.

1. Dieta zero inicialmente.
2. Hidratação venosa vigorosa 20 mL/kg.
3. Ceftriaxona 1 g, EV, 12/12h.
4. Metronidazol 500 mg, EV, 8/8h.
5. Dipirona, se febre.
6. Metoclopramida, se vômitos.
7. Reavaliar até estabilização.
8. Quantificar débito urinário.
9. Glicemia capilar a cada 2 horas.
10. Cuidados gerais.

Referências

1. Guia Prático da Organização Mundial de Gastroenterologia: Diarreia aguda.
2. Guerrant RL, Van Gilder T, Steiner S, Thielman NM, Slutsker L, Tauxe RV, et al. Practice Guidelines for the Management of Infectious Diarrhea. IDSA Guidelines. 2001.
3. Oral Rehydration Salts. Production of the new ORS. WHO/Unicef. 2006.

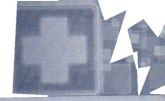

Pancreatite Aguda

Renata Peixoto Barbosa ○ Ana Rita Brito Medeiros da Fonsêca
Carolina Frade Magalhães Girardin Pimentel Mota

Introdução e definições

- Doença inflamatória do pâncreas e tecidos peri-pancreáticos originária da ativação das enzimas aí produzidas enquanto ainda dentro do próprio órgão.
- Cerca de 10% dos pacientes apresentam a forma grave, caracterizada por resposta inflamatória sistêmica, insuficiência de múltiplos órgãos e até óbito.
- Em aproximadamente 80% dos casos, a etiologia da pancreatite aguda está associada a cálculos biliares e álcool.
- Na ausência dessas etiologias, deve-se pesquisar medicações em uso, hipertrigliceridemia, hipercalcemia, infecção viral ou trauma.

Quadro clínico e diagnóstico

- A dor abdominal é o sintoma cardinal. Geralmente é localizada em epigástrio com irradiação para o dorso, caracterizando a típica "dor em faixa". É constante, intensa, pode durar dias e melhora com a posição genupeitoral. Exacerba-se com a alimentação e com a ingestão de álcool. A maioria dos pacientes desenvolve náuseas e vômitos.
- A dor não tem relação direta com a gravidade da doença.

- Ao exame físico geral pode observar-se taquicardia, taquipneia, hipertermia, hipotensão, ausculta pulmonar compatível com derrame pleural (usualmente à esquerda).
- O exame abdominal revela defesa abdominal voluntária ou involuntária, diminuição ou ausência dos ruídos adventícios. Podem ser notados sinal de Grey-Turner (equimose em flancos), sinal de Cullen (equimose periumbilical) e paniculite (necrose gordurosa cutânea).

Critérios para diagnóstico

- História clínica compatível.
- Elevação de enzimas hepáticas: amilase > 3 × o LSN (persiste elevada até o 3 a 5 dias). Lipase > 3 × o LSN (persiste elevada por até 14 dias, maior especificidade).
- Tomografia computadorizada (TC) de abdome com contraste (pode ser dispensável na pancreatite aguda leve. Útil para estimar prognóstico, avaliar complicações e auxiliar nos casos duvidosos. Solicitar após 48 a 72 horas).

Exames complementares

- Transaminases, enzimas canaliculares, bilirrubina, proteína total e frações, eletrólitos (Na, K, Ca, Mg), glicemia, função renal, hemograma, gasometria arterial, triglicerídeos, DHL, PCR.
- **Radiografia de abdome:** ajuda a excluir outras causas de dor abdominal (perfuração, obstrução). Possível visualizar alça-sentinela, dilatação das alças intestinais e sinal do cólon amputado.
- **Radiografia de tórax:** avaliar derrame pleural, atelectasia em bases e síndrome do desconforto respiratório agudo.
- **Ultrassonografia (USG) de abdome:** pode detectar presença de cálculo impactado e sinais de dilatação do ducto pancreático.
- **Ressonância magnética:** avalia melhor o tecido pancreático, sendo mais sensível da detecção de abscesso, hemorragia, pseudocisto. A colangiorressonância é útil para detectar coledocolitiase. Menor nefrotoxicidade, útil em alérgicos ao contraste iodado e em gestantes. Pouco disponível e demorada.

Estratificação de risco

- Os critérios a seguir foram criados e validados para prever eventos adversos, incluindo morte nos pacientes com pancreatite aguda, dessa forma divide-se os quadros de pancreatite em (Classificação de Atlanta):

1. **Pancreatite não grave:** sem sinais de necrose pancreática, também conhecida como edematosa.
2. **Pancreatite grave**
   - Escore de Ranson com pelo menos três critérios, Tabela 15.2.
   - Apache II > 8.
   - **Sinais de falência orgânica:** PAS < 90 mmHg, PaO_2 < 60, creatinina > 2 mg/dL, hemorragia gastrintestinal com perda superior a 500 mL, em 24h, distúrbios de coagulação.
   - **Presença de complicações locais:** necrose, abscesso, pseudocisto.
   - **Outros preditores de risco:** idade > 70 anos, IMC > 30 kg/m², PCR > 150 mg/dL nas primeiras 48 horas.

Tabela 15.2 Critérios de Ranson para pancreatite aguda.

Critérios de Ranson		
	Pancreatite aguda não biliar	Pancreatite aguda biliar
Admissão	Idade > 55 anos Leucocitose > 16.000/mm³ Glicose > 200 mg/dL LDH > 350 UI/L TGO > 250 UI/L	Idade > 70 anos Leucocitose > 18.000/mm³ Glicose > 220 mg/dL LDH > 400 UI/L TGO > 250 UI/L
48 horas iniciais	Redução do Ht > 10% Aumento da ureia > 10 mg/dL Cálcio < 8 mg/dL PaO_2 < 60 mmHg Base excesso mais negativo que – 4,0 Estimativa de perda de líquido > 6 L	Redução do Ht > 10% Aumento da ureia > 4 mg/dL Cálcio < 8 mg/dL Base excesso mais negativo que – 4,0 Estimativa de perda de líquido > 4 L

- Classificação tomográfica de Balthazar (uma TC na entrada e outra contrastada após 48 horas) Tabela 15.3:

Tabela 15.3 Critérios de Balthazar para pancreatite aguda.

		Pontos
Graus de pancreatite	Aumento do pâncreas	1
	Inflamação pancreática e peripancreática	2
	Uma coleção líquida	3
	Duas ou mais coleções líquidas	4

(Continua)

Tabela 15.3 Critérios de Balthazar para pancreatite aguda. *(Continuação)*

Graus de necrose pancreática	Necrose de ⅓ do pâncreas	2
	Necrose de ½ do pâncreas	4
	Necrose de mais da ½ do pâncreas	6
Índice (nº de pontos)	**Complicações (%)**	**Mortalidade (%)**
0 a 1	0	0
2 a 3	8	3
4 a 6	35	6
7 a 10	92	17

Tratamento

Baseia-se em três pontos principais: tratamento de suporte, tratamento da causa, reconhecimento precoce de complicações e seu tratamento.

Hidratação

- **Na sala de emergência:** Ringer lactato (de preferência) 1 a 2 litros (20 ml/kg) em bolus.
- **Manutenção:** solução cristaloide 250 a 300 ml/h (2-3 ml/kg/h) por 24 horas, de acordo com a ausência ou não de SIRS.
- **Objetivo:** repor perda aproximada de 6 litros em 72 horas, manter diurese ≥ 0,5 ml/kg/h; PAM > 65 mmHg, sinais vitais, queda de hematócrito e BUN.

Forma leve:

- Jejum, retorno progressivo da alimentação.
- Hidratação venosa
- Analgesia: usar opioides se necessário
- SNG aberta se náuseas ou vômitos
- Correção dos distúrbios eletrolíticos e ácido-base

Forma grave

- Transferência para UTI.
- Monitoração hemodinâmica e débito urinário.
- Ressuscitação volêmica – ringer Lactato (avaliar efetividade pelos sinais vitais, diurese – maior que 0,5 mL/kg/h, redução do hematócrito e dos níveis de ureia, PAM, $SvcO_2$).
- Correção dos distúrbios hidroeletrolíticos (hipocalcemia – cálcio ionizável baixo, hipomagnesemia).
- Monitoração dos níveis glicêmicos (hiperglicemia pode aumentar risco de infecção secundária).
- Controle da dor – opioides (fentanil, meperidina).
- Suplementação de oxigênio se SO_2 < 95, considerar IOT nos casos refratários.
- Suporte nutricional: início precoce – 72 h. A dieta enteral é preferível em relação à nutrição parenteral total (mantém barreira intestinal e previne translocação bacteriana). A dieta deve ser hiperprotéica e com baixo teor de lipídios. A nutrição parenteral deve ser iniciada apenas nos pacientes que não toleram dieta enteral.
- Antibioticoterapia profilática – permanece um tema controverso. Não deve ser usado em casos leves. Considerar em casos graves com pancreatite necrosante envolvendo mais de 30% do parênquima (TC). Antibiótico de escolha é o imipenem, por 7 a 14 dias.
- Em caso de pancreatite biliar grave – considerar CPRE de urgência nas primeiras 48h e colecistectomia semieletiva antes da alta hospitalar. Após um caso leve, deve ser feita colecistectomia 2 a 7 dias após o início do quadro, e após três semanas de uma pancreatite grave.
- Nos casos de PA por hipertrigliceridemia, considerar início de insulina para diminuição dos níveis de triglicérides (insulina SC 0,1 UI/Kg 4/4h ou IV 0,1-0,3 UI/Kg/h com solução de glicose 5% para manter dextro 120-160 md/dL). O uso de heparina terapêutica não é recomendado de rotina. Caso disponível, considerar indicações de aférese.

Complicações locais

As principais complicações locais da pancreatite estão listadas na Tabela 15.4

Tabela 15.4 Principais critérios de gravidade para pancreatite aguda.

	Quando?	Após 4 semanas
Pseudocisto	Sintomas	Dor epigástrica, massa palpável, aumento ou ausência de diminuição da amilase e lipase
	Dx	TC
	Complicações	Obstrução, hemorragia, rotura aguda, fístula pancreática, infecção
	Tratamento	Drenagem se expansão, sintomas ou complicações
Abscesso pancreático	Quando?	Após 4 semanas
	Sintomas	Persistência da febre
	Tratamento	Drenagem + ATB
Necrose infectada	Quando?	A partir do 10º dia:
	Sintomas	Piora clínica após melhora inicial. Recorrência da febre, leucocitose
	Diagnóstico	Punção guiada por TC. TC mostrando presença de gás no pâncreas
	Tratamento	Drenagem percutânea, ATB, necrosectomia

Caso clínico

Paciente 45 anos, sexo masculino, com história de libação alcoólica, deu entrada no pronto-socorro com queixa de dor abdominal em região do epigastro com irradiação para o dorso, de forte intensidade, iniciada há um dia. Refere ainda náuseas e seis episódios de vômitos associados, nega febre. Ao exame: REG, desidratado ++/+4, corado, anictérico, afebril, taquipnéico. FC: 104; FR: 24 ipm; PA; 110 × 60; SO_2: 98%. Aparelhos respiratório e cardiovascular: sem alterações. Abdome: plano, RHA diminuído, flácido, doloroso à palpação profunda difusamente, DB negativa. USG de abdome não evidenciou colelitiase ou dilatação da via biliar. Radiografias de tórax e abdome normais. Exames: Hb: 14; leucograma: 12.000 (bt: 1%, Seg: 68%; Linf: 22%); Ur: 38; Cr: 1.0; Na: 147; K: 4,1; TGO: 17; TGP: 23; BT: 0,7; BD: 0,5; amilase: 300; lipase: 350; FA: 120: GGT: 30, DHL: 200; C: 9.2; Dx: 100 mg/dL.

Pancreatite Aguda **151**

Prescrição

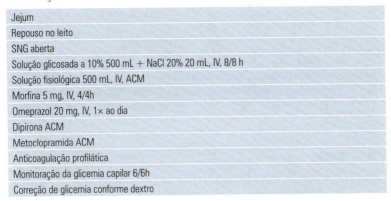

Jejum
Repouso no leito
SNG aberta
Solução glicosada a 10% 500 mL + NaCl 20% 20 mL, IV, 8/8 h
Solução fisiológica 500 mL, IV, ACM
Morfina 5 mg, IV, 4/4h
Omeprazol 20 mg, IV, 1× ao dia
Dipirona ACM
Metoclopramida ACM
Anticoagulação profilática
Monitoração da glicemia capilar 6/6h
Correção de glicemia conforme dextro

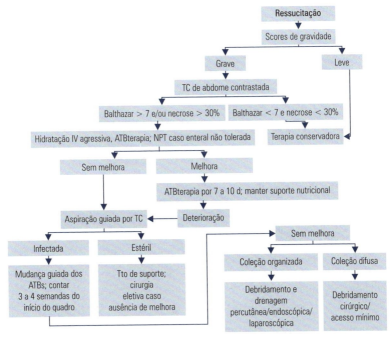

Figura 15.1 Algoritmo para conduta da pancreatite aguda.

Referências

1. Cappell MS. Acute pancreatitis: etiology, clinical presentation, diagnosis, and therapy. Med Clin North Am. 2008;92:889-923,ix-x.
2. Whitcomb DC. Acute pancreatitis. N Engl J Med. 2006;354:2142-50.
3. Nathens AB, Curtis JR, Beale RJ, Cook DJ, Moreno RP, Romand JA, et al. Management of the critically ill patient with severe acute pancreatitis. Crit Care Med. 2004;32:2524-36.
4. Swaroop V, Chari ST, Clain JE. Severe acute pancreatitis. JAMA. 2004;291(23):2865-8.
5. Uhl W, Warshaw A, Imrie C, Bassi C, McKay CJ, Lankisch PG, et al.; International Association of Pancreatology. IAP guidelines for the surgical management of acute pancreatitis. Pancreatology. 2002;2:565-73.

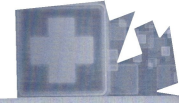

Infecções de Vias Biliares

Marta Pereira dos Santos ○ Ana Rita Brito Medeiros da Fonsêca
Carolina Frade Magalhães Girardin Pimentel Mota

Colangite aguda

Processo infeccioso das vias biliares secundário à sua obstrução. Clinicamente pode apresentar-se desde quadros brandos e autolimitados até condições graves (sepse) que necessitam de atendimento emergencial.

Os cálculos nas vias biliares são as causas mais comuns de colangite aguda. Em segundo lugar encontram-se as manipulações das vias biliares. Obstrução maligna raramente apresenta-se com quadros recorrentes.

Patogênese:

- Translocação bacteriana do duodeno.
- Contaminação por via hematogênica através da veia porta (mais rara).

Etiologia

Enterococos (40%)
Eschericia coli (17%)
Klebsiella spp (10%)

Quadro clínico

Principalmente febre (95%). A tríade de Charcot, embora clássica, não está presente em todos os pacientes. É composta de febre + icterícia + dor abdominal.

Tríade de Charcot	Febre + Icterícia + Dor abdominal
Pêntade de Reynolds	Tríade de Charcot + Hipotensão + Confusão Mental

Diagnósticos diferenciais

- Fístula biliar
- Abscesso hepático
- Cisto do colédoco infectado
- Colangite piogênica recorrente
- Colecistite
- Síndrome de Mirizzi
- Pneumonia de lobo inferior direito/empiema

Exames complementares

Na Tabela 16.1 se encontram os principais exames complementares a serem solicitados na suspeita de colangite.

Tabela 16.1 Exames complementares na avaliação da colangite aguda.

Hemograma	Leucocitose com predomínio de neutrófilos
FA/GGT	Muito elevados
TGO/TGP	Elevadas > 1.000 UI/L
Bilirrubina total	Elevada à custa de bilirrubina direta
Amilase	Se aumentado em 3 ou 4× sugere pancreatite associada
Hemocultura	
USG de abdome	Presença de dilatação de vias biliares e cálculos
Colangiopancreatografia endoscópica retrógrada (CPRE)	
RNM	Cálculos residuais de vias biliares pós-colecistectomia ou persistentes pós falha da CPRE.

Tratamento

Se não tratada, a colangite apresenta uma mortalidade maior que 80%.
O tratamento é baseado em:

1. Antibioticoterapia e drenagem de vias biliares;
2. Manutenção de débito urinário e da estabilidade dos sinais vitais;
3. Correção de coagulopatia;
4. Monitorização de sinais vitais para avaliar sepse – em caso de sepse: monitorizar falência de múltiplos órgãos.

Antibioticoterapia empírica

- Duração: 7 a 10 dias
- A forma leve se beneficia apenas com a instituição de antibiótico em até 6 a 12h. Após 2-3 dias, o tratamento definitivo pode ser instituído.
- Caso não ocorra melhora nas primeiras 6 a 12 horas, a drenagem das vias biliares deverá ser feita imediatamente.
- Terapia empírica deve ser iniciada de imediato. Para quadro leves cefotaxima 1 g 6/6horas. Em casos mais graves, considerar antibioticoterapia parenteral de amplo espectro com adequada excreção biliar: ampicilina/sulbactam, piperacilina/tazobactam, cefalosporinas de terceira ou quarta geração, quinolonas e carbapenêmicos. O ajuste deverá ser feito após resultado de antibiograma.
- Ampliar espectro para *enterococos* e anaeróbios em idosos, doentes graves, aqueles com prótese biliar ou com passados de cirurgia enterobiliar.

Drenagem de vias biliares

- Pode ser realizada em até 72 horas após instituição de tratamento eletivo da doença de base (em geral, litíase biliar).
- Deve ser realizada em caráter emergencial nas formas mais graves da doença.
- 80% das colangites respondem bem ao tratamento conservador e à antibioticoterapia.
- Drenagem de escolha: por CPRE para realizar esfincterectomia com extração de cálculos e/ou inserção de *stent* (via endoscópica tem menor morbi-mortalidade se comparada à descompressão cirúrgica).

O prognóstico de quadros leves a moderados é bom com antibioticoterapia e drenagem de vias biliares, entretanto, quadros graves (pêntade de Reynolds) mantêm altos índices de mortalidade (cerca de 50%).

Colecistite aguda

A causa mais comum de colecistite aguda é litíase biliar (95% dos casos), sendo que apenas 5% das colecistites agudas são acalculosas, associadas a traumatismo, doenças do colágeno, síndrome da imunodeficiência adquirida, diabéticos, nutrição parenteral recente, queimaduras, sepse e permanência prolongada em UTI.

Os principais germes envolvidos são gram-negativos: *E. coli*, *Klebsiella spp*.

Quadro clínico

- Dor em hipocôndrio direito (75%), com duração maior que 6 horas, gradual, persistente e mal definida, podendo irradiar-se para as costas e ponta da escápula direita.
- Anorexia
- Náuseas/vômitos
- Febre
- Icterícia (20%)
- Exame físico: Sinal de Murphy presente, massa palpável em HCD (bloqueio do omento e alças intestinais na vesícula biliar inflamada).

Exames complementares

Na Tabela 16.2 se encontram os principais exames complementares a serem solicitados na suspeita de colecistite aguda.

Tabela 16.2 Exames complementares na avaliação da colecistite aguda.

Hemograma	Leucocitose discreta
Bilirrubina total	Pouco aumentada
Transaminases, FA/GGT e amilase	Discretamente elevadas
USG de abdome	Diagnóstico precoce se cálculos presentes, halos hipoecogênicos ao redor da vesícula biliar, espessamento da parede vesicular e aumento do diâmetro da vesícula
Radiografia simples de abdome	Útil na exclusão de outras patologias (10 a 15% cálculos visibilizados)

Diagnósticos diferenciais

Pancreatite aguda	Úlcera duodenal
Hepatite	Pneumonia
Apendicite aguda	Cálculos renais
Gastrite	Diverticulite aguda

Tratamento

- Jejum
- Restrição volêmica e hidroeletrolítica
- Analgesia
- Sonda nasogástrica nos pacientes com náuseas e vômitos associados a íleo ou distensão abdominal.
- Antibioticoterapia: para os casos associados a toxemia ou complicados. (p.ex. Cefotaxima). O quadro abaixo lista os pacientes que apresentam mais chance de necessitar de antibióticos.

Idosos
Diabéticos
Imunodeficientes
Leucograma > 12.500 células
TAx > 38,5 ºC
Achado radiológico de gás nas vias biliares
Pacientes que irão realizar colecistectomia

Apesar da colecistite não complicada resolver-se sozinha em 7-10 dias, o intuito da antibioticoterapia é diminuir a incidência de bacteremia e infecção de ferida operatória; sua duração deve ser de 48-72 horas de pós-operatório ou até o término dos sintomas. Observe a Tabela 16.3 a seguir:

Tabela 16.3 Principais antibióticos na colecistite aguda.

Antibiótico	Dose, intervalo e via
Piperacilina + tazobactam	4,5 g 6/6 horas IV
Ceftriaxona	1 g 1×/dia IV
Metronidazol	500 mg 8/8 horas IV
Ciprofloxacino	400 mg 12/12 horas IV
Meropenem	1 g 8/8 horas IV
Imipenem + cilastina	500 mg 6/6 horas IV

Intervenção cirúrgica: interessante indicar de acordo com o ASA do paciente.

- ASA I-II: colecistectomia precoce (em até 7 dias), exceto aqueles que se apresentam tardiamente no curso de sua doença (> 3-5 dias de sintomas).
- ASA III-V deve inicialmente ser manejado clinicamente, porém em vigência de gangrena ou perfuração ou ausência de melhora após 48-72 horas do uso de antibióticos, procede-se com a drenagem biliar através de colecistostomia percutânea (eventualmente CPRE nos de anatomia impeditiva). Com a resolução do quadro agudo, inicia-se a terapia de dissolução dos cálculos ou extração percutânea deles.

Complicações

Na Tabela 16.4 se encontram as principais complicações da colecistite aguda.

Tabela 16.4 Complicações da colecistite aguda.

Gangrena
Perfuração
Fístula colecistoentérica e íleo biliar
Colecistite enfisematosa
Íleo biliar

Caso clínico

Paciente com 45 anos, sexo feminino, 4 filhos, IMC 25, com história prévia de episódio de cólica biliar há um ano, trazia USG que já mostrava cálculos em vesícula biliar, porém não havia sido submetida ao tratamento cirúrgico, deu entrada no hospital pela manhã referindo dor abdominal contínua em peso no hipocôndrio direito de forte intensidade sem irradiação, acompanhada de náuseas e vômitos iniciada 3 dias antes da admissão, a dor não cedia com uso de dipirona e no último dia passou a ser acompanhada de febre: 2 episódios aferidos em casa com temperatura de 38,2 °C. Negava alterações em fezes e urina.

A admissão encontrava-se em regular estado geral, hipocorada, desidratada, ictérica (++/++++), eupneica em ar ambiente. Sinais vitais: PA: 110×65 mmHg, Fc: 100 bpm, Fr: 20 irpm, Tax: 38 °C, o exame do abdome: globoso, flácido, doloroso à palpação em hipocôndrio direito, Murphy +, RHA+, DB-.

Exames laboratoriais: Albumina = 2,8, Hb = 12,5, Leuc = 16 mil (65% neu; 12% bast; 15% linf), Plaq = 150 mil, BT = 6,0 (BD = 4,5 BI = 1,5), TGO = 2 × o normal, TGP = 1,5 × o normal, FA = 4 × o normal, GGT = 4 × o normal. USG de abdome: vesícula com paredes espessadas com múltiplos cálculos.

1. Dieta zero
2. SF a 0.9% 2000 mL EV nas 24h
3. Ceftriaxona 1 g EV 12/12 h
4. Metronidazol 500 mg Ev 8/8 h
5. Escopolamina EV 8/8 h
6. Dipirona se febre
7. Metoclopramida se náuseas ou vômitos
8. Enoxaparina 40 mg SC 1×/dia
9. Comunicar a equipe da cirurgia para drenagem cirúrgica da via biliar
10. Glicemia capilar 6/6 h
11. Correção da glicemia
12. Sinais vitais
13. Cuidados gerais

Referências

1. UptoDate 2012. Acute cholangitis. Afdhal, N H; Chopra, S; Calderwood, S B; Travis, A C.
2. Lobo, E J; Lopes Filho, G J; Del Grande, J C; Trivino, T. Guia de gastrocirurgia EPM/UNIFESP. Editora Manole. São Paulo, 2008.

3. Rodrigues, J J; Machado, M C C; Rasslan, S. Clínica cirúrgica. Editora Manole. São Paulo, 2008.
4. Martins, M A; Carrilho, F J; Alves, V A F; Castilho, E A; Cerri, G G; Wen, C L. Clínica médica. Volume 4: doenças do aparelho digestivo, nutrição e doenças nutricionais. Editora Manole. São Paulo, 2009.
5. Gayotto, L C C; Alves, V A F; Schiff, E. Doenças do fígado e vias biliares. São Paulo: Editora Atheneu, 2001.

Parte 5

HEPATOLOGIA

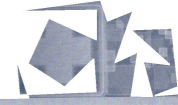

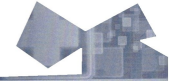

Ascite e Peritonite Bacteriana Espontânea

Beatriz Baptista da Cunha Lopes ○ Marcelo Corassa
Carolina Frade Magalhães Girardin Pimentel Mota

Introdução

Ascite é um achado frequente no pronto-socorro. Em 85% dos casos, cirrose é a causa de base. Seu surgimento tem valor prognóstico, determinando sobrevida em 2 anos de 50%. Entre a complicação mais grave está a peritonite bacteriana espontânea (PBE), que pode estar presente em 12% dos pacientes que procurar o PS.

Causas

Tabela 17.1 Principais causas de cirrose hepática.

Cirrose	Pancreatite	Insuficiência cardíaca	Tuberculose peritoneal
Hepatite alcoólica	Síndrome nefrótica	Neoplasia	Síndrome de Budd-Chiari

Quadro clínico e diagnóstico

Todos os pacientes cirróticos com ascite admitidos no pronto-socorro devem ser submetidos a **paracentese diagnóstica.** Pode-se proceder à paracentese de alívio se houver desconforto respiratório.

Devem ser respeitados alguns detalhes na realização da paracentese:

- Coletar o líquido ascítico **antes** do início de qualquer antibiótico.

- Plaquetopenia e INR alterado não contraindicam a paracentese. O procedimento é de fácil execução e com risco mínimo de complicações (1%). As únicas contraindicações são: CIVD e hiperfibrinólise.
- **Local preferencial para punção:** quadrante inferior esquerdo do abdome. Trace uma linha imaginária entre a cicatriz umbilical e a crista ilíaca anterossuperior esquerda, divida essa linha em três partes iguais e puncione entre o terço médio e lateral. Lembre-se que a técnica é estéril.
- **Importante:** quando forem drenados mais de 5 L de líquido ascítico, administrar 8-10 g de albumina humana para cada litro retirado. Ex.: 7 L de líquido – administrar 56 g de albumina. Albumina não é necessária quando a etiologia da ascite não for hipertensão portal.
- **Atenção:** cuidado com paracenteses de repetição < 5 L em intervalos curtos (< 7 dias). Administrar albumina quando o volume acumulado ultrapassar 5 L.

Análise do líquido ascítico

O que deve ser pedido de rotina?

Tabela 17.2 Análise do líquido ascítico.

Celularidade total e diferencial	≥ 250 polimorfonucleares (PMN)/mm^3 – PBE (Obs.: descontar 1 PMN para cada 250 hemáceas) Quando há predomínio de linfócitos, pensar em tuberculose, infecção por fungo e carcinomatose peritoneal
Abumina*	Fundamental para diagnóstico etiológico GASA ≥ 1,1 g/dL: hipertensão portal (cirrose, hepatite alcoólica, síndrome de Budd-Chiari, insuficiência cardíaca, pericardite constritiva) GASA < 1,1 g/dL: ausência de hipertensão portal (carcinomatose peritoneal, tuberculose, síndrome nefrótica, ascite pancreática)
Proteínas totais	> 1 g/dL: sugere peritonite secundária < 1,5 g/dL no paciente cirrótico: considerar profilaxia primária para PBE em alguns casos

* Sempre solicitar albumina sérica no mesmo dia da coleta do líquido ascítico para cálculo do GASA (gradiente albumina soro-ascite = albumina sérica – albumina no líquido ascítico).

Se suspeitar de infecção:

Ascite e Peritonite Bacteriana Espontânea

Tabela 17.3 Exames solicitados na suspeita de infecção.

Cultura*	Único micro-organismo: pensar em PBE
Gram	Polimicrobiano: pensar em peritonite bacteriana secundária (PBS)
Lactato desidrogenase (LDH)	Se > limite superior normalidade do plasma – pensar em PBS
Glicose	Se < 50 mg/dL – pensar em PBS

* Inocular o líquido ascítico **imediatamente** no frasco de hemocultura.

De acordo com a suspeita clínica, solicitar outros testes:

Tabela 17.4 Demais exames para avaliação do líquido ascético.

Triglicerídeos	> 200 mg/dL – sugere ascite quilosa (aspecto leitoso)
Amilase	> 1000 UI/L – sugere ascite pancreática
Bilirrubina	Bilirrubina no líquido > bilirrubina sérica ou bilirrubina no líquido > 6 mg/dL – sugere coleperitônio (aspecto marrom)
Citologia oncótica*	Sensibilidade de 57% a 67% para ascite neoplásica
Adenosina deaminase (ADA)	Aumentada na tuberculose peritoneal

* A sensibilidade aumenta se pelo menos 3 amostras de 50 mL de líquido forem enviadas e processadas prontamente; quanto maior o volume de líquido ascítico para pesquisa de citologia oncótica, maior a sensibilidade.

OBSERVAÇÃO
Não há benefício em solicitar lactato, pH e colesterol no líquido ascítico.

Conceitos importantes

Tabela 17.5 Conceitos importantes para diferenciar as moléstias do líquido ascético.

PBE	≥ 250 PMN/mm³ e cultura positiva para um único germe, sem evidência de qualquer fonte infecciosa	Iniciar antibiótico empírico, mesmo antes do resultado final da cultura
Ascite neutrocítica	≥ 250 PMN/mm³ e cultura negativa	Iniciar antibiótico empírico, da mesma forma que na PBE

(Continua)

Tabela 17.5 Conceitos importantes para diferenciar as moléstias do líquido ascético. *(Continuação)*

Bacteriascite	< 250 PMN/mm³ e cultura positiva para um único germe	Repetir paracentese em 24 h. Iniciar antibiótico de ≥ 250 PMN/mm³ ou sintomas (febre, dor abdominal ou encefalopatia inexplicada)
Peritonite bacteriana secundária (PBS)	≥ 250 PMN/mm³ e cultura positiva polimicrobiana + dois dos seguintes: 1. Proteína > 1 g/dL 2. LDH > limite superior normalidade do plasma 3. Glicose < 50 mg/dL	Solicitar exames de imagem, iniciar antibiótico e considerar cirurgia em alguns casos

Tratamento

Ascite no cirrótico

Se o paciente é etilista: abstinência alcoólica

Tabela 17.6 Classificação da ascite e programação terapêutica.

Ascite grau 1 (detectada apenas na USG)	Não necessita tratamento
Ascite grau 2 (moderada – presença de macicez móvel)	Restrição de sal na dieta (2 g/dia de sódio) **e** Diureticoterapia (alguns autores recomendam iniciar espironolactona e, apenas quando atingir dose máxima, associar furosemida, e outros recomendam iniciar as duas drogas de forma concomitante, mantendo a proporção de 100:40 mg): • **Espironolactona:** 100 a 400 mg/dia • **Furosemida:** 40 a 160 mg/dia **Objetivo terapêutico:** perda de 0,5 kg/dia em pacientes sem edema de membros inferiores e 1 kg/dia em pacientes com edema de membros inferiores
Ascite grau 3 (tensa, grande volume)	Paracentese terapêutica inicialmente **e** Restrição salina + diureticoterapia
Ascite refratária	Paracenteses de alívio repetidamente* Considerar transplante hepático

* Suspender os diuréticos nos pacientes que excretam < 30 mmol/dia de sódio na urina.

Cuidados com introdução ou manutenção de diureticoterapia: certifique-se de que o paciente não está em vigência de infecção, encefalopatia hepática, com disfunção renal (creatinina > 2,0 mg/dL) ou distúrbio eletrolítico (Na < 120 e/ou K > 6,0).

Na presença de descompensações (encefalopatia, PBE ou outras infecções) suspender todos os diuréticos em uso e avaliar grau de hidratação na abordagem inicial.

Peritonite bacteriana espontânea

Pode se manifestar com dor abdominal, febre, sinais de resposta inflamatória sistêmica, mas, em muitos casos, o paciente não apresenta qualquer sintoma/sinal.

- **Principais bactérias envolvidas:** *Escherichia coli*, *Klebsiella pneumoniae* e Pneumococo.

Tratamento

Ceftriaxone IV 1 a 2 g/dia por 5 dias **ou**
Cefotaxima IV 2 g 8/8 h por 5 dias **ou**
Ciprofloxacino IV 400 mg 12/12h por 5-7 dias
+
Albumina humana 1,5 g/kg no 1º dia de tratamento e
1,0 g/kg no 3º dia
(se Cr >1,0 e BT > 4,0 na entrada)

OBSERVAÇÃO

Não existe recomendação formal em realizar paracentese de controle em 48 h, exceto quando o paciente não melhora ou piora clinicamente.

Profilaxia primária

Sangramento agudo gastrointestinal (com ou sem ascite)	Ceftriaxone 1 a 2 g/dia IV por 7 dias **ou** Norfloxacina 400 mg 12/12 h VO por 7 dias
Proteína líquido ascítico < 1,5 g/dL	Norfloxacina 400 mg/dia VO indefinidamente

Profilaxia secundária

Após primeiro episódio de PBE	Norfloxacina 400 mg/dia VO indefinidamente **ou** SMZ-TMP 800/160 1x/dia VO indefinidamente

Caso clínico

G.S.N., sexo masculino, 48 anos, 60 kg, sabidamente cirrótico de etiologia alcoólica, sem acompanhamento regular, deu entrada no Pronto-Socorro com queixa de aumento do volume abdominal e dispneia há cerca de 2 semanas. Ao exame físico, PA: 100/60 mmHg, FC: 112 bpm, FR: 28 ipm, Sp O_2 em ar ambiente: 94%, Tax: 36,8 °C, sem alterações em ausculta cardíaca e pulmonar, com abdome globoso, tenso, ruídos hidroaéreos presentes, doloroso à palpação difusa com piparote positivo. Realizada paracentese diagnóstica com retirada de líquido ascítico amarelo citrino. Análise: 3.200 células com 80% de segmentados, 8% de linfócitos, 0,8 g/dL de proteínas e 1,0 g/dL de albumina. Exames gerais: creatinina 1,2/ureia 40/Na 124/K 4,8/Hb 10,7/Ht 32/Leucócitos 7.400 (0% bastões/76% segmentados/10% linfócitos)/AP 50%/Albumina 2,8. GASA = 1,8.

HD: PBE

Prescrição

1.	Dieta hipossódica	2 g/dia de sódio		
2.	Ceftriaxone (D0/D7)	2 g	IV	1×/dia
3.	Albumina humana 20%	30 g	IV	8/8 h
4.	Omeprazol	20 mg	VO	Em jejum
5.	Enoxaparina	40 mg	SC	1×/dia
6.	Glicemia capilar			6/6 h
7.	Cabeceira elevada 30°			
8.	Sinais vitais e cuidados gerais			

Referências

1. Runyon BA; AASLD Practice Guidelines Committee. Management of adult patients with ascites due to cirrhosis: an update. Hepatology 2009;49(6):2087-107
2. European Association for the Study of the Liver. EASL clinical practice guidelines on the management of ascitis, spontaneous bacterial peritonitis, and hepatorenal syndrome in cirrhosis. J Hepatol 2010;53(3):397-417
3. McGibbon A; Chen GI; Peltekian KM; Zanten SV. An evidence-based manual for abdominal paracentesis. Dig Dis Sci 2007;52:3307-3315

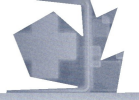

Encefalopatia Hepática

Renata Peixoto Barbosa ○ Marcelo Corassa
Carolina Frade Magalhães Girardin Pimentel Mota

Introdução

A encefalopatia hepática (EH) reflete uma série de anormalidades neuropsiquiátricas potencialmente reversíveis em pacientes com disfunção hepática (aguda ou crônica) e shunts portossistêmicos. Confere alta morbi-mortalidade e tem valor prognóstico. Estima-se que após o primeiro episódio de EH, a taxa de sobrevida é de 42% no primeiro ano e 23% em 3 anos.

Classificação

Tabela 18.1 Classificação da EH.

Tipo A	EH associada a insuficiência hepática fulminante				
Tipo B	EH associada a shunt portossistêmico na ausência de doença hepática intrínseca				
Tipo C	EH associada a cirrose e hipertensão portal	Episódica	Precipitada	Espontânea	Recorrente
		Persistente			
		Mínima ou subclínica			

Causas

A identificação das causas de EH é fundamental para direcionar o tratamento. Sem dúvida, infecção, sangramento gastrointestinal (GI) e distúrbios dietético/metabólicos são as causas mais comuns.

Tabela 18.2 Principais causas de EH.

Sangramento GI	Varizes esofágicas, gastrite erosiva, HDB
Infecção	Peritonite bacteriana espontânea, infecção do trato urinário, pneumonia
Constipação	Alimentação inadequada, disfunção autonômica, excesso de proteínas
Desidratação	Diuréticos em excesso, diarreia, vômitos incoercíveis
Distúrbios hidroeletrolíticos	Hiponatremia, hipernatremia, hipercalemia, hipercalcemia, lesão renal aguda ou crônica com uremia
Drogas	Sedativos, narcóticos, álcool
Stress orgânico	Cirurgia, pós-operatório, trauma, anestesia

Quadro clínico

O quadro de EH é percebido geralmente apenas com a anamnese, demonstrando: alteração do nível de consciência, alterações de comportamento e, principalmente, alterações no padrão de sono do paciente. O exame físico não revela necessariamente a EH, porém contribui para o diagnóstico ao demonstrar sinais de hepatopatia crônica, como aranhas vasculares, icterícia, ginecomastia, ascite, entre outros. O encontro de asterixis é bastante sugestivo de EH.

Os achados clínicos denominam a gradação clínica da EH, que vai do estágio 0, no qual o paciente está normal, até o estágio 4, quando o paciente se apresenta em coma.

Tabela 18.3 Gradação clínica da encefalopatia hepática segundo Critérios de West Haven.

Estágio 0	Paciente normal, no padrão clínico basal
Estágio I	*Déficit* de atenção, períodos curtos de comprometimento da consciência, discalculia, euforia, depressão, ansiedade, alteração do sono-vigília
Estágio II	Letargia, apatia, desorientação, comportamento inapropriado, alteração de personalidade, alteração da fala, asterixis
Estágio III	Confusão, sonolência, estupor, rebaixamento grave do nível de consciência
Estágio IV	Coma

Outra maneira mais atual de classificar a EH é segundo o consenso da ISHEN em: EH não manifesta (mínima e grau I) e EH manifesta (II, III e IV).

O diagnóstico é clínico e de exclusão. Como não existem sinais patognomônicos da doença e as manifestações clínicas são muito variáveis, é necessário muitas vezes descartar outros diagnósticos. Os exames complementares podem colaborar na identificação do fator precipitante e para guiar o tratamento, além de favorecer identificação de diagnósticos diferenciais.

Tabela 18.4   Principais exames complementares úteis na EH.

Rastreio infeccioso	Hemograma, urina I, radiografia de tórax, paracentese, líquor
Rastreio metabólico	Ureia, creatinina, sódio, potássio, cálcio, magnésio, TGO, TGP, GGT, FA
Função hepática	Albumina, bilirrubinas, TAP/INR
Exames de imagem	USG de abdome, TC de crânio

Com os exames complementares, podemos estratificar os principais diagnósticos diferenciais; entre eles, os principais são:

Tabela 18.5   Principais diagnósticos diferenciais da EH.

Encefalopatia metabólica	Hipo/hiperglicemia, hipóxia, narcose, distúrbios eletrolíticos
Encefalopatia tóxica	Etanol, benzodiazepínicos, opioides
Infecção do SNC	Meningite, abscesso, encefalite
Processos expansivos e isquêmicos	Neoplasias, AVC hemorrágico e isquêmico

Tratamento

O tratamento da EH depende basicamente da identificação e correção da causa precipitante, além da instituição de medidas de controle e manutenção da estabilidade neurológica. Em todos os casos, deve-se proceder:

- **Suporte clínico:** monitorização cardiopulmonar, expansão volêmica com cristaloides (avaliar necessidade de albumina), proteção de vias aéreas e suporte ventilatório, sonda nasoenteral (EH graus III e IV) e decúbito elevado.
- **Suspensão de drogas associadas:** depressores do SNC, diuréticos.

- Dieta normoproteica (1,0 a 1,5 g/kg/dia de proteína) e normocalórica. Dieta hipoproteica apenas em casos graves e refratários as todas medidas clínicas instituídas.
- **Lactulose:** 20-40 mL via oral ou enteral, de até 1 em 1 h até evacuação, com ajuste posterior de dose para conseguir 2-3 evacuações pastosas por dia. Pode ser usado enema de lactulose.
- **Outras drogas (refratários a lactulona):** neomicina 1 g, VO ou enteral, até de 6/6h (não usar em caso de disfunção renal) ou metronidazol 1 a 1,5 g/dia oral ou enteral.
- **L-ornitina L-aspartato (LOLA):** infusão EV 20 g/dia ou 3 a 6 g (1 a 2 env) VO 3×/dia. Tem o objetivo de reduzir a amônia, mais eficaz na forma EV para casos graves. Contraindicada na disfunção renal.
- **Rifaximina:** ainda não disponível no Brasil, melhor perfil de segurança comparada a lactulose e a neomicina. Utilizar 400 mg 8/8h.
- **Enema:** Eficaz no tratamento das formas agudas e graves promove evacuação rápida nos casos mais urgentes. Utilizar 300 ml de lactulose para 1 litro de água.
- **Flumazenil:** Efeito transitório com melhores resultados nos pacientes com fator desencadeante por benzodiazepínicos. Administrar 0,2 mg em bolus e até infusão contínua de 0,1 a 0,4 mg/h. Não utilizar de rotina.

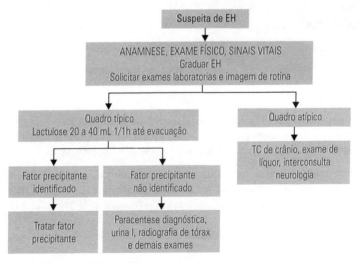

Figura 18.1 Abordagem básica da EH.

Caso clínico

Paciente 48 anos, sexo feminino, portadora de cirrose hepática por vírus B diagnosticada há 3 anos, sem descompensações prévias, foi trazida ao PS devido a quadro de alteração do comportamento, agressividade e alteração do ciclo sono-vigília há 3 dias. Refere evacuações ausentes há 2 dias e vem apresentando disúria e polaciúria há 3 dias, sem febre associada. Nega alteração das medicações de uso habitual. Ao exame: BEG corada, hidratada, afebril, eupneica. Exame segmentar sem alterações, ausência de ascite. Exame neurológico: confusa, desorientada no tempo e espaço, flapping ausente, ECG: 15, sem *déficits* focais. Hb: 13; Leucograma 7.500 sem desvios, Cr: 1.0; Ur: 25; K: 3.6; Glicemia Capilar: 98; Urina I, 1 → L: 300.000; E: 20.000.

Prescrição

1.	Dieta geral normoproteica			
2.	SF0,9%	500 mL	IV	ACM
3.	Ceftriaxone	1 g	IV	12/12 h
4.	Lactulona	20 mL	VO	1/1 h (até evacuação)
5.	Enoxaparina	40 mg	SC	1×/dia
6.	Glicemia capilar			6/6 h
7.	Sinais vitais			6/6 h

Referências

1. Bismuth M, Funakoshi N, Cadranel JF, Blanc P. Hepatic encephalopathy: from pathophysiology to therapeutic management. Eur J Gastroenterol Hepatol. 2011;23:8–22.
2. Bajaj JS, Cordoba J, Mullen KD, Amodio P, Shawcross DL, Butterworth RF, Morgan MY. International Society for Hepatic Encephalopathy and Nitrogen Metabolism (ISHEN). Review article: the design of clinical trials in hepatic encephalopathy--an International Society for Hepatic Encephalopathy and Nitrogen Metabolism (ISHEN) consensus statement. Aliment Pharmacol Ther.2011;33:739–47.

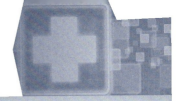

Síndrome Hepatorrenal

Lucas Colombo Godoy   ○   Marcelo Corassa
Carolina Frade Magalhães Girardin Pimentel Mota

Introdução e definições

Síndrome hepatorrenal (SHR) é uma condição caracterizada por insuficiência renal funcional que se instala em pacientes com insuficiência hepática aguda ou crônica de qualquer etiologia, em decorrência dessa disfunção hepática e na ausência de outras causas conhecidas de doença renal.

Clinicamente, a SHR pode ser dividida em dois subgrupos: SHR tipo 1 e SHR tipo 2.

- **SHR tipo1:** caracterizada por início rápido, mais frequentemente correlacionada com algum fator precipitante identificável e com prognóstico pior em relação ao tipo 2 (sobrevida média de cerca de 1 mês após diagnóstico). Sua definição operacional é a presença de elevação, em até duas semanas, da creatinina sérica para o dobro do valor basal, resultando num valor de Cr de ao menos 2,5 mg/dL ou queda de pelo menos 50% do *clearance* basal (menos de 20 ml/min).
- **SHR tipo 2:** desenvolve-se ao longo de alguns meses, sendo caracterizada clinicamente sobretudo por ascite refratária. É um diagnóstico de exclusão e a sobrevida média é de cerca de 6 meses.

Os principais fatores clínicos precipitantes estão listados a seguir:

- **Infecções bacterianas:** peritonite bacteriana espontânea (mais comum), pneumonias, infecção urinária, entre outros;

175

- Hemorragias gastrointestinais, sobretudo hemorragia digestiva alta varicosa;
- Paracenteses de grande volume, sem correta expansão plasmática com albumina.

OBSERVAÇÃO
Diureticoterapia não é considerada fator precipitante de SHR por si.

Quadro clínico

Pacientes com SHR apresentam-se com injúria renal aguda (Tabela 19.1) e o diagnóstico diferencial entre causas de injúrias agudas deve ser feito (Tabela 19.2). São comumente encontrados no paciente com SHR:

- Cirrose avançada (Chid-Pugh C) com ascite;
- Baixa pressão arterial média (média de 74 mmHg em revisão sistemática);
- Baixo sódio sérico (média de 127 mEq/L);
- Cr sérica média de 3,6 mg/dL, raramente ultrapassando 6 mg/dL;
- Débito urinário ao redor de 600 ml/dia (ou seja, formas não oligúricas são comuns).

Tabela 19.1   Novas definições para diagnóstico de doença renal em cirróticos.

Injúria renal aguda (IRA)	Aumento de Cr maior que 50% do valor basal ou aumento $\geq$ 0,3 mg/dL em menos de 48 h. SHR tipo 1 é um tipo específico de IRA.
Doença renal crônica (DRC)	Taxa de filtração glomerular inferior a 60 ml/min por mais de três meses, calculada pela fórmula MDRD. SHR tipo 2 é uma forma específica de DRC.
Doença renal crônica agudizada	Aumento de Cr maior que 50% do valor basal ou aumento $\geq$ 0,3 mg/dL em menos de 48 h em um paciente cirrótico cuja taxa de filtração glomerular seja inferior a 60 ml/min por mais de três meses, calculada pela fórmula MDRD6.

Fonte: WONG F, 2011.

Tabela 19.2   Causas mais importantes de doença renal em cirróticos.

Mecanismo	Etiologia
Hipovolemia	Hemorragias (ex.: hemorragia digestiva alta varicosa); uso excessivo de diuréticos; diarreia (infecciosa ou por uso excessivo de lactulona)
Sepse	Sepse de diversos focos pode causar doença renal aguda da sepse, o que é evidência de disfunção orgânica (sepse grave)
Doença renal induzida por drogas	Tratamento atual ou recente com anti-inflamatórios, aminoglicosídeos, uso de contraste iodado, entre outros
Doença renal parenquimatosa	Deve ser suspeitada na presença de proteinúria e/ou hematúria. Confirmação por biópsia renal pode ser necessária. A presença de cilindros celulares na urina 1 sugere necrose tubular aguda. Algumas hepatopatias crônicas podem cursar com manifestações extra-hepáticas renais. Como exemplo, temos glomerulopatia membranosa na hepatite B e glomerulopatia membrano-proliferativa na hepatite C.
Síndrome hepato-renal	Ver quadro separado

Adaptado de: GINÈS P, 2009.

Na presença ou suspeita de injúria renal aguda no cirrótico, os exames listados na Tabela 19.3 devem ser solicitados, na tentativa de se firmar o diagnóstico, determinar a etiologia e o fator precipitante e avaliar a gravidade.

A Figura 19.1 apresenta uma possibilidade de raciocínio teórico para auxiliar na diferenciação dos quadros de injúria renal aguda no hepatopata. Os critérios diagnósticos para SHR estabelecidos em 2007 pelo Clube Internacional da Ascite encontram-se na Tabela 19.4.

Diagnóstico

Tabela 19.3 Avaliação do paciente cirrótico com disfunção renal.

	Testes	Comentários
Avaliação da função renal	Creatinina sérica diária	Ascensões de 0,3 a 0,5 mg/dl podem indicar redução abrupta da taxa de filtração renal. As equações para cálculo indireto de *clearance* de creatinina (ex.: Cockcroft-Gault e MDRD) frequentemente hiperestimam a função renal de cirróticos.
	Na e K séricos diários, além de demais eletrólitos	Hipercalemia e hiponatremia são comuns.
	Urina 1, eletrólitos, Cr e proteína urinários devem ser medidos (usar, preferencialmente, proteinúria de 24 h)	A presença de mais de 500 mg de proteína/dia e alterações de sedimento urinário sugerem doença renal parenquimatosa.
	Ultrassonografia renal	Na cirrose, em geral é normal. Se alterada, sugere doença renal crônica.
	Biópsia renal	Pode ser indicada na suspeita de doença renal parenquimatosa, na ausência de contraindicações (ex.: coagulopatias severas).
Avaliação da função hepática	Testes hepáticos (AST, ALT, FA, GGT, Bilirrubinas, Albumina, Coagulograma)	
	US abdome superior com Doppler	Estudo do parênquima hepático e da circulação portal, em busca de hipertensão.
	Endoscopia digestiva alta	Para pesquisa de varizes esofágicas.
Avaliação de possível infecção	Hemograma, provas inflamatórias	Leucocitose pode estar ausente, mesmo em quadros infecciosos, devido ao hiperesplenismo.
	Contagem de células do líquido ascítico e cultura do líquido	Realizar inoculação em frasco de hemocultura à beira do leito.
	Hemocultura (2 amostras) e cultura de urina	Solicitar mesmo na ausência de sinais evidentes de infecção.
	Radiografia de tórax	

Adaptado de: GINÈS P, 2009.

Síndrome Hepatorrenal

Tabela 19.4 Novos critérios para diagnóstico de SHR (2007).

Cirrose com ascite
Creatinina sérica > 1,5 mg/dl
Ausência de melhora da creatinina sérica (redução da creatinina sérica para ≤ 1,5 mg/dl) após 48 horas de suspensão do tratamento diurético e expansão de volume com albumina. A dose recomendada de albumina é de 1 g/kg/dia até o máximo de 100 g/dia (*)
Ausência de choque
Ausência de tratamento recente com drogas nefrotóxicas
Ausência de doença renal parenquimatosa indicada por proteinúria > 500 mg/dia, micro-hematúria (> 50 hemácias/campo de grande aumento) e/ou USG renal anormal

(*) SHR tipo 1: aumento da Cr sérica para o dobro do nível nasal (sendo o valor final acima de 2,5 mg/dL), num intervalo inferior a 2 semanas.

Fonte: Salerno F, 2007.

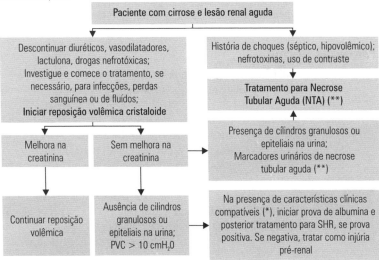

(*) ascite, cirrose avançada, hiponatremia, baixa pressão arterial média.

(**) diagnóstico diferencial entre NTA e SHR pode ser difícil de ser realizado. A fração de excreção de sódio e dosagem de sódio urinário são muitas vezes falhas, tanto pelo uso prévio de diuréticos quanto pelo próprio desregulamento na homeostase do sódio no cirrótico. A fração de excreção de ureia pode ser útil nessas situações icterícia, na ausência de NTA, também pode levar à formação de cilindros urinários e confundir o diagnóstico.

Figura 19.1 Proposta para investigação e manejo inicial da injúria renal aguda no cirrótico. Adaptado de GARCIA-TSAO, 2008.

Tratamento da SHR tipo 1

Os dois princípios básicos do tratamento da SHR tipo 1 são aumentar o volume arterial efetivo (albumina) e aumentar a resistência da circulação esplâncnica (terlipressina), aumentando, assim, a pressão de perfusão renal (Tabela 19.5).

Tabela 19.5 Terapêutica farmacológica de escolha na SHR tipo 1.

GERAL: Suspender diuréticos, lactulose, vasodilatadores, drogas nefrotóxicas.

ALBUMINA: expansão com 1 g/kg/dia nos dois primeiros dias, com dose máxima 100 g/dia.
seguir, deixar dose de manutenção de 20 a 40 g/dia nos dias subsequentes.
Exemplo de prescrição de expansão para paciente com 80 kg: 2 frascos de 50 ml de albumina a 20% de 6 em 6 h, totalizando 80 g/dia, por dois dias.

TERLIPRESSINA: dose inicial de 0,5 mg a cada 6 horas, em bolus intravenoso, podendo ser reajustada a cada 1 ou 2 dias até se obter melhora da Cr sérica, sendo a dose máxima de 2 mg de 4/4 h. Manter até reversão da SHR (Cr < 1,5 mg/dL) ou até o máximo de 14 dias.

Medidas gerais

- Internação em unidade de terapia intensiva ou semi-intensiva;
- Monitorização hemodinâmica, sobretudo como guia para reposição volêmica;
- Suspender diuréticos, lactulose, vasodilatadores, drogas nefrotóxicas;
- Solicitar a rotina de exames laboratoriais da Tabela 19.3;
- Identificar e tratar precocemente possíveis fatores precipitantes;
- Em ascites de grande volume, uma vez que os diuréticos devem ser suspensos, recomendam-se paracenteses de alívio com reposição de albumina (8 g de albumina para cada litro de líquido ascítico removido);
- Em situações sem diagnóstico infeccioso firmado ou suspeito, não há evidências para uso profilático de antimicrobianos.

Expansão volêmica com albumina

- Iniciar expansão com 1 g/kg/dia nos dois primeiros dias, com dose máxima 100 g/dia;
- A seguir, deixar dose de manutenção de 20 a 40 g/dia nos dias subsequentes;

- Realizar acompanhamento clínico-radiológico (e, se disponível, também com pressão venosa central) para evitar sobrecarga de volume pulmonar.

Terlipressina

- A terlipressina é atualmente considerada o melhor vasoconstritor esplâncnico no contexto da SHR;
- A dose inicial recomendada é de 0,5 mg a cada 6 horas, em *bolus* intravenoso;
- A dose pode ser ajustada a cada 1 ou 2 dias até se obter melhora da Cr sérica, sendo a dose máxima de 2 mg de 4/4 h;
- O tratamento deve ser mantido até reversão da SHR (Cr < 1,5 mg/dL) ou até o máximo de 14 dias;
- A terapia deve ser descontinuada precocemente após 4 dias em não respondedores, sendo mantida a partir de então apenas em respondedores parciais (ou seja, que apresentaram redução da Cr, mas não para valores inferiores a 1,5 mg/dL);
- Na presença de fenômenos isquêmicos ou arritmia cardíaca grave, a terapia também deve ser descontinuada precocemente;
- Efeitos colaterais de importância são: bradicardia, hipertensão, cefaleia, infarto agudo do miocárdio, isquemia mesentérica, necrose de extremidades, arritmias;
- Fatores preditivos de boa resposta à terapia com vasoconstritores: menor idade, Child-Pugh ≤ 13 pontos e uso concomitante de albumina.

Alternativas à terlipressina

- **Noradrenalina:** dose inicial de 0,5 mg/hora, infusão IV contínua. Titular a dose para se alcançar um acréscimo de 10 mmHg na pressão arterial média. Manter tratamento até Cr < 1,5 mg/dL ou por no máximo 15 dias;
- **Vasopressina:** 0,01 U/min a 0,8 U/min em infusão IV contínua. Titular a dose para se alcançar um acréscimo de 10 mmHg na pressão arterial média ou pressão arterial média acima de 70 mmHg;
- **Associação midrodina e octreotide:** não disponível no Brasil.

Diálise

- As indicações para diálise de urgência são similares às demais injúrias renais agudas (síndrome urêmica, hipercalemia refratária, hipervolemia grave refratária, acidose metabólica refratária);
- Se disponíveis, dar preferência a métodos dialíticos contínuos, sobretudo em pacientes hemodinamicamente instáveis;
- Recomenda-se não utilizar rotineiramente hemodiálise em pacientes que não sejam candidatos ao transplante hepático, uma vez que o prognóstico da SHR sem transplante é extremamente reservado e a terapia dialítica, até o momento, não se mostrou capaz de alterar esse prognóstico.

Derivação portossistêmica intra-hepática transjugular (TIPS)

- Embora a inserção de TIPS possa melhorar a função renal em alguns pacientes, não há dados suficientes na literatura para que se possa recomendar TIPS como tratamento padrão em SHR tipo 1;
- Nos pacientes com SHR tipo 2 a utilização do TIPS pode ter grande benefício quando empregado como tratamento.
- São contraindicações para realização do TIPS as seguintes condições, frequentemente presentes nos pacientes com SHR tipo 1: escore de Child-Pug > 11; encefalopatia hepática; RNI > 2; bilirrubinas totais > 5mg/dL; doenças cardiopulmonares graves, entre outras.

Transplante hepático

- Transplante hepático é o tratamento de eleição na SHR, com taxas de sobrevida em 3 anos de cerca de 60% na SHR tipo 1. Assim, tão logo o diagnóstico de SHR seja feito, o paciente deve ser alocado na fila de transplante (ou ter sua situação atualizada na fila);
- No contexto da SHR, as principais contraindicações ao transplante hepático são: etilismo atual, infeccção ativa e hepatocarcinoma fora dos critérios de Milão.
- A principal limitação do transplante é o tempo de espera na fila. Atualmente, com a classificação baseada no escore de MELD, esses pacientes acabam atingindo valores mais altos e colocações mais altas em fila (já que os valores de creatinina são utilizados na fórmula).
- Pacientes que se tornaram dependentes de diálise durante o processo de espera para o transplante podem ser avaliados para transplante duplo

fígado-rim. Os critérios para seleção de pacientes que se beneficiariam do transplante duplo no contexto da SHR ainda não estão definidos. Geralmente a função renal, quando exclusivamente comprometida pela SHR, melhora após o transplante hepático e esses pacientes acabam não mais necessitando de diálise.

Considerações finais

- A SHR tipo 1 é uma causa importante de descompensação do paciente cirrótico e necessita ser prontamente reconhecida e adequadamente manejada;
- Constitui diagnóstico de exclusão, sendo importante, inicialmente, que se afaste causa pré-renal, a principal causa de injúria renal aguda também no paciente cirrótico;
- A terapia de escolha para reversão da SHR (tipo 1 e 2) é o transplante hepático. Enquanto se aguarda para realização do procedimento, devem ser realizadas, no caso agudo da SHR tipo 1, expansão volêmica com albumina e administração de terlipressina em doses adequadas. A eventual melhora na função renal em decorrência deste tratamento não deve postergar a indicação do transplante hepático, pois esta é a única terapêutica capaz de comprovadamente alterar mortalidade a longo prazo na SHR.

Caso clínico

MPC, 62, sexo masculino, portador de cirrose por vírus C, é trazido por familiares ao pronto-socorro por queda do estado geral, sonolência e aumento do volume abdominal. Nega dor abdominal, história atual ou pregressa compatível com HDA, constipação, não sabe referir sobre alterações relacionadas ao aparelho urinário. Nega comorbidades. Faz uso de espironolactona, furosemida, propranolol, lactulona. Ao EF, REG, sonolento, PA = 104×62 mmHg; P = 64 bpm; FR = 14 ipm; Sat = 96%. P = 80 kg. CA = 118 cm. Abdome ascítico moderada quantidade, indolor, RHA presentes. Edema discreto em membros inferiores, simétrico. Trazia exames laboratoriais realizados há 3 semanas que não evidenciavam leucocitose ou anemia, apenas plaquetopenia discreta. Cr = 1,2; Ur = 64 (MDRD = 68 ml/min). AP = 52%; Albumina = 2,7 g/dL; BT = 1,8 mg/dL. Realizada punção de líquido ascítico no PS, que evidenciou 1.200 células com 80% de segmentados. Calculado GASA = 1,4. Exames gerais colhidos no PS evidenciavam: Cr = 3,9; Ur =172; K = 4,2; Na = 126. Demais exames similares a exames anteriores. Sem alterações em urina 1.

Feita HDs iniciais de: Cirrose descompensada em ascite e PBE; Injúria renal aguda em paciente cirrótico (pré-renal por diureticoterapia?; SHR? Doença renal parenquimatosa?)

1.	Jejum			
2.	SF 0,9%	500 ml	IV	6/6 h
3.	Ceftriaxone (D0/D7)	2 g	IV	1×/dia
4.	Heparina não fracionada	5.000 U	SC	8/8 h
5.	Cabeceira elevada 30°			

Recoletados exames após 48 horas de hidratação, que evidenciaram: Cr = 3,8; Ur = 166. Demais exames mantidos. Uma vez não tendo havido melhora da função renal após hidratação, na vigência de quadro clínico compatível, feita HD de possível síndrome hepatorrenal tipo 1, precipitada pela PBE. Optado por suspender cristaloide e iniciar prova terapêutica com albumina:

Albumina humana 20% (50 mL/frasco)	2 frascos (= 100 mL = 40 g)	IV	6/6 h

Após 48 horas com terapêutica acima, recoletados exames, que não evidenciaram alteração significativa na função renal. Estabelecido, assim, diagnóstico de SHR e optada por terapêutica específica:

Albumina humana 20% (50 mL/frasco)	1 frasco (= 50 mL = 20 g)	IV	6/6 h
Terlipressina*	0,5 mg	IV	6/6 h, em *bolus*

*É necessária monitorização cardíaca, respiratória e pressão arterial contínuas.

Referências

1. European Association for the Study of the Liver. EASL clinical practice guidelines on the management of ascites, spontaneous bacterial peritonitis, and hepatorenal syndrome in cirrhosis. Journal of Hepatology 2010 vol. 53 j 397–417.
2. GINÈS P, SCHRIER RW. Renal Failure in Cirrhosis. N Engl J Med 2009;361:1279-90.
3. NADIM MK et al. Hepatorenal syndrome: the 8th international consensus conference of the Acute Dialysis Quality Initiative (ADQI) Group. Critical Care 2012, 16:R23.
4. SALERNO F, GERBES A, GINÈS P, WONG F, ARROYO V. Diagnosis, prevention and treatment of hepatorenal syndrome in cirrhosis. Gut. 2007 Sep;56(9):1310-8.

Parte 6

INFECTOLOGIA

Sepse

Moacyr Silva Junior   ○   Guilherme Bricks   ○   Paulo Ricardo Gessolo Lins
Marcelo Corassa   ○   Aécio Flávio Teixeira de Góis

Introdução

A sepse é uma das principais causas de admissão e óbito em unidades de terapia intensiva (UTI). Em razão do envelhecimento populacional, à melhor sobrevida de doenças crônicas e ao aumento de procedimentos invasivos a incidência da sepse é crescente em todo o mundo. Ao mesmo tempo, observa-se discreta redução da letalidade. O Brasil apresenta uma das maiores taxas de letalidade mundial (em torno de 46,6% em UTI).

O pulmão é o principal sítio de infecção em UTI brasileiras (69%), seguido pelo abdome (23,1%), vias urinárias (16%), sistema cutâneo (7,5%) e relacionado a cateter (5,2%). Os principais microrganismos implicados são os bacilos Gram-negativos (40,1%), cocos Gram-positivos (32,8%) e fungos (5%). Em países da Europa e nos Estados Unidos, os cocos Gram-positivos já predominam, com destaque para *enterococos* e *estafilococos*. No Brasil, o *Staphylococcus aureus* resistente à oxacilina é o segundo agente mais frequente.

Definições

Síndrome clínica que se apresenta inicialmente como um estado pró-inflamatório que leva à lesão tecidual. Apresenta sintomas que variam de síndrome da resposta inflamatória sistêmica (SRIS) até disfunção de múltiplos órgãos e sistemas (DMOS).

Tabela 20.1 Conceitos principais sobre o quadro de sepse e seu diagnóstico segundo definições internacionais pelo Surviving Sepsis.

Conceitos
SRIS causada por infecção.
Critérios para sepse: infecção, documentada ou suspeita, associada a alguns dos fatores a seguir.
Variáveis gerais
1. Temperatura axilar ≥ 37,8 °C ou ≤ 35,5 °C ou temperatura central ≥ 38,3 °C ou ≤ 36 °C.
2. Frequência respiratória ≥ 20 irpm ou $PaCO_2$ ≤ 32 mmHg.
3. Frequência cardíaca ≥ 90 bpm.
4. Edema importante ou balanço hídrico positivo (> 20 mL/kg em 24 horas).
5. Estado mental alterado.
6. Hiperglicemia (glicose plasmática > 140 mg/dL) na ausência de diabetes.
Variáveis inflamatórias
1. Leucócitos ≥ 12.000 cel/mm³ ou ≤ 4.000 cel/mm³ ou ≥ 10% de bastões.
2. Proteína C reativa (PCR) maior do que duas vezes o limite da normalidade.
3. Procalcitonina maior do que duas vezes o limite da normalidade.
Variáveis Hemodinâmicas
1. Hipotensão: pressão arterial sistólica (PAS) < 90 mmHg ou pressão arterial média (PAM) < 70 mmHg ou redução ≥ 40 mmHg da PAS basal em hipertensos.
Variáveis de disfunção orgânica
1. Hipoxemia arterial: PaO_2/FiO_2 ≤ 300.
2. Disfunção renal: aumento ≥ 0,5mg/dL da creatinina sérica basal ou débito urinário (DU) ≤ 0,5 mL/kg/h por 2 horas, a despeito de ressuscitação volêmica adequada.
3. Hiperbilirrubinemia: bilirrubina total ≥ 4 mg/dL.

(Continua)

Tabela 20.1 Conceitos principais sobre o quadro de sepse e seu diagnóstico segundo definições internacionais pelo Surviving Sepsis. *(Continuação)*

Variáveis de disfunção orgânica	
4.	Coagulopatia: RNI ≥ 1,5 ou TTPa ≥ 60 seg.
5.	Trombocitopenia: plaquetas ≤ 100 mil/mcL ou redução ≥ 50% do maior valor dos últimos três dias.
6.	Intestinal: íleo paralítico (ausência de ruídos hidroaéreos).
Variáveis de perfusão tecidual	
1.	Hiperlactatemia (lactato maior do que 9 mg/dL ou 1 mmol/L).
2.	Perfusão periférica diminuída/tempo de enchimento capilar aumentado (> 4 seg).

Tabela 20.2 Conceitos principais sobre o quadro de sepse e seu diagnóstico segundo definições internacionais pelo Surviving Sepsis.

Sepse grave (pelo menos um achado)	
1.	Hipotensão induzida pelo estado de sepse. PAS < 90 mmHg ou PAM < 70 mmHg ou redução ≥ 40 mmHg da PAS basal em hipertensos.
2.	Lactato acima dos limites de normalidade para o laboratório (> 36 mg/dL ou > 4 mmol/L).
3.	Débito urinário < 0,5 mL/kg/h após duas horas de expansão volêmica adequada ou Cr > 2,0 mg/dL.
4.	Hipoxemia PaO$_2$/FiO$_2$ ≤ 250 em caso de sepse de foco não pulmonar.
5.	Hipoxemia PaO$_2$/FiO$_2$ ≤ 200 em caso de sepse de foco pulmonar.
6.	Bilirrubina total > 2 mg/dL.
7.	Plaquetas < 100 mil/mcL ou redução ≥ 50% do maior valor dos últimos três dias.
8.	Coagulopatia: RNI ≥ 1,5 ou TTPa ≥ 60 seg.
Choque septico	
Hipotensão refratária às medidas de expansão volêmica.	
Choque septico refratário	
Hipotensão refratária às medidas de expansão volêmica e terapia vasopressora.	

Tratamento

O tratamento da sepse é preconizado por protocolo em uma divisão na qual as primeiras seis horas de atendimento são mais importantes. Todo paciente deve atender a algumas metas (Tabela 20.3).

Tabela 20.3 Metas nas primeiras 6 horas de atendimento do paciente em sepse.

Abordagem inicial mínima nas primeiras seis horas
PAM: ≥ 65 mmHg.
Pressão venosa central (PVC): entre 8 e 12 mmHg se ventilação espontânea e 12 e 15 mmHg se ventilação mecânica ou redução de complacência ventricular.
Débito urinário (DU): ≥ 0,5 mL/kg/min.
Saturação venosa central de O_2 ($SvcO_2$): ≥ 70mmHg.
Clearance **de lactato:** queda de pelo menos 10% do lactato arterial em seis horas.
Definir o foco: exames complementares conforme cada caso.
Controle do foco: antibioticoterapia, drenagem, cirurgia, desbridamento e remoção de dispositivos infectados, sempre que indicado.

Conduta

Todo paciente com critérios de sepse deve passar pelas etapas descritas a seguir. A progressão de etapas depende do estado clínico do paciente e da necessidade de expandir terapias para manter a perfusão.

Tabela 20.4 Pacote de 3 horas obrigatórias para o paciente em sepse.

Pacote de 3 horas
Anotar sinais vitais de entrada, ofertar O_2 se necessário, obter dois acessos venosos periféricos calibrosos.
Realizar história dirigida para as queixas, indagar sobre doenças de bases, internação recente pregressa e possibilidade de neutropenia febril (história de quimioterapia ou neoplasia hematológica).

(Continua)

Tabela 20.4 Pacote de 3 horas obrigatórias para o paciente em sepse. *(Continuação)*

Colher exames

Colher exames: gasometria arterial com medida de lactato (anotar FiO_2 no momento da coleta e checar resultado em menos de 30 minutos), hemograma, creatinina, bilirrubina total e frações, tempos de protrombina e tromboplastina parcial ativada, duas hemoculturas periféricas por punção.

Colher outros exames conforme necessidade: sódio/potássio, ureia, marcadores cardíacos, NT-próBNP (pode estar elevado na sepse), aminotransferases, fosfatase alcalina/gama GT, amilase/lípase, e outros. *Marcadores inflamatórios:* a curva da proteína C reativa e pró-calcitonina são úteis para avaliação de controle infeccioso no seguimento do paciente.

Colher triagem micológica (1,3 β-D-glucana, Manana e anti-Manana) caso forem disponíveis e existir suspeita de candidíase disseminada.

Colher culturas

Colher culturas de todos os sítios pertinentes (por exemplo, urina, ponta de cateter, secreção traqueal e líquido cefalorraquidiano) – preferir culturas quantitativas. Caso o paciente apresente cateter venoso central por mais de 48 horas, colher hemoculturas pareadas, periférica e do cateter venoso central com coleta de todas as vias do cateter.

Expansão volêmica

Administrar pelo menos 30 mL/kg de solução cristaloide para pacientes hipotensos ou com lactato > 2x o limite da normalidade ou > 4 mmoL/L.

Iniciar antibioticoterapia

Iniciar antibioticoterapia de amplo espectro em *até 1 hora da chegada e antes da coleta de hemocultura*. (Atraso para início de antibioticoterapia é tolerado em até 45 minutos para coleta de hemoculturas).

Considerar terapia antiviral em pacientes sob suspeita de sepse grave ou choque séptico de origem viral.

Considerar terapia antimicrobiana combinada de amplo espectro em pacientes neutropênicos ou pacientes com colonização por germes multirresistentes *(Acinetobacter e Pseudomonas)*.

Ajustar antibiótico se necessário após resultado de culturas.

Tabela 20.5 Pacote de 6 horas obrigatórias para o paciente em sepse.

Pacote de 6 horas

Vasopressor

Associar vasopressor (para hipotensões que não respondem à expansão volêmica inicial) para manter a PAM > 65 mmHg.

(Continua)

Tabela 20.5 Pacote de 6 horas obrigatórias para o paciente em sepse. *(Continuação)*

Acesso venoso central (CVC) – mínimo duplo lúmen – indicações

Choque séptico: manutenção de hipotensão após expansão volêmica.

Lactato alto: lactato arterial maior do que duas vezes o limite superior à normalidade (o lactato é marcador de mal prognóstico mesmo em pacientes com metas pressóricas obtidas).

Pressão venosa central

PVC não é necessária, mas ainda não foi abandonada. Deve-se, sempre que possível monitorar a PVC e levar em consideração metas de 8 a 12 mmHg em ventilação espontânea ou 12 a 15 mmHg em ventilação mecânica ou pacientes com diminuição da complacência ventricular.

Colher gasometria venosa central para guiar terapia (meta $SvcO_2 > 70\%$).

Clearance de lactato

Objetivar *clearance* de pelo menos 10% do lactato inicial após pacote de medidas.

Clearance de lactato = (lactato inicial − lactato após 6 horas) x 100 / lactato inicial.

Controle de foco

Drenagem, cirurgia, desbridamento e remoção de dispositivos infectados, sempre que indicado. Se um cateter intravascular for o suspeito pelo quadro de sepse grave ou choque séptico deve ser removido prontamente assim que outro acesso vascular seguro for instalado.

Tabela 20.6 Sugestão para iniciar expansão volêmica em paciente séptioco.

Expansão volêmica

Nenhum paciente deve permanecer hipotenso por mais de 30 minutos.

Soluções de escolha: cristaloides (soro fisiológico ou ringer lactato)

Expansão volêmica com cristaloides: soro fisiológico (SF) ou ringer lactato (RL) pelo menos 30 mL/kg em 30 a 60 min.

Alternativa: administrar 500 mL, a cada 30 minutos e avaliar resposta terapêutica (PAM > 65 mmHg) e efeitos colaterais (edema agudo de pulmão).

Em pacientes cardiopatas, pode ser necessário reduzir a velocidade de infusão ou terapia vasopressora precoce.

Evitar o uso de soluções coloidais sintéticas

(Continua)

Tabela 20.6 Sugestão para iniciar expansão volêmica em paciente séptioco. *(Continuação)*

Soluções de escolha: cristaloides (soro fisiológico ou ringer lactato)
Em pacientes com grandes necessidades de volume, avaliar expansão volêmica com soluções albuminadas.
Manter plano de expansão volêmica enquanto houver melhora de parâmetros hemodinâmicos [pressão de perfusão, pressão arterial (PA), frequência cardíaca (FC), variação do volume sistólico (VVS)]
Quantificar a diurese (DU > 0,5 mL/kg/h). Se necessário, passar sonda vesical de demora (SVD).

Tabela 20.7 Principais vasopressores utilizados na sepse e suas indicações.

Vasopressores
Os vasopressores devem ser iniciados em caso de hipotensão sem resposta à expansão volêmica.
A introdução de vasopressores deve ser feita antes da prova de volume em caso de hipotensão ameaçadora à vida, como em sinais francos de choque, dor torácica isquêmica, alteração aguda do estado mental e insuficiência cardíaca aguda. Objetivo: PAM > 65 mmHg.
Todo paciente com instabilidade hemodinâmica deve ter a pressão arterial aferida de maneira invasiva.
A noradrenalina é o agente vasopressor de escolha e de primeira linha.
Utilizar preferencialmente noradrenalina em comparação com a dopamina. A dopamina só deve ser usada em situações clínicas específicas (bradicardias absolutas ou relativas).
A dopamina não deve ser usada em baixa dose (< 5 mcg/kg/min – "dose renal").
Na necessidade de um segundo agente vasopressor ou a contraindicação ao uso da noradrenalina, preferir o uso da adrenalina.
A dose preconizada de vasopressina deve estar entre 0,01 a 0,03 mcg/mim. Doses entre 0,03 e 0,04 só devem ser consideradas após insucesso em atingir PAM > 65 mmHg com terapia vasopressora combinada em doses otimizadas.

Noradrenalina	SG 5% 234 mL + noradrenalina 4 ampolas (1 ampola – 4 mL – 4 mg) Dose: até 1,5 mcg/kg/mim	Vasopressina	SF 0,9% 200 mL + vasopressina 2 ampolas (1 ampola – 20 UI) Dose: 0,01 a 0,03 mcg/mim
Adrenalina	SG 5% 234 mL + adrenalina 16 ampolas (1 ampola – 1 mL – 1 mg) Dose 1 a 10 mcg/min	Dopamina	SG5% 200 mL + dopamina 5 ampolas (1 ampola – 50 mg) Dose: de 5 até 20 mcg/kg/mim

Terapias complementares

A complementação da terapia depende de exames laboratoriais específicos demonstrando disfunções particulares ou achados compatíveis com tomadas de diferentes medidas. Segundo as Diretrizes de 2012 do Surviving Sepsis Campaign, consideram-se as indicações contantes na Tabela 20.2.

Tabela 20.8 Medidas complementares no choque séptico refratário.

Inotrópicos	
Dobutamina	Iniciar dobutamina (2,5 mcg/kg/min) caso PAM e PVC estejam otimizadas e $SvcO_2$ permaneça < 70%, ou antes disso caso haja suspeita de disfunção miocárdica com altas pressões de enchimento. Titular dose até 20 mcg/kg/min. Evitar estratégia de supranormalização do índice cardíaco ou outros índices indexados.
Hemoderivados	
Concentrados de hemácias	Transfundir concentrado de hemácias (CH) se Hb < 7 g/dL. Alvo de Hb entre 7 e 9 g/dL.
	Hb < 9 g/dL — $SvcO_2$ < 70 mmHg após a otimização de PAM e PVC.
	Hb < 9 g/dL — Paciente apresentando doenças de base que prejudiquem a oferta de O_2 (pneumopatia, cardiopatia).
Corticosteroides	
Hidrocortisona 200 mg/dia	Indicação: resposta inadequada à expansão volêmica e uso crescente de vasopressores.
	Hidrocortisona: não exceder 200 mg/dia.
	Preferir a infusão contínua de hidrocortisona em razão de menores efeitos colaterais (hiperglicemia e hipernatremia) em comparação com a infusão em bolo (6/6h ou 8/8h).
	Suspender hidrocortisona assim que vasopressores sejam retirados da terapia.
	Evitar o teste do ACTH para identificar pacientes com choque séptico candidatos ao uso de hidrocortisona.
	Sugestão de diluição: 200 mg de hidrocortisona + 240 mL de SF 0,9%. Infundir em bomba de infusão contínua em velocidade de 10 mL/h.

Outras medidas importantes são:

- **Evitar bicarbonato:** não administrar no intuito de melhorar parâmetros hemodinâmicos ou diminuir necessidade de vasopressores na hipoperfusão induzida por acidose láctica com pH > 7,15.
- **Controle glicêmico:** manter glicemia entre 80 e 180 mg/dL. Interpretar glicemia capilar com cautela no paciente em choque (usar sangue arterial ou venoso no glicosímetro são opções).
- **Reduzir consumo de O_2:** analgesia em caso de dor, antipirexia se febre, ansiolítico se ansiedade.
- **Definição e controle do foco:** estabelecer o foco infeccioso primário. Exames subsidiários devem ser guiados pela suspeita clínica. Realizar: cirurgia, drenagem, desbridamento e remoção de dispositivos que perpetuem a infecção.
- Utilizar biomarcadores (procalcitonina) para avaliar possibilidade de descontinuação de terapia antimicrobiana iniciada empiricamente.
- Terapia combinada com β-lactâmico de espectro estendido associado à flouroquinolona ou aminoglicosídeos para casos de bacteremia por *P. aeruginosa*.
- Terapia combinada de β-lactâmico e macrolídeos para pacientes com bacteremia por *Streptococcus pneumoniae*.
- Descontaminação orofaríngea com gluconato de clorexidina oral para reduzir riscos de pneumonia associada à ventilação mecânica em pacientes em UTI com sepse grave ou choque séptico.
- Descontaminação de trato digestivo visando a reduzir pneumonia associada à ventilação mecânica em áreas onde essa medida se provou efetiva.
- Terapia renal substitutiva contínua e intermitente são equivalentes em paciente com sepse grave e lesão renal aguda.
- **Nutrição:** introduzir nutrição oral ou enteral (se necessário), assim que tolerado, nas primeiras 48 horas do diagnóstico de sepse grave/choque séptico. Evitar aporte calórico total na primeira semana, introduzir ao menos 500 calorias/dia, avançando conforme tolerância nos dias subsequentes.
- Profilaxias:
  - **Úlcera de estresse:** bloqueador H_2 ou inibidor da bomba de prótons.
  - **Trombose venosa profunda:** baixa dose de heparina não fracionada ou de baixo peso molecular. Profilaxia mecânica (meias de compressão elástica e dispositivos de compressão pneumática intermitente) nos pacientes com contraindicação ao uso de heparinas.

- **Participação familiar ativa:** proporcionar informações terapêuticas e prognósticas ao paciente e aos familiares, introduzir metas e objetivos claros e planejar cuidados de fim de vida (cuidado paliativo), caso em situação apropriada.

Ventilação mecânica

Em casos de insuficiência respiratória ou necessidade de proteção de vias aéreas é preciso proceder à intubação orotraqueal (IOT). Nesse caso, preconiza-se ventilação mecânica protetora com hipercapnia permissiva. Nos pacientes que necessitem de IOT, preconiza-se:

- Usar sedação contínua ou intermitente para atingir parâmetros objetivados. Realizar interrupção com despertar diário.
- Evitar bloqueadores musculares se possível; caso usá-los, lembrar de promover a sedação.
- Parâmetros preferenciais.
  - Volume corrente = 6 mL/kg de peso ideal (baseado na estatura do paciente).
  - Pressão platô < 30 cmH_2O.
  - Titular pressão final expiratória positiva (PEEP) e FiO_2 para manter boa saturação e evitar colapso alveolar no final da expiração. PEEP alta pode ser necessária, porém deve-se estar atento à queda da PAM por diminuição do retorno venoso.
  - Tolerar hipercapnia ($PaCO_2$ > 50 mmHg) caso seja necessário baixar pressão platô e volume corrente. Toleram-se níveis elevados de $PaCO_2$ com pH > 7,15.
  - Administrar fluidos de maneira conservadora se não houver evidência de hipoperfusão.
  - Manter decúbito entre 30 e 45°.

Sepse **197**

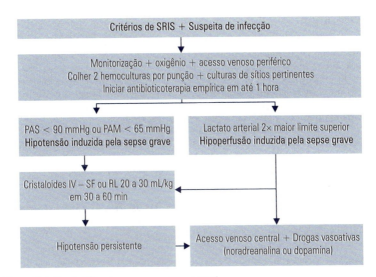

Figura 20.1 Do atendimento ao acesso venoso central.

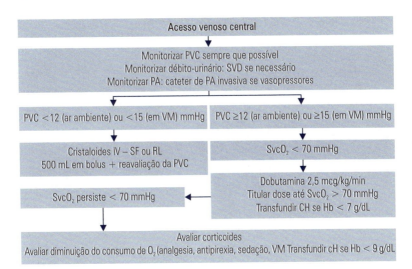

Figura 20.2 A partir do acesso venoso central.

Referências

1. Dellinger RP, Levy MM, Rhodes A, Annane D, Gerlach H, Opal SM, et al. Surviving Sepsis Campaign: International Guidelines for Management of Severe Sepsis and Septic Shock: 2012. Crit Care Med. 2013;41(2):580-637.
2. Bone RC, Balk RA, Cerra FB, Dellinger RP, Fein AM, Knaus WA, et al. Definitions for sepsis and organ failure and guidelines for the use of innovative therapies in sepsis. The ACCP/SCCM Consensus Conference Committee. American College of Chest Physicians/Society of Critical Care Medicine. Chest. 1992;101(6):1644-55.
3. Levy MM, Fink MP, Marshall JC, Abraham E, Angus D, Cook D, et al.; SCCM/ESICM/ACCP/ATS/SIS. 2001 SCCM/ESICM/ACCP/ATS/SIS: International Sepsis Definitions Conference. Crit Care Med. 2003; 31(4):1250-6.
4. Júnior JALS, Bozza FA, Soares M, Terzi RG. Brás Cubas: sepse Brasil: estudo epidemiológico da sepse em unidades de terapia intensiva brasileiras. Rev Bras ter intensiva. 2006;18(1):9-17.
5. Dellinger RP, Levy MM, Carlet JM, Bion J, Parker MM, Jaeschke R, et al. Surviving Sepsis Campaign: International guidelines for management of severe sepsis and septic shock: 2008. Intensive Care Med. 2008;34(1):17-60.
6. Mikkelsen ME, Miltiades AN, Gaieski DF, Goyal M, Fuchs BD, Shah CV, et al. Serum lactate is associated with mortality in severe sepsis independent of organ failure and shock. Crit Care Med. 2009;37(5):1670-7.
7. NICE-SUGAR Study Investigators, Finfer S, Chittock DR, Su SY, Blair D, Foster D, et al. NICE-SUGAR Study Investigators et al. Intensive versus conventional glucose control in critically ill patients. N Engl J Med. 2009;360(13):1283-9.

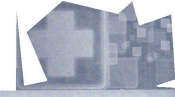

Pneumonia Associada à Comunidade

Isabela Cristina Kirnew Abud   O   Marcelo Corassa   O   Aécio Flávio Teixeira de Góis

Introdução

Pneumonia é definida como doença inflamatória aguda de causa infecciosa que acomete os espaços aéreos e é causada por bactérias, vírus ou fungos. Pode ser classificada como:

- **Pneumonia adquirida na comunidade:** ocorre fora do ambiente hospitalar ou unidades de atenção à saúde. Pneumonia que se manifesta em até 48 horas da admissão hospitalar também é considerada como adquirida na comunidade.
- **Pneumonia associada à assistência à saúde:** ocorre em pacientes hospitalizados por pelo menos dois dias nos últimos 90 dias, provenientes de asilos ou outras instituições, que usaram antibioticoterapia intravenosa ou quimioterapia ou que tiveram tratamento de escaras nos últimos 30 dias e pacientes que realizam diálise.

É doença altamente prevalente e com alta mortalidade em todo o mundo. No Brasil, em 2007 ocorreram 733.209 internações por pneumonia, correspondendo à primeira causa de internação. Em 2005 houve 35.903 óbitos, sendo 61% em maiores de 70 anos. Na última década houve queda na taxa de internações por essa doença, porém a taxa de mortalidade hospitalar teve tendência ascendente. Isso pode ser devido à internação de casos mais graves e ao envelhecimento da população.

Etiologia

Na maioria dos casos de pneumonia adquirida na comunidade, o agente etiológico não é identificado. Quando isolado, o mais frequentemente encontrado é *Streptococcus pneumoniae*. Veja a Tabela 21.1 para esclarecimento dos principais agentes.

Agentes chamados atípicos (por não serem detectáveis pela coloração de Gram e não serem cultiváveis por métodos padrão) causam grande parte das pneumonias e estudos relatam coinfecção com esses agentes em 18% a 38% dos casos. Esse grupo é formado por *Mycoplasma pneumoniae*, *Chlamydophila pneumoniae*, *Legionella* e vírus respiratórios. Entre os vírus, o principal causador de penumonia é o influenza. Outros encontrados: vírus sincicial respiratório, adenovírus e parainfluenza. Outros são ainda menos comuns: metapneumovírus, herpes simplex, vírus da varicela-zoster e coronavírus.

Não é possível saber qual o agente etiológico baseado apenas em história, exame físico e exame de imagem. Logo, o tratamento, na maioria das vezes, será empírico, baseado na etiologia mais provável.

Tabela 21.1 Principais agentes de pneumonia nos diferentes cenários clínicos.

Pacientes ambulatoriais	Pacienetes internados	Pacientes em UTI
Streptococcus pneumoniae *Mycoplasma pneumoniae* *Haemophilus influenzae* *Chlamydophila pneumoniae* Vírus respiratórios	*S. pneumoniae* *M. pneumoniae* *C. pneumoniae* *H. influenzae* *Legionella* spp. Vírus respiratórios	*S. pneumoniae* *Staphylococcus aureus* *Legionella* spp. Bacilos Gram negativos *H. influenzae*

Alguns fatores e condições clínicas predispõem a maior frequência de determinados fatores. Existem preditores para patógenos específicos, que devem ser considerados na escolha do tratamento:

- **Pneumococos resistentes a penicilina:** idade ≤ 4 anos, imunossupressão, uso recente de β-lactâmico.
- **Gram-negativos:** aspiração, internação hospitalar nos últimos 30 dias, etilismo, doença estrutural pulmonar.
- ***Pseudomonas*:** doença pulmonar estrutural (bronquiectasia), exacerbações de DPOC frequentes (levando a uso frequente de corticoides), internação e uso de antibiótico recentes.

Da mesma forma, algumas condições epidemiológicas e fatores de risco predispõem a outras etiologias:

Tabela 21.2 Principais correlações entre condições clínicas e patógenos relacionados.

Condição	Patógenos comumente encontrados
Alcoolismo	S. pneumoniae, anaeróbios da cavidade oral, Klebsiella pneumoniae, Acinetobacter, Mycobacterium tuberculosis
DPOC/tabagismo	H. influenzae, Pseudomonas aeruginosa, Legionella, S. pneumoniae, Moraxella catarrhalis, Chlamydophila pneumoniae
Aspiração	Gram negativos entéricos, anaeróbios de cavidade oral
Abscesso pulmonar	S. aureus resistente a oxacilina, anaeróbios de cavidade oral, fungos, M. tuberculosis, micobactérias atípicas
HIV	S. pneumoniae, H. influenzae, M. tuberculosis, Pneumocystis jirovecii, Cryptococcus, Histoplasma, Aspergillus, micobactérias atípicas, P. aeruginosa
Doença pulmonar estrutural	P. aeruginosa, Burkholderia cepacia, S. aureus
Usuário de droga endovenosa	S. aureus, anaeróbios, M. tuberculosis, S. pneumoniae
Obstrução endobrônquica	Anaeróbios, S. peneumoniae, H. influenzae, S. aureus

Quadro clínico

Caracteriza-se por:

- Sintomas de doença aguda do trato respiratório inferior, com tosse (90%) e um ou mais dos seguintes: expectoração (66%), dispneia (66%), dor torácica ventilatório-dependente (50%).
- Achados focais no exame físico torácico (crepitações, diminuição de murmúrio vesicular, macicez a percussão).
- Evidência de doença sistêmica: temperatura ≥ 37,8 °C, sudorese, calafrios, mialgia.
- Opacidade pulmonar nova detectada pela radiografia de tórax.

Quando há forte suspeição de pneumonia em paciente internado e a radiografia é normal, pode-se iniciar tratamento empírico e repetir o exame após 24 a 48 horas.

Exames complementares

Estudo radiológico

Radiografia de tórax é obrigatória para todos os pacientes em que se suspeita de pneumonia.

A resolução radiológica ocorre lentamente (6 semanas em dois terços dos casos), devendo ser repetida após seis semanas do início dos sintomas em fumantes com mais de 50 anos e/ou na persistência dos sintomas ou achados anormais no exame físico.

Tomografia de tórax sem contraste: é útil quando há dúvida sobre presença ou não de infiltrado radiológico, em quadro clínico exuberante associado a radiografia normal, detecção de complicações (derrame pleural loculado e abscesso) e diferenciação de infiltrado pneumônico de massas pulmonares.

Exames laboratoriais

- **Gasometria arterial:** deve ser obtida se Sp $O_2 \leq 90\%$ em ar ambiente. Quando houver hipoxemia está indicada internação hospitalar e uso de oxigênio suplementar.
- **Hemocultura:** todos os pacientes internados devem ter coletadas hemoculturas periféricas antes do início ou modificação da antibioticoterapia, sem retardar o início da primeira dose.
- **Hemograma, ureia, creatinina, sódio, potássio e glicemia:** auxiliam na avaliação da gravidade do quadro e esclarecimento de etiologias.
- **Proteína C reativa:** avalia prognóstico; níveis elevados após 3 a 4 dias ou queda inferior a 50% do valor inicial sugerem pior prognóstico ou surgimento de complicações.
- **Pró-calcitonina:** marcador inflamatório. Níveis altos sugerem infecção bacteriana. Estudos recentes mostraram redução do tempo de uso de antibióticos sem alteração de mortalidade baseado na dosagem seriada desse marcador.

Exames para detecção da etiologia

- **Coleta de escarro:** controverso. A coleta, preparação e interpretação da amostra são muito variáveis, o que dificulta o uso desse exame. Não é realizado de rotina. Deve sempre ser realizado se há suspeita de tuberculose.

- **Aspirado traqueal, minilavado broncoalveolar, broncoscopia com lavado broncoalveolar:** úteis nos pacientes que necessitam de admissão em UTI e nos que não respondem ao tratamento empírico inicial. Sempre que o paciente for intubado deve ser coletado material da via aérea inferior por alguma dessas técnicas.
- **Testes sorológicos:** não indicados de rotina. Permitem diagnóstico retrospectivo. Para *Mycoplasma*, *Coxiella*, *Chlamydophila*, *Legionella* e alguns vírus. São positivos quando os títulos obtidos na fase de convalescença (quatro a seis semanas após a defervescência) forem quatro vezes superiores ao título na fase aguda.
- **Antígeno urinário para *Legionella*:** positivo a partir do primeiro dia de doença e permanece positivo por semanas. Detecta apenas antígeno de *Legionella pneumophila* do sorogrupo 1 (80% a 95% dos casos de infecção por *Legionella*). Indicados para pacientes com pneumonia grave.
- **Antígeno urinário para pneumococos:** sensibilidade de 50% a 80% e especificidade maior que 90%, não altera com antibioticoterapia. Pode ser falso positivo quando há colonização da orofaringe.

Toracocentese

Indicada em todo paciente que apresenta derrame pleural maior que 5 cm, a partir do recesso posterior em radiografia de tórax em perfil, ou maior que 10 mm no decúbito lateral. Também indicada quando há derrame loculado, para excluir empiema ou derrame parapneumônico complicado. O material deve ser enviado para detecção de bactérias coradas pelo Gram e cultura. Devem também ser solicitados desidrogenase lática, proteínas totais e frações, celularidade total e diferencial, glicose e pH.

Estratificação de risco

Todos os pacientes com hipoxemia (PaO_2 < 90 mmHg – caso sem comorbidades – ou saturação de oxigênio < 90%) ou instabilidade hemodinâmica devem ser internados independentemente dos escores de gravidade.

Pacientes com diagnóstico de pneumonia devem passar por uma avaliação e estratificação de risco, que orientará o médico quanto à decisão de internação hospitalar e à antibioticoterapia a ser utilizada.

Os dois principais escores de estratificação são o CURB-65 (British Thoracic Society) e Pneumonia Severity Index (PSI). O CURB-65 é mais facilmente memorizável, porém foi menos estudado que o PSI, que, embora seja mais acurado, leva em consideração mais de 20 variáveis.

Tabela 21.3 CURB-65; variáveis e interpretação.

CURB-65 SCORE	
C	Confusion: confusão mental
U	Urea: ureia sérica > 50 mg/dL
R	Respiratory rate: frequência respiratória > 30 ipm
B	Blood pressure: pressão arterial sistólica < 90 mmHg ou diastólica < 60 mmHg
65	Idade maior que 65 anos
Interpretação: cada variável vale 1 ponto, sendo o máximo 5	
0-1	Mortalidade baixa (1,5%) – Tratamento ambulatorial
2	Mortalidade intermediária (9,2%) – Considerar tratamento hospitalar
3-4-5	Mortalidade alta/PAC grave (22%) – Tratamento hospitalar. Se 4 ou 5: avaliar internação em UTI

Este escore pode também ser aplicado de forma mais simplificada, sem incluir a dosagem de ureia (CRB-65), apresentando total de 4 pontos. Nesse caso a presença de 1 ponto já indica internação hospitalar.

O PSI, por sua vez, categoriza o paciente em 5 classes, com mortalidade em 30 dias de 0,1% na classe I e 27% na classe V. Quanto maior a classe maior a mortalidade, a necessidade de UTI, a taxa de readmissões e o tempo de internação.

Condições sociais também devem ser levadas em consideração na decisão de internar, incluindo: presença de cuidador no caso de idosos, capacidade de entendimento da prescrição, condições de procurar um serviço de saúde se não houver melhora, condições de perceber piora do quadro.

Além dos critérios de internação hospitalar existem critérios recentemente validados para internação em UTI, que são também critérios para pneumonia grave: *FR ≥ 30 ipm, $PaO_2/FiO_2 ≤ 250$, infiltrado multilobar, confusão ou desorientação, ureia > 50 mg/dL, leucopenia (< 4000 células/L), trombocitopenia (< 100.000 plaquetas/L), hipotermia (temperatura central < 36 ºC),* *hipotensão que necessita ressuscitação volêmica.* Quando o paciente possuir três ou mais dos critérios acima, tem indicação de UTI. Outras indicações são necessidade de ventilação mecânica ou uso de drogas vasoativas.

Tabela 21.4 Pneumonia Severity Index (PSI/PORT) score e sua interpretação.

Fatores demográficos	
Idade	+1/ano
Sexo feminino	-10
Casa de Repouso	+10
Comorbidades	
Neoplasia	+30
Doença hepática	+20
Insuficiência cardíaca	+10
Doença cerebrovascular	+10
Insuficiência renal	+10
Exame físico	
Alteração do estado mental	+20
FR ≥ 30 ipm	+20
PAS < 90 mmHg	+20
TAX < 35 °C ou ≥ 40 °C	+15
FC > 125/min	+10
Laboratório e radiologia	
pH < 7,35	+30
Ureia ≥ 30 mg/dL	+20
Sódio < 130 mmol/L	+20
Glicose ≥ 250 mg/dL	+10
Hematócrito < 30%	+10
PaO_2 < 60 mmHg ou SpO_2 < 90%	+10
Derrame pleural	+10

Classificar paciente como estágio II/III/IV/V (de acordo com o escore) se:

- Paciente > 50 anos, comorbidades (neoplasia, doença hepática, insuficiência renal ou cardíaca, doença cerebrovascular, ou alterações no exame físico (alteração do estado mental, FR ≥ 30/min, PAS < 90 mmHg, temperatura < 35 °C ou ≥ 40 °C, pulso ≥ 125/min).

Estratificação de risco			
Risco	Classe	Escore	Mortalidade
Baixo	I	Soma pontos	0,1%
Baixo	II	≤ 70	0,6%
Baixo	III	71-90	0,9%
Moderado	IV	91-130	9,3%
Alto	V	> 130	27%

Tratamento

O tratamento empírico é dirigido para os patógenos mais frequentes. Quando o paciente é internado e o patógeno identificado nas primeiras 48 a 72 horas pode-se realizar o tratamento guiado.

Vem sendo mostrado que a terapia combinada com cobertura sistemática para os agentes atípicos para os pacientes internados diminui a mortalidade. Os motivos pelos quais isso ocorre são possível coinfecção inaparente por patógenos atípicos e efeitos imunomodulatórios dos macrolídeos.

Tratamento ambulatorial

Pacientes hígidos sem fatores de risco para patógenos resistentes:

β-lactâmicos	Amoxicilina 500 mg VO 8/8h 7-10 dias; 875 mg VO 12/12 h 7-10 dias
Macrolídeos	Azitromicina 500 mg/dia VO 5-7 dias; Claritromicina 500 mg VO 12/12 h 5-7 dias

Pacientes com comorbidades (insuficiência cardíaca, renal, hepática, doença pulmonar, diabetes, alcoolismo, neoplasias, doenças imunossupressoras ou uso de imunossupressores, uso de antimicrobianos nos últimos três meses) e em locais com alta taxa de *S. pneumoniae* resistente:

Quinolonas	Levofloxacino 500-750 mg/dia VO 7-10 dias (opção: moxifloxacino, gemifloxacino)
β-lactâmicos	Amoxicilina 500 mg 8/8h + Claritromicina/Azitromicina; Amoxicilina 875 mg 12/12 h; Amoxicilina-clavulanato 500-125 (8/8 h) ou 875-125 (12/12 h) VO; 7-10 dias.

Tratamento hospitalar

Em pacientes internados sem critérios de gravidade o tratamento empírico é feito com:

Quinolonas	Levofloxacino 750 mg/dia VO 7-10 dias (opção: moxifloxacino, gemifloxacino)
β-lactâmicos macrolídeos	Ceftriaxone 2 g IV/dia (1×/dia ou 12/12 h) Claritromicina 500 mg VO ou IV 12/12 h

A escolha entre essas duas opções depende de exposição prévia (últimos três meses) do paciente a alguma dessas classes.

Risco de infecção por *Pseudomonas spp*.

Pacientes com risco de infecção por *Pseudomonas*:

β-lactâmico (piperacilina-tazobactan, cefepime, carbapenêmicos)	+	Ciprofloxacino ou levofloxacino
		Aminoglicosídeo e azitromicina
		Aminoglicosídeo e levofloxacino

Pneumonia aspirativa

Ocorre geralmente em pacientes com rebaixamento do nível de consciência, portadores de doenças neurológicas, intubação com vômitos, alcoólatras, pacientes com mau estado de conservação dos dentes, presença de sonda nasoenteral. Podem ser tratados com clindamicina ou metronidazol:

Clindamicina	600 Mg IV/VO 6/6 h	Metronidazol	500 Mg iv/vo 8/8 h

Nestes casos, deve-se adicionar ceftriaxone 2 g/dia ao tratamento para maior eficácia.

Tabela 21.5 Principais opções de tratamento nas diferentes morbidades.

	Hígidos, sem fator de risco para SPR	Comorbidades, ATB < 3 meses,
Ambulatório	Macrolídeo (azitromicina, claritromicina)	Quinolona respiratória (levo, moxi, gatifloxacino)
	Doxiciclina	Macrolídeo + β-lactâmico (altas doses)
Enfermaria	Quinolona respiratória (levofloxacino) OU Macrolídeo + β-lactâmico (ceftriaxone)	
UTI	β-lactâmico + claritromicina ou β-lactâmico + quinolona. Aspiração: associar clindamicina ou amoxicilina-clavulanato ou metronidazol	
	Pseudomonas	MRSA
	Piperacilina-tazobactan ou cefepime ou carbapenêmico + levo/cipro ou aminoglicosídeo/quinolona	Adicionar vancomicina, teicoplanina ou linezolida

Pneumonia nosocomial

Embora o capítulo seja relacionado a pneumonia associada à comunidade, demonstra-se na tabela abaixo os principais aspectos de pneumonia nosocomial, definida como aquela que aparece com pelo menos 48 h de internação, podendo se dividir em precoce (48 h a 4 dias) e tardia (≥ 5 dias):

Tabela 21.6 Resumo sobre tratamento de pneumonia nosocomial.

Fatores de risco	Uso recente de ATB (> 24 h/15 d), imunosupressão, VPM, neurocirurgia, ARDS, pneumonia associada a cuidados de saúde, hospitalização > 2 dias/90 dias.		
Flora	Precoce	*Pneumococo*, *H. influenzae*, enterobactérias não MDR	
	Tardia	*Pseudomonas*	Veja Tabela 21.5
		Enterobactérias	Carbapenêmicos (alta resistência a ceftriaxone)
		Acinetobacter	Carbapenêmicos
		MRSA	Vancomicina, teicoplanina, linezolida
Gravidade	FR > 30, PO_2 > 35% para $Sp\,O_2$ > 90%, envolvimento multilobar, PA < 90/60, necessidade de VM, vasopressores por mais de 4 h		
Tratamento Levofloxacina + cobertura adequada	Precoce, sem FR	Ceftriaxone 2 g/dia, levofloxacino 750 mg/dia, ampicilina/sulbactan 3 g 6/6 h	
	Tardia ou com FR	Cefepime/ceftazidima, pipe-tazo, carbapenêmicos + quinolona ou aminoglicosídeo. MRSA: + vancomicina ou linezolida.	

Derrame pleural

Este tema é abordado em capítulo específico deste livro. Contudo, deve-se citar aqui as principais indicações de drenagem definitiva torácica em caso de pacientes com derrame pleural parapneumônico confirmado pelos critérios de Light:

Tabela 21.7 Indicações de drenagem em casos de derrame pleural parapneumônico.

Indicações de drenagem: derrame complicado ou empiema				
pH < 7,2	Critérios de light			
Glicose < 50	Critério	Proteína P/S	DHL P/S	DHL total
DHL > 1000	Transudato	≤ 0,5	≤ 0,6	< 2/3 LSN
Gram ou cultura positivos				
Empiema: toracocentese com material purulento	Exsudato	> 0,5	> 0,6	> 2/3 LSN

Duração do tratamento

Mínimo de cinco dias. O paciente deve estar afebril por 48-72 horas e não deve ter mais que um sinal de instabilidade clínica antes da suspensão da medicação.

Critérios de estabilidade clínica: temperatura ≤ 37,8 °C, frequência cardíaca ≤ 100 bpm, frequência respiratória ≤ 24 ipm, pressão arterial sistólica ≥ 90 mmHg, saturação de O_2 ≥ 90% ou PaO_2 ≥ 60 mmHg em ar ambiente, capacidade de ingesta oral, estado mental normal, condições sociais adequadas.

Prevenção

A única forma de prevenção além da educação em saúde é a vacinação:

Tabela 21.8 Indicações de vacina em pacientes em risco para pneumonia.

Influenza	Adultos com mais de 50 anos, portadores de doenças crônicas pulmonares, cardiovasculares, renais, hepáticas, hematológicas e metabólicas, adultos imunossuprimidos, portadores de doenças neuromusculares, gestantes ou mulheres que desejam engravidar durante as estações de maior prevalência da gripe, residentes em lares de idosos, potenciais transmissores do vírus para pacientes em maior risco, profissionais de saúde.
Pneumococo	Adultos com 65 anos ou mais, pessoas com idade entre 2 e 64 anos, portadores de enfermidades crônicas (citadas acima), imunocomprometidos, moradores de asilos. A maioria das pessoas necessita apenas uma dose, porém se for aplicada antes dos 65 anos ou em imunocomprometido é necessária revacinação após 5 anos da primeira.

O paciente que se encaixe dentro de algum dos critérios vacinais deve ser encaminhado ao CRIE (Centro de Referência em Imunobiológicos Especiais) para atualização de sua situação vacinal.

Caso clínico

J. S., sexo masculino, 66 anos, hipertenso e diabético (em uso de enalapril e metformina) deu entrada no Pronto-Socorro com queixa de tosse produtiva e febre há 3 dias. Ao exame físico, PA: 140/88 mmHg, FC: 90 bpm, FR: 22 ipm, Sp O_2 em ar ambiente: 92%, Tax: 38,1 °C, sem alterações em ausculta cardíaca, estertores crepitantes em base esquerda à ausculta pulmonar, abdome sem alterações. Radiografia de tórax com infiltrado em base esquerda. Exames gerais: hemograma com 15.000 leucócitos, sem desvio, PCR 150, glicose 260, creatinina 1,0, ureia 54. Restante dos exames sem alterações.

HD: pneumonia
CURB-65: 2 pontos (mortalidade intermediária)
PSI: 96 pontos (risco moderado)
Pelo critério CURB-65 deve-se avaliar internação hospitalar e pelo PSI indica-se internação.

1.	Dieta hipossódica e para diabético			
2.	Ceftriaxone	1 g	IV	12/12 h
3.	Claritromicina	500 mg	VO	12/12 h
4.	Dipirona	1 g	IV	SN
5.	Enoxaparina	40 mg	SC	1x/dia
6.	Decúbito elevado a 30 graus			
7.	Glicemia capilar			6/6 h

Referências

1. Waterer GW, Rello J, Wunderink RG. Management of community-acquired pneumonia in adults. Am J Respir Crit Care Med. 2011; vol 183:157–164.
2. Levy ML, et al. Primary care summary of the British Thoracic Society Guidelines for the management of community acquired pneumonia in adults: 2009 update. Prim Care Resp J 2010; 19(1): 21-27.
3. Correa RA, et al. Diretrizes brasileiras para pneumonia adquirida na comunidade em adultos imunocompetentes. J Bras Pneumol. 2009;35(6):574-601.
4. Mandell LA, et al. Infectious Diseases Society of America/American Thoracic Society Consensus Guidelines on the Management of Community-Acquired Pneumonia in Adults. Clinical Infectious Diseases 2007; 44:S27–72.

Infecção do Trato Urinário

Isabela Cristina Kirnew Abud   ○   Marcelo Corassa   ○   Aécio Flávio Teixeira de Góis

Introdução

Infecções do trato urinário (ITU) são divididas em: cistites, quando acometem trato urinário inferior (bexiga), e pielonefrites, quando acometem trato urinário superior. Podem ser ainda classificadas em não complicadas: mulheres saudáveis, não grávidas, na pré-menopausa, sem história sugestiva de alteração do trato urinário; e complicadas: todas as condições diferentes das citadas acima, com condições de maior risco de falência do tratamento, maior chance de progressão para pielonefrite e urosepse.

- Homens adultos são considerados como tendo infecção complicada, pois a maioria ocorre na infância (devido à presença de malformações do trato urinário), ou nos idosos (devido à obstrução por hiperplasia prostática, principalmente).
- Homens adultos têm menos infecções que as mulheres devido ao maior comprimento da uretra, menor colonização da uretra distal e presença de substâncias antibacterianas secretadas pela próstata.

As ITU são altamente incidentes na população. Estatísticas americanas mostram que 12% das mulheres relatam ITU em um ano e até 50% relatam pelo menos um episódio até os 32 anos. Os principais fatores de risco para as ITU não complicadas incluem: relação sexual recente, uso de espermicidas ou diafragma, novo parceiro sexual (no último ano), episódio prévio de ITU, história familiar.

Etiologia

A principal bactéria envolvida é a *Escherichia coli*, sobretudo em casos não complicados e em homens, correspondendo a 75% a 95% dos casos. O restante engloba um grande grupo, sobretudo de bactérias saprofíticas que habitam a região perineal: *Enterobacteriaceae* como *Klebsiella pneumoniae*, e Gram positivos como *Staphylococcus saprophyticus, Enterococcus faecalis e Streptococcus agalactiae*. A maioria das infecções ocorre pela via ascendente, a partir da colonização da uretra distal. Apenas uma pequena parte é originada por via hematogênica.

Quadro clínico

- **Cistite:** disúria com ou sem polaciúria, urgência, dor suprapúbica ou hematúria; pode ser sintoma de uretrite ou vaginites, devendo-se pesquisar sinais como prurido ou dispareunia para avaliar se há infecção genital associada.
- **Pielonefrites:** febre, calafrios, dor em flancos, náuseas e vômitos, com ou sem sintomas de cistite. Eventualmente pode aparecer quadro séptico ou insuficiência renal aguda. O sinal de Giordano (dor à punho-percussão da região do ângulo costovertebral, logo abaixo da 12ª costela), é o único contribuinte do exame físico, podendo indicar pielonefrite.

Diagnóstico

O diagnóstico é clínico, devendo-se perguntar sempre sobre possibilidade de gestação, devido ao efeito teratogênico de alguns antibióticos.

O diagnóstico de certeza é feito com a detecção de bactérias em amostra de urina e leucocitúria. Nos casos de cistite, a história clínica é altamente sugestiva, o que permite fazer o diagnóstico e iniciar tratamento sem realização de exames complementares. No entanto, se houver suspeita de pielonefrite ou se tratar de ITU complicada, deve-se sempre realizar exames complementares (urina 1 e urocultura com antibiograma); esses exames também devem ser solicitados quando os sintomas não são característicos, se houver persistência dos sintomas ou recorrência em até 3 meses após o tratamento.

Exames complementares

Urina I (estudo qualitativo de urina, sumário de urina, elementos anormais e sedimentoscopia) e urocultura são fundamentais caso estejam indicados (veja a seguir). Colher sempre do jato médio de urina.

- **Urina I:** Leucocitúria ocorre em praticamente todos os pacientes com ITU e sua ausência implica fortemente a busca de outro diagnóstico. Presença de nitritos na urina também sugere infecção. Cilindros leucocitários sugerem pielonefrite.
- **Urocultura:** deve ser colhida antes do início dos antibióticos. O exame é positivo se houver mais de 10^5 unidades formadoras de colônia (UFC) por mL. Em mulheres com sintomas fortemente sugestivos, o exame é positivo a partir de 10^2 UFC/mL. A presença de mais de uma bactéria na urocultura indica que provavelmente ocorreu coleta inadequada e contaminação.
- **Exames de imagem (ultrassonografia e tomografia computadorizada)** não devem ser realizados de rotina. Devem ser considerados quando houver: hematúria persistente, múltiplas recorrências precoces pela mesma bactéria, pielonefrite com sinais de gravidade, persistência de febre após 48-72 horas de antibioticoterapia, sintomas sugestivos de cálculos ou abscesso ou obstrução, a partir do segundo episódio de pielonefrite ou em evidência de lesão renal aguda em instalação (diferenciação de casos crônicos).

Outros exames complementares: hemograma, PCR, podendo ser úteis na distinção de ITU de pielonefrite e avaliação da gravidade do quadro.

OBSERVAÇÃO

Bacteriúria assintomática

Definida como: presença de bactérias isoladas na urina na ausência de sintomas de ITU e na ausência de sonda vesical. Para mulheres o diagnóstico é feito quando há duas amostras de urina de jato médio com mais de 10^5 UFC/mL da mesma bactéria e para homens mais de 10^5 UFC/mL em apenas uma amostra. É importante no caso de gestantes, pré-operatório de cirurgias urológicas e pré-operatório de artroplastia de quadril e outros com previsão de sonda vesical após a cirurgia. Todos os outros pacientes assintomáticos que não se enquadram nesses perfis não devem realizar rastreamento ou tratamento para bacteriúria assintomática. Existem controvérsias quanto a diabéticos, porém há recomendação de não tratar esses pacientes.

Tabela 22.1 ITU – quadro clínico, diagnóstico e tratamento.

	Quadro clínico	Diagnóstico	Tratamento
Bacteriúria assintomática	Assintomático	> 10^5 UFC em urina de jato médio	Tratar gestantes, pré-operatório de cirurgias urológicas e ortopédicas (próteses), guiado pelo perfil de sensibilidade
Cistites	Disúria, polaciúria, urgência, dor suprapúbica, hematúria	Não complicadas: clínico Complicadas: clínico, confirmado com U1 e URC	Primeira escolha: SMX-TMP, nitrofurantoína. Homem: SMX-TMP ou quinolona. Se URC com antibiograma, tratamento guiado por antibiograma
Pielonefrites	Febre, calafrios, dor em flancos, náuseas e vômitos com ou sem sintomas de cistite	Não complicadas e complicadas: clínico, confirmado com U1 e URC	Primeira escolha: quinolonas. Se internação: quinolona IV ou cefalosporina de amplo espectro IV ou aminoglicosídeo

URC: urocultura; U1: urina 1; SMX-TMP: sulfametoxazol-trimetoprim.

Tratamento

Cistites

Tratamento empírico de primeira escolha: nitrofurantoína ou trimetoprim--sulfametoxazol (deve ser a droga de escolha quando a resistência local for menor que 20%). Quinolonas são consideradas como alternativa e reservadas para situações específicas, principalmente devido aos efeitos colaterais. β-lactâmicos (amoxicilina-clavulanato) são medicamentos de segunda linha pelo perfil ruim de sensibilidade e pela gama de efeitos colaterais. Amoxicilina ou ampicilina não devem ser usadas devido à baixa eficácia e ao alto índice de resistência. Se não houver remissão dos sintomas com o tratamento, urina 1 e urocultura com antibiograma devem ser realizados.

Tabela 22.2 Tratamento da cistite não complicada.

Medicações	Posologia	Tempo de tratamento
Nitrofurantoína	100 mg 12/12 horas	5 dias
Sulfametoxazol-trimetropim	800/160 mg 1× dia ou 400/80 mg 12/12 h	3 dias
Fosfomicina	3 gramas	Dose única

Pielonefrite

Inicialmente faz-se tratamento empírico, até resultado da cultura e antibiograma. A primeira escolha para tratamento ambulatorial são as quinolonas. Pode-se realizar a primeira dose com ceftriaxone intravenosa e o restante do tratamento via oral. Optar por SMX-TMP se o patógeno for sabidamente sensível. β-lactâmicos são menos eficazes para tratamento de pielonefrite.

No tratamento intra-hospitalar o antibiótico de escolha deve ser inicialmente intravenoso (quinolona ou aminoglicosídeo (com ou sem ampicilina) ou cefalosporina ou penicilina de amplo espectro (com ou sem aminoglicosídeo). A escolha entre esses antimicrobianos deve ser de acordo com o perfil de resistência de cada local, a gravidade do paciente e uroculturas ou histórias de ITU prévias. O uso de carbapenêmicos ou associações está restrito para casos de resistência ou gravidade.

Tabela 22.3 Tratamento de pielonefrite não complicada.

Medicação	Posologia	Tempo de tratamento
Ciprofloxacina	500 mg VO ou 400 mg IV 12/12 h	7 dias
Levofloxacina	750 mg VO 1× dia	5 dias
Sulfametoxazol-trimetropim	800/160 mg 12/12 h	14 dias
Amicacina	15 mg/kg IM ou IV 1× ao dia	7 a 14 dias
Gentamicina	5 mg/kg IM ou IV 1× ao dia	7 a 14 dias
Ceftriaxone	1 g 12/12 h ou 2 g 1×/dia IM ou IV	7 a 14 dias

ITU em homens

- Pacientes com primeiro episódio de ITU, sem sinais de gravidade e sem comorbidades devem ter urina 1 e urocultura colhidas (urocultura positiva quando maior que 10^4 UFC/mL). Cistite pode ser tratada inicialmente de forma empírica com SMX-TMP ou quinolona. Não se deve usar nitrofurantoína e β-lactâmicos. Pielonefrite é tratada da mesma forma que em mulheres.
- Diagnóstico diferencial: prostatite, principalmente se houver ITU de repetição.

ITU em gestantes

A frequência de bacteriúria assintomática em gestantes é semelhante à de mulheres não gestantes, porém, gestantes têm grande chance de desenvolver pielonefrite, e de restrição de crescimento intrauterino, baixo peso, anemia, hipertensão e prematuridade.

Rastreamento para bacteriúria assintomática deve ser realizado na primeira consulta de pré-natal e repetido no terceiro trimestre. Quando o rastreamento é positivo inicia-se o tratamento guiado pelo antibiograma. O tratamento deve ser realizado por 7 a 14 dias.

Tabela 22.4 Tratamento de bacteriúria assintomática e cistite na gestação.

Medicação	Posologia e considerações na gestação
Ampicilina	0,5 a 1,0g 6/6 horas
Nitrofurantoína	100 mg 6/6 ou 8/8 horas
Cefalexina	0,5 a 1,0 g 6/6 horas ou 3,0 g dose única
Amoxacilina	1,5 a 2,0 g ao dia
Fosfomicina	3,0 g dose única

Sulfas devem ser evitadas no primeiro (teratogenicidade) e terceiro trimestre (kernicterus). Quinolonas são contraindicadas na gestação. O tratamento de cistite é feito da mesma forma que o tratamento da bacteriúria assintomática.

Nos casos de pielonefrite o tratamento deve ser iniciado por via parenteral até que a paciente se mantenha afebril por 24 a 48 horas. Os antibióticos utilizados são cefalosporinas (cefalotina 40 a 100 mg/kg/dia IV ou ceftriaxone 1,0 g de 12/12 horas IV ou IM), aminoglicosídeos (gentamicina 3 a 5 mg/kg/dia IV ou amicacina 1,5 g/dia IV ou IM). Ampicilina tem alto índice de falha. Após remissão da febre por 24 a 48 horas pode-se modificar o tratamento para oral, com cefalexina ou cefuroxima ou ampicilina por período de mais 10 dias. A urocultura deve ser repetida uma semana após o término do tratamento para confirmar a erradicação do agente.

ITU em idosos

Em mulheres idosas ITU é a segunda infecção mais comum e nos homens e mulheres institucionalizados ou hospitalizados é a infecção mais prevalente, aumentando a morbidade de forma importante.

ITU em idosos sem alterações anatômicas ou funcionais têm como agentes *Proteus*, *Klebsiella*, *Pseudomonas*, *Enterococcus* e *Staphylococcus* em maior frequência, porém o agente que ainda predomina é *E. coli*. Os antibióticos de escolha são os mesmos para os não idosos, porém deve-se sempre levar em conta as características individuais como alergias, história de disfunção renal e hepática, etc.

O diagnóstico engloba alguns pontos importantes:

- Colher urina 1 e urocultura sempre que o paciente for institucionalizado, estiver internado ou se houver recorrência de sintomas após tratamento ou história de ITU recorrente.
- Quando mulheres independentes, não institucionalizadas, pode-se realizar tratamento sem exames subsidiários, se não houver sinais de gravidade.
- Casos de pielonefrite se apresentam sem febre em 20% a 30% dos idosos.
- Pacientes institucionalizados têm mais manifestações atípicas que os não institucionalizados: alteração do nível de consciência, letargia, fraqueza ou dor abdominal.
- Ultrassonografia e tomografia computadorizada devem ser realizadas quando há suspeita de pielonefrite complicada, porém recomenda-se que sempre seja realizado algum exame de imagem nas mulheres idosas e em todos os homens.
- Idosos com pielonefrite podem ser tratados ambulatorialmente, dependendo da gravidade da doença, da possibilidade de ingesta oral, das condições de moradia, comorbidades e capacidade de seguir o tratamento e procurar assistência médica se não houver melhora.

ITU em portadores de sonda vesical

Bacteriúria assintomática nos casos de paciente com sonda vesical de demora é definida como mais de 10^5 UFC/mL de uma ou mais bactéria, em paciente assintomático. ITU ocorre na presença de sintomas de cistite ou pielonefrite e mais de 10^3 UFC/mL de uma ou mais bactérias na ausência de outra fonte de infecção. O mesmo critério é válido para pacientes que tiveram a sonda removida há menos de 48 horas. Quando for recém-colocada, mais de 10^2 UFC/mL permite o diagnóstico.

Quando estiver presente há mais de duas semanas devemos substituí-la para a coleta de amostra de urina. Alguns pontos são importantes nesse grupo:

- Pacientes com sonda vesical têm maior risco de infecção por agentes como *Pseudomonas aeruginosa, Proteus mirabilis, Morganela morganii*.
- Não há recomendações para tratamento de bacteriúria assintomática relacionada à presença de sonda vesical.
- Se houver sintomas (febre, calafrios, hipotensão, alteração do nível de consciência, dor lombar, mal-estar, letargia, desconforto pélvico, hematúria aguda) o tratamento deverá ser realizado de acordo com a urocultura e, se possível, a sonda deve ser removida.
- Pacientes que respondem bem podem ser tratados por sete dias e os que apresentam resposta lenta por 10 a 14 dias.
- Ausência de resposta em 72 horas indica necessidade de avaliação de fatores complicadores com exames de imagem.
- Existem algumas recomendações para diminuir a incidência de bacteriúria relacionada a sondagem vesical: usar somente quando indicado e remover assim que não houver mais indicação, colocação por pessoas treinadas, uso de técnicas assépticas para colocação e manuseio, usar o menor calibre possível, usar outros métodos se possível (cateterização intermitente, por exemplo).

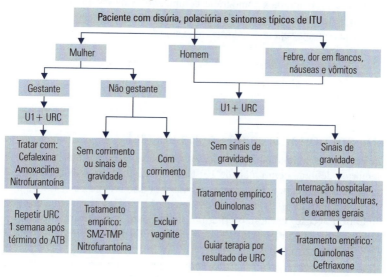

Figura 22.1 Organização terapêutica em ITU.

Caso clínico

M. C. S., sexo feminino, 29 anos, previamente hígida, deu entrada no Pronto-Socorro com queixa de disúria e urgência urinária há 3 dias, sem febre. Nega episódios semelhantes prévios e comorbidades. Última menstruação há 10 dias. Ao exame físico, PA: 110/70 mmHg, FC: 80 bpm, FR: 15 ipm, Sp O_2 em ar ambiente: 98%, Tax: 37,3 ºC, sem alterações em ausculta cardíaca e pulmonar, com abdome plano, flácido, ruídos hidroaéreos presentes, indolor à palpação, Giordano presente à direita. Realizada coleta de exames. Urina tipo 1: 250.000 leucócitos, 30.000 eritrócitos, presença de bactérias, coletada urocultura e hemoculturas. Exames gerais: creatinina 0,6/ureia 28/Na 137/K 4,0/Hb 12,7/Ht 38/Leucócitos 10.500 (2% bastões/74% segmentados/12% linfócitos), PCR 30.

HD: pielonefrite não complicada.

1.	Dieta geral			
2.	Ceftriaxone	2 g	IV	Dose única
3.	Ciprofloxacino	500 mg	VO	12/12 h
4.	Dipirona	500 mg	VO	6/6 h se necessário
5.	Retornar em 3 dias para checar resultado das culturas			
6.	Orientar sinais de alarme e necessidade de retorno ao PS			

Referências

1. Hooton TM. Uncomplicated urinary tract infection. N Engl J Med 2012;366:1028-37.
2. Gupta K, Hooton TM, Naber KG, et al. International clinical practice guidelines for the treatment of acute uncomplicated cystitis and pyelonephritis in women: a 2010 update by the Infectious Diseases Society of America and the European Society for Microbiology and Infectious Diseases. Clin Infect Dis 2011;52(5):e103-e120.
3. Norrby SR. Approach to the patient with urinary tract infection. In: Cecil medicine. 23. ed. Elsevier; 2008. p. 2137-2142.
4. Fihn SD. Acute uncomplicated urinary tract infection in women. N Engl J Med 2003;349:259-66.
5. Ikäheimo R, Siitonen A, Heiskanen T, et al. Recurrence of urinary tract infection in a primary care setting: analysis of a 1-year follow-up of 179 women. Clin Infect Dis 1996;22:91-9.

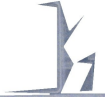

HIV no Pronto-Socorro

Sheila Cristina Teodoro   O   Victor Amorim   O   Marcelo Corassa

Introdução

A AIDS é considerada a pior epidemia do século XX. Com mais de 35 milhões de mortes, a epidemia de AIDS já se iguala à pandemia de gripe do início do século XX e à peste bubônica do século XIV. Segundo o último relatório da UNAIDS, lançado em 2008, 33,3 milhões de pessoas vivem com HIV/AIDS, mais de 2,6 milhões foram recém-infectadas e 1,8 milhão de pessoas morrem devido à AIDS a cada ano.

No Brasil, existem 608.230 casos registrados de AIDS, de acordo com o último boletim epidemiológico do Ministério da Saúde, de Novembro de 2011. Em 2010, foram notificados 34.218 casos da doença e a taxa de incidência de AIDS foi de 17,9 casos por 100 mil habitantes.

Com o advento da terapia antirretroviral de alta potência (HAART), a morbimortalidade do paciente HIV/AIDS se reduziu consideravelmente. No entanto, nos atendimentos de urgência e emergência, o paciente HIV/AIDS ainda é recorrente, especialmente nos não aderentes à terapia.

Definições

Independentemente da queixa, a contagem do CD4, de preferência dos últimos 6 meses, é muito importante para a suspeita diagnóstica, especialmente quando se trata de doenças oportunistas. Caso ela não esteja disponível, é aceitável o uso da contagem total de linfócitos, sendo < 1.700 céls/mm^3 ou < 1.500 céls/mm^3 (conforme a fonte), indicativo de CD4 < 200 céls/mm^3, podendo ser utilizado no screening da população com maior risco de infecções oportunistas. Embora não consolidado por estudos, pode-se estimar o valor do CD4 pela seguinte fórmula:

$$\text{Total de linfócitos CD4 estimado} = \frac{\text{(Total de linfócitos)}}{5}$$

É importante lembrar ainda que o paciente HIV positivo também pode apresentar doenças comuns, como meningite bacteriana, emergência hipertensiva, pneumonia bacteriana, GECA, entre outras.

Doenças associadas ao HIV no pronto-socorro

Doenças neurológicas

É importante avaliar o grau de imunossupressão do hospedeiro: a contagem de CD4 irá auxiliar na avaliação do risco de doenças oportunistas. Lembrando que pacientes HIV/AIDS também podem apresentar doenças comuns, como AVE e meningite bacteriana.

Tabela 23.1 Correlações entre valores de CD4 e principais diagnósticos neurológicos em HIV/AIDS.

CD4 (céls/mm³)	Diagnósticos mais prováveis
> 500	Tumores benignos e malignos.
200-500	Distúrbios motores e cognitivos associados ao HIV.
< 200	Infecções oportunistas e tumores associados ao HIV.
< 100	Toxoplasmose.
< 50	Citomegalovirose, criptococose.

Facilita o diagnóstico aprofundar a história clínica na diferenciação da presença ou não de sinais focais. A ausência de sinais meníngeos não está relacionada à ausência de infecção do SNC.

Tabela 23.2 Divisão entre moléstias com ou sem sinais focais em HIV/AIDS.

Com sinais focais	Sem sinais focais
• Neurotoxoplasmose • Linfoma primário do SNC • Leucoencefalopatia multifocal progressiva (LEMP) • Sífilis meningovascular • Criptococcoma • Tuberculoma • Aspergilloma • AVC	• Demência associado ao HIV • Meningite por criptococo • Meningite asséptica pelo HIV • Encefalite por citomegalovírus • Meningotuberculose • Encefalite por varicela – zoster

Além do quadro clínico, corroboram os principais diagnósticos a realização de neuroimagem (TC, RNM) e coleta de líquor; TC com contraste ou RM podem excluir lesões com efeito de massa, se necessário. A punção lombar é contraindicada em pacientes com sinais focais ou lesões com efeito de massa, especialmente em fossa posterior, devido ao risco de herniação. Avaliar o quadro clínico quanto a presença de lesões focais, sinais de hipertensão intracraniana, fundo de olho, etc.

Neurotoxoplasmose

Reativação da infecção latente pelo protozoário Toxoplasma gondii.

- **Quadro clínico:** subagudo (2-3 semanas), com febre, cefaleia, alteração do sensório, alteração do status mental, convulsões e queixas neurológicas focais (hemiparesia, entre outros).
- **Diagnóstico:** a sorologia (IgG) é positiva na maioria dos casos; TC de crânio demonstra múltiplas lesões hipodensas e localizadas em lobos parietal ou frontal, tálamo ou gânglios da base ou, ainda, em junção corticomedular. Anéis de reforço (com captação de contraste) representam o edema com efeito de massa. RM é mais sensível, usada em casos em que a TC não é suficiente para o diagnóstico ou no caso de lesão única suspeita.

Tratamento	Sulfadiazina, 100 mg/kg/dia, divididas em 4 doses (Máx: 4-6 g). Pirimetamina, 100m g/dose no 1º dia → manutenção com 50 mg/dia. Ácido folínico 10-15 mg/dia.	3 a 6 semanas

Pode ser usado corticoide em casos de lesões com efeito de massa. Melhora progressiva. Controle tomográfico em 10-14 dias.

Neurocriptococose

Infecção neurológica pelo fungo *Cryptococcus neoformans*. Pode estar associada a quadro pulmonar subclínico e lesões papulares semelhantes a molusco contagioso.

- **Quadro clínico:** subagudo, com febre, mal-estar, cefaleia, sinais de meningite subaguda (rigidez de nuca e fotofobia) ou meningoencefalite, associados a náuseas, vômitos e mal-estar.
- **Diagnóstico:** é baseado nos achados do líquor: proteinorraquia elevada, níveis baixos de glicose, pleocitose com predomínio de linfócitos, cultura, tinta da China e antígeno criptocócico positivos. Pressão de abertura é elevada, na maioria dos casos.

Tratamento	**Indução:** *anfotericina B* 0,7 mg/kg/dia 1 vez/dia + *flucitosina* 25 mg/kg 6/6 h por 2 semanas. A *flucitosina* não é mais disponível no Brasil, podendo ser usado fluconazol 800-1200 mg/dia, com eficácia semelhante. **Consolidação:** novo líquor após término da indução com cultura negativa e normalização da pressão de abertura. Indicado o uso de *fluconazol*, 400 mg/dia, por 6-10 semanas. **Manutenção:** *fluconazol*, 200 mg/dia, até CD4 > 200 céls/mm³.

Neurotuberculose

Infecção do sistema nervoso central pelo *Mycobacterium tuberculosis*, seja primária, seja reativada.

- **Quadro clínico:** febre, cefaleia, convulsões, alteração do nível de consciência, comprometimento de pares cranianos, hidrocefalia (lesões com efeito de massa).
- **Diagnóstico:** feito com a análise do LCR: proteinorraquia elevada, níveis baixos de glicose, pleocitose, ADA+ (BAAR geralmente negativo), cultura positiva após semanas a meses.

Tratamento	**Esquema RIPE por 2 meses:** Rifampicina 150 mg + Isoniazida 75 mg + Pirazinamida 400 mg + Etambutol 275 mg. Se ≥ 50 kg: 4 comp.; se < 50 kg, 3 comp. **Manutenção por 7 meses (RI):** Rifampicina + Isoniazida, 300/200 mg/dia. **Corticoides:** Associar *predinisona* 1-2 mg/kg/dia, por 4 semanas, com redução da dose nas 4 semanas subsequentes. Em casos graves, *dexametasona* 0,3-0,4 mg/kg/dia, EV, por 4-8 semanas. *Piridoxina (vit. B6):* mínimo 500 mg/dia, sobretudo em etilistas ou desnutridos.

Encefalite por CMV

Infecção de cérebro e/ou medula espinhal e/ou raízes nervosas e/ou nervos periféricos pelo CMV.

- **Quadro clínico:** depende do local do acometimento:
  - **Encefalite:** *delirium*, confusão mental, alterações neurológicas focais.
  - Mielite: fraqueza muscular de membros inferiores com hiper-reflexia.
  - **Polirradiculopatia:** surgimento subagudo, com redução de força de membros inferiores com reflexos diminuídos e, em alguns casos, retenção urinária.
  - **Neuropatia periférica:** *déficits* sensoriais ou motores, multifocais ou assimétricos, na distribuição dos nervos periféricos ou de pares cranianos.
- **Diagnóstico:** maior suspeita quando CD4 < 50 céls/mm³ e infecção por CMV em outro sítio. TC com contraste ou RM, sendo que, na encefalite, evidências de inflamação periventricular, aumento do espaço ventricular ou realce meníngeo sugerem o diagnóstico. Líquor com PCR positivo para CMV. Biópsia nos casos de neuropatia.

Tratamento	Ganciclovir, 5 mg/kg/dose, 12/12 h por 14-21 dias → manutenção com Ganciclovir, 5 mg/kg/dia até antigenemia negativa ou segundo protocolo.

Encefalite herpética

Infecção do encéfalo causada pelo vírus herpes-vírus tipo I.

- **Quadro clínico:** febre baixa, letargia, confusão, convulsões e *déficits* motores; pode se apresentar com confusão mental e confabulações, como no caso de encefalite límbica.
- **Diagnóstico:** é feito através do LCR: pleocitose linfocitária, proteinorraquia aumentada, glicose normal e presença de hemácias. PCR-HSV positivo. TC de crânio pode mostrar edema e hemorragia focal em região temporal média e região inferior de lobos frontais.

Tratamento	Aciclovir, 10 mg/kg/dose de 8/8 h por 10-14 dias

Leucoencefalopatia multifocal progressiva (LEMP)

Doença desmielinizante causada pelo poliomavírus JC, reativado em casos de grave imunossupressão.

- **Quadro clínico:** *déficits* neurológicos focais rapidamente progressivos, com hemiparesia, perda de campo visual, ataxia, afasia e comprometimento cognitivo. Febre ou cefaleia são incomuns.
- **Diagnóstico:** TC/RM de crânio. RM é mais específica: lesões hiperintensas, sem efeito de massa, bilaterais, assimétricas, em regiões periventriculares ou substância branca subcortical. O PCR para o vírus JC no líquor tem bom valor preditivo positivo.

Tratamento	Não existe tratamento específico, deve-se iniciar/otimizar da terapia antirretroviral.

Linfoma primário do sistema nervoso central

Neoplasia do SNC mais relacionada a pacientes HIV/AIDS, associada à infecção pelo vírus Epstein-Barr.

- **Quadro clínico:** subagudo (2-8 semanas), perda de peso, confusão mental, cefaleia, letargia, perda de memória, hemiparesia, afasia e/ou convulsão.
- **Diagnóstico:** TC ou RM de crânio. RM é mais específica: lesões podem ser solitárias ou múltiplas, entre 2-6 cm, envolvendo corpo caloso, área periventricular ou periependimal, com captação importante de contraste. Biópsia define o diagnóstico.

Tratamento	Corticoterapia (**dexametasona**) caso compressão parenquimatosa + consulta da oncologia.

Doenças pulmonares

Maior causa de atendimento em PS do paciente HIV/AIDS.

Tabela 23.3 Correlação entre principais afecções pulmonares e níveis de CD4.

CD4 (céls/mm^3)	Diagnósticos mais prováveis
> 500	Pneumonia bacteriana, Tuberculose.
< 200	Pneumocistose, Criptococose.
< 100	Citomegalovirose, Micobactéria atípica, Aspergilose

Pneumocistose

Doença definidora de AIDS mais comum; quadro pulmonar causado pela bactéria *Pneumocystis jiroveci*.

- **Quadro clínico:** subagudo (7-30 dias), com febre, tosse sem expectoração e dispneia progressiva, inclusive aos esforços, e taquipneia.
- **Diagnóstico:** radiografia de tórax com infiltrado intersticial fino granular/reticular, difuso, bilateral e simétrico ou TC de tórax com imagem em vidro fosco, gasometria arterial com hipoxemia ($pO_2 < 70$ mmHg), desproporcional à gravidade das lesões no radiológicas, DHL sérica > 500 mg/dl (sobretudo se CD4 < 200 céls/mm³). Pode ser feito isolamento da bactéria em escarro ou no lavado broncoalveolar.

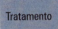
Tratamento
Sulfametoxazol/Trimetoprim, 100 mg/kg/dia do SMX e 15-20 mg/kg/dia do TMP de 6/6 h, por 21 dias + **prednisona** 40 mg de 12/12 h se $pO_2 < 70$ mmHg por 5 dias, 40 mg/dia por 5 dias e 20 mg/dia até o final do tratamento.
Profilaxia: SMX/TMP, 800/160 mg, 3x/semana, até CD4 > 200 céls/mm3.

Tuberculose pulmonar

Infecção primária ou reativação pulmonar do *Mycobacterium tuberculosis*. HIV aumenta a suscetibilidade à infecção primária e à reativação. Considerando a incidência de TB no Brasil, todo paciente HIV/AIDS com queixa respiratória e alteração radiológica deve ter como diagnóstico diferencial a tuberculose.

- **Quadro clínico:** crônico (> 30 dias), febre prolongada, tosse crônica, dispneia, escarro hemoptoico, perda de peso, sudorese, linfonodomegalia, hepatoesplenomegalia e derrame pleural.
- **Diagnóstico:**
  - **Baciloscopia:** positiva em no mínimo 2 escarros.
  - **Lavado brônquico:** positivo para pesquisa de BAAR.
  - **Radiografia:** cavitação única ou múltipla em lobo superior ou superior do lobo inferior.

Tratamento
Esquema RIPE por 2 meses: Rifampicina 150 mg + Isoniazida 75 mg + Pirazinamida 400 mg + Etambutol 275 mg. Se ≥ 50 kg: 4 comp.; se < 50 kg, 3 comp.
Manutenção por 4 meses (RI): Rifampicina + Isoniazida, 300/200 mg/dia.

Criptococose pulmonar

Infecção pulmonar pelo fungo Histoplasma capsulatum; o envolvimento pulmonar isolado é raro.

- **Quadro clínico:** febre, tosse, dispneia, dor torácica, geralmente associado a quadro neurológico.
- **Diagnóstico:** radiografia com padrão intersticial difuso ou micronodular, escarro ou lavado broncoalveolar com tinta da China positiva.

|  | Anfotericina B, 0,7 mg/kg/dia, 1×/dia + flucitosina (indisponível no Brasil, podendo ser substituída pelo fluconazol), 25 mg/kg, de 6/6 h por 2 semanas → fluconazol, 400 mg/dia, até 10 semanas. |

Histoplasmose

Infecção pulmonar pelo fungo Histoplasma capsulatum; o envolvimento pulmonar isolado é raro.

- **Quadro clínico:** febre, tosse, hepatoesplenomegalia, pancitopenia.
- **Diagnóstico:** radiografia com padrão infiltrado micronodular difuso, aumento de DHL, visualização do fungo em lavado broncoalveolar.

| Tratamento | Anfotericina B 0,5-1,0 mg/kg/dia, 1×/dia por 2 semanas + Itraconazol 200-400 mg/dia por 6-12 meses. |

Doenças do trato gastrointestinal

Esofagite

As principais causas são a Candida, o citomegalovírus e o herpes-vírus tipo I. Geralmente em pacientes com CD4 < 250 céls/mm³.

- **Quadro clínico**: disfagia ou odinofagia. Candidíase pseudomembranosa: placas orais esbranquiçadas indolores em mucosa oral, mucosa faríngea ou língua. Na maioria dos casos, lesões orais são acompanhadas de lesões esofágicas, porém em 30% a 50% dos pacientes com candidíase esofágica não havia lesões orais.
- **Diagnóstico:** geralmente, realiza-se tratamento empírico para candidíase esofágica. Se não houver melhora em 5-7 dias, EDA com biópsia de lesões. O CMV causa lesões erosivas ou lesão única grande, superficial, podendo ocorrer lesões em retina concomitantemente. O herpes-vírus causa úlceras erosivas superficiais pequenas e coalescentes.

	Candida	Fluconazol, 100-200 mg/dia por 14 dias.
Tratamento	CMV	Ganciclovir, 10 mg/kg/dia, 2×dia, por 2-3 semanas ou de acordo com antigenemia.
	HSV-1	Aciclovir, 200-400 mg/dose, 5×/dia, por 10-14 dias.

Diarreia

Segunda maior causa de atendimento em PS do paciente HIV/AIDS. Relacionada a patógenos clássicos, agentes oportunistas, desnutrição e uso crônico de antibióticos devido a profilaxias.

- **Quadro Clínico:**
  - **Aguda (< 3 semanas):** causas semelhantes à população imunocompetente.
  - **Crônicas (> 3 semanas):** infecções oportunistas acometem mais pacientes com CD4 < 100 céls/mm^3: MAC, CMV, *Isospora* e *Microsporidium*.

Existe ainda associação com doenças neoplásicas (sarcoma de Kaposi e linfoma) ou medicamentos (entre a TARV, principalmente nevirapina e ritonavir). Na história clínica considerar histórico de viagem recente, uso de TARV, uso recente de antibióticos, perda de peso, febre e principalmente CD4.

- **Diagnóstico:**
  - Exames gerais (hemograma, eletrólitos, função renal e hepática, provas inflamatórias).
  - Protoparasitológico de fezes (com pesquisa para *Microsporidium*, *Cryptosporidium*, *Isospora* e *Cyclospora*) e coprocultura.
  - Pesquisa para toxina do C. difficile (se história de exposição a antibiótico).
  - Hemocultura (se história de febre).
  - EDA: se imunocomprometido avançado, diarreia persistente/com febre.
  - TC de abdome: pode evidenciar colite, linfonodomegalia, hepatoesplenomegalia, doença do trato biliar.

Tratamento	Correção de distúrbios hidroeletrolíticos. Casos moderados-graves: ciprofloxacino, 500 mg VO OU 400 mg IV 12/12 h e/ou metronidazol, VO ou IV, 500 mg, 8/8 h.

Caso clínico

K. L. B., 45 anos, sexo masculino, HIV+, em uso irregular de TARV, apresenta falta de ar progressiva e dispneia aos esforços no último mês, tosse com secreção hialina e um episódio febril (T: 38,3 °C). Nega dor torácica, hemoptise, ortopneia, dispneia noturna paroxística, palpitações, ou edema de MMII. *ISDA:* aftas há 1-2 semanas; anorexia, com uma perda de peso de 10 kg, nos últimos 3 meses. *HPP:* Nega tabagismo, etilismo, uso de drogas ilícitas. Homossexual, com uso irregular de preservativo. Ao exame: T: 38,3 °C, PA: 100/70 mmHg, FC: 136 bpm, FR: 30 ipm, Sat: 76%, em ar ambiente. REG, caquético (Peso: 60 kg), dispneico, desidratado, presença de placas brancas removíveis em orofaringe. MV presente, com crepitações grosseiras bibasais. Restante do exame físico sem alterações. Exames complementares: gasometria arterial com alcalose respiratória e pO_2: 68; DHL 560 mg/dL; CD4: 38; radiografia de tórax com infiltrado intersticial difuso. Angio-TC de tórax com opacidades em vidro fosco difusas sem sinais de doença linfoproliferativa ou TEP.

HD: Pneumocistose e candidíase oral.

Prescrição

1.	Dieta geral	Segundo aceitação		
2.	Sulfametoxazol-trimetoprim 400/80 mg D0/D21	4 ampolas	IV	6/6 h
3.	Prednisona 20 mg D1/D5	40 mg	VO	12/12 h
4.	Fluconazol D1/D14	200 mg	VO	1×/dia
4.	Omeprazol	40 mg	VO	Em jejum
5.	Enoxaparina	40 mg	SC	1×/dia
6.	Glicemia capilar			6/6 h
7.	Cateter de O_2 nasal a 2 L/min			
8.	Cabeceira elevada 30°			
9.	Sinais vitais e cuidados gerais			

Referências

1. UNAIDS. 2008 Report on the global AIDS Epidemic. http://www.unaids.org, Acesso em Jul/2012.
2. Mwamburi, D.M., et al. Predicting CD4 count using total lymphocyte count: a sustainable tool for clinical decisions during HAART use. Am. J. Trop. Med. Hyg., 73(1), 2005, pp. 58–62.
3. Igor J. Koralnik. Approach to HIV-infected patients with central nervous system lesions. In: Barbara H. McGovern, editor. www.uptodate.com, visitado em Julho/2012.
4. Diane E. Stover. Approach to the HIV-infected patient with pulmonary symptoms. In:Barbara H. McGovern, editor. www.uptodate.com, visitado em Julho/2012.
5. Bartlett JG. Medical management of HIV infection. Baltimore: Johns Hopkins University Press, 2009.
6. Henry Massur. Management of opportunistic infections associated with human imunnodeficiency virus infection. In: Mandell, Douglas, and Bennett's principles and practice of infectious diseases, 7th ed. Philadelphia, Churchill Livingstone – Elsevier; 2010. p.1855-1886.
7. Centers for Disease Control and Prevention. Guidelines for prevention and treatment of opportunistic infections in HIV-infected adults and adolescents: recommendations from CDC, the National Institutes of Health, and the HIV Medicine Association of the Infectious Diseases Society of America. Morbidity and Mortality Weekly Report; vol. 58, n.RR04, p.1–198, 2009.

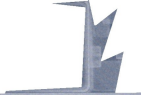

Febres Hemorrágicas

Diego da Silva Magatão ○ Marcelo Corassa

Introdução e definições

Síndrome clínica que engloba diversas doenças infecciosas agudas que podem cursar com febre e sangramentos. Essa combinação nem sempre é a mais comum dessas doenças, sendo que a hemorragia em geral ocorre somente nas formas mais graves. Para seu diagnóstico é imprescindível a pesquisa epidemiológica que envolve local de residência do paciente, ocupação, viagens recentes, exposições ambientais e quadro clínico semelhante nos familiares e comunidade.

O diagnóstico diferencial é vasto, mas neste capítulo serão discutidas Dengue e Leptospirose, duas dessas doenças que mais comumente poderão ser vistas no pronto-socorro.

Tabela 24.1   Principais diagnósticos diferenciais em casos de febres hemorrágicas.

Diagnóstico diferencial de febres hemorrágicas			
Dengue	Meningococcemia	Púrpuras	Doenças exantemáticas
Leptospirose	Malária	Hantaviroses	Febre tifoide
Sepse (coagulopatia)	Febre amarela	Riquetsioses	Febre maculosa

Dengue

Introdução

Causada por um arbovírus do gênero *Flavivírus* que possui 4 sorotipos, cada um conferindo imunidade definitiva para si e temporária aos outros 3 sorotipos. Transmitida pela picada da fêmea do mosquito *Aedes*, cuja espécie mais importante no Brasil é o *A. aegypti*. O mosquito tem hábitos diurnos, se reproduz em áreas com água parada e predomina em áreas urbanas. O *Aedes* também é o transmissor da febre amarela urbana e da febre Chikungunya, por isso onde há alta infestação por esse mosquito deve-se ficar atento ao aparecimento dessas doenças.

Quadro clínico

Pode ser assintomático, apresentar-se com sintomas febris inespecíficos (80%), como o Dengue Clássico ou como a Febre Hemorrágica do Dengue (FHD), chegando até a síndrome de choque do dengue. Período de incubação: 3 a 15 dias.

Dengue clássica

A definição do dengue pode ser feita da seguinte forma:

Febre alta, de início súbito, durando de 5 a 7 dias
Associado a pelo menos 2 dos seguintes sintomas: • Cefaleia, dor retro-orbitária, artralgia, mialgia, prostração e exantema

Outros sinais e sintomas associados são: astenia intensa (que pode perdurar por semanas), hemorragias discretas (petéquias, epistaxe e gengivorragia podem ocorrer no quadro clássico, mas deve-se levantar a suspeita para FHD), náuseas e vômitos, micropoliadenopatia, entre outros. O exantema tende a ser maculopapular difuso, podendo ser pruriginoso, ocorrendo 3-5 dias após a febre, acentuando-se com o aparecimento ou defervescência da mesma. O hemograma pode demonstrar leucopenia com linfocitose, plaquetopenia discreta e elevação não significativa de aminotransferases.

Febre hemorrágica do dengue (FHD)

Sintomas iniciais semelhantes ao da Dengue Clássica. Após 3 a 7 dias, com a defervescência da febre, começam a surgir os sinais de alarme, que prenunciam o extravasamento plasmático e os sinais de choque. O termo "hemorrágica" pode levar à confusão, pois sua principal característica é o AUMENTO DE PERMEABILIDADE VASCULAR, e não necessariamente a hemorragia.

A apresentação clínica da Dengue é dinâmica, então todo paciente deve ser avaliado para a possibilidade de estar desenvolvendo a FHD com a pesquisa dos sinais de alarme:

Tabela 24.2   Sinais de alarme na dengue.

- Dor abdominal intensa e contínua;
- Vômitos persistentes;
- Hipotensão postural e/ou lipotímia;
- Hepatomegalia dolorosa;
- Sangramento de mucosa ou hemorragias importantes (hematêmese e/ou melena);
- Sonolência e/ou irritabilidade;
- Diminuição da diurese;
- Dminuição repentina da temperatura corpórea ou hipotermia;
- Aumento repentino do hematócrito;
- Queda abrupta de plaquetas;
- Desconforto respiratório.

Também atentar para os sinais de choque que caracterizam a Síndrome do Choque da Dengue (SCD), lembrando que esta tem características próprias, pois deve-se à permeabilidade vascular aumentada e não à diminuição de resistência vascular periférica, como ocorre no choque séptico bacteriano. Em caso de sinais de alarme, deve-se pesquisar os sinais de choque:

Tabela 24.3   Sinais de choque clássicos da Síndrome do Choque do Dengue.

| Pressão arterial convergente (PA diferencial ≤ 20 mmHg); |
| Extremidades frias e pegajosas, cianose; |
| Pulso rápido e fino; |
| Enchimento capilar lento (> 2 segundos) |
| Hipotensão arterial (PAS < 90 mmHg ou PAM < 65 mmHg. |

As alterações laboratoriais importantes nos casos de FHD são a plaquetopenia (< 100.000/mm^3) e a hemoconcentração:

Hemoconcentração

Definida como aumento do hematócrito maior do que 10% do valor basal. Ou, na ausência de um valor prévio, considerar HT maior que 44% para mulheres, 50% para homens e 42% para crianças até 15 anos. Lembrar que pode haver queda do HT se o paciente tiver sangramentos mais importantes.

Prova do laço

É marcador da fragilidade capilar, pois pode levar à hemorragia induzida. Deve-se calcular a média entre a PAS e a PAD do paciente (PAS+PAD/2) e insuflar por 5 min o esfigmomanômetro com a pressão obtida. Quando a prova for positiva aparecerão pelo menos 20 petéquias em um quadrado de 2,5 × 2,5 cm marcado no antebraço do paciente. Se positiva antes do final do teste, parar sua realização. Frequentemente negativa em obesos ou em casos de choque.

Manejo do paciente

Para todo paciente com suspeita clínica e epidemiológica de Dengue deve-se:

1. Notificar o caso;
2. Pesquisar sinais de alerta e sinais de choque; lembrar de aferir a PA do paciente em duas posições. Avaliar a hidratação do paciente mediante parâmetros clínicos;
3. Realizar a prova do laço e pesquisa de hemorragias;
4. Pesquisar comorbidades e a condição social do paciente;
5. Solicitar sorologia ELISA IgM após o 6º dia de doença (em período epidêmico, não há necessidade nos pacientes do Grupo A). Em casos de febre hemorrágica, pode-se solicitar o isolamento viral até o 5º dia de doença.

OBSERVAÇÃO
NS1

Teste qualitativo, usado na detecção da antigenemia NS1; auxilia no diagnóstico sorológico precoce, até o terceiro dia do início dos sintomas (ideal: colher no 1º dia dos sintomas); desempenho é equivalente ao do RT-PCR, porém, não permite a identificação do sorotipo; o Ministério da Saúde disponibiliza kits para o uso em amostras de unidades-sentinela;

6. Contraindicar o uso de AINE e aspirina;
7. Estadiar o paciente segundo o (MS) em 4 grupos, visando padronizar o seu manejo.

Febres Hemorrágicas 237

Tabela 24.4 Estadiamento do MS do Dengue em grupos segundo sua gravidade e resumo do manejo em cada caso.

Grupo A
Sem sangramento espontâneo ou induzido (prova do laço negativa). Sem sinais de alarme ou de choque. Sem comorbidade ou risco social. Acompanhamento ambulatorial com hidratação oral, repouso e sintomáticos.

Grupo B
Com **sangramento de pele espontâneo ou induzido (prova do laço +)**, ou **comorbidade ou risco social**. Sem sinais de alarme ou de choque. Manter em observação com hidratação até resultado de exames (hemograma). Se HT normal: retorno diário. Se houver hemoconcentração, manter em observação com hidratação supervisionada e novo HT em 4 horas.

Grupo C
Presença de algum **sinal de alarme**. Manifestações hemorrágicas presentes ou ausentes. Internação por no mínimo 48 h para observação e hidratação venosa.

Grupo D
Presença de algum **sinal de choque**. Manifestações hemorrágicas presentes ou ausentes. Internação em UTI, hidratação com coloides e cristaloides e reposição de hemoderivados.

OBSERVAÇÃO
Exames complementares: a partir do grupo C, devem-se sempre solicitar:
Hemograma, dosagem de albumina sérica e transaminases, exames de imagem (radiografia de tórax PA, perfil e incidência de Laurell, USG de abdome) e outros exames conforme necessidade: glicose, ureia, creatinina, eletrólitos, gasometria, provas de coagulação, ecocardiograma.

Tabela 24.5 Recomendações de hidratação do MS.

	Manejo da hidratação de acordo com o grupo
A	Calcular o volume de líquidos de 80 ml/kg/dia, sendo 1/3 com SRO e 2/3 com líquidos caseiros (LC). Ex: adulto 70 kg → 80 ml/kg/dia = 6,0 L: **Manhã:** 1 L de SRO e 2 L de LC. Tarde: 0,5 L de SRO e 1,5 L de LC. Noite: 0,5 L de SRO e 0,5 L de LC. Manter alimentação de acordo com a aceitação do paciente.

(Continua)

Tabela 24.5 Recomendações de hidratação do MS. *(Continuação)*

B	80 ml/kg/dia, sendo 1/3 do volume administrado em quatro a seis horas e na forma de salina isotônica; Se necessário, hidratação venosa: soro fisiológico ou Ringer Lactato – 40 ml/kg em 4 horas. Em caso de vômitos e recusa da ingestão do soro oral, recomenda-se a administração da hidratação venosa
C	Fase de expansão: hidratação IV imediata: 20 ml/kg/h em duas horas, com soro fisiológico ou Ringer Lactato. • Reavaliação clínica e de hematócrito em 2 horas (após a etapa de hidratação). Repetir fase de expansão até três vezes, se não houver melhora do hematócrito ou dos sinais hemodinâmicos. Se resposta inadequada após as três fases de expansão = conduzir como Grupo D. Se houver melhora clínica e laboratorial após fases de expansão, iniciar fase de manutenção: **Primeira fase:** 25 ml/kg em 6 horas Se melhora: **Segunda fase:** 25 ml/kh em 8 horas, Sendo 1/3 com SF0,9% e 2/3 com SG5%
D	Iniciar imediatamente fase de expansão rápida parenteral, com solução salina isotônica: 20 mL/kg em até 20 minutos. Se necessário, repetir por até três vezes, de acordo com avaliação clínica. Mandar para UTI.

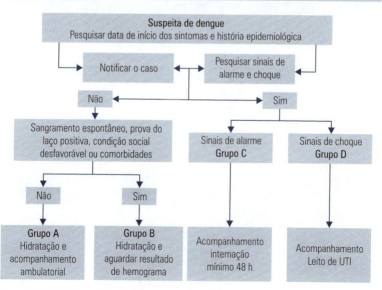

Figura 24.1 Manejo resumido da dengue segundo o MS.

Leptospirose

Introdução

Causada pela bactéria espiroqueta do gênero *Leptospira*, sendo a espécie mais importante no Brasil a *L. interrogans*. Em 2011 no Brasil foram confirmados 4.832 casos de Leptospirose, sendo que 436 foram a óbito. É uma zoonose e seu reservatório principal é o rato. Este não desenvolve a doença e a *Leptospira* se reproduz em seus rins, sendo eliminada pela urina e contaminando o solo, a água e os alimentos, podendo sobreviver até 180 dias no ambiente.

O homem se infecta por contato direto (urina e tecidos de animais infectados), e principalmente por via indireta através de água e solos contaminados. A bactéria penetra através da pele íntegra, das mucosas ou por abrasões. É importante investigar se o paciente se expôs recentemente a enchentes ou chuvas fortes, teve contato com esgoto, córregos ou terra lamacenta. Alguns profissionais são mais susceptíveis à exposição como operários de construção civil, lixeiros e criadores de animais. Também são importantes atividades recreacionais como pescarias e campings.

Quadro clínico

Pode se apresentar desde formas oligoassintomáticas até quadros graves como a Síndrome de Weil. Período de incubação de 1 a 30 dias.

Didaticamente pode-se dividir o quadro clínico em Fase Precoce (ou Leptospirêmica) e Fase Tardia (ou Imune). Esse modelo nem sempre se aplica nas formas mais graves da doença. Outra vertente é a síndrome de Weil, verdadeira forma íctero-hemorrágica.

Tabela 24.6   Principais achados nas diferentes fases da leptospirose.

Fase precoce
Febre alta de início súbito, mialgias, em especial em panturrilhas, cefaleia, hiperemia conjuntival (sufusão conjuntival está presente em 30% dos casos), fotofobia e dor ocular, náuseas, vômitos, diarreia e anorexia, tosse seca, linfadenopatia, esplenomegalia e hepatomegalia (mais raros). Exantemas variados aparecem em 10% a 20% dos pacientes. Sintomas são bastante inespecíficos, mas adquirem mais importância se existe uma história epidemiológica compatível com leptospirose.

(Continua)

Tabela 24.6 Principais achados nas diferentes fases da leptospirose. *(Continuação)*

Fase tardia
Acontece após a defervescência da febre e dos sintomas por 1 a 2 dias. Existe recrudescência da febre, porém com menor intensidade, e sinais de localização em algum órgão. A principal manifestação clínica é de Meningite Asséptica, caracterizando-se por cefaleia, vômitos e sinais de irritação meníngea. No LCR há pleocitose linfomonocitária com hiperproteinorraquia. Outra manifestação importante é a uveíte, a qual em geral ocorre após 3 semanas.

OBSERVAÇÃO
Síndrome de Weil
É a forma íctero-hemorrágica, que geralmente não demarca fases precoce e tardia. É a forma mais percebida (as demais formas tendem a ser subdiagnosticadas). As manifestações clássicas são icterícia (rubínica – alaranjada), lesão renal aguda e hemorragias, destas sendo a principal a pulmonar. A Síndrome de Hemorragia Pulmonar tem adquirido importância devido à sua alta letalidade (50%) e devendo-se atentar a pacientes com sintomas de tosse, dispneia e dor torácica mesmo que não apresentem hemoptise. Os pacientes também podem evoluir com SARA na ausência de sangramento. A lesão renal é inicialmente não oligúrica. Pode sobrevir anúria por azotemia pré-renal ou NTA; marcadamente, o potássio sérico é baixo. Até 40% dos pacientes evoluem para diálise. Outras manifestações importantes são a miocardite e fenômenos hemorrágicos principalmente em pele, mucosas, pulmão e trato gastrointestinal.

Como em toda febre hemorrágica, deve-se atentar para os principais sinais de gravidade na suspeita de leptospirose:

Tabela 24.7 Principais sinais de gravidade na leptospirose.

Dispneia, tosse, taquipneia	Hipotensão
Alterações urinárias, geralmente oligúria	Vômitos frequentes
Fenômenos hemorrágicos, incluindo hemoptise	Arritmias
Alteração do nível de consciência	Icterícia

Exames complementares

Os principais achados laboratoriais e de imagem sugestivos de leptospirose são:

- **Hemograma:** leucocitose com neutrofilia e desvio a esquerda, plaquetopenia, anemia normocrômica (indicativa de sangramento).

- **Função renal e eletrólitos:** elevação de ureia e creatinina com hipo ou normocalemia.
- **Bilirrubinas:** aumentadas, com predomínio da "bilirrubina" direta.
- **Enzimas hepáticas:** transaminases aumentadas em até 3 a 5 vezes (mais do que isso, pensar em formas graves), FA e GGT podem estar normais ou elevadas.
- **CPK:** caracteristicamente elevada; se muito elevada, avaliar risco de LRA por rabdomiólise.
- **TAP/INR e TTPA:** alargados.
- **Gasometria arterial:** acidose metabólica e hipoxemia.
- **Urina I:** proteinúria, hematúria, leucocitúria e baixa densidade urinária.
- **ECG:** arritmias (fibrilação atrial, bloqueio, alterações da repolarização).
- **Radiografia de tórax:** infiltrado alveolar ou lobar, congestão, padrão de SARA ou hemorragia alveolar difusa.
- **Hemocultura:** sempre solicitar para diferenciação de quadros sépticos inespecíficos.

Diagnóstico

Todos os casos suspeitos devem ser **notificados** e ter amostras para confirmação diagnóstica enviadas aos laboratórios de referência. Os testes específicos mais utilizados são os sorológicos de ELISA IgM e microaglutinação (MAT). Além desses, na fase precoce pode-se lançar mão de hemocultura para *Leptospira* ou PCR. O Elisa IgM deverá ser coletado no primeiro atendimento e, se negativo, também 5 a 7 dias após. O MAT deverá ser coletado no mesmo dia e essa amostra será comparada com outra coletada 14 a 21 dias após.

Tratamento

Independentemnte da confirmação diagnóstica, em caso suspeito deve-se iniciar o tratamento com cobertura para leptospirose. A antibioticoterapia é recomendada em todos os casos e tem melhor eficácia quanto antes for introduzida.

Nos casos sem sinais de gravidade deve-se orientar hidratação oral, repouso, sintomáticos, (evitando aspirina) e retorno em 24 a 72 h para reavaliação ou se surgimento de sinais de alerta. Em caso de sinais de alerta, é mandatória internação hospitalar e antibioticoterapia parenteral com suporte clínico para correção de desidratação, rastreio de complicações e correção de distúrbios hidroeletrolíticos.

Tabela 24.8 Antibioticoterapia na leptospirose.

Fase precoce		Fase tardia	
Amoxicilina	500 mg 8/8 h VO 7 dias	Penicilina G cristalina	1,5 milhões UI IV 6/6 h mínimo 7 dias
		Ampicilina	1g IV 6/6 h mínimo de 7 dias
Doxiciclina	100 mg 12/12 h VO 7 dias	Ceftriaxone	1 a 2 g IV 24/24 h mínimo de 7 dias
		Cefotaxima	1 g IV 6/6 h mínimo de 7 dias

Nos quadros graves a terapia intensiva é essencial, pois necessitam de intubação orotraqueal com suporte ventilatório, reposição de hemoderivados, terapia dialítica e uso de vasopressores.

Caso clínico

F. S. Z., sexo masculino, 29 anos, natural e procedente do Rio de Janeiro, tendo vindo há 5 dias para São Paulo para visitar os familiares. Relata há 3 dias febre aferida de até 39 °C de início súbito associada a mal-estar geral e dores pelo corpo todo. Refere cefaleia tipo pressão, holocraniana, mas mais intensa na região retrocular. Nega sintomas respiratórios associados e sangramentos e tem diurese preservada. Nega doenças crônicas e refere ter tido há 2 anos quadro de dengue que foi bastante parecido com seu quadro clínico atual. Refere quadro parecido vivido pelo pai há 1 semana. Ao exame apresenta-se em regular estado geral, corado, hidratado, anictérico e acianótico. Peso 70 kg, temperatura de 38,9 °C, PA 120/70 mmHg, P 110 bpm e FR 18 ipm. Ausculta cardiotorácica sem alterações e exame abdominal inocente. Sem linfonodomegalias, lesões orais ou lesões cutâneas. Extremidades sem edemas, quentes e bem perfundidas. Ausência de sinais meníngeos. Prova do laço positiva (25 petéquias na área demarcada).

- **Hipótese diagnóstica:** Dengue – Grupo B (sangramento induzido pela prova do laço, mas sem sinais de alerta ou de choque).
- **Conduta inicial:** Solicitar hemograma completo; Soro de reidratação oral VO 1 L + outros líquidos 2 L nas próximas horas; Dipirona 1g EV; Manter o paciente em observação; Notificar o caso; Solicitar sorologia ELISA IgM a ser colhida em 3 dias (no 6º dia da doença).

Após 3 horas o hemograma mostra os seguintes resultados: Hb 17,1/Ht 52%/Leucócitos 4.000 (0% bastões, 30% neutrófilos, 3% eosinófilos, 60% linfócitos, 7% monócitos)/Plaquetas 130.000.

O paciente apresenta hemoconcentração, leucopenia com linfocitose e plaquetopenia discreta.

Conduta adicional:

1. Soro fisiológico 2.800 ml (40 ml/kg) EV em 4 horas
2. Reavaliação sistemática dos sinais de alarme e sinais de choque
3. Novo Hb/Ht dentro de 4 horas e exames adicionais que se julgar necessários

Após 4 horas de expansão volêmica Hb 15,0/Ht 46%
Conduta final:

1. Alta do PS com cartão de acompanhamento de dengue preenchido
2. Retorno diário para reavaliação ou imediato se sinais de alerta
3. Hidratação VO com 6 L/dia (80 ml/kg/dia), sendo 2 L de SRO e 4 L de outros líquidos
4. Dipirona 500 mg VO 6/6 h
5. Proscrever AAS e anti-inflamatórios
6. Repouso
7. Relembrar o paciente da coleta da sorologia no 6º dia de doença.

Referências

1. Dengue: diagnóstico e manejo clínico – adulto e criança/Ministério da Saúde, Secretaria de Vigilância em Saúde, Diretoria Técnica de Gestão. – 4. ed. – Brasília-DF, 2011.
2. Guia de Leptospirose: Diagnóstico e Manejo Clínico, Secretaria de Vigilância em Saúde/ Ministério da Saúde, 2009 – no prelo.
3. Guia de vigilância epidemiológica/Ministério da Saúde, Secretaria de Vigilância em Saúde, Departamento de Vigilância Epidemiológica. – 7. ed. – Brasília: Ministério da Saúde, 2009.
4. Veronesi: Tratado de Infectologia 4. ed./Roberto Focaccia. São Paulo: Editora Atheneu, 2010.

Influenza A – H1N1

Isabel Christina de Oliveira Vieira ○ Ana Rita Brito Medeiros da Fonsêca

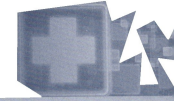

Introdução e definições

A infecção pelo vírus Influenza A (H1N1), pandêmica em 2009, apresenta alta transmissibilidade, é considerada atualmente de circulação sazonal e sua importância reside na possível evolução para doença respiratória grave.

Crianças e adultos jovens são os mais acometidos em comparação com idosos maiores de 60 anos, provavelmente pela proteção cruzada decorrente da exposição prévia.

História natural da infecção

Período de incubação: varia de 1 a 7 dias.

Modo de transmissão: por meio de aerossol, de gotículas e/ou secreções respiratórias de pessoas infectadas.

Período de transmissibilidade: 24 horas antes a 7 dias do início dos sintomas, em adultos. Estendendo-se por até 14 dias, em crianças. Em imunocomprometidos, observa-se eliminação de vírus por longos períodos.

Quadro clínico

O quadro clínico da infecção varia desde síndrome gripal (SG) a síndrome respiratória aguda grave (SRAG).

A SG é caracterizada por:

Febre de início súbito, elevada e persistente, mesmo que referida
+ sintomas respiratórios (tosse ou dor de garganta)
+ pelo menos um dos seguintes sintomas: cefaleia, mialgia, artralgia, calafrio ou mal-estar

OBSERVAÇÃO
SG é comumente acompanhada de manifestações gastrointestinais (vômitos e diarreia).

SRAG:

Síndrome gripal
+ dispneia, desconforto respiratório ou hipoxemia (Sp O_2 < 95% em ar ambiente)
+ taquipneia
+ hipotensão arterial

- Resolução espontânea em sete dias acontece na maioria dos casos, embora a tosse, o mal-estar e a fadiga possam permanecer por algumas semanas.
- A recrudescência ou persistência da febre por mais de 3 dias, bem como a piora dos sintomas respiratórios, deve alertar para complicação com pneumonia bacteriana secundária.

Tabela 25.1 Sinais e sintomas de alerta na influenza pandêmica.

Sinais de alerta para complicação: presença de pelo menos 1 dos critérios a seguir:
▪ Agravamento dos sinais e sintomas iniciais (febre, mialgia, tosse, dispneia); ▪ Alteração do nível de consciência; ▪ Desidratação; ▪ Convulsões;
Alteração dos sinais vitais: ▪ Hipotensão arterial (PAD < 60 mmHg ou PAS < 90 mmHg); ▪ FC elevada (> 120 bpm); ▪ Taquipneia (FR > 25 irpm); ▪ Oximetria de pulso: Sp O_2 < 94%
Batimento de asa de nariz; tiragem intercostal, cornagem;
Febre (T > 38 °C) persistente por mais de 3 dias;
Exacerbação de doença pulmonar obstrutiva crônica ou doença cardíaca pré-existente;
Miosite comprovada por exames laboratoriais.

Grupo de risco para complicações:

- Crianças < 2 anos
- Adultos ≥ 60 anos
- Grávidas e puérperas até 2 semanas após o parto (incluindo as que tiveram aborto ou perda fetal);
- Portadores de doença crônica:
  - pneumopatias (incluindo asma);
  - cardiovasculopatias (exceto HAS);
  - nefropatias;
  - hepatopatias;
  - doenças hematológicas;
  - distúrbios metabólicos (incluindo diabetes mellitus, obesidade IMC > 30);
  - alterações neurológicas e neuromusculares;
- Imunossupressão
- < 19 anos em uso prolongado de AAS (risco de Síndrome de Reye)
- População indígena.

Diagnóstico

O diagnóstico definitivo não é comumente dado, e pode ser feito por:

- **PCR em tempo real para H1N1:** as amostras deverão ser coletadas até 7 dias do início dos sintomas. A coleta não deve retardar início do tratamento.
- **Local coleta:** swab de naso e/ou orofaringe; aspirado nasotraqueal ou lavado broncoalveolar, em pacientes intubados.
- **Indicação:** todos os pacientes com SRAG.

Nos demais pacientes, pode-se proceder à propedêutica geral:

Exames laboratoriais

- **Hemograma:** leucocitose ou leucopenia progressiva (marcador de piora) ou neutrofilia.
- **DHL:** aumentado (marcador de severidade da doença).
- **CPK:** aumentado (60% dos casos, inclusive com evolução para rabdomiólise).

- **TGO e TGP:** podem estar alteradas.
- **PCR e VHS:** elevados.

Exames de imagem

- **Radiografia tórax:** infiltrado intersticial localizado ou difuso ou presença de área de condensação.
- **TC tórax:** imagem em vidro fosco, condensação ou nódulos pulmonares.
- Pode-se encontrar dissociação entre as imagens encontradas nas radiografias e na TC de tórax.

Critérios de internação

- Instabilidade hemodinâmica.
- Sinais e sintomas de insuficiência respiratória.
- Comprometimento pulmonar às radiografias.
- Hipoxemia, com suplementação de oxigênio > 3 l/min para Sp O_2 > 90%.
- Relação PO_2/FiO_2 < 300.
- Alterações laboratoriais: elevação de DHL, CPK (rabdomiólise).
- Insuficiência renal aguda, disfunção neurológica ou insuficiência hepática.

Tratamento

1. SG – Pacientes sem fatores de risco
   - Medicação sintomática, hidratação oral e repouso domiciliar.
   - Afastamento temporário das atividades, obedecendo a período de transmissibilidade.
   - Retornar imediatamente ao serviço de saúde caso persistam ou se agravem os sintomas nas 24 a 48 horas consecutivas da avaliação inicial.
2. SG – Pacientes com fatores de risco
   - Suporte clínico (hidratação venosa, oxigenoterapia e monitorização).
   - Antiviral de forma empírica, independentemente da situação vacinal. NÃO se deve aguardar confirmação laboratorial.
3. SRAG
   - Suporte clínico (hidratação venosa, oxigenoterapia e monitorização contínua).
   - Antiviral para todos os pacientes.

Antivirais

Deve ser iniciado sempre, devido aos benefícios (redução de morbidade e mortalidade) mesmo se iniciados 48 horas após o início dos sintomas.

Tabela 25.1 Principais antivirais.

Droga	Faixa etária	Tratamento	Duração
Oseltamivir Tamiflu®	Adulto	75 mg, 12/12 h	5 dias
Zanamivir Relenza®	Adulto Criança > 7 anos	10 mg, 2 inalações orais de 5 mg, 12/12 h	

- Considerar tratamento prolongado (7-10 dias) em pacientes com SNG, obesos e imunodeprimidos.
- Ajuste para insuficiência renal:
  - *Clearance* **de creatinina < 30 ml/min:** oseltamivir 75 mg de 24/24 h.
  - **Hemodiálise:** oseltamivir 30 mg após cada sessão de hemodiálise.
  - **Diálise peritoneal:** oseltamivir 30 mg, 1 vez por semana.
- Pacientes que vomitam até uma hora após a ingestão do medicamento, pode ser administrada uma dose adicional.
- O **zanamivir** está indicado apenas na impossibilidade clínica da manutenção do oseltamivir, observando-se as seguintes contraindicações: menores de 7 anos para tratamento, menores de 5 anos para quimioprofilaxia, em pacientes com doença respiratória crônica (risco de broncoespasmo severo) e em ventilação mecânica.

Tabela 25.2 Quimioprofilaxia.

	Quimioprofilaxia
Indicação	1. Profissionais de laboratório não vacinados, que tenham manipulado amostras clínicas contaminadas pelo influenza A (H1N1) sem o uso adequado de Equipamento de Proteção Individual (EPI); 2. Profissionais de saúde que realizaram procedimentos invasivos (geradores de aerossóis) ou manipulação de secreções de um caso suspeito ou confirmado de infecção por influenza sem o uso adequado de EPI; 3. Indivíduos expostos a pacientes suspeitos de influenza nas últimas 48 horas, com fator de risco para complicações e não vacinadas.

(Continua)

Tabela 25.2 Quimioprofilaxia. *(Continuação)*

Posologia	Oseltamivir 75 mg, uma vez ao dia, por dez dias.
Ajuste para doença renal	*Clearance* de creatinina entre 10 e 30 mL/min – Oseltamivir 75 mg, em dias alternados.

Controle de infecção:

- Uso de máscara cirúrgica em atendimento a pacientes com SG.
- Higienização de mãos com álcool gel/clorexidina/detergente.
- Uso de máscara N95, capote, óculos, gorro e luvas só são necessários para procedimentos de risco de aerossóis (coleta de swab, nebulização, intubação, aspiração, broncoscopia).

Caso clínico

Paciente 22 anos, sexo feminino, em quimioterapia por LNH mediastinal, iniciou há 3 dias febre baixa, dor no corpo, prostração, fadiga, tosse seca, coriza e falta de ar aos grandes esforços. Sua mãe acreditou tratar-se de um resfriado comum, porém resolveu trazê-la ao médico.

À admissão encontrava-se em regular estado geral, hidratada, hipocorada, consciente, orientada, taquineica em ar ambiente, bem perfundida. Sinais vitais PA 110×60 mmHg, Fc: 96, fr 24 irpm, Sp O_2 96% em ar ambiente, a ausculta pulmonar não havia alteração.

Colhidos exames gerais que mostrava Hb 12,2 g%, os demais inalterados, incluindo contagem de linfócitos, DHL, PCR e até mesmo gasometria arterial. Radiograma de tórax sem alterações.

Síndrome gripal em pacientes com fatores de risco, incluindo a taquipneia como um potencial fator de complicação.

1. Internação hospitalar
2. Colher swabs combinados de nasofaringe e orofaringe
3. Hidratação venosa
4. Oseltamivir 75 mg VO 12/12 horas por cinco dias
5. Oxigenioterapia SN
6. Monitorização
7. Sintomáticos

Referências

1. BRASIL, Ministério da Saúde. Secretaria de Atenção à Saúde. Gabinete Permanente de Emergências de Saúde Pública. Emergência de Saúde Pública de Importância Internacional – ESPII: DIRETRIZES PARA O ENFRENTAMENTO À PANDEMIA DE INFLUENZA A (H1N1): AÇÕES DA ATENÇÃO PRIMÁRIA À SAÚDE. Brasília: Ministério da Saúde, 2009.
2. BRASIL, Ministério da Saúde. Secretaria de Atenção à Saúde. Gabinete Permanente de Emergências de Saúde Pública. Protocolo de tratamento de influenza, atualização 2011. Brasília: Ministério da Saúde, 2011.
3. Harper SA, et al. Seasonal influenza in adults and children-diagnosis, treatment, chemoprophylaxis, and institutional outbreak management: clinical practice guidelines of the Infectious Diseases Society of America. Clin Infect Dis 2009 Apr 15;48(8):1003-32
4. Lee, K A, Chan, ED. CURRENT Diagnosis & Treatment in Pulmonary Medicine. Section X. Infectious Lung Disease, Chapter 37. Viral & Atypical Pneumonia, 2011.

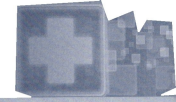

Infecções do Sistema Nervoso Central

Heitor Éttori   ○   Marcelo Corassa   ○   Ana Rita Brito Medeiros da Fonsêca

Introdução

Sempre se deve suspeitar de infecções do sistema nervoso central (SNC) em pacientes com sinais como febre, cefaleia, rigidez de nuca, alteração do estado mental e/ou sinais focais, ou em pacientes em investigação de quadro confusional ou com sinais focais, sem diagnóstico esclarecido.

Diversos aspectos epidemiológicos estão relacionados ao risco de infecção do SNC, assim como existem alterações na frequência de patógenos segundo faixas etárias ou fatores de risco.

Devem ser considerados alguns fatores na avaliação de toda suspeita de neuroinfecção:

Tabela 26.1   Fatores a serem considerados na suspeita diagnóstica de neuroinfecção.

Pessoal	Idade, ocupação, competência imunológica (gestantes, drogas imunossupressoras, esplenectomia, câncer, HIV, anemia falciforme, diabetes), comportamento sexual de risco ou uso de drogas intravenosas, status vacinal e doenças preexistentes (otite, sinusite, traumatismo cranioencefálico (TCE), endocardite.
Local	Contato com pessoas infectadas, animais, multidões com exposição a doenças ou situações de risco (TB, sarampo, varicela, alojamentos), viagens, alimentos.
Temporal	Tempo da exposição potencial até os sintomas, duração de tratamentos anteriores (ex.: uso de antibióticos, corticoides).

Definições

Em quadros agudos a primeira obrigação é excluir processos bacterianos. Caso o diagnóstico de meningite bacteriana seja aventado, é mandatória a investigação complementar e o início do tratamento o mais precoce possível. Na propedêutica inicial, independentemente da suspeita, consideram-se os seguintes exames:

Punção lombar

> A punção lombar pode ser realizada sem métodos de imagem com segurança em pacientes jovens, imunocompetentes, alerta e orientados, sem *déficits* focais ou coagulopatias, não devendo retardar o início do tratamento específico.

De outro modo, sempre se deve solicitar exame de imagem (TC de crânio sem contraste) em todos os casos em que houver: rebaixamento do nível de consciência (pontuação < 14 na escala de coma de Glasgow), *déficits* neurológicos focais, crises convulsivas, evidência de imunossupressão, lesões prévias do SNC (neoplasia, AVC, doenças desmielinizantes) e papiledema.

Em todos os casos, deve-se solicitar características da punção, celularidade, nível de proteínas e glicose:

Tabela 26.2   Parâmetros do LCR em decúbito lateral nas infecções do SNC.

Etiologia	Viral	Bacteriana	Tuberculose	Fungos	Controle
Pressão de Abertura	Normal ou ↑	↑	↑	↑	10-20 cmH$_2$O (obesos: 25 cmH$_2$O)
Aspecto	Límpido	Turvo/Purulento	Turvo/claro	Claro	Claro
Cels/mm^3	↑ (discreta) 5-1000	Muito ↑ 100-50.000	↑ 25-500	Normal/↑ 0-500	< 5
Diferencial	Linfomono	PMN	Linfomono	Linfomono	Linfomono
Glicose	Normal	↓	Muito ↓	Normal/↓	66% da sérica
Proteínas (mg/dL)	Normal/↑	↑	↑	Normal/↑	Lombar: 20-45 Suboccipital: < 30

> **OBSERVAÇÃO**
> Caso haja acidente de punção, determina-se o verdadeiro número de leucócitos pela subtração de 1 leucócito/mm³ do total para cada 500 hemácias/mm³. Para corrigir proteínas, 1mg/dL de proteína para cada 1.000 hemácias/mm³. Obs: PMN = polimorfonuclear; linfomono = linfomononuclear.

Etiologias

Para abordagem da neuroinfecção deve-se falar separadamente de cada quadro, levando em consideração suas particularidades. Neste capítulo são abordadas meningites bacterianas, virais e encefalites por vírus.

Menigite bacteriana aguda

Quadro clínico

Quadro agudo composto de três principais síndromes:

- **S. hipertensão intracaniana:** cefaleia, náuseas, vômitos, confusão mental.
- **S. toxêmica:** febre, mal-estar, agitação psicomotora.
- **S. irritação meníngea:** rigidez nucal, sinal de Kernig, Brudzinski.

A presença de 2 das 3 síndromes sugere fortemente o diagnóstico.

Peculiaridades etiológicas:

- Meningite viral causa menor repercussão sistêmica.
- Meningococos podem causar uma evolução muito rápida, com lesões petequiais, púrpura (presença da bactéria no raspado da lesão) e choque, podendo evoluir com meningococcemia sem sinais meníngeos – pior prognóstico.
- Pneumococos podem ser precedidos por infecção pulmonar, seios da face ou ouvidos, válvulas cardíacas e nos pacientes alcoólatras e esplenectomizados.

Conduta

Em caso de suspeita de meningite bacteriana, deve-se proceder de acordo com a gravidade do paciente. O algoritmo a seguir resume a conduta inicial:

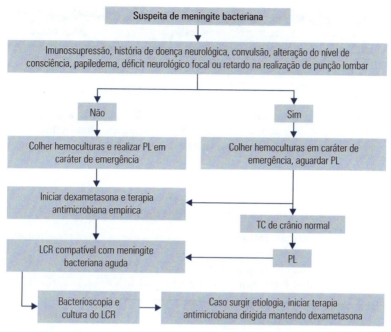

Figura 26.1 Algoritmo de conduta inicial na suspeita de infeção do SNC.

Corticosteroides

Dexametasona 0,15 mg/kg (ou 10 mg) IV a cada 6 horas por 2 – 4 dias.

- Deve ser administrada de 15-20 min antes até o início da primeira dose de antibiótico, na suspeita de meningites bacterianas.
- Não deve ser utilizada na meningite pós-neurocirurgia ou na meningite viral.

Terapia antimicrobiana empírica

Deve-se levar em consideração a faixa etária dos pacientes, entre outros perfis. Desse modo, pode-se iniciar uma terapia empírica contra os germes mais prováveis em cada situação clínica. As sugestões de antimicrobianos estão na Tabela 26.3.

Infecções do Sistema Nervoso Central 257

Tabela 26.3 Esquemas sugeridos de antibioticoterapia de acordo com o perfil do paciente.

Idade	Agentes prováveis	Escolha	Alternativa
< 3 meses	*Streptococcus* do grupo B., *Listeria, E. coli*, pneumococo	Ampicilina + ceftriaxone (ou cefotaxima)	Cloranfenicol + gentamicina
3 meses a 18 anos	Meningococo, pneumococo, *H. influenzae*	Ceftriaxone ou cefotaxima*	Meropenem ou cloranfenicol
18 a 50 anos	Pneumococo, meningococo, *H. influenzae*	Ceftriaxone ou cefotaxima*	Meropenem ou cloranfenicol
> 50 anos	Pneumococo, *Listeria*, bacilos Gram-negativos, meningococo	Ampicilina + Ceftriaxone (ou cefotaxima)	Ampicilina + fluoroquinolona
Imunossupressão	Pneumococo, meningococo, *Listeria*, bacilos gram-negativos. Considerar TB	Ampicilina + Ceftriaxone (ou cefotaxima)	Ampicilina + fluoroquinolona
DVE/DVP/TCE, neurocirurgia	*Staphylococcus aureus/epidermidis*, gram-negativos (considerar *Pseudomonas*)	Vancomicina + Cefepime ou ceftazidima	Vancomicina + Meropenem ou Ciprofloxacino

DVE: derivação ventricular externa; DVP: derivação ventrículo-peritoneal.
* Acrescentar vancomicina em áreas com > 2% de pneumococos altamente resistentes.

Após o início da terapia empírica, deve-se tentar identificar o patógeno. Seja pelo crescimento em cultura de líquor ou hemocultura, ou por uma bacterioscopia do líquor indicando alguma etiologia muito específica (exemplo: diplococos gram-positivos, indicando o meningococo). A Tabela 26.4 demonstra os principais esquemas sugeridos.

Tabela 26.4 Esquemas associados em caso de identificação ou suspeita de patógenos.

Patógeno	Esquemas principais	Esquemas alternativos	Duração
Streptococcus pneumoniae	Penicilina G, Ceftriaxona, Cefotaxima, Vancomicina	Meropenem, Cloranfenicol	10 a 14 dias
Nesseria meningitidis	Penicilina G cristalina	Ampicilina, Ceftriaxona, Cefotaxima, Cloranfenicol	7 a 10 dias
H. influenzae	Ceftriaxona, Cefotaxima	Cloranfenicol	7 a 10 dias

(Continua)

Tabela 26.4   Esquemas associados em caso de identificação ou suspeita de patógenos.
(Continuação)

Patógeno	Esquemas principais	Esquemas alternativos	Duração
Listeria spp.	Ampicilina + Gentamicina	Sulfametoxazol/ trimetoprim	21 dias
Enterobacteriaceae	Ceftriaxona+Gentamicina Cefotaxima+Gentamicina	Meropenem+Gentamicina Ciprofloxacino	21 dias
Staphylococcus spp.	Vancomicina (se oxacilina-R, associar Rifampicina 600 mg/dia VO)	Linezolida	14 a 21 dias
Pseudomonas spp. e *Acinetobacter spp.*	Cefepime, Ciprofloxacino Ceftazidima + Gentamicina	Meropenem + Ciprofloxacino	14 a 21 dias

Tabela 26.5   Doses de antimicrobianos intravenosos ajustadas para penetração no sistema nervoso central.

Antimicrobiano	Dose em adultos	Antimicrobiano	Dose em adultos
Ampicilina	2 g 4/4 h	Cloranfenicol	1 g 6/6 h
Cefepime	2 g 8/8 h	Linezolida	600 mg 12/12 h
Cefotaxima	2 g 6/6 h	Meropenem	1 g 8/8 h
Ceftriaxona	2 g 12/12 h	Penicilina G	4 milhões U 4/4 h
Ceftazidima	2 g 8/8 h	Rifampicina	600 mg a cada 24 h
Gentamicina	3-5 mg/kg/dia	Vancomicina	1-2 g 12/12 h

Quimioprofilaxia

Deve ser realizada em casos de meningite por *Haemophilus* e por meningococo, o mais precocemente possível, de preferência nas primeiras 24 h:

- *Haemophilus:* Todas as pessoas da residência onde houver um caso de meningite se houver pelo menos mais uma criança com < 4 anos; crianças que partilham domicílios coletivos; todos contatos íntimos. **Dose:** Rifampicina dose única diária por 4 dias (10 mg/kg/dia < 1ano, 20 mg/kg/dia > 1 ano ou 600 mg adultos).
- **Meningococo**: Contactantes íntimos ou mesmo domicílio; colegas de classe; adultos com contato íntimo ou com secreções orais; profissio-

nais de saúde que tiveram exposição a secreções do paciente sem medidas de proteção adequada. **Dose:** Rifampicina 600 mg 12/12 h por 2 dias. **Esquemas alternativos:** Ceftriaxone 250 mg IM dose única (> 15anos), Ciprofloxacino 500 mg VO dose única (> 18anos).

Meningites Virais

- Geralmente autolimitada e benigna. *Enterovírus* causam cerca de 80% dos casos. Outros agentes importantes: vírus da caxumba, herpes-vírus, varicela-zóster, Epstein-Barr, HIV.
- **Quadro clínico:** típico, com cefaleia, sinais meníngeos, febre, fotofobia, mialgia, náuseas, vômitos e SEM alteração do nível de consciência.
- **Líquor:** celularidade baixa (50-500), com predomínio linfocítico (pode haver predomínio de neutrófilos nas primeiras 48 h). Proteína e pressão de abertura pouco elevadas e glicorraquia geralmente preservada. Se dúvida diagnóstica, repetir punção 12-24 h depois.
  - Celularidade > 500 leucócitos/mm^3 pode ocorrer em meningites por vírus da caxumba, HSV, encefalite japonesa. Glicorraquia pode estar reduzida em acometimento por caxumba, HSV-2, varicela-zóster.
- Tratamento geralmente sintomático e repouso. Corticoides reservados para quadros agressivos e associados a hipertensão intracraniana.

Encefalites

Introdução

Infecção aguda do parênquima cerebral, caracterizada por pródromos gripais, febre, cefaleia, alterações da consciência e do comportamento, acometimento neurológico focal, podendo haver crises convulsivas parciais ou generalizadas. Mais de 100 agentes etiológicos podem causar encefalite, a grande maioria sendo vírus, porém deve-se lembrar de agentes bacterianos (*Listeria, Rickettsia* e *Borrelia, Mycobacterium tuberculosis*), protozoários (*Toxoplasma gondii*), fungos (*Cryptococcus sp.*) pós-imunizações ou pós-processos infecciosos (ADEM – encefalomielite disseminada aguda).

Quadro clínico

Algumas encefalites podem ter características peculiares de acometimento, podendo produzir sinais focais e radiológicos (vírus JC, VZV, HSV 1), ou acometimento difuso.

- **Encefalite Límbica:** amnésia, confusão, alteração de personalidade, possível crise convulsiva são caracteristicos de HSV-1 HSV-6.
- **Rhombencefalite:** envolvimento de pares cranianos baixos, mioclonia, disfunção autonômica até síndrome locked-in. Pode ser causada por enterovírus, listeria, tuberculose e síndromes paraneoplásicas.

Durante a investigação, hemoculturas não podem ser esquecidas se houver suspeita de causas bacterianas. A pesquisa de anticorpos específicos e PCR do LCR métodos radiológicos confirmam o diagnóstico.

Encefalite herpética

Encefalite mais frequente. Maioria causada por HSV-1, podendo estar relacionada a imunudepressão.

- A RM pode mostrar lesões com hipersinal em T2 em lobos temporais médio/inferior e acometimento insular. Exames sem alterações não excluem o diagnóstico.
- LCR com pressão de abertura aumentada, pleocitose linfomononuclear (5-500), discreta proteinorraquia, glicorraquia normal.

Tratamento

Uma vez que a encefalite mais frequente é aquela causada pelo herpes-vírus, deve-se iniciar tratamento empírico contra o agente, até o resultado de culturas ou identificação por PCR de outros agentes.

Na suspeita clínica de encefalite viral, o início empírico com Aciclovir é indicado. Sendo um tratamento seguro, muito efetivo contra HSV e outros herpes-vírus, sua administração reduz a mortalidade e morbidade de aproximadamente 70% para menos de 20%. A função renal deve ser monitorada.

Tabela 26.5 Principais esquemas terapêuticos nas encefalites.

Etiologia	Esquema	Duração
HSV-1, HSV-2	Aciclovir 10 mg/kg 8/8 h	14-21 dias
VZV	Aciclovir 10 mg/kg 8/8 h + corticoide se edema	14-21 dias
CMV	Ganciclovir 5 mg/kg 12/1 2h +/- Foscarnet 60 mg/kg 8/8 h	21 dias*
ADEM	Corticoide, Imunoglobulina humana IV, plasmaférese	3-5 dias

*Levar em consideração a antigenemia para CMV para o tratamento da encefalite por CMV.

> **OBSERVAÇÃO**
> Para o tratamento da neurotuberculose e neurocriptococose, ver o capítulo de HIV no pronto-socorro.

Abcesso cerebral

Introdução

Coleção focal purulenta no parênquima encefálico ou medular, podendo também ocorrer no espaço entre dura-máter e aracnoide (empiema subdural) ou extradural (empiema epidural). Pode ocorrer por invasão direta após infecções de estruturas próximas (20% a 60% dos casos) ou por disseminação hematogênica (múltiplos abcessos, mais comumente no território da artéria cerebral média).

Quadro clínico

Evolução subaguda, caracteristicamente com cefaleia (75%) de localização ipsilateral à lesão, podendo também ocorrer convulsões (25%), febre (50%), alterações do nível de consciência (50%), rigidez de nuca (15%) e sinais relacionados à hipertensão intracraniana (vômitos, papiledema, paresia III e VI par craniano). A presença de sinais focais depende da localização da lesão.

Diagnóstico

A despeito do quadro clínico, com frequência a punção lombar é contraindicada. A realização de exames de neuroimagem confirma o diagnóstico. A TC com contraste geralmente é o exame inicial realizado. As lesões têm diferentes aparências dependendo de seu estágio evolutivo:

- Cerebrite precoce se apresenta como área hipodensa irregular sem captação de contraste.
- Com sua evolução, as lesões aumentam com realce periférico anelar de contraste.

A RM com gadolínio é o exame mais sensível, principalmente nos estágios inicias. O abcesso se apresenta como lesão hipointensa em T1, com realce anelar; é hiperintenso em T2, com uma cápsula hipointensa cercado de edema hiperintenso perilesional.

Tratamento

O sucesso no tratamento usualmente requer terapia antimicrobiana e drenagem cirúrgica. A terapia antimicrobiana empírica deve ser iniciada precocemente e baseada na origem presumível do abcesso e pela bacterioscopia. Assim que o agente etiológico for identificado, direcionar tratamento. Duração média do tratamento de 6-8 semanas, com base na resposta clínica. Além do antibiótico, em casos de efeito de massa deve-se associar corticoide: dexametasona 4 mg IV 6/6 h.

Tabela 26.6 Tratamento antibiótico dos abscessos cerebrais.

Origem do abcesso	Tratamento empírico
Oral, sinusopatias, otogênico	Metronidazol 7,5 mg/kg EV 6/6 h + Ceftriaxona 2 g EV 12/12 h
Hematogênica	Metronidazol 7,5 mg/kg EV + Vancomicina 30 mg/kg/dia 12/12 h
Pós-neurocirurgia	Vancominica 30 mg/kg/dia + Ceftazidima 2 g EV 8/8 h OU Cefepime 2 g 8/8 h OU Meropenem 1 g 8/8 h
Trauma penetrante	Vancomicina 30 mg/kg/dia + Ceftriaxona 2 g 12/12 h

Referências

1. Ropper AH, Brown RH. Adams and Victor's principles of neurology, 8.ed. New York: McGraw Hill, 2005
2. Weber JR. Review: Pathophysiology and treatment of bacterial meningitis *Therapeutic Advances in Neurological Disorders 2009 2: 401-412*
3. Davies N, Thwaites GE. Infections of the nervous system. Practical Neurology – Neurology in practice *Pract Neurol* 2011; 11:121-131
4. Brust JCM, Current Diagnosis and Treatment in neurology, 2.ed. new York: McGraw Hill, 2011
5. Thigpen MC, Whitney CG, Messonnier NE et al. Emerging Infections Programs Network. Bacterial meningitis in the United States, 1998-2007 *N Engl J Med*. 2011;364:2016-25.
6. Gaieski DF,Nathan BR, Weingart SD et al. Emergency Neurologic Life Support: Meningitis and Encephalitis; *Neurocritical Care 201;*17:66-72

Endocardite Infecciosa

Beatriz Baptista da Cunha Lopes ○ Marcelo Corassa ○ Aécio Flávio Teixeira de Góis

Introdução e definições

Doença infecciosa que acomete o aparelho valvar cardíaco, com diversas complicações relacionadas, tanto cardiológicas quanto a distância. Houve aumento da incidência, principalmente pelos seguintes motivos:

- Mais idosos na população (doença cardíaca degenerativa);
- É crescente o número de usuários de drogas intravenosas;
- Cada vez se utiliza mais dispositivos intravasculares e implantados (cateteres, marcapassos, etc.) – aumento de endocardite infecciosa (EI) nosocomial.

Tabela 27.1 Principais fatores predisponentes para endocardite infecciosa.

Uso de droga intravenosa	Prótese valvar	Lesão estrutural cardíaca
História prévia de EI	Hemodiálise	Alguns procedimentos dentários e no trato respiratório

Microbiologia

Tabela 27.2 Principais etiologias de endocardite infecciosa.

Staphylococcus aureus	31%	Outros Estreptococos	5%
Streptococcus do grupo viridans	17%	Fungos	2%
Estafilococos coagulase negativos	11%	Bacilos gram-negativos	2%
Enterococos	11%	HACEK*	2%
Streptococcus bovis	7%	Culturas negativas	8%

*Haemophilus aphrophilus, Actinobacillus actinomycetemcomitans, Cardiobacterium hominis, Eikenella corrodens e Kingella kingae.

Quadro clínico

Quando suspeitar de EI?

- Novo sopro cardíaco (85%)
- Eventos embólicos de origem desconhecida
- Sepse de foco indeterminado
- Febre (90%) associada a algum dos seguintes fatores:
  - Presença de fatores predisponentes (acima)
  - Evidência de insuficiência cardíaca congestiva
  - Novo distúrbio de condução
  - Hemocultura positiva para agentes típicos
  - Fenômenos vasculares ou imunológicos: eventos embólicos, petéquias, hemorragias subungueais, manchas de Roth (hemorragias retinianas), glomerulonefrite, artrite, lesões de Janeway, nódulos de Osler
  - Sinais neurológicos focais
  - Evidência de embolia/infiltrado pulmonar (EI de ventrículo direito)
  - Abscesso (renal, esplênico, cerebral, vertebral) de causa desconhecida

Diagnóstico

Tabela 27.3 Principais exames a serem solicitados na suspeita de EI.

Hemoculturas	No mínimo 3 amostras periféricas (10 mL cada uma) colhidas de sítios diferentes. Evitar colher de acessos venosos. Não esperar pico febril para colher cultura (bacteremia persistente). Colher antes do início de antibioticoterapia.
Ecocardiograma	Abscesso, vegetação e nova deiscência de prótese valvar (critérios maiores)
Hemograma	Anemia normocítica normocrômica (70% a 90%), leucocitose (20% a 30%)
VHS e PCR	Elevados
Complemento	Diminuído (5% a 40%)
Fator reumatoide	Elevado (50%)
Urina I	Hematúria, proteinúria e/ou piúria
Eletrocardiograma	Isquemia, distúrbios de condução
Radiografia de tórax	Infiltrado pulmonar (embolia)

Culturas persistentemente negativas e alta suspeita de EI: pensar em bactérias do grupo HACEK (crescimento lento), fungos e bactérias intracelulares (*Coxiella burnetii, Bartonella, Chlamydia, Tropheryma whipplei*).

Tabela 27.4 Ecocardiograma. Principais indicações em EI. ECO TT – Ecocardiograma transtorácico ECO TE Ecocardiograma transesofágico.

	Ecocardiograma
Inicial	ECO TT
Quando fazer o ECO TE?	▪ ECO TT normal e alta suspeita de EI ▪ Janela ruim no ECO TT
Quando repetir o ecocardiograma?	

- Em 7 a 10 dias se inicialmente o ECO TT/ECO TE foram normais, mas persiste a suspeita de EI
- Suspeita de nova complicação (sopro novo, embolismo, febre persistente, bloqueio atrioventricular, insuficiência cardíaca)
- No fim do tratamento antibiótico

A partir da suspeição de EI, devem ser aplicados os critérios de Duke modificados:

Tabela 27.5 Critérios de Duke para EI.

Critérios de Duke modificados para diagnóstico de EI
Critérios maiores

Microbiológicos
1. Microrganismos típicos isolados em pelo menos 2 hemoculturas separadas: *Streptococcus* do grupo *viridans, Streptococcus bovis*, HACEK, *Staphylococcus aureus* ou enterococo adquirido na comunidade (sem foco primário)

OU

2. Hemoculturas persistentemente positivas para microrganismo consistente com EI dentro dos seguintes critérios:
   - Duas hemoculturas separadas por mais de 12 horas, ou
   - Três ou a maioria de 4 ou mais hemoculturas, com a primeira e a última separadas por mais de 1 hora

OU

3. IgG positiva > 1:1800 ou única hemocultura positiva para *Coxiella burnetii*

(Continua)

Tabela 27.5 Critérios de Duke para EI. *(Continuação)*

Critérios de Duke modificados para diagnóstico de EI

Critérios maiores

Evidência de envolvimento endocárdico
1. Ecocardiograma com:
   - Vegetação, ou
   - Abscesso perivalvar, ou
   - Nova deiscência parcial de prótese valvar

   OU

2 – Nova regurgitação valvar (piora ou mudança de sopro preexistente não é critério)

Critérios Menores

1. Lesão cardíaca predisponente ou uso de droga injetável
2. Febre (> 38 °C)
3. Fenômeno vascular: embolia arterial, infarto pulmonar, aneurisma micótico, hemorragia intracraniana, hemorragias conjuntivais ou lesões de Janeway
4. Fenômeno imunológico: glomerulonefrite, nódulos de Osler, manchas de Roth ou fator reumatoide positivo
5. Hemoculturas positivas que não preenchem critério maior* ou sorologia positiva para microrganismo causador de EI

Diagnóstico definitivo de EI:	Diagnóstico possível de EI:
2 critérios maiores, ou 1 critério maior e 3 menores, ou 5 critérios menores	1 critério maior e 1 menor, ou 3 critérios menores

*Não inclui única hemocultura positiva para estafilococo coagulase-negativo ou hemoculturas positivas para microrganismos não causadores de EI

Adaptado de Li JS, Sexton DJ, Mick N, et al. Proposed modifications to the Duke criteria for the diagnosis of infective endocarditis. *Clin Infec Dis* 2000;30:633-638.

Tratamento

A antibioticoterapia deve ser guiada para o microrganismo encontrado nas hemoculturas. Nos casos de instalação subaguda e estabilidade hemodinâmica: colher as culturas e esperar o resultado (1 a 3 dias, geralmente) para iniciar antibioticoterapia guiada. Pacientes agudamente infectados, com rápida piora ou instabilidade hemodinâmica: iniciar terapia empírica prontamente. Nunca esquecer de coletar as culturas antes e adequar o antibiótico conforme o resultado da cultura porteriormente.

Tabela 27.6 Tratamento empírico de EI.

Tratamento empírico		
Valva nativa e valva protética (≥ 12 meses cirurgia)		
Ampicilina-Sulbactam ou	12 g/dia IV	4-6 semanas
Amoxicilina-Clavulanato	12 g/dia IV	4-6 semanas
com Gentamicina	3 mg/kg/dia IV ou IM	4-6 semanas
Vancomicina*	30 mg/kg/dia IV	4-6 semanas
com Gentamicina*	3 mg/kg/dia IV ou IM	4-6 semanas
com Ciprofloxacina*	1.000 mg/dia VO ou 800 mg/dia IV	4-6 semanas
Valva protética (< 12 meses cirurgia)		
Vancomicina	30 mg/kg/dia IV	6 semanas
com Gentamicina	3 mg/kg/dia IV ou IM	2 semanas
com Rifampicina	1.200 mg/dia VO	6 semanas

*Esquema para pacientes alérgicos a β-lactâmicos.

Tabela 27.7 Tratamento antibiótico direcionado para *estreptococos*.

Tratamento de EI: *Streptococcus bovis, streptococcus* do grupo *viridans* e outros *estreptococos*		
Sensíveis a penicilina (MIC < 0,125 mg/L)		
Penicilina G ou	12-18 milhões U/dia IV	4 semanas
Amoxicilina ou	100-200 mg/kg/dia IV	4 semanas
Ceftriaxone	2 g/dia IV ou IM	4 semanas
Vancomicina*	30 mg/kg/dia IV	4 semanas
Relativamente resistentes a penicilina (MIC 0,125 – 2 mg/L)		
Penicilina G ou	24 milhões U/dia IV	4 semanas
Amoxicilina	200 mg/kg/dia IV	4 semanas
com Gentamicina	3 mg/kg/dia IV ou IM	2 semanas
Vancomicina*	30 mg/kg/dia IV	4 semanas
com Gentamicina*	3 mg/kg/dia IV ou IM	2 semanas

*Esquema para pacientes alérgicos a β-lactâmicos.

Tabela 27.8 Tratamento empírico para *estafilococos*.

Tratamento de EI: *Staphylococcus spp.*		
Valvas nativas		
Estafilococos meticilina-sensíveis		
Oxacilina com Gentamicina	12 g/dia IV 3 mg/kg/dia IV ou IM	4-6 semanas 3-5 dias
Alergia a penicilina ou *estafilococos* meticilina-resistentes		
Vancomicina com Gentamicina	30 mg/kg/dia IV 3 mg/kg/dia IV ou IM	4-6 semanas 3-5 dias
Valva protética		
Estafilococos meticilina-sensíveis		
Oxacilina com Gentamicina com Rifampicina	12 g/dia IV 3 mg/kg/dia IV ou IM 1.200 mg/dia VO	≥ 6 semanas 2 semanas ≥ 6 semanas
Alergia a penicilina ou *estafilococos* meticilina-resistentes		
Vancomicina com Gentamicina com Rifampicina	30 mg/kg/dia IV 3 mg/kg/dia IV ou IM 1.200 mg/dia VO	≥ 6 semanas 2 semanas ≥ 6 semanas

Recomendação da Sociedade Europeia de Cardiologia (2009).

Tabela 27.9 Tratamento para *enterococos*.

Tratamento de EI: *Enterococcus spp.*		
Amoxicilina ou	200 mg/kg/dia IV	
Ampicilina com Gentamicina	200 mg/kg/dia IV 3 mg/kg/dia IV ou IM	4-6 semanas
Vancomicina* com Gentamicina*	30 mg/kg/dia IV 3 mg/kg/dia IV ou IM	6 semanas

*Esquema para pacientes alérgicos a β-lactâmicos.

Tabela 27.10 Tratamento de EI relacionada ao grupo *HACEK*.

Tratamento de EI: grupo *hacek*			
Primeira escolha	Ceftriaxone	2 g/dia IV	4 semanas
Alternativa	Ampicilina com Gentamicina	12 g/dia IV 3 mg/kg/dia IV ou IM	4 semanas 4 semanas

Quando indicar o tratamento cirúrgico de urgência na EI?

Tabela 27.11 Indicações de cirurgia na endocardite infecciosa.

1. Insuficiência cardíaca:
   - Acometimento valvar (mitral ou aórtico) com repercussão hemodinâmica: edema pulmonar refratário ou choque cardiogênico

2. Infecção não controlada:
   - Abscesso, falso aneurisma, fístula, vegetação em crescimento
   - Febre e hemocultura positiva > 7 a 10 dias
   - Infecção por fungo ou microrganismo multirresistente

3. Prevenção de embolismo:
   - Vegetação > 15 mm
   - Vegetação > 10 mm associada a episódio de embolismo ou preditores de complicação (ICC, infecção persistente, abscesso)

Complicações

Tabela 27.12 Complicações comuns da EI.

Cardíacas (mais comuns)	Abscessos perivalvulares, pericardite, infarto agudo do miocárdio, insuficiência cardíaca decorrente de acometimento valvar agudo
Neurológicas	AVE, hemorragia cerebral (ruptura aneurisma micótico), encefalopatia, meningoencefalite, abscesso cerebral
Renais	Infarto renal, abscesso, nefrite induzida por drogas, glomerulonefrite imunomediada
Musculoesqueléticas	Osteomielite vertebral, artrite séptica
Abscesso metastático	Renal, esplênico, cerebral, tecidos moles
Outras embolizações	Gangrena de extremidades, embolia pulmonar (hipóxia)

Profilaxia

Mais importante do que profilaxia antibiótica é o cuidado com a higiene oral, pois a bacteremia ocasionada pelo escovar dos dentes diário, por exemplo, traz muito mais risco para EI do que a realização ocasional de certos procedimentos.

A Tabela 27.13 demonstra para quem está indicada a antibioticoprofilaxia.

Tabela 27.13 Indicações de antibioticoprofilaxia na EI.

Valva protética
História prévia de EI
Cardiopatia congênita nos seguintes casos: • Cardiopatia congênita cianótica não corrigida ou parcialmente corrigida • Cardiopatia congênita corrigida com colocação de material protético, nos primeiros 6 meses após o procedimento • Cardiopatia congênita reparada, mas com defeitos residuais
Transplantados cardíacos com alguma disfunção valvar

A Tabela 27.14 demonstra para quais procedimentos está indicada a antibioticoprofilaxia.

Tabela 27.14 Procedimentos em que se está indicada a antibioticoprofilaxia.

Certos procedimentos dentários: • Manipulação gengival • Manipulação da região periapical dos dentes • Perfuração da mucosa oral
Certos procedimentos no trato respiratório: • Biópsia ou incisão de mucosa respiratória, como tonsilectomia e adenoidectomia, sendo que broncoscopia não é indicação

Não se recomenda mais a profilaxia em procedimentos no trato gastrointestinal, geniturinário, pele e tecidos moles.

Tabela 27.15 Esquemas de profilaxia na EI.

Esquemas de profilaxia		
Oral	Amoxicilina	2 g VO 1h antes do procedimento
Incapacitado de utilizar VO	Ampicilina ou Ceftriaxone	2 g IM ou IV 30 minutos antes do procedimento 1 g IM ou IV
Alergia a penicilina	Clindamicina ou Azitromicina ou Claritromicina	600 mg VO 1 h antes do procedimento 500 mg VO 1 h antes do procedimento 500 mg VO 1 h antes do procedimento
Alergia a penicilina e incapacitado de utilizar VO	Clindamicina	600 mg EV 30 minutos antes do procedimento

Recomendação da *American College of Cardiology/American Heart Association* (2008).

Caso clínico

Homem, 66 anos, sabidamente portador de insuficiência aórtica, deu entrada no Pronto-Socorro do Hospital São Paulo com quadro de queda do estado geral, febre e calafrios há 1 semana. Ao exame físico apresentava-se febril (38,2 °C), em regular estado geral, hidratado, pressão arterial: 162/111, frequência cardíaca: 93 bpm com sopro diastólico em foco aórtico (3+/4+), sem outras alterações significativas. Na admissão, hemoglobina: 10,2, leucócitos: 15.500 (2% bastões e 68% segmentados), creatinina: 0,86, ureia: 24, VHS: 112 e PCR: 154. Realizado ecocardiograma transtorácico com visualização de imagem algodonosa, móvel, aderida à face ventricular da valva aórtica, medindo 5 × 4 mm, compatível com vegetação. Em duas amostras de hemoculturas colhidas às 6 h e às 18 h houve crescimento de *Staphylococcus haemolyticus* meticilina sensível.

Prescrição

1.	Dieta geral			
2.	Gentamicina	60 mg	IV	8/8 h
3.	Oxacilina	2 g	IV	4/4 h
4.	Omeprazol	20 mg	VO	Em jejum, 30 minutos antes do café
5.	Enoxaparina	40 mg	SC	1×/dia
6.	Glicemia capilar			6/6 h
7.	Cabeceira elevada 30°			
8.	Sinais vitais e cuidados gerais			

Referências

1. Habib G, Hoen B, Tornos P, et al. Guidelines on the prevention, diagnosis, and treatment of infective endocarditis. European Heart Journal 2009;30:2369-2413.
2. Sexton DJ. Epidemiology, risk factors and microbiology of infective endocarditis. 2012 Uptodate.
3. Crawford MH, Durack DT. Clinical presentation of infective endocarditis. Cardiol Clin 2003;21:159-166.
4. Sexton DJ. Diagnostic approach to infective endocarditis. 2012 Uptodate.
5. American Heart Association/Infectious Diseases Society of America. Infective endocarditis: diagnosis, antimicrobial therapy and a management of complications. Circulation 2005;111:E394.
6. Sexton DJ. Antimicrobial therapy of native valve endocarditis. 2012 Uptodate.
7. Nishimura RA, Carabello BA, Faxon DP, et al. ACC/AHA 2008 Guideline Update on Valvular Heart Disease: Focused Update on Infective Endocarditis. Circulation 2008;118:887-896.
8. Spelman D, Sexton DJ. Complications and outcome of infective endocarditis. 2012 Uptodate.

Erisipelas e Celulites

Kalline Andrade de Carvalho   O   Ana Rita Brito Medeiros da Fonsêca

Erisipelas

Conceito

Infecção bacteriana da pele que acomete predominantemente a derme e o tecido celular subcutâneo superior com importante comprometimento linfático. É universal, não tendo prevalência em nenhum grupo etário.

Etiologia

Causada predominantemente pelo *Streptococcus*, sobretudo do grupo A, e, eventualmente, dos grupos B, C e G. Há casos de infecção secundária pelo *Staphylococcus aureus*.

A penetração da bactéria ocorre em geral por soluções de continuidade da pele, como traumas, infecções fúngicas, úlceras de perna ou qualquer processo inflamatório ou infeccioso local.

Manifestações clínicas

- Evolução aguda acomete frequentemente parte distal de membros inferiores e face. Cursa com febre, mal-estar, calafrios, linfangite e linfoadenopatia regional aguda.
- Cutânea: Eritema rubro sobre intenso edema quente e doloroso de bordas bem delimitadas e elevadas, que avança rapidamente sobre a pele circunvizinha. Processos intensos cursam com bolhas e necrose com ulceração posterior.
- Pode ter comportamento recidivante favorecido pela permanência de linfedema pós-infeccioso e consequente elefantíase. Complica-se com nefrite e sepse.

Celulites

Conceito

Infecção subaguda da pele que acomete derme e a totalidade da hipoderme.

Etiologia

Em adultos, geralmente é causada por *Streptococcus* do grupo A e *Staphylococcus aureus*. Em diabéticos e imunossuprimidos, pode ocorrer celulite por anaeróbios e Gram-negativos. A penetração da bactéria na pele também se dá por solução de continuidade.

Manifestações clínicas

- Instalação e evolução são agudas. Ocorre em torno de lesões ulcerativas da pele, mais comumente em membros inferiores.
- Cutânea: Eritema menos vivo em relação à erisipela, edema, discreto aumento da temperatura local e bordas mal definidas. A celulite hemorrágica apresenta áreas de hemorragia dérmica e bolhas; ocorre em diabéticos e imunossuprimidos.
- Ao contrário da erisipela, não costuma cursar com sintomas gerais como febre e mal-estar. Eventualmente, apresenta adenite satélite à região comprometida.

Principais diferenças entre erisipela e celulite

A Tabela 28.1 demonstra as principais diferenças entre erisipelas e celulites.

Tabela 28.1 Diferenças clínicas, patológicas e etiológicas entre erisipelas e celulites.

Doença	Camadas da pele acometidas	Etiologia	Lesão cutânea	Sintomas gerais
Erisipela	Derme e hipoderme superior	*Streptococcus* do grupo A, G, C e B	Eritema rubro com edema e calor de bordas bem definidas e elevadas	Presentes, com linfangite
Celulite	Derme e toda a hipoderme	*Streptococcus Staphylococcus aureus*	Eritema menos intenso com edema, calor e bordas mal definidas	Em geral ausentes

Tratamento das erisipelas e celulites

A Tabela 28.2 demonstra o tratamento proposto para erisipelas e celulites.

Tabela 28.2 Tratamento das erisipelas e celulites.

Doença	Antibioticoterapia	Medidas gerais
Erisipela	**Ambulatorial:** Penicilina procaína 400.000 IM 12/12 h **Hospitalar:** Penicilina cristalina 2.000.000 EV 4/4 h Associar Oxacilina ou Vancomicina se infecção secundária por *S. aureus*	- Repouso - Elevação dos membros - Compressa fria local para alívio da dor - Analgesia - Desbridamento SN
Celulite	**Ambulatorial:** Cefalexina 500 mg 6/6 h por 7 dias **Hospitalar:** Oxacilina 2 g EV 4/4 h por 7 dias	- Repouso - Elevação dos membros - Compressa fria local para alívio da dor - Analgesia
Antibioticoterapia alternativa	Clindamicina Ampicilina Amoxicilina-Clavulanato Cefalotina Eritromicina	

- Em casos graves e de localização facial, é mandatório antibioticoterapia por via parenteral.
- Na celulite hemorrágica, há indicação de corticoterapia sistêmica.
- Nos casos de erisipela recidivante, indica-se antibioticoprofilaxia com Penicilina Benzatina 1.200.000 IM 21/21 dias.

Caso clínico

Mulher, 54 anos, do lar, diabética, tabagista, deu entrada com história de aparecimento de lesão eritematosa em perna, dolorosa, iniciada em tornozelo estendendo-se até joelho, possuía bordas mal delimitadas com intenso calor local e tinha evoluído rapidamente desde seu aparecimento 2 dias antes da admissão. Tratava-se do primeiro episódio, não havia história de eventos semelhantes anteriores, sinais evidentes de porta de entrada possíveis ou formação de bolhas.

Ao exame EGB, vigil, orientada, acianótica, anictérica, eupneica em ar ambiente. Sinais vitais: PA:135×80 mmHg Fc:80 Fr:18 Sp O_2:96% Dextro:170. Sem outras alterações.
Exames laboratoriais mostravam leucocitose de 16.000 sem desvio à esquerda, PCR normal.

1. Repouso e elevação do membro acometido.
2. Compressa fria no local para alívio da dor.
3. Analgesia.
4. Cefalexina 500 g VO 6/6 horas por 7 dias.

Referências

1. SAMPAIO, S.A.P; RIVITTI, E.A. Dermatologia, 3. ed. Artes Médicas, São Paulo, 2008.
2. RIVITTI, E.A. Clínica Médica, volume 7: Doenças de pele. Manole, Barueri, 2009.
3. AZULAY, R.D.; AZULAY, D.R.; ABULAFIA, L.A. Dermatologia, 5. ed. Guanabara Koogan, Rio de Janeiro, 2008.
4. WOLFF, K.; JOHNSON, R.A. Dermatologia de Fitzpatrick: Atlas e texto, 6. ed. Mc Graw Hill, Porto Alegre, 2011.
5. LEVIN, A.S.S.; DIAS, M.B.S.; OLIVEIRA, M.S.; LOBO, R.D. Guia de utilização de anti-infecciosos e recomendações para a prevenção de infecções hospitalares, 4. ed. Hospital das Clínicas FMUSP, 2009-2011.

capítulo 29

Infecções Relacionadas a Cateteres

Marcelo Corassa   ○   Ana Rita Brito Medeiros da Fonsêca

Introdução e definições

Tão importante quanto o tratamento de infecções relacionadas a cateteres venosos e arteriais são os métodos de prevenção da infecção.

- Sempre preferir as extremidades superiores para colocação de cateteres, sobretudo as veias subclávias. No uso de cateter femoral, trocar para jugular ou subclávia assim que possível. Caso tenha-se cuidado adequado com o cateter, pode-se usar qualquer sítio. Caso haja coagulopatia, preferir sítios compressíveis (veias femorais).
- O curativo sobre o cateter deve ser transparente, e o sítio de inserção deve ser avaliado diariamente por inspeção e palpação na busca de sinais flogísticos. Caso se use curativo com gaze ou outro material opaco, o médico deve retirar o curativo para avaliação diariamente.
- Sempre proceder à inserção de cateteres centrais sob técnica totalmente asséptica. Caso não seja possível garantir a assepsia, trocar o cateter em até 48 horas.

Diagnóstico

Não é necessário obter culturas de rotina em portadores de cateteres venosos centrais (CVC); deve-se solicitá-las apenas na suspeita de infecção de corrente sanguínea relacionada ao cateter (ICSRC).

- Na suspeita de infecção, enviar 5 cm da ponta do cateter para cultura. Caso haja exsudato ou sinais de infecção no sítio de inserção, fazer swab do local e enviar para gram e cultura.
- Culturas positivas ocorrem no crescimento de mais de 15 UFC na técnica semiquantitativa ou mais de 100 UFC na quantitativa. Nunca solicitar cultura qualitativa.

Nem sempre é necessário retirar o CVC no caso de suspeita de infecção. Para o diagnóstico definitivo:

- Sempre solicitar hemoculturas pareadas, uma do cateter e outra de uma veia periférica, sempre antes do início da antibioticoterapia. Caso não seja possível obter cultura de veia periférica, obter 2 hemoculturas do cateter, uma de cada via.
- Fazer assepsia correta da pele e das vias do cateter com clorexidina ou tintura de iodo antes de obter as hemoculturas. Colher no mínimo 10 mL de sangue (recomendação para adultos).
- Caso decida-se pela retirada do CVC, enviar a ponta do cateter (5 cm) para cultura.

Critério diagnóstico: crescimento do mesmo organismo em pelo menos 1 hemocultura periférica e em 1 cultura central (hemocultura ou cultura da ponta do cateter) segundo o critério quantitativo (UFC da cultura central 3 vezes maior do que a UFC da cultura periférica) ou temporal (cultura central positiva 2 h antes da periférica).

*Caso não seja possível obter cultura periférica, define-se o diagnóstico com o crescimento da cultura de um lúmen do cateter, seja quantitativamente, 3 vezes maior do que a cultura do outro lúmen.

Tratamento

A base do tratamento é a antibioticoterapia, com ou sem a retirada do cateter.

- O dia 1 de antibioticoterapia sempre deve ser considerado como o primeiro dia em que são obtidas culturas negativas.
- Antibioticoterapia empírica deve ser guiada pelo estado clínico do paciente e pela flora microbiana da instituição. Deve-se preferir o início de vancomicina em caso de perfil de resistência a oxacilina elevado (alta prevalência para MRSA, hospitalização ou uso de antibióticos há menos de 3 meses, pacientes imunodeprimidos).

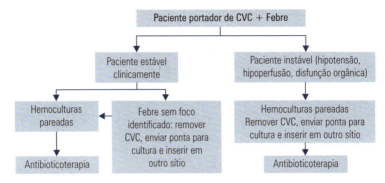

- Caso a febre se mantenha sem foco infeccioso identificável remover CVC e enviar ponta para cultura.
- Caso hemoculturas (-) e CVC (+), monitorar infecção. Se positico para *S. aureus*, tratar por 5 a 7 dias.
- Caso hemoculturas (-) e CVC (-) buscar outros focos infecciosos.

Figura 29.1 Abordagem inicial no paciente com febre e cateter venoso central.

- A cobertura de bacilos gram-negativos depende do perfil institucional, colonização e estado clínico do paciente. Em CVC femorais, sempre cobrir gram-negativos.
- A cobertura para *Candida spp.* também deve ser considerada nos seguintes grupos de pacientes: nutrição parenteral total, uso de antibióticos de amplo espectro por tempo prolongado, neoplasias hematológicas, receptores de transplantes de medula óssea, CVCs femorais ou colonização por espécies de *Candida spp.* em múltiplos sítios. Pode ser usado fluconazol caso não haja história de uso de azólicos nos últimos 3 meses e a instituição tenha baixo índice de infecção por *Candida não albicans*. Nos demais casos, usar equinocandinas.

Esquema inicial recomendado: Oxacilina 2 g EV 4/4 h OU Vancomicina 1 g EV 12/12 h.
Caso necessário cobertura de gram-negativos: Meropenem 1 g EV 8/8 h
Caso necessário cobertura de fungos: Fluconazol 400-600 mg EV 1× dia

Há uma diferença importante para definir o tratamento: trata-se de um cateter de curta duração, como um CVC duplo-lúmen, ou um de longa duração, como um PermCath ou um PortoCath. As recomendações a seguir servem para CVC de curta duração.

Tabela 29.1 Esquemas terapêuticos em diversas situações de CVC.

Infecção complicada	Tromboflebite supurativa, endocardite, osteomielite
Remover CVC, antibioticoterapia parenteral (ATBP) por 4-6 semanas (6-8 semanas para osteomielite)	
Infecção não complicada*	
Staphylococcus coagulase-negativos	Remover CVC + ATBP 5-7 dias. CVC mantido: ATBP 10-14 dias.
Staphylococcus aureus	Remover CVC + ATBP por pelo menos 14 dias.
Enterococcus spp.	
Bacilos gram-negativos	
Candida spp.	Remover CVC e tratar com terapia antifúngica por 14 dias.

*Infecção não complicada: resolução da febre 72 h após retirada do CVC, sem evidência de endocardite ou tromboflebite séptica. Para *S. aureus*, ausência de evidência de malignidade ativa ou imunossupressão atual. Caso a febre se mantenha por mais de 72 h, deve-se considerar infecção como complicada e tratar por 4-6 semanas.

Para cateteres de longa duração ou Ports:

Tabela 29.2 Esquemas terapêuticos em cateteres de longa duração.

Infecção complicada	Tromboflebite supurativa, endocardite, osteomielite, febre persistente
Remover CVC, antibioticoterapia parenteral (ATBP) por 4-6 semanas (6-8 semanas para osteomielite)	
**Observação:** infecção do túnel ou abscesso do Port: remover CVC e ATBP por 7-10 dias na ausência de bacteremia ou fungemia (neste último caso, tratar como complicada).	
Infecção não complicada*	
Staphylococcus coagulase-negativos	CVC ou Port mantido: ATBP 10-14 dias + "antibiotic lock"**
Staphylococcus aureus	Remover CVC ou Port + ATBP por pelo menos 14 dias.
Enterococcus spp.	CVC ou Port mantido: ATBP 10-14 dias + "antibiotic lock"
Bacilos gram-negativos	CVC ou Port mantido: ATBP 10-14 dias + "antibiotic lock"
Candida spp.	Remover CVC e tratar com terapia antifúngica por 14 dias.

*Infecção não complicada: resolução da febre 72 h após retirada do CVC, sem evidência de endocardite ou tromboflebite séptica. Para *S. aureus*, ausência de evidência de malignidade ativa ou imunossupressão atual. Caso a febre se mantenha por mais de 72 h, deve-se considerar infecção como complicada e tratar por 4-6 semanas.
**"Antibiotic lock": trata-se da instilação de 2 a 5 mL de soluções de antibióticos concentradas no interior do cateter, com métodos para manter a solução em seu interior por 6 a 12 horas, no intuito de manter o cateter estéril e reduzir a formação de biofilmes. Os principais antibióticos utilizados são: vancomicina, gentamicina, anfotericina B e ciprofloxacino. Considerada na tentativa de salvar o cateter, e, caso não disponível, a terapia de resgate pode ser feita administrando antibióticos pelo cateter colonizado.

Em cateteres de longa duração ou Ports, sempre remover em caso de sepse grave, endocardite, tromboflebite séptica, evidências de infecção após 72 h de terapia antibiótica de resgate adequada, ou em infecção por *S. aureus, P. aeruginosa*, fungos, ou micobactérias. CVCs de curta duração devem ser retirados em infecção por bacilos gram-negativos, *S. aureus*, *Enterococcus*, fungos e micobactérias.

Na retirada de cateteres de longa duração em pacientes com acesso venoso central difícil e que necessitem do CVC para sobrevivência, entrar em contato com equipe responsável pelo paciente de modo a realizar a tomada de decisões em conjunto. Sempre realizar a troca de CVC puncionando um sítio diferente. A troca por fio guia deve ser feita apenas no caso de dificuldade de acesso venoso, risco de complicações mecânicas (hemorragia, lesões a outros órgãos) ou em infecções não complicadas.

Esquemas antibióticos recomendados

Após início da antibioticoterapia empírica, é indispensável descalonar (ou escalonar) o tratamento de acordo com os resultados das culturas.

Tabela 29.3 Esquemas antibióticos preconizados para diferentes tipos de organismos.

Patógeno	Antibiótico	Dose	Alternativa
Cocos gram-positivos			
Staphylococcus aureus			
Oxacilina-Sensíveis	Oxacilina	2 g EV 4/4 h	Cefazolina 2 g EV 8/8 h
Oxacilina-Resistentes	Vancomicina	15 mg/kg EV 12/12 h	Daptomicina 6-8 mg/kg/dia EV Linezolida 600 mg EV 12/12 h
Staphylococcus coagulase-negativos			
Oxacilina-Sensíveis	Oxacilina	2g EV 4/4h	Cefalosporina de primeira geração, vancomicina, ou sulfas
Oxacilina-Resistentes	Vancomicina	15 mg/kg EV 12/12 h	Daptomicina 6-8 mg/kg/dia EV Linezolida 600 mg EV 12/12 h

(Continua)

Tabela 29.3 Esquemas antibióticos preconizados para diferentes tipos de organismos. *(Continuação)*

Enterococcus faecalis/Enterococcus faecium			
Ampicilina-Sensíveis	Ampicilina +/– Gentamicina	2 g EV 4/4 h 1 mg/kg 8/8 h EV	Vancomicina 15 mg/kg EV 12/12 h
Ampicilina-Resistentes	Vancomicina +/– gentamicina	15 mg/kg EV 12/12 h 1 mg/kg 8/8 h EV	Daptomicina 6-8 mg/kg/dia EV Linezolida 600 mg EV 12/12 h
Vancomicina-Resistentes	Linezolida ou	600 mg EV 12/12 h	Quinopristina/Dalfopristina 7,5 mg/kg 8/8 h (inefetivo contra *E. faecalis*)
	Daptomicina	6-8 mg/kg/dia EV	
Bacilos gram-negativos			
Escherichia coli/Klebsiella spp.			
Não ESBL	Ceftriaxone	1 g EV 12/12 h	Ciprofloxacino 400 mg EV 12/12 h
ESBL	Meropenem	1 g EV 8/8 h	Ciprofloxacino 400 mg EV 12/12 h
Enterobacter/Serratia	Meropenem	1 g EV 8/8 h	Cefepime 1 g EV 8/8 h
Acinetobacter	Ampi-Sulbactan	3 g EV 6/6 h	Consultar CCIH
	Meropenem	1 g EV 8/8 h	
Pseudomonas aeruginosa	Cefepime	2 g EV 8/8 h	Consultar CCIH
	Meropenem	1 g EV 8/8 h	
	Pipe-Tazo	4,5 g EV 6/6 h	
Fungos			
Candida spp.	Caspofungina Fluconazol	70 mg → 50 mg/dia 400-600 mg/dia EV	Anfotericina lipossomal 3-5 mg/kg/dia EV (preferir em relação a convencionais)

Cateteres em pacientes dialíticos

Sempre que houver suspeita de ICSRC em pacientes que utilizam o CVC para diálise, deve-se entrar em contato com a equipe de nefrologia responsável pelo paciente. Na coleta de hemoculturas, não obter sangue de veias periféricas que possam ser usadas para confecção de fístulas. Na impossibilidade, colher durante a diálise.

- Sempre iniciar antibioticoterapia. Em caso de culturas negativas, cessar antibióticos caso não seja identificado nenhum foco infeccioso. Em caso de culturas positivas, sem sinais cutâneos de infecção, em pacientes sem outros cateteres, deve-se manter a antibioticoterapia.
- Sempre retirar o cateter em caso de infecção por *S. aureus*, *Pseudomonas spp.*, e *Candida spp.* e passar novo cateter temporário em outro sítio anatômico. Após obtidas culturas negativas, novo cateter definitivo pode ser passado, de preferência em outro sítio. Deve-se proceder à passagem por fio guia apenas se não houver outro sítio vascular disponível.

Tabela 29.4 Propedêutica em caso de cateteres de longa duração.

Infecção complicada	Bacteremia/fungemia ou febre persistente. Endocardite presente.
Remover CVC, antibioticoterapia parenteral (ATBP) por 4-6 semanas. Excluir infecção metastática.	
Infecção não complicada	Resolução da bacteremia ou fungemia em 2-3 dias
Staphylococcus coagulase-negativos	ATBP 10-14 dias + "antibiotic lock"** se CVC mantido
Staphylococcus aureus	Remover CVC ou Port + ATBP por pelo menos 3 semanas e solicitar ecocardiograma transesofágico (ECOTE) negativo.*
Enterococcus spp.	ATBP 10-14 dias + "antibiotic lock" se CVC mantido
Bacilos gram-negativos	ATBP 10-14 dias + "antibiotic lock" se CVC mantido
Candida spp.	Remover CVC e tratar com terapia antifúngica por 14 dias.

*Se ECOTE positivo, tratar como endocardite (4-6 semanas).
**"Antibiotic lock" só é necessário caso se mantenha o cateter.

Considerações finais

- A prevenção da infecção relacionada a CVCs é primordial para o manejo adequado de pacientes graves devido à grande morbimortalidade associada a infecções relacionadas a cateteres.

- Sempre se deve colher culturas antes de iniciar antibioticoterapia na suspeita de ICSRC. A antibioticoterapia inicial deve ser de amplo espectro e se guiar pelo estado clínico do paciente e pelo perfil microbiológico e de resistência da instituição. Com o resultado das culturas, deve-se imediatamente realizar o ajuste antibiótico.
- Em caso de pacientes em uso de CVCs de longa permanência, deve-se entrar em contato com a equipe responsável pela colocação do cateter para tomada conjunta de decisões.
- A antibioticoterapia precoce e por tempo suficiente deve ser realizada de modo a garantir higidez ao final do tratamento e prevenir o surgimento de mais bactérias resistentes.

Referências

1. Mermel LA, Allon M, Bouza E, et al. Clinical Practice Guidelines Guidelines for the Diagnosis and Management of intravascular catheter-related infections: 2009 Update by the Infectious Diseases Society of America. Clin Infect Dis 2009; 49:1-45.
2. Zingga W, Walderb B, Didier P. Prevention of catheter-related infection: toward zero risk?. Curr Op Infect Dis. 2011, 24:377-384.
3. O'Grady NP, Alexander M, Burns LA, et al. Guidelines for the Prevention of Intravascular Catheter-related Infections. Am J Infect Control. 2011;39:S1-34.

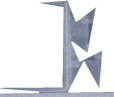

Isolamento Infeccioso no Pronto-Socorro

Eduardo Jorge Duque de Sá Carneiro Filho   O   Marcelo Corassa

Introdução

A taxa de mortalidade por infecção nosocomial no Brasil mantém níveis estáveis há décadas. Desde janeiro de 1997, foram delineadas atividades do Programa Nacional de Controle de Infecção Hospitalar sob forma da lei nº 9431. O Isolamento infeccioso é uma das medidas utilizadas para prevenir a disseminação de doenças transmissíveis dentro do estabelecimento de saúde, garantindo inclusive proteção aos seus profissionais.

Medidas padrão

São adotadas para todos os pacientes admitidos no hospital, independentemente da suspeita de infecções:

Higienização das mãos com água e sabonete após contato com o paciente (inclusive após remoção das luvas, mesmo se não houver acidentes).

É um procedimento básico e um dos mais efetivos na prevenção de infecção hospitalar. Pode ser usada solução alcoólica a 70%. Recomenda-se que após 5 aplicações de álcool, realize-se uma lavagem de mãos com sabão. Os métodos de lavagem de mão estão disponíveis próximo às pias em todo hospital com uma Comissão de Controle de Infecção Hospitalar atuante e organizada.

Uso de equipamentos de proteção individual (EPI)

Sempre se deve usar EPI quando houver risco de contato com sangue, secreções ou membranas mucosas, utilizando o EPI indicado para cada risco. O material principal básico consiste de: luvas (estéreis ou de procedimento), máscara, avental e óculos de proteção para os olhos.

Medidas de precaução baseadas na transmissão

Contato

Tabela 30.1 Medidas para isolamento de contato.

Indicações
Infecções entéricas (*Clostridium difficile*, *E. coli* O157:H7) e virais (*parainfluenzae*)
Colonização por bactérias multirresistentes (MRSA, KPC, VRE)
Infecções cutâneas (impetigo, escabiose)
Herpes-zóster disseminado em imunossuprimido
Medidas
Higienizar as mãos pré e pós-contato; usar EPI quando houver risco de contato com sangue ou secreções.
Usar luvas e aventais (colocar imediatamente antes do contato com o paciente ou superfícies e retirar logo em seguida ao uso, descartando adequadamente).
Deixar em quarto privativo (se possível) ou uma distância mínima de 1 metro entre os leitos.
O transporte do paciente deverá ser evitado; quando necessário, o material infectante deverá estar contido com curativo, avental ou lençol, para evitar a contaminação de superfícies.

Gotículas

São partículas de tamanho maior que 5 mícrons. Percorrem até 1 metro de distância do paciente fonte.

Tabela 30.2 Medidas para isolamento em caso de gotículas.

Indicações
Meningites bacterianas, difteria, coqueluche, rubéola, influenza, caxumba.

Medidas
O quarto deve obrigatoriamente ser privativo ou comum para o mesmo microrganismo.
O uso de máscara comum é obrigatório durante o período de transmissibilidade de doença e para pessoas que entram no quarto.
O transporte deverá ser evitado; quando necessário, o paciente deverá sair do quarto de máscara cirúrgica.

Aerossóis

Partículas menores que 5 mícrons são eliminadas durante a respiração, fala, tosse ou espirro, podendo permanecer por horas, atingindo outros ambientes, inclusive áreas adjacentes, pois podem ser carreadas por correntes de ar.

Tabela 30.3 Medidas de proteção para aerossóis.

Indicações
Tuberculose pulmonar ou laríngea suspeita ou confirmada
Varicela ou Zóster disseminados
Sarampo

Medidas
Manter a porta do quarto sempre fechada (idealmente, o quarto deverá dispor de sistema de ventilação com pressão negativa e 6 trocas de ar por hora, com o uso do filtro HEPA).
Colocar máscara N95 antes de entrar do quarto e retirá-la somente após a saída.
O transporte deve ser evitado; quando necessário, o paciente deverá sair com máscara cirúrgica.

Medidas de precaução empíricas

Tabela 30.4 Medidas de proteção empírica.

Contato
Infecção respiratória em lactentes e crianças jovens
História de colonização ou infecção por bactéria multirresistente
Exantema vesicular
Diarreia aguda de provável origem infecciosa
Abscessos ou feridas com drenagem de secreção (não contidas pelo curativo)
Gotículas
Exantema petequial e febre
Tosse persistente paroxística durante períodos de ocorrência de coqueluche
Meningite
Aerossóis
Exantema vesicular ou exantema maculopapular com febre e coriza
Tosse, febre, infiltrado pulmonar em paciente infectado com HIV
Situação clínica/epidemiológica com suspeita de SARS ou gripe aviária

Referências

1. CDC – Guidelines for Isolation Precautions: Preventing Transmission of Infectious Agents in Healthcare Settings, 2007.
2. Brasil. Ministério da Saúde. Nota Técnica No 1/2010 – Medidas para identificação, prevenção e controle de infecções relacionadas à assistência à saúde por microrganismos multirresistentes.
3. www.anvisa.gov.br Acessado em 21/6/2012.
4. Brasil. Ministério da Saúde. Resolução-RDC No- 42 de 26/10/2010.

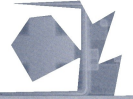

Profilaxias Infecciosas no Pronto-Socorro

Diego da Silva Magatão   ○   Marcelo Corassa

Tétano

O tétano é uma doença causada por exotoxinas liberadas pelo *Clostridium tetani*, um bacilo gram-positivo anaeróbio. É adquirido pelo ser humano principalmente após contato de ferimentos de pele com terra e poeira. O quadro clínico cursa com febre baixa e hipertonia muscular, com espasmos espontâneos ou induzidos por estímulos. O nível de consciência do paciente encontra-se preservado.

O tratamento é feito com Imunoglobulina Humana Antitetânica (IGHAT) ou Soro Antitetânico (SAT) para neutralizar a toxina, antibioticoterapia, debridamento do foco infeccioso, uso de sedativos e miorrelaxantes e internação em unidade especializada.

Profilaxia

A vacinação da população é feita na criança com 1 ano, aos 15 meses e depois com 4 a 6 anos. Deve ser feita dose de reforço para todas as pessoas a cada 10 anos. Essa dose é antecipada para 5 anos em gestantes ou em casos de ferimentos. No adulto é usada a vacina dT (Difteria e Tétano adulto)

Os ferimentos considerados de risco mínimo de tétano são superficiais, limpos, sem corpos estranhos ou tecido desvitalizado. Os ferimentos considerados de alto risco de tétano são profundos ou superficiais sujos, com corpos estranhos, tecido desvitalizado, queimaduras, politraumatismos, fraturas expostas, mordeduras e feridas puntiformes por arma de fogo ou arma branca.

Tabela 31.1 Profilaxia pós-exposição ao tétano de acordo com o status vacinal individual.

História de vacinação prévia contra tétano	Ferimentos com risco mínimo de tétano			Ferimentos com alto risco de tétano		
	Vacina	IGHAT SAT	Outras condutas	Vacina	IGHAT SAT	Outras condutas
Incerta ou menos de 3 doses	Sim[1]	Não	Limpeza e desinfecção, lavar com SF e substâncias oxidantes ou antissépticas e debridar o foco de infecção.	Sim[1]	Não[2]	Desinfecção, lavar com SF e substâncias oxidantes ou antissépticas. Remover corpos estranhos e tecidos desvitalizados. Debridamento do ferimento e lavar com água oxigenada.
3 doses ou mais, sendo a última dose há menos de 5 anos	Não	Não		Não	Não	
3 ou mais doses, sendo a última dose há mais de 5 anos e menos de 10 anos	Não	Não		Sim 1 reforço	Não[3]	
3 ou mais doses, sendo a última dose há 10 ou mais anos	Sim	Não		Sim 1 reforço	Não[2,3]	

[1] Vacinar e completar o esquema básico.
[2] Se houver suspeita de cuidados inadequados com o ferimento, considerar aplicação de IGHAT/SAT.
[3] Em imunodeprimidos, desnutridos graves e idosos também está indicada a IGHAT/SAT além da vacina.

Raiva

É uma zoonose de mamíferos causada por um vírus da família *Rhabdoviridae*. A transmissão se dá pela penetração do vírus contido na saliva do animal através de mordeduras, e mais raramente por arranhadura e lambedura de mucosas. Causa uma encefalite progressiva aguda com alta letalidade (100% – embora haja relatos recentes de sobreviventes humanos).

Profilaxia

Existem 2 esquemas de profilaxia de raiva humana, o esquema pré-exposição e o pós-exposição. O esquema pré-exposição é recomendado para pessoas permanentemente expostas ao vírus da raiva como médicos veterinários, biólogos, pessoas que trabalham com animais silvestres, em cavernas, etc. O esquema pós-exposição é o aplicado no Pronto-Socorro quando algum paciente chega queixando-se de qualquer ferimento causado por animal e está detalhado na Tabela 31.2.

Tabela 31.2 Esquema profilático pós-exposição da raiva. Sempre lavar a ferida com água e sabão, independentemente do tipo de contato.

Tipo de exposição	Condições no animal agressor		
	Cão ou gato sem suspeita de raiva no momento da agressão	Cão ou gato clinicamente suspeito de raiva no momento da agressão	Cão ou gato raivoso, desaparecido ou morto; Animais silvestres ou de interesse econômico/produção
Contato indireto	Lavar com água e sabão. Não realizar esquema profilático.		
Acidentes leves[1]	Observar o animal durante 10 dias após a exposição, com retorno imediato caso ele morra, desapareça ou torne-se raivoso. Se o animal permanecer sadio no período de observação, encerrar o caso. Se o animal morrer, desaparecer ou se tornar raivoso, administrar 5 doses de vacina (dias 0, 3, 7, 14 e 28)	Iniciar tratamento com duas doses, uma no dia 0 e outra no dia 3. Observar o animal durante 10 dias após a exposição. Se a suspeita de raiva for descartada após o 10º dia de observação, suspender o tratamento e encerrar o caso. Se o animal morrer, desaparecer ou se tornar raivoso, completar o esquema até 5 doses. Aplicar uma dose entre o 7º e o 10º dia e uma dose nos dias 14 e 28.	Iniciar imediatamente o tratamento com 5 (cinco) doses de vacina administradas nos dias 0, 3, 7, 14 e 28.
Acidentes graves[2]	Observar o animal durante 10 dias após exposição. Iniciar tratamento com duas doses: uma no dia 0 e outra no dia 3. Se o animal permanecer sadio no período de observação, encerrar o caso. Se o animal morrer, desaparecer ou se tornar raivoso, dar continuidade ao tratamento, administrando o soro e completando o esquema até 5 (cinco) doses. Aplicar uma dose entre o 7º e o 10º dia e uma dose nos dias 14 e 28.	Iniciar o esquema profilático com soro e 5 doses de vacina nos dias 0, 3, 7, 14 e 28. Observar o animal durante 10 dias após a exposição. Se a suspeita de raiva for descartada após o 10º dia de observação, suspender o esquema profilático e encerrar o caso.	Iniciar imediatamente o esquema profilático com soro e 5 doses de vacina nos dias 0, 3, 7, 14 e 28.

[1] Ferimentos superficiais, pouco extensos, geralmente únicos, em tronco e membros (exceto mãos, polpas digitais e planta dos pés). Podem acontecer em decorrência de mordeduras ou arranhaduras causadas por unha ou dente. Lambedura de pele com lesões superficiais.

[2] Ferimentos na cabeça, face, pescoço, mão, polpa digital e/ou planta do pé. Ferimentos profundos, múltiplos ou extensos, em qualquer região do corpo. Lambedura de mucosas. Lambedura de pele onde já existe lesão grave Ferimento profundo causado por unha de gato.

O ferimento deverá ser lavado com água e sabão e após devem ser utilizados antissépticos que inativem o vírus (clorexidine, iodo-povidine ou álcool iodado). Não esquecer a profilaxia de tétano e avaliar a necessidade de antibióticos.

Atualmente a vacina antirrábica usada em humanos no Brasil é a de cultivo celular, que tem maior eficácia e menos efeitos colaterais em relação à clássica Fuenzalida-Palacios Modificada. Existem 2 tipos de soro antirrábico que podem ser utilizados, o heterólogo, de origem animal, e a imunoglobulina humana, que é reservada aos casos de alto risco de anafilaxia com o soro heterólogo. Antes do uso do soro o paciente deverá receber anti-histamínicos H1 e H2 e corticosteroides, e a sua aplicação deverá ser feita no próprio ferimento.

Acidentes ocupacionais

Profissionais de saúde estão expostos a todo o tempo a sangue e outros fluidos orgânicos capazes de transmitir mais de 50 tipos de patógenos. Os mais frequentes sendo o HIV, VHB (Vírus da Hepatite B) e VHC (Vírus da Hepatite C). Sempre que ocorrer um acidente deve-se entrar em contato imediatamente com a comissão de controle de infecção hospitalar (CCIH) responsável do local onde se trabalha. Esse guia está baseado no protocolo de atendimento realizado pela CCIH do Hospital São Paulo da Universidade Federal de São Paulo/Escola Paulista de Medicina.

Tabela 31.3 Principais riscos ocupacionais em suas diferentes exposições.

Estado sorológico do paciente-fonte	Acidente perfurocortante	Exposição de mucosas	Exposição de pele não íntegra
HCV +	Média 1,8% (0 a 7%)	Desconhecido	Desconhecido
HIV +	0,3%	0,09%	Desconhecido
HBsAg + e HBeAg +	Hepatite clínica: 22% a 31% Soroconversão: 37% a 62%	Desconhecido	Desconhecido
HBsAg + e HBeAg −	Hepatite clínica: 1% a 6% Soroconversão: 23% a 37%	Desconhecido	Desconhecido

Em relação ao HIV pode-se dividir os fluidos biológicos de acordo com o risco de transmissão do vírus:

- *Alto Risco:* sangue, fluidos contendo sangue, sêmen e secreções vaginais.
- *Risco Intermediário:* líquidos cavitários (pleural, peritoneal e pericárdico), líquor, líquido amniótico e líquido articular.
- *Sem risco:* suor, lágrimas, fezes, urina, vômitos, secreções nasais e saliva.

Sempre que houver um acidente, deve-se proceder imediatamente aos cuidados locais. No caso de exposição de mucosas, lava-se abundantemente com água ou soro fisiológico. No caso de exposição percutânea, deve-se lavar exaustivamente com água e sabão e não espremer, apertar ou pressionar o local (isso pode aumentar a superfície de contato com o vírus). Pode-se utilizar também antissépticos, mas não existe evidência comprovada.

Conduta

Em caso de acidente ocupacional deve-se, sempre:

1. Comunicar a chefia do local.
2. Notificar a CCIH.
3. Coletar e realizar as sorologias do paciente-fonte e do funcionário acidentado (sorologia anti-HIV, anti-VHC e HBsAg). Lembrar de comunicar e solicitar o consentimento para coleta dos exames.
4. Coletar sangue e realizar teste rápido de HIV do paciente-fonte, cujo resultado deve ser liberado em 30 min.
5. A depender do perfil epidemiológico, coletar outros exames, como sorologia para Chagas, sífilis ou HTLV.
6. Se o paciente-fonte for desconhecido, avaliar os riscos individualmente. Na maioria dos casos não há vantagens na realização de profilaxias empíricas.
7. Manter seguimento do paciente com a CCIH responsável.

Profilaxia pós-exposição ao VHB

Tabela 31.4 Profilaxia pós-exposição ao HBV.

Situação Vacinal e Sorológica do Exposto	Paciente-Fonte		
	HBsAg +	HBsAg–	HBsAg desconhecido
Não vacinado	IGHAHB + iniciar vacinação	Iniciar vacinação	Iniciar vacinação*
Com vacinação incompleta	IGHAHB + completar vacinação	Completar vacinação	Completar vacinação*

(Continua)

Tabela 31.4 Profilaxia pós-exposição ao HBV. *(Continuação)*

Situação Vacinal e Sorológica do Exposto	Paciente-Fonte		
	HBsAg +	HBsAg–	HBsAg desconhecido
Previamente vacinado			
Com resposta vacinal conhecida e adequada (≥ 10 mUI/ml)	Nenhuma medida específica	Nenhuma medida específica	Nenhuma medida específica
Sem resposta vacinal após a 1ª série (3 doses)	IGHAHB + iniciar nova série de vacinação (3 doses)	Iniciar nova série de vacinação (3 doses)	Iniciar nova série de vacinação (3 doses)*
Sem resposta Vacinal após a 2ª série (6 doses)	IGHAHB em 2 doses, com intervalo de 30 dias entre ambas	Nenhuma medida específica	IGHAHB em 2 doses, com intervalo de 30 dias entre ambas
Resposta vacinal desconhecida	Testar o profissional de saúde e adequá-lo ao quadro acima	Testar o profissional de saúde e adequá-lo ao quadro acima	Testar o profissional de saúde e adequá-lo ao quadro acima

*Uso de IGHAHB está indicado se o paciente-fonte tiver alto risco de hepatite B (usuários de drogas injetáveis, dialíticos, contactantes domiciliares e sexuais de portadores HBsAg+, homens que fazem sexo com homens, pessoas com história de promiscuidade ou que não usam preservativo, história prévia de DST, pacientes provenientes de áreas geográficas com alta endemicidade de hepatite B, pessoas provenientes de prisões e de instituições para deficientes mentais)

Tanto a vacina quanto a imunoglobulina devem ser administradas nas primeiras 24 horas após o acidente, não excedendo o período de 7 dias. Caso o profissional já tenha tido hepatite B, não há necessidade de profilaxia pós-exposição.

Profilaxia pós-exposição ao VHC

Não existe nenhuma medida específica eficaz em diminuir a transmissão do VHC.

Profilaxia pós-exposição ao HIV (PEP)

Tabela 31.5 Profilaxia pós-exposição ao HIV.

	Paciente-fonte conhecido			Paciente-fonte desconhecido
	HIV +	HIV– ***	HIV desconhecido	
Exposição percutânea				
Maior gravidade • lesão profunda • sangue visível no dispositivo • agulha previamente inserida em veia/artéria • agulhas com lúmen de grosso calibre	Indicar profilaxia – 3 drogas	Profilaxia não recomendada	Em geral, profilaxia não recomendada – se indicada, usar 3 drogas**	Em geral, profilaxia não recomendada – considerar de acordo com tipo de exposição e a probabilidade clínica e epidemiológica de infecção por HIV
Menor gravidade • lesão superficial • ausência de sangue visível no dispositivo • agulha de sutura	Indicar profilaxia – 3 drogas*	Profilaxia não recomendada	Em geral, profilaxia não recomendada – se indicada, usar 3 drogas**	Em geral, profilaxia não recomendada – considerar de acordo com tipo de exposição e a probabilidade clínica e epidemiológica de infecção por HIV
Exposição mucosa ou cutânea				
Maior gravidade • grande quantidade de material biológico • contato prolongado	Indicar profilaxia – 3 drogas	Profilaxia não recomendada	Em geral, profilaxia não recomendada – se indicada, usar 3 drogas**	Em geral, profilaxia não recomendada – considerar de acordo com tipo de exposição e a probabilidade clínica e epidemiológica de infecção por HIV
Menor gravidade • pouca quantidade de material biológico • curto contato	Indicar profilaxia – 3 drogas*	Profilaxia não recomendada	Em geral, profilaxia não recomendada – se indicada, usar 3 drogas**	Em geral, profilaxia não recomendada – considerar de acordo com tipo de exposição e a probabilidade clínica e epidemiológica de infecção por HIV

*No HSP/UNIFESP indica-se profilaxia com 3 drogas, considerando-se a população atendida na instituição. O Ministério da Saúde considera a PEP opcional.
**No HSP/UNIFESP indica-se profilaxia com 3 drogas, considerando QUE a população atendida na instituição apresenta maior risco de resistência viral. O Ministério da Saúde recomenda que é possível considerar 2 drogas.
*** Sorologias negativas indicam que não há risco de transmissão do HIV. A possibilidade de soroconversão recente ("janela imunológica") diante de sorologia negativa sem a presença de sintomas de infecção aguda é extremamente rara, mas deve ser avaliada no atendimento do acidentado.

A quimioprofilaxia com TARV deve ser indicada de acordo com a tabela acima, sendo que a primeira dose deve ser administrada dentro de 2 horas do acidente, e não está indicado seu início após 72 horas do ocorrido. O tempo total de uso da TARV é de 28 dias. Deve-se informar sobre a necessidade de uso correto da medicação, possíveis efeitos colaterais e a possibilidade de controle destes com medicação sintomática e não a suspensão da droga.

O esquema preferencial utilizado é:

1. Zidovudina (AZT) 300 mg + Lamivudina (3TC) 150 mg de 12/12 h + Lopinavir/Ritonavir (LPN/r) 2 cp 12/12 h – 1 cp de Biovir e 2 cps de Kaletra de 12/12 h.
2. Zidovudina (AZT) 300 mg + Lamivudina (3TC) 150 mg de 12/12 h + Tenofovir (TDF) 300 mg/dia.

Pode-se usar outros esquemas e, caso exista suspeita de resistência viral, solicitar ajuda de médicos experientes no assunto.

Caso clínico

G. S. S., sexo masculino, 25 anos, chega ao pronto-socorro referindo ter sido mordido pelo cão de seu vizinho há 1 dia na coxa esquerda. Refere dor importante no local. Ao exame apresenta-se com dados vitais estáveis e 3 ferimentos lacerantes na coxa esquerda, de 4×2 cm, 3×3 cm e 1×1cm, todos com exposição até músculo e um deles com saída de secreção amarelada, sem áreas de flutuação. Mobilidade, pulsos e sensibilidade do membro inferior esquerdo preservados. Ausência de linfonodomegalia inguinal. O paciente trouxe sua carteira vacinal que mostra 4 doses prévias de vacina antitetânica, sendo a última há 7 anos. O cão agressor não se apresenta com comportamento alterado, tendo agredido o paciente após este tê-lo provocado.

Hipóteses diagnósticas:

1. Ferimento lacerante produzido por mordedura de cão.
2. Acidente grave em relação à Raiva devido à profundidade e ao número de lesões.
3. Ferimento com alto risco de Tétano por ser profundo e por ser mordedura.
4. Infecção secundária da ferida.

Conduta:

1. Lavagem local com água e sabão e, após, aplicação de clorexidine (se necessário para melhor abordagem da lesão, realizar anestesia tópica prévia com lidocaína 2%).
2. Prescrever vacina antirrábica de cultivo celular 0,5 a 1,0 mL (a depender do fabricante) IM profundo no deltoide ou vasto lateral da coxa no D0 e D3.
3. Orientar observação do animal por 10 dias e, se ele morrer, desaparecer ou ficar raivoso, retornar imediatamente ao Serviço de Saúde.
4. Prescrever amoxicilina/clavulanato 500/125 mg VO 8/8 h por 10-14 dias.
5. Prescrever vacina dT 0,5 ml IM dose de reforço.
6. Não proceder à sutura do ferimento.

Referências

1. Guia de vigilância epidemiológica/Ministério da Saúde, Secretaria de Vigilância em Saúde, Departamento de Vigilância Epidemiológica. – 7. ed. – Brasília: Ministério da Saúde, 2009.
2. Veronesi: Tratado de Infectologia 4. ed./Roberto Focaccia. São Paulo: Editora Atheneu, 2010.
3. Acidente Ocupacional com Material Biológico/Diretrizes Institucionais/Diretrizes Técnico/Assistenciais, Serviço de Controle de Infecção Hospitalar e Comissão de Epidemiologia Hospitalar – Hospital São Paulo/Associação Paulista para o Desenvolvimento da Medicina/Universidade Federal de São Paulo. São Paulo, 20/6/2012.

Parte 7

NEUROLOGIA

Acidente Vascular Cerebral (AVC)

Heitor Éttori   O   Marcelo Corassa
Ana Rita Brito Medeiros da Fonsêca   O   Gilmar Fernandes do Prado

Introdução

Todos os pacientes com suspeita de AVC devem ter a triagem priorizada e serem encaminhados diretamente à sala de emergência, independentemente da severidade dos *déficits*. A avaliação inicial hospitalar se inicia com o ABCDE e estabilização clínica.

- Cerca de 85% dos AVC são isquêmicos, em torno 10% devido à hemorragia intraparenquimatosa e 5% decorrentes de hemorragia subaracnóidea, cada tipo com suas particularidades e etiologias, diagnóstico e tratamento.
- A história clínica é crucial na avaliação de uma suspeita de AVC, sendo necessário o horário do início dos sintomas, ou quando foi visto a última vez em seu estado de saúde usual em pacientes que não consigam estabelecer um horário definido. A história deve ser obtida não somente com o paciente, mas também com familiares ou pessoas que presenciaram o evento quando possível.
- Antecedentes pessoais e fatores de risco devem ser avaliados, assim com medicações e drogas em uso, traumatismos recentes, crises convulsivas ou cirurgias.

Avaliação inicial

independentemente da etiologia do *déficit*, todo paciente deve ser avaliado segundo os itens a seguir para prevenção de dano neurológico secundário.

- A prevenção da hipóxia é de grande importância, sendo indicado O_2 suplementar quando a oximetria for < 92% ou presença de hipoxemia. Pacientes com rebaixamento do nível de consciência ou sinais de comprometimento de tronco são candidatos a intubação orotraqueal (IOTA).
- Obter 2 acessos venosos periféricos e hidratação adequada com cristaloides, evitando-se uso de soluções glicosadas na ausência de hipoglicemia.
- É indicada monitorização cardíaca contínua e da PA não invasiva pelo período mínimo de 24 h, com correções de eventuais arritmias. Pode haver um aumento transitório da PA na fase aguda do AVC isquêmico, na tentativa de manter a pressão de perfusão cerebral (PPC), não sendo recomendado tratamento para redução da PA, exceto em pressões extremamente elevadas ou nas emergências hipertensivas.
- Febre é fator de pior prognóstico no acidente vascular cerebral isquêmico (AVCi), devendo-se corrigir a hipertermia com medicações apropriadas (Tax < 37,5°).
- Controle glicêmico com objetivo de manter a glicemia em 80-140 mg/dl.
- A avaliação neurológica deve ser breve e direcionada neste momento, sendo atualmente utilizada a escala de AVC do National Institutes of Health (NIHSS) (veja o Apêndice).

Tabela 32.1 Controle da pressão arterial no paciente com AVC. O manejo adequado e demais informações podem ser vistos no capítulo "Emergências Hipertensivas".

Candidatos a trombólise	Não candidatos a trombólise
Pré-trombólise: PAS < 185 e PAD < 110 mmhg	PAS < 220 e PAD < 120 mmHg (exceto na presença de emergências hipertensivas).
Pós-trombólise: PAS < 180 e PAD < 105 mmhg por pelo menos 24 h	Se PAS > 220 ou PAD > 120 mmHg reduzir 15% em 24 h

Todo paciente que se apresenta com um *déficit* neurológico deve ter triado os principais diagnósticos diferenciais relacionados. Entre eles, podemos citar: crises convulsivas e estados pós-ictais, tumores, traumatismo crânio-encefálico (TCE), migrânea, amnésia global transitória, distúrbios metabólicos, doenças desmielinizantes, intoxicações exógenas, transtornos psiquiátricos e infecções do sistema nervoso central (SNC). Existem ainda diagnósticos diferenciais de maior raridade. Sempre que disponível, deve-se convocar a equipe de neurologia de plantão.

Independentemente da estabilização inicial de todo paciente com um *déficit* neurológico, deve-se identificar a etiologia do *déficit*, e dividir entre um acidente vascular isquêmico ou hemorrágico. Para isso, é de grande importância a tomografia de crânio sem contraste.

Todos os pacientes com *déficits* focais e suspeita de AVC devem ser submetidos a TC de crânio sem contraste para identificar possíveis sangramentos. A TC não demonstrará isquemia na fase aguda, porém atuará descartando hemorragia, uma das principais contraindicações da terapêutica do AVC isquêmico.

Acidente vascular cerebral isquêmico

Investigação diagnóstica

Todos os pacientes devem ser submetidos a uma investigação laboratorial para avaliação de contraindicações à terapia trombolítica e para exclusão de diagnósticos que simulem um AVC:

- Glicemia capilar deve ser realizada durante a avaliação inicial dos sinais vitais, devido à importância da hipoglicemia como um diagnóstico diferencial desses pacientes.
- Solicitar eletrólitos, função renal, hemograma completo e coagulograma, enzimas cardíacas, ECG, manter paciente em oximetria de pulso ou coletar gasometria arterial.
- Em casos selecionados pode ser necessária uma investigação mais ampla, com avaliação da função hepática, radiografia do tórax, ß-hCG, LCR, EEG, perfil toxicológico e etanol sérico.
- A terapia trombolítica não deve ser atrasada devido à realização dos exames laboratoriais, exceto quando há suspeição de sangramento ou trombocitopenia, uso de heparina ou warfarin, ou quando o uso de anticoagulantes não é conhecido.

Exames de imagem

TC de crânio

Deve ser realizada e interpretada assim que haja estabilização clínica, em até 45 min da entrada do paciente na instituição. A TC de crânio inicial possibilita afastar causa hemorrágica e outros diagnósticos diferenciais, além de possibilitar em alguns casos a visualização de sinais precoces de isquemia (apagamento de sulcos corticais, perda da diferenciação da substância branca/cinzenta, perda de definição dos núcleos da base, sinal da artéria cerebral média hiperdensa).

Ressonância magnética

Quando disponível pode ser realizada investigação com sequências de difusão (DWI), perfusão (PWI), *gradiente echo*, FLAIR, T2 gradiente, T1 e angioRM. Tem como vantagem a visualização de regiões isquêmicas minutos após o início dos sintomas (DWI) com alta sensibilidade (88% a 100%) e especificidade (95% a 100%), incluindo lesões em fossa posterior, mal visualizadas pela TC.

A zona de penumbra isquêmica pode ser aproximada avaliando-se a diferença da hipoperfusão (PWI) e lesões na difusão, calculando-se assim o Mismatch (MM). Um Mismatch > 20% responde melhor a terapias de reperfusão, sendo particularmente útil para candidatos que se apresentam entre 4,5 e 6 horas de isquemia.

Tratamento específico

O tratamento do AVCi depende de diversos fatores, mas, especificamente, do tempo do início dos sintomas, que vai indicar ou contraindicar o uso de trombolíticos. A Tabela 32.2 resume a terapia de acordo com o tempo de sintomas:

Tabela 32.2 Tratamento do AVCi de acordo com o tempo do início dos sintomas.

AVCi até 4,5 horas	AVCi 4,5-6,0 horas	AVCi 6-12 horas
Trombólise intravenosa	Trombólise intravenosa em casos selecionados (MM > 20%)	Tratamento clínico
Resgate intra-arterial na suspeita de oclusão	Trombólise intra-arterial ou resgate intra-arterial	Trombólise intra-arterial em casos selecionados de AVCi de circulação posterior

Trombólise intravenosa

Para proceder à trombólise intravenosa deve-se saber tanto os critérios de inclusão quanto os de exclusão. Existem limitações no sentido de pacientes que podem se beneficiar, assim como há pacientes que se apresentam totalmente contraindicados à terapia trombolítica. A Tabela 32.3 mostra os principais critérios de inclusão e de exclusão.

Tabela 32.3 Critérios de inclusão ou exclusão para trombólise.

Critérios de inclusão
AVC isquêmico (TC sem evidência de hemorragia)
Possibilidade de se iniciar infusão em até 4,5 horas do início dos sintomas
Déficit neurológico significativo (NIH > 4 e/ou afasia)
Idade superior a 18 anos
Critérios de exclusão
Uso de anticoagulantes orais com INR > 1,5
Plaquetas < 100.000 mm3
Uso de heparina nas últimas 48 h com TTPA elevado
AVC ou TCE grave nos últimos 3 meses
História pregressa de hemorragia intracraniana, MAV ou aneurisma cerebral
TC de crânio com hipodensidade precoce (> 1/3 do território da ACM) ou sangramento
PAS ≥ 185 mmHg ou PAD ≥ 110 mmHg refratária ao tratamento anti-hipertensivo
História de varizes esofagianas
Glicemia < 50 ou > 400 mg/dL
Punção arterial em local não compressível na última semana
Punção lombar nos últimos 7 dias
Gravidez ou aborto recente (< 3 semanas) ou puerpério
Pericardite ativa, endocardite ou êmbolos sépticos
Crise convulsiva no início do quadro
Suspeita clínica de HSA ou dissecção aguda de aorta
Sintomas leves (NIH < 4, excluindo afasia) ou melhora dos sintomas antes da trombólise
Cirurgia de grande porte ou procedimento invasivo nos últimos 14 dias, IAM nos últimos 3 meses, hemorragia genitourinária ou gastrointestinal nos últimos 21 dias*

*Contraindicações relativas.

OBSERVAÇÃO
Há maior risco de sangramento em casos de idade > 80 anos ou NIH > 22.

O tratamento pressupõe algumas medidas importantes, entre elas, as principais são:

- Não administrar heparina, antiagregantes ou anticoagulantes nas primeiras 24 h.
- Manter jejum de 24 h (risco de hemorragia).
- Não passar sonda enteral, acesso venoso central ou punção arterial nas primeiras 24 h.
- Não passar sonda vesical, se imprescindível, aguardar 30 minutos do término da infusão.
- Controle neurológico rigoroso: escore NIH antes e após o término da infusão, a cada 30 minutos nas primeiras 6 horas, e a cada 6 horas nas primeiras 24 h.
- Monitorizar PA a cada 15 minutos nas primeiras 2 h, a cada 30 minutos nas próximas 6 h e a cada hora até 36 horas, mantendo PA < 180×105 mmHg.
- Após 24 h do tratamento, pode-se iniciar antiagregante, anticoagulante e profilaxia para TVP.

As principais medicações utilizadas durante a trombólise estão resumidas na Tabela 32.4.

Tabela 32.4 Medicações utilizadas durante a trombólise.

Medicação	Dose	Comentários
rt-PA	0,9 mg/kg	10% em bolus em 1 minuto e o restante em 1 hora (máximo: 90 mg)
Nitroprussiato de sódio	0,5 – 8 mcg/kg/min (1 amp = 50 mg).	Diluir em 250 mL de SG5%
Metoprolol	5 mg (1 amp = 5 mg = 5 mL)	Aplicar 5 mg a 1 ml/min a cada 10 minutos (máximo: 20 mg)
Esmolol	Dose ataque: 0,5 mg/kg em 1 min Infusão contínua: 0,05 – 0,2 mg/kg/min	Diluir 1 amp em 240 mL de SF0,9% (10 mg/mL). Ajustar a cada 4 min

A principal complicação do tratamento trombolítico é o sangramento, que deve ser suspeitado sempre que houver piora do *déficit* neurológico, rebaixamento do nível de consciência, cefaleia súbita, náuseas ou vômitos; o sangramento pode ser atribuído ao rt-PA se ocorrer em 24-36 h. Nesse caso, deve-se imediatamente suspender a infusão do trombolítico, solicitar TC de crânio, hemograma, TAP, TTPA, plaquetas e fibrinogênio. A presença de sangramento na TC demanda avaliação neurocirúrgica. Os exames laboratoriais demandarão o controle clínico com plasma fresco ou crioprecipitado.

As principais medidas clínicas no caso de sangramento são: manter fibrinogênio > 100 mg/dL, Hb > 10 mg/dL, INR < 1,5, TTPA > 1,5 e plaquetas < 100.000.

Tratamento clínico

Os pacientes que não se aplicam aos critérios de inclusão ou que apresentem contraindicações devem receber tratamento clínico. Os pacientes submetidos a trombólise também recebem tratamento clínico, com algumas diferenças. Os principais pontos, nesse caso, incluem manutenção de sinais vitais estáveis. Deve-se proceder à:

- Monitorização contínua e sinais vitais 4/4 h, controle da PA, controle de temperatura de 2 em 2 horas, controle glicêmico de 4 em 4 horas, profilaxia de hemorragia digestiva e demais profilaxias secundárias.
- Profilaxia para TVP:
  - Pacientes submetidos a trombólise: apenas métodos físicos nas primeiras 24 horas.
  - Associar métodos físicos e farmacológicos quando não contraindicados.
- Avaliação da disfagia e fisioterapia motora e respiratória nas primeiras 24 horas.
- Investigação etiológica do AVC na mesma internação.
- Encaminhamento para reabilitação precoce multidisciplinar na alta hospitalar.

Além do controle terapêutico, deve-se proceder na mesma internação à investigação etiológica do AVCi. As principais causas são a aterosclerose de grandes artérias (trombose, embolia arterio-arterial), oclusão de pequenas artérias (AVC lacunar) e embolia cardíaca. Parte importante dos casos acaba sendo classificada como indeterminada. A Tabela 32.5 demonstra os principais exames para esclarecimento da etiologia.

Tabela 32.5 Exames para investigação etiológica no AVCi.

Exames gerais	Exames de imagem	Exames específicos
Colesterol total e frações, triglicerídeos, ácido úrico, glicemia de jejum, hemograma, urina I, ureia, creatinina, coagulograma, VHS, PCR	USG doppler de artérias carótidas e vertebrais, angio-TC de vasos intra e extracranianos, RM de crânio, RM cerebral e cervical, angiografia digital	Provas inflamatórias e de função hepática, sorologias (HBV, HCV, HIV, sífilis e doença de Chagas), anticorpo antifosfolipídeo, provas reumatológicas

Acidente vascular cerebral hemorrágico (AVCH)

Introdução e etiologia

Correspondem a 10% a 15% da totalidade dos AVC, com alta taxa de mortalidade (35% a 56%), podendo se apresentar como hemorragia intraparenquimatosa (HIP 10%) ou hemorragia subaracnóidea (HSA 5%). Em torno de 40% das HIP ocorrem no putâmen e caudado e a etiologia mais comum nesses casos é a HAS, com ruptura dos aneurismas de Charcot-Bouchard. A localização da HIP tem relação com sua etiologia, facilitando o raciocínio diagnóstico.

Algumas causas de AVCh são compartilhadas com as de AVCi, como HAS e DM. Contudo, algumas causas específicas são bastante importantes de ser consideradas: angiopatia amiloide, malformações arteriovenosas, aneurismas cerebrais, angioma cavernoso, trombose de seio venoso, neoplasias encefálicas, vasculites, drogas ilícitas e simpatomiméticos. A transformação hemorrágica do AVCi também deve ser considerada, sobretudo em caso de uso de trombolíticos.

Quadro clínico

Apresenta-se comumente como hemiparesia súbita com rebaixamento do nível de consciência devido à hipertensão intracraniana, podendo estar associado ou não a cefaleia. Clinicamente indistinguível de um AVCi, por isso a importância de exames de imagem para o diagnóstico. Mais importante que o quadro clínico é a definição prognóstica, calculada pelo ICH Score em caso das HIP.

O ICH Score foi desenvolvido para caracterizar o prognóstico dos pacientes com HIP, estratificando o risco de mortalidade em 30 dias relacionada ao próprio hematoma.

Tabela 32.6 ICH Score.

Componente	Pontos	Componente	Pontos	Componente	Pontos
Idade do paciente		Volume do hematoma		Glasgow (ECG)	
≥ 80 anos	1	≥ 30 mL	1	3-4	2
< 80 anos	0	≤ 30 mL	0		
Inundação ventricular		Origem infratentorial		5-12	1
Sim	1	Sim	1		
Não	0	Não	0	13-15	0
Prognóstico (mortalidade em 30 dias de acordo com o escore)					
0	0%	1	13%	2	26%
3	72%	4	97%	>5	100%

Tratamento clínico

O tratamento clínico do AVCh demanda controle de sinais vitais e indicação de procedimentos neurocirúrgicos de acordo com a necessidade. As medidas iniciais podem ser resumidas em:

- O suporte inicial em UTI ou U-AVC deve ser realizado semelhante ao do AVCi, com a sequência ABCDE e estabilização clínica.
    - Monitorização cardíaca continua
    - O_2 suplementar se $Sp\,O_2 < 92\%$
    - Controle glicêmico entre 80-140 mg/dL
    - Controle temperatura < 37,5 °C
    - Correção distúrbios metabólicos
    - Controle da PA (Tabela 32.7)
    - Analgesia e sedação se necessário
    - Cabeceira elevada 30°
    - Profilaxia para TVP a partir de 2-4 dias
- Avaliar necessidade de monitoramento da pressão intracraniana e terapias para sua redução.
- Avaliar tratamento de crises convulsivas (incidência variável de 2% a 17% nas primeiras 2 semanas; caso haja alteração do nível de consciência e EEG alterado devem ser tratados com anticonvulsivantes,

porém não deve ser realizado tratamento profilático em pacientes assintomáticos).
- Avaliar indicação de abordagem cirúrgica

Tabela 32.7 Alvos de controle da PA no AVCh; estudos recentes demonstram que o controle mais agressivo pode ser benéfico, embora as metas ainda não tenham sido validadas.

Controle da pressão arterial no AVCH		
PAS > 200 e/ou PAM > 150 mmHg		Redução agressiva da PA com infusão intravenosa contínua e monitorização da PA a cada 5 minutos
PAS > 180 e/ou PAM > 130 mmHg	Evidência de HIC	Considerar monitorização da PIC e redução da PA com infusão intermitente ou contínua para manter PPC ≥ 60 mmHg
	Sem evidência de HIC	Considerar redução modesta da PA (PAM = 110 ou PA = 160/90 mmHg, reavaliando a cada 15 minutos

PIC: pressão intracraniana. PPC: pressão de perfusão cerebral.

Tratamento da hipertensão intracraniana

Quaisquer sinais de hipertensão intracraniana devem suscitar a necessidade de monitorar a pressão intracraniana. As principais indicações de monitorização são:

- Escala de coma de Glasgow < 8
- Evidências clínicas de herniação transtentorial
- Hematomas extensos
- Hidrocefalia

O tratamento da hipertensão intracraniana tem o objetivo de manter a PPC entre 60 e 70 mmHg; dividindo-se entre procedimentos clínicos e neurocirúrgicos, clinicamente, deve-se proceder à:

- *Cabeceira elevada 30º*
- **Terapia osmótica:** Manitol 20% na dose de 0,75-1 g/kg em bolus IV, com manutenção de 0,25-0,5 g/kg a cada 3-6 h, com objetivo de manter a osmolaridade sérica entre 300 e 320 mOsm/L.
- **Hiperventilação:** Muito efetiva nas primeiras horas do AVCh, tem como objetivo manter a PCO_2 entre 30-35mmHg.

- **Coma barbitúrico:** Reduz metabolismo cerebral, porém apenas considerado se insucesso de outras medidas. Há necessidade de monitorização contínua com EEG. Realizado com pentobarbital (ataque 3-10 mg/kg e BIC de 1 mg/kg/min).

A abordagem neurocirúrgica precisa decorrer da falha do tratamento clínico da hipertensão intracraniana, na qual deve-se proceder à colocação de derivação ventricular externa. As demais indicações para uma abordagem cirúrgica nos casos de hemorragia intraparenquimatosa ainda permanecem incertas. Atualmente estudos sugerem abordagem precoce em:

- Hemorragias cerebelares > 3 cm com piora neurológica progressiva, sinais de compressão de tronco ou hidrocefalia por obstrução ventricular.
- Hemorragias lobares com Glasgow entre 9-12.

Apêndice: escala de AVC do national health institute (NIH)

1	a	**Nível de Consciência** Deve ser solicitada uma resposta mesmo se a avaliação é prejudicada por obstáculos como IOT, trauma, curativo ou barreiras de linguagem
		0: alerta, responde rapidamente
		1: desperta com mínima estimulação
		2: desperta com estímulo repetitivo ou doloroso
		3: Irresponsivo, arreflexo, responde somente com reflexo motor ou autonômico
	b	**Perguntas de nível de consciência** Questione o mês e a idade. A resposta deve ser correta – não há nota parcial. Se afasia ou estupor, recebem **2**. Se IOT ou disartria/afasia, recebem **1**.
		0: Ambas as respostas corretas
		1: Responde uma questão corretamente
		2: Erra as duas questões
	c	**Comandos de nível de consciência** Solicite abrir e fechar os olhos e a mão não parética. Considere realizado se a tentativa não for completada devido à fraqueza. Se paciente não responde a comando, demonstre a tarefa. Caso haja algum impedimento físico, realize outro comando compatível.
		0: Realiza ambas as tarefas
		1: Realiza uma tarefa
		2: Não realiza nenhuma tarefa

(Continua)

(Continuação)

2	**Melhor olhar conjugado** Teste movimentos horizontais. Movimentos oculares voluntários ou reflexo óculo-cefálico recebem nota. Se há desvio conjugado do olhar que pode ser sobreposto à atividade voluntária, ou uma paresia de nervo periférico isolado, o escore será 1.	0: Normal
		1: Paralisia parcial do olhar. Olhar anormal, mas não há desvio forçado ou paresia total
		2: Desvio forçado ou paralisia total do olhar que não podem ser vencidos pela manobra óculo-cefálica
3	**Visual** Teste por confrontação dos campos visuais com contagem de dedos ou blink. Se houver extinção, o paciente recebe 1 e o resultado é usado para a questão 11.	0: Sem perda visual
		1: Hemianopsia parcial
		2: Hemianopsia completa
		3: Hemianopsia bilateral (totalmente cego, incluindo cegueira cortical
4	**Paralisia facial** Pergunte ou demonstre como mostrar os dentes/sorrir e fechar os olhos. Considere simetria de contração facial em resposta a estímulo doloroso em pacientes poucos responsivos.	0: Movimentos simétricos
		1: Paralisia facial leve (apagamentos de prega nasolabial, assimetria do sorriso)
		2: Paralisia facial central evidente (paralisia total ou quase total da região inferior)
		3: Paralisia facial completa (ausência de movimentos das regiões superiores e inferiores da face)
5	**Motor para braços** Extensão dos braços (palma para baixo) a 90° se sentado ou a 45° se deitado. Pontue se ocorrer queda do braço antes de 10 segundos. Teste cada membro isoladamente. Se houver amputação, o membro não é testado (**NT**). **5a. Braço esquerdo** **5b. Braço direito**	0: Sem queda por 10 segundos completos
		1: Queda, mantém o braço estendido porém apresenta queda antes de 10 s. Não toca a cama ou outro suporte
		2: Algum esforço contra a gravidade, o braço não atinge 90 ou 45°, cai na cama
		3: Nenhum esforço contra a gravidade, braço despenca
		4: nenhum movimento
6	**Motor para pernas** A perna é colocada a 30° (sempre posição supina). Pontue se ocorrer queda da perna antes de 5 segundos. Pontue cada membro individualmente. **6a. Perna esquerda** **6b. Perna direita**	0: Sem queda, mantém 30° por 5 segundos
		1: Queda, mantém 30° porém cai antes de 5 segundos
		2: Algum esforço contra a gravidade, a perna não atinge 30°, cai na cama
		3: Nenhum esforço contra a gravidade, despenca
		4: Nenhum movimento

(Continua)

(Continuação)

7	**Ataxia de membros** Avalia lesão cerebelar unilateral. Os testes índex-nariz e calcanhar-joelho são realizados em ambos os lados e a ataxia valorizada somente se desproporcional à fraqueza. Considere ataxia ausente em paciente hemiplégico ou afásico.	0: Ausente
		1: Presente em um membro
		2: Presente em dois membros
		NT: Amputação ou fusão articular, explique.
8	**Sensibilidade** Sensibilidade mímica facial ao beliscar ou retirada ao estímulo doloroso. Somente sensibilidade atribuída ao AVC é registrada como anormal. AVC de tronco ou perda bilateral ou em coma recebem **2**.	0: Nenhuma perda
		1: Perda sensitiva leve a moderada, paciente ciente que está tocado, porém pouca dor
		2: Perda grave ou total, não sente o toque.
9	**Melhor linguagem** Pode ser solicitada a descrição do que acontece no quadro anexo, nomear itens, ler lista de sentença. Se houver perda visual, solicite que identifique objetos colocados em sua mão, repita palavras. Paciente em IOT deve ser incentivado a escrever.	0: Sem afasia, normal
		1: Afasia leve a moderada, alguma perda de fluência com compreensão
		2: Afasia grave, pouca troca de informação
		3: Mudo, afasia global, coma, nenhuma fala útil
10	**Disartria** Solicite que leia ou repita palavras da lista (mamãe, tip-top, cinquenta-cinquenta, obrigado, framboesa, jogador de futebol)	0: Normal
		1: Disartria leve a moderada, arrasta palavras
		2: Disartria grave, fala inteligível, mudo
		NT: IOT ou outra barreira física.
11	**Extinção ou Desatenção** Informação para identificação de negligência pode ser obtida durante testes anteriores.	0: Normal
		1: Desatenções visuais, táteis, auditivas, espacial, extinção à estimulação simultânea em uma modalidade sensorial
		2: Hemidesatenção para mais de uma modalidade, não reconhece a própria mão e se orienta somente para um lado do espaço

Referências

1. Ropper AH, Brown RH. Adams and Victor's principles of neurology, 8. ed. New York: McGraw Hill, 2005.
2. Brust JCM, Current Diagnosis and Treatment in neurology, 2. ed. new York: McGraw Hill, 2011.
3. Adams HP, del Zoppo G, Alberts MJ et al. Guidelines for the Early Management of Adults With Ischemic Stroke. *Stroke* 2007, 38: 1655-1711, DOI 10.1161/STROKEAHA.107.181486.

4. Morgenstern LB, Hemphill JC 3rd, Anderson C et al. Guidelines for the Management of Spontaneous Intracerebral Hemorrhage: A Guideline for Healthcare Professionals from the American Heart Association/American Stroke Association. *Stroke 2010,* 41:2108-2129 DOI: 10.1161/STR.0b013e3181ec611b.
5. The European Stroke Organisation (ESO) Executive Committee and the ESO Writing Committee. Guidelines for Management of ischaemic Stroke and Transient Ischaemic Attack 2008. *Cerebrovasc Dis* 2008; 25:457-507.

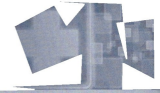

Cefaleias

Ademir Aragão Moura   Marcelo Corassa
Ana Rita Brito Medeiros da Fonsêca   Gilmar Fernandes do Prado

Introdução e conceitos

A cada ano aproximadamente 90% dos homens e 95% das mulheres apresentam algum tipo de dor de cabeça, em 90% das vezes as cefaleias são benignas e o diagnóstico se encaixa na maioria dos casos entre os três principais grupos de cefaleias primárias: enxaqueca, cefaleia tensional e cefaleia em salvas.

Quadro clínico

Todo paciente com cefaleia no pronto-socorro deve ter uma anamnese direcionada para a identificação de fatores causais e sinais de alerta. Desse modo, devem-se considerar:

- Identificação geral do paciente (idade, sexo, momento de início da cefaleia, atividade ocupacional, antecedentes pessoais e familiares).
- Evolução e padrão temporal (aguda emergente ou recorrente; crônica progressiva ou não progressiva).
- Características clínicas: modo de instalação (súbito ou insidioso); duração da dor; frequência das crises; localização da dor e irradiação; caráter da dor (pulsátil, aperto, choque); intensidade da dor (graduar utilizando escala analogicavisual da dor de zero a 10); fatores precipitantes e de alívio; sinais e sintomas associados à crise; indícios de abuso de analgésicos; indícios de relação com menstruação e gravidez.
- Diferenciar cefaleias primárias e secundárias (Tabela 33.1).

Tabela 33.1 Critérios para suspeita de cefaleias secundárias.

Achado clínico	Diagnóstico diferencial	Conduta diagnóstica
Cefaleia de início após os 50 anos	Arterite temporal, lesão expansiva	VHS, neuroimagem
Cefaleia de início súbito	Acidente vascular encefálico, lesão expansiva (especialmente de fossa posterior)	Neuroimagem, punção lombar (se neuroimagem negativa)
Cefaleia com aumento de frequência e intensidade	Lesão expansiva, hematoma subdural, uso excessivo de medicamentos	Neuroimagem e screening para medicamentos
Início da cefaleia em pacientes com fatores de risco para HIV e câncer	Meningite carcinomatosa ou crônica, abscessos cerebrais, toxoplasmose, metástases	Neuroimagem, punção lombar (se neuroimagem negativa)
Cefaleia com sinais de doença sistêmica	Meningites, encefalites, infecções sistêmicas e colagenoses	Neuroimagem, punção lombar e sorologia
Sinais neurológicos focais ou sinais de doença neurológica (exceto presença de aura típica)	Lesão expansiva, malformação vascular acidente vascular encefálico, vasculites	Neuroimagem, avaliação reumatológica
Papiledema	Lesão expansiva, pseudotumor cerebral, meningite	Neuroimagem, punção lombar
Cefaleia após traumatismo cranioencefálico	Hemorragia intracraniana, hematoma subdural, hematoma epidural, cefaleia pós-traumática	Neuroimagem

Cefaleias primárias

Enxaqueca

Para definição diagnóstica, devem-se preencher os critérios diagnósticos da Tabela 33.2.

Tabela 33.2 Critérios diagnósticos para enxaqueca sem aura.

Critérios diagnósticos para enxaqueca
A) Pelo menos cinco crises preenchendo os critérios de B a D.
B) Cefaleia durando 4 a 72h (sem tratamento ou com tratamento ineficaz).
C) Cefaleia preenche ao menos uma das seguintes características: localização unilateral, caráter pulsátil (variando com batimentos cardíacos), intensidade moderada ou grave, exacerbação com (ou levando o indivíduo a evitar) atividades físicas rotineiras (por exemplo, caminhar ou subir escadas).
D) Durante a cefaleia existe pelo menos um dos seguintes sintomas: náuseas e/ou vômitos; foto e fonofobia. Não atribuída a outras alterações.

Alguns pacientes podem apresentar sintomatologia neurológica focal reversível que geralmente se desenvolve de modo gradual no período de 5 a 20 minutos e não dura mais que 60 minutos. Tal fenômeno é denominado *aura* e pode anteceder ou acompanhar a dor ou surgir como manifestação isolada. Pode ser *visual, sensitiva* ou, mais raramente, *distúrbios de linguagem,* como disfasia. Paresia não é considerado sinal de aura típica.

Os fenômenos premonitórios (pródromos) podem ocorrer de horas a dias antes do início da cefaleia e consistem em sintomas psicológicos, neurológicos ou gerais que não podem ser classificados como aura. Para o diagnóstico de enxaqueca sem aura é necessário que haja pelo menos cinco crises ao passo que para o diagnóstico de enxaqueca com aura são necessárias apenas duas. Os critérios diagnósticos são definidos na Tabela 33.3.

Tabela 33.3 Critérios diagnósticos para enxaqueca com aura.

Critérios diagnósticos para enxaqueca com aura
A) Pelo menos 2 crises preenchendo os critérios de B a D.
B) Aura consistindo em pelo menos um dos seguintes mas sem nenhuma paresia: • sintomas visuais completamente reversíveis, incluindo características positivas (luzes cintilantes, manchas) e/ou características negativas como perda de visão • sintomas sensitivos completamente reversíveis incluindo características positivas (formigamento) ou negativas (adormecimento) • disfasia completamente reversível

(Continua)

Tabela 33.3 Critérios diagnósticos para enxaqueca com aura. *(Continuação)*

Critérios diagnósticos para enxaqueca com aura
C) Pelo menos dois dos seguintes: • sintomas visuais homônimos e/ou sintomas sensitivos unilaterais. • pelo menos um sintoma de aura desenvolve-se gradualmente durante > 5min e/ou diferentes sintomas de aura ocorrem em sucessão ao longo de > 5 min. • cada sintoma dura entre 5 e 60 min.
D) Cefaleia preenchendo os critérios de B a D para enxaqueca sem aura começa durante ou se segue à aura em período de 60 min.
E) Não atribuída a outra alteração.

Complicações

- **Status enxaquecoso:** quando a crise é de forte intensidade, debilitante e excede 72 horas de duração.
- **Enxaqueca crônica:** presença de enxaqueca em 15 ou mais dias do mês durante mais de três meses na ausência de abuso de medicação.
- **Infarto enxaquecoso:** presença de um ou mais sintomas de aura enxaquecosa geralmente durando mais de 60 minutos associado a uma lesão cerebral isquêmica em área relevante demonstrável em exames de imagem.
- **Crise epiléptica** desencadeada por enxaqueca.

Tratamento

- **Não medicamentoso:** repousar em quarto escuro e silencioso, afastar-se de fatores desencadeantes, adotar técnicas de relaxamento e *biofeedback*, ter bom padrão de alimentação e sono.
- **Sintomático abortivo:** Tabela 33.4.

Tabela 33.4 Tratamento da crise de enxaqueca fraca.

Tratamento da crise fraca				
Droga	Posologia	Dose máxima diária	NE
Ácido acetilsalicílico	1.000 mg, VO; repetir 2-4h após s/n	3 g	I
Paracetamol	1.000 mg, VO; repetir 2-4h após s/n	3 g	I
Naproxeno sódico	750-1.250 mg, VO; repetir 2-4h após s/n	1.650 mg	I

(Continua)

Tabela 33.4 Tratamento da crise de enxaqueca fraca. *(Continuação)*

Tratamento da crise fraca			
Droga	Posologia	Dose máxima diária	NE
Ibuprofeno	800-1.200 mg, VO; repetir 2-4h após s/n	1.600 mg	I
Diclofenaco de sódio	50-100 mg, VO; repetir 2-4h após s/n	200 mg	I
Ácido tolfenâmico	200-400 mg, VO; repetir 2-4h após s/n	600 mg	I
Dipirona	500 mg, VO; repetir 2-4h após s/n	2 g	III
Cetoprofeno	100-200 mg, VO; repetir 2-4h após s/n	300 mg	I
Todas podem ser associadas ou precedidas por	Metoclopramida 20 mg, VO, ou domperidona 20 mg, VO		I I
Outras opções	Isometepteno 65 mg + cafeína 100 mg + dipirona 300 mg, VO		III

VO: via oral; IN, via intranasal; s/n: se necessário; NE, nível de evidência.

Tabela 33.5 Tratamento da crise de enxaqueca moderada.

Tratamento da crise moderada			
Droga	Posologia	Dose máxima diária	NE
Ácido acetilsalicílico	1000 mg, VO; repetir 2-4h após s/n	3 g	I
Ácido tolfenâmico	200-400 mg, VO; repetir 2-4h após s/n	600 mg	I
Tartarato de ergotamina	1-2 mg, VO; repetir 1-2h após s/n	4 mg	I
Mesilato de diidroergotamina	0,5 mg em cada narina; repetir 15 min após s/n	2 mg	I
Sumatriptano	50-100 mg, VO, 20 mg, IN; repetir em caso de recorrência	200 mg	I
Naratriptano	2,5 mg, VO; repetir s/n	5 mg	I
Zolmitriptano	2,5-5 mg, VO; repetir s/n	7,5 mg	I
Rizatriptano	5-10 mg, VO; 10 mg disco dispersível sobre a língua s/n	20 mg	I

(Continua)

Tabela 33.5 Tratamento da crise de enxaqueca moderada*. *(Continuação)*

Tratamento da crise moderada		
Droga	**Posologia**	**Dose máxima diária**	**NE**
Triptanos	Em caso de recorrência frequente de cefaleia, associar ácido tolfenâmico 200 mg, VO, ou naproxeno sódico 550 mg, VO		II

*Associar metoclopramida na vigência de vômitos. VO: via oral; IN, via intranasal; s/n: se necessário; NE, nível de evidência.

Tabela 33.6 Tratamento da crise de enxaqueca forte*.

Tratamento da crise forte		
Droga	**Posologia**	**NE**
Dipirona	1 g, IV, diluído em SF 0,9% (dose máxima 2 g)	III
Sumatriptano	6 mg, SC, 20 mg, IN, ou 50-100 mg, VO	I
Zolmitriptano	2,5-5 mg, VO; repetir s/n	I
Rizatriptano	5-10 mg, VO; 10 mg, disco dispersível sobre a língua s/n	I
Indometacina	100 mg, IR; repetir 1h após s/n (dose máxima 200 mg)	II
Clorpromazina	0,1-0,7 mg/kg, IM ou IV, diluído em SF 0,9%. Repetir até 3x em 24h	I
Dexametasona	4 mg, IV. Repetir 12-24h após s/n	II
Haloperidol	5 mg, IM ou IV, diluídos em SF 0,9%	II
Triptanos	Em caso de recorrência frequente de cefaleia, associar ácido tolfenâmico 200 mg, VO, ou naproxeno sódico 550 mg, VO	II

*Associar metoclopramida na vigência de vômitos. VO: via oral; IN, via intranasal; s/n: se necessário; NE, nível de evidência.

Profilaxia

Indicado para enxaqueca recorrente que interfira significativamente na rotina diária dos pacientes apesar das medicações na fase aguda. Incluem-se aqueles pacientes que têm de duas a três crises de enxaqueca por mês, de forte intensidade com duração de mais de três dias ou crises de enxaqueca que apesar de infrequentes levam a grande incapacidade funcional

Outras indicações são: falha, contraindicações ou efeitos colaterais de medicações durante o uso na fase aguda, circunstâncias especiais, como enxaqueca hemiplégica ou crises com risco de lesão neurológica permanente e cefaleia frequente (mais de duas crises por semana) com o risco de desenvolver cefaleia rebote por uso excessivo de analgésicos (Tabela 33.7).

Tabela 33.7 Tratamento profilático para enxaqueca.

Fármaco	Posologia em mg/dia	Eficácia	Efeitos adversos	Contraindicação relativa	NE
Propranolol	40-240	++++	++	Asma, ICC, depressão, diabetes	I
Atenolol	25-150	++++	++	Asma, ICC, depressão, diabetes	I
Amitriptilina	12,5-75	++++	++	Mania, retenção urinária	I
Nortriptilina	10-75	+++	++	Mania, retenção urinária	II
Flunarizina	5-10	+++	+++	Parkinsonismo	I
Metisergida	2-6	++++	++++	Angina, doença vascular periférica	I
Pizotifeno	1,5-3	++	+++	Obesidade	II
Ácido valpróico	500-1500	+++	+++	Distúrbios de coagulação, doença hepática	I
Gabapentina	300-2400	++	+	Distúrbios de coagulação, doença hepática	I
Topiramato	25-200	+++	++	Cálculo renal	II

ICC: insuficiência cardíaca congestiva.

Cefaleia tipo tensional (CTT)

Tabela 33.8 Critérios diagnósticos para cefaleia do tipo tensional.

Critérios diagnósticos para cefaleia tipo tensional
A) Pelo menos dez crises preenchendo os critérios de B a E.
B) Cefaleia durando 30 min a 7 dias.

(Continua)

Tabela 33.8 Critérios diagnósticos para cefaleia do tipo tensional. *(Continuação)*

Critérios diagnósticos para cefaleia tipo tensional
C) A cefaleia apresenta pelo menos duas das seguintes características: • localização bilateral, em geral fronto-ocipital. • qualidade de pressão/aperto (não pulsátil). • intensidade leve ou moderada. • a dor não é agravada pela atividade física rotineira, como andar ou subir escadas.
D) Ambas as seguintes: • ausência de náuseas ou vômitos (pode ocorrer anorexia). • pode ocorrer fono ou fotofobia, mas não as duas.
E) Não atribuída à outra alteração.

Tratamento

A dor da cefaleia tensional pode ser manejada em geral com analgésicos simples tais como paracetamol, AINEs, aspirina além de relaxantes musculares (ciclobenzaprina 5 mg/dia até 20 mg 8/8 h). Terapias comportamentais tais como relaxamento e *biofeedback* podem ser efetivas. Para CTT crônica, amitriptilina é o único tratamento comprovado; outros tricíclicos, ISRS e benzodiazepínicos não tem se mostrado efetivos.

Cefaleias trigemino-autonômicas

São um grupo de cefaleias primárias que incluem: cefaleia em salvas, hemicrania paroxística e SUNCT (*short-lasting unilateral neuralgiform headache atacks with conjunctival injection and tearing*). São caracterizadas por curtos ataques de dor de cabeça associados com sintomas autonômicos cranianos. tais como lacrimejamento, injeção conjuntival e congestão nasal. A dor é geralmente grande e pode ocorrer mais de uma vez ao dia. Pacientes com cefaleia trigemino-autonômica devem ser submetidos a exames de imagem e testes de função hipofisária, em razão da grande associação deste tipo de cefaleia com tumores de hipófise (Tabela 33.9).

Cefaleias 323

Tabela 33.9   Apresentação clínica das cefaleias trigêmino-autonômicas.

	Cefaleia em salvas	Hemicrania paroxística	SUNCT
Gênero	M > F	F = M	F = M
Dor			
Tipo	Em facada	Pulsátil, em facada	Queimação, em facada
Gravidade	Excruciante	Excruciante	Grave a excruciante
Local	Orbital, temporal	Orbital, temporal	Periorbital
Frequência dos ataques	Diária ou dias alternados – 8 episódios/dia	1-40 episódios/dia	3-200 episódios/dia
Duração dos ataques	15-180 min	2-30 min	5-240 seg
Sintomas autonômicos	Sim	Sim	Sim
Característica migranosa	Sim	Sim	Sim
Desencadeada por álcool	Sim	Não	Não
Desencadeada por estímulo cutâneo	Não	Não	Sim
Efeito da indometacina	–	Sim	–
Tratamento abortivo	• Sumatriptano injetável ou *spray* nasal 20 mg • Oxigênio a 2 L/min por 15-30 min	Sem tratamento efetivo	Lidocaína, IV
Tratamento profilático	• verapamil • metisergida • lítio 300 mg, 2 a 3x/dia	Indometacina 150 mg/dia	Lamotrigina Topiramato Gabapentina

• Se injeção conjuntival e lacrimejamento não estiverem presentes considerar SUNA;
• Náusea, foto ou fonofobia. Foto e fonofobia são tipicamente unilaterais, do lado da dor.

Cefaleias crônicas diárias

Crises de cefaleia em pelo menos 15 dias por mês. Engloba diferentes síndromes de cefaleia, incluindo cefaleia tipo tensional crônica, bem como cefaleias secundárias a trauma, inflamação, infecção, abuso de medicação e outras causas. Na maioria dos casos, os pacientes são portadores de cefaleias primárias que no decorrer do tempo passam a ficar cada vez mais frequentes, seja por abuso analgésico ou pela coexistência de distúrbios psiquiátricos, como ansiedade/depressão. Configura abuso analgésico uso de ergotamínicos, triptanos, opioides ou combinados mais de 10 dias no mês. Para anti-inflamatórios não esteroidais (AINEs), configura-se abuso o uso de mais de 15 dias no mês.

Tratamento

Baseia-se em duas partes:

- **Washout**: descontinuação da droga de forma gradual (10% a cada 1-2 semanas) ou cessação imediata caso não haja contraindicação.
- **Prescrição de:** naproxeno 500 mg, 2 a 3× ao dia ou sumatriptano 100 mg, 2×/dia ou prednisona 40 mg/dia, por 3 dias. Tais medicações atuam na dor residual quando o analgésico é reduzido.

Quando reduzido substancialmente o uso da droga de abuso, uma medicação profilática deve ser adicionada (por exemplo, amitriptilina 25 a 100 mg/dia). Orientar paciente a evitar condições-gatilho para crise (abuso de cafeína, má alimentação, ingesta de álcool) e tratar transtornos psiquiátricos subjacentes.

Neuralgia do trigêmio

Tabela 33.10 Critérios diagnósticos para neuralgia do trigêmeo.

Critérios diagnósticos para neuralgia do trigêmio
A) Crises paroxísticas de dor que duram de frações de segundo a dois minutos, tendo início e fim abruptos, afetando uma ou mais divisões do nervo trigêmio e preenchendo os critérios B e C.
B) A dor tem pelo menos uma das seguintes características: • intensa, aguda, superficial, em pontada ou choque. • desencadeada por fatores ou áreas de gatilho.

(Continua)

Tabela 33.10 Critérios diagnósticos para neuralgia do trigêmeo.   *(Continuação)*

Critérios diagnósticos para neuralgia do trigêmio
C) As crises são estereotipadas em cada paciente.
D) Não existe *déficit* neurológico clinicamente evidente.
E) Não atribuída à outra causa.

A incidência aumenta gradualmente com a idade, sendo mais alta acima dos 80 anos e mais rara abaixo dos 40 anos de idade. As mulheres são duas vezes mais afetadas que os homens. A dor nunca atravessa para o outro lado da face inclusive nos casos raros de neuralgia bilateral. Nesses casos, pensar no diagnóstico de esclerose múltipla.

Tratamento

Medicamentoso: droga de escolha: carbamazepina (iniciar com 200 e aumentar a cada 3 dias até dose de 1.200 mg/dia). Opções: oxcarbazepina (600 a 800 mg/dia), baclofeno (40 a 80 mg/dia, em 3 a 4 tomadas), fenitoína (200 a 300 mg/dia, em 2 a 3 tomadas). *Cirúrgico:* descompressão microvascular (mais efetivo), ablação do trigêmio (menos efetivo).

Referências

1. Aminoff MJ. Nervous system- headache. In: McPhee SJ, et al., editors. Current Medical diagnosis e treatment. 48th ed. New York: McGraw Hill; 2009.
2. Bertolucci PHF, Ferraz HB, Félix EPV, Pedroso JL. Guias de medicina ambulatorial e hospitalar da Unifesp- EPM, Neurologia. Barueri: Manole; 2011.
3. Cutrer FM. Evaluation of headache in the emergency department. 2010. Disponível em: www.uptodate.com [Acesso em 18 jan 2012].

Delirium e Estados Confusionais Agudos

Caroline de Pietro Franco Zorzenon ○ Marcelo Corassa
Ana Rita Brito Medeiros da Fonsêca ○ Gilmar Fernandes do Prado

Introdução e conceitos

O *delirium* é um distúrbio da consciência caracterizado por queda do nível cognitivo e do nível de atenção, sintomas de evolução flutuante, desenvolvimento abrupto (horas ou dias) e reversibilidade potencial. Estado confusional agudo corresponde a qualquer quadro de confusão mental agudo, sendo o *delirium* um subtipo desse.

É a desordem mental mais encontrada entre os pacientes enfermos, principalmente entre os doentes críticos e idosos. Aproximadamente 30% dos idosos apresentarão *delirium* durante algum momento da hospitalização. O *delirium* prolonga as hospitalizações, gera declínio funcional e cognitivo, acelera o curso de doenças demenciais, aumenta a chance de institucionalização do paciente e é um fator independente para mortalidade, podendo ser a primeira manifestação de uma doença grave.

Na UTI, a incidência chega a 50% entre os pacientes não intubados e 80% entre os intubados. Além disso, está associado ao aumento do tempo de ventilação mecânica e a maiores chances de insucesso da extubação.

Quadro clínico

O *delirium* é classificado pelo DSM-IV, tendo como principais características:

- Distúrbio da consciência com redução da habilidade de focar, sustentar ou mudar a atenção.

- Mudança do nível cognitivo que não é mais bem explicado por quadro demencial anterior.
- Desenvolvimento em curto período (horas ou dias) e tendência de flutuação dos sintomas, que costumam piorar no fim da tarde ou à noite.
- Evidências na história, no exame físico ou nos exames laboratoriais que apontam como causa condições médicas, substâncias tóxicas ou efeito colateral de medicações.

Outras características que podem estar presentes, como:

- **Distúrbios do sono:** inversão do ciclo sono-vigília, pesadelos, sono fragmentado.
- **Alterações psicomotoras, que classificam o *delirium* em:** hiperativo (agitação, vigilância e aumento da atividade simpática); hipoativo (sonolência, letargia, redução da atividade motora) e misto (alterna períodos de hiper e hipoatividade).
- **Transtornos psiquiátricos e emocionais:** delírios persecutórios ou outras ideações paranoides, alucinações, confabulações, labilidade emocional, medo, ansiedade, depressão, euforia, agressividade, apatia e hipersensibilidade a luzes e sons.

Os sintomas podem persistir por até 12 meses ou mais, mesmo após eliminação da causa base, principalmente, em pacientes com quadro demencial prévio.

Etiologia

Os principais fatores predisponentes e precipitantes estão descritos nas Tabelas 34.1 e 34.2.

Tabela 34.1 Fatores predisponentes para *delirium*.

Fatores predisponentes			
Doença de Parkinson	AVE prévio	Idade avançada	Neoplasias
AVE prévio	Demências	Pós-operatório	Polifarmácia

AVE: acidente vascular encefálico.

Tabela 34.2 Fatores precipitantes de *delirium*.

Fatores precipitantes
Álcool ou abstinência alcoólica
Uso contínuo de muitas medicações
AVE; abscessos ou hematomas cerebrais
Infecções do SNC: menigoencefalites, neurotoxoplasmose, neurocriptococose
Pneumonia, infecção do trato urinário, infecções cutâneas
Distúrbios hidroeletrolíticos e ácido-básicos
Distúrbios metabólicos: hipo ou hipertireoidismo, hipo ou hiperglicemia, insuficiência adrenal, doença hepática, encefalopatia urêmica
Desidratação e pouco acesso livre à água
Febre ou hipotermia
Anemia; deficiências de vitamina B12 e ácido fólico
Desnutrição grave
Dor persistente
Doenças cardíacas que causem hipofluxo cerebral (infarto agudo do miocárdio, insuficiência cardíaca, arritmias)
Manipulações do trato geniturinário
Grandes cirurgias (ortopédicas e cardíacas)
Ausência de objetos pessoais para aqueles que necessitam: óculos, aparelhos auditivos, bengala
Internações prolongadas
Condições precárias de internação (contenção no leito, barulho excessivo, privação de sono, múltiplos acessos venosos)
Status epilepticus não convulsivo

As medicações, mesmo quando utilizados na dose correta, são responsáveis por 30% de todas as causas de *delirium*. A Tabela 34.3 mostra algumas capazes de precipitar o quadro.

Tabela 34.3   Principais drogas capazes de provocar *delirium*.

AINEs	Macrolídeos	Ácido valproico
Opioides (miperidina)	**Rifampicina**	**Hipnoicos e sedativos**
Aciclovir	**Isoniazida**	**Benzodiazepínicos**
Aminoglicosídeos	Sulfonamidas	Relaxantes musculares
Anfotericina B	**Anticolinérgicos**	Antidepressivos tricíclicos
Cefalosporinas	Carbamazepina	**Diuréticos**
Fluorquinolonas	Fenitoína	Corticosteroides

Diagnóstico

O primeiro e mais importante passo é a identificação dos sinais e sintomas clássicos. Após sua identificação, o passo seguinte é definir sua etiologia. A história e o exame físico oferecem pistas bastante úteis, como nível cognitivo prévio do paciente, abuso de substâncias tóxicas, medicações de uso contínuo, doenças cardíacas ou neoplásicas prévias, doenças psiquiátricas prévias, comorbidades, passado cirúrgico, deficiências sensoriomotoras, sintomas e sinais de infecções, sinais neurológicos focais.

Exames complementares

- **Laboratoriais**: glicemia, gasometria, eletrólitos, ureia, creatinina, função hepática, urina I e urocultura, TSH, dosagem vitamina B12, *screening* toxicológico e outros exames pertinentes ao quadro.
- **Neuroimagem**: se suspeita de afecção intracraniana ou quando a etiologia não foi evidenciada ou não houve melhora com o tratamento da causa aparente do *delirium*.
- **Punção lombar**: quando suspeita de infecções ou neoplasias do SNC.
- **Eletroencefalograma**: diferenciar de *status epilepticus* não convulsivo.

Diagnóstico diferencial

1. **Demência:** é o principal diagnóstico diferencial. Nas demências, o início dos sintomas é lento, progressivo e sem flutuações da intensidade. Pacientes demenciados com *delirium* sobreposto apresentam mudança abrupta do padrão cognitivo.

2. Doenças psiquiátricas, principalmente síndromes depressivas.
3. Síndromes neurológicas focais.
4. *Status epilepticus* não convulsivo.

Prevenção

Medidas não farmacológicas são as mais importantes. A seguir estão listadas as principais:

- Estimular a cognição do paciente.
- Realizar medidas comportamentais e medicamentosas para melhorar a qualidade do sono.
- Permitir a mobilização do paciente e reduzir, ao máximo, tempo de restrição ao leito.
- Fornecer objetos pessoais: óculos, aparelhos auditivos, bengalas, andadores.
- Manter boa hidratação.
- Evitar manipulações geniturinárias desnecessárias, principalmente, sondagens vesicais.
- Devido à potencialidade de causar *delirium*, a sedação e a analgesia com benzodiazepínicos e opioides devem ser realizadas com a menor dosagem necessária ao paciente e redução gradual da dose assim que possível.
- Não há evidência de eficácia para o uso de medicações profiláticas.

Tratamento

Tratar a causa do *delirium* é sempre o principal objetivo. Frente a uma crise hiperativa é importante a observação do paciente pela família ou por profissionais da saúde, a fim de evitar quedas, ferimentos ou retirada de acessos venosos ou sondas. A contenção no leito é sempre a última alternativa. O tratamento medicamentoso não diminui a incidência de *delirium*, mas abrevia a gravidade e a duração dos episódios (Tabela 34.4).

Tabela 34.4 Tratamento medicamentoso do *delirium*.

Antipsicóticos típicos			
Droga	Dose	Efeitos adversos	Contraindicações
Haloperidol	0,5-1 mg, 12/12h, IM ou VO	Prolongamento do intervalo QT na infusão IV	Parkinsonismo/ doença de Parkinson
Antipsicóticos atípicos			
Risperidona	0,5-1 mg, VO, 12/12h	Parkinsonismo, síndrome colinérgica	Demência avançada
Olanzapina	2,5-5 mg, VO, 1×/dia	Parkinsonismo, síndrome neuroléptica maligna	
Clozapina	25-50 mg, VO, 12/12h	Agranulocitose, toxicidade cardíaca, síndrome colinérgica	
Benzodiazepínicos			
Lorazepan	0,5-1 mg, VO	Piora da confusão, sedação	

Referências

1. Bertolucci PHF, Ferraz HB, Félix EPV, Pedroso JL. Guias de medicina ambulatorial e hospitalar da Unifesp – Neurologia. Barueri: Manole; 2011.
2. Schiemann A, Hadzidiakos D, Spies C. Managing ICU delirium. Curr Opin Crit Care. 2011;17(2):131-40.
3. Inouye SK. Delirium in older persons. N Engl J Med. 2006;354:1157-65.

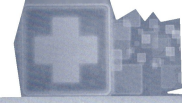

Síndromes Convulsivas

Caroline de Pietro Franco Zorzenon ○ Marcelo Corassa
Ana Rita Brito Medeiros da Fonsêca ○ Gilmar Fernandes do Prado

Introdução

Crises convulsivas são um problema frequente nos setores de emergência. Elas afetam cerca de 10% dos indivíduos em algum momento da vida, podendo ser isoladas. De outro modo, 0,5% a 1% da população tem epilepsia.

Tabela 35.1 Definições relacionadas à epilepsia.

Crise convulsiva	Expressão clínica de uma descarga anormal e excessiva do tecido cerebral
Epilepsia	Distúrbio cerebral que predispõe a crises epilépticas, recorrentes e espontâneas
Síndrome epiléptica	Distúrbio caracterizado por um conjunto de sinais e sintomas que, geralmente, ocorrem simultaneamente e que caracterizam uma condição epiléptica única. Engloba tipo de crise, etiologia, anatomia, fatores precipitantes, idade de aparecimento, gravidade, cronicidade, periodicidade circadiana e prognóstico
Crise aguda sintomática	Decorrente de uma causa imediata identificável. Corresponde a 25% das crises convulsivas
Crise isolada	Uma ou mais crises recorrentes em 24h; *status* é considerado um único evento

Etiologia

No setor de emergência, a principal causa de atendimento de crises convulsivas é a falta de aderência ao tratamento medicamentoso (Tabela 35.2).

Tabela 35.2 Principais causas de crises convulsivas e seus desencadeantes.

Causa	Características
Epilepsia idiopática	História familiar positiva; início na infância ou na adolescência; crises recorrentes e estereotipadas
Epilepsia secundária	Consequente à lesão cerebral antiga (afecções congênitas; infecções do SNC; lesões vasculares ou neoplásicas)
Hipoglicemia	Diaforese, taquicardia, ansiedade e confusão mental. Diabéticos em uso de insulina ou hipoglicemiantes orais (secretagogos)
Hiperglicemia	Crises motoras focais são comuns. Pacientes idosos
Hiponatremia	Crises tonicoclônicas são comuns. Pródromo de confusão mental e queda do nível de consciência. Associada a outras comorbidades; alto risco de mortalidade
Hipocalcemia	Pródromo de mudança do estado mental e tetania. Rara; comum em neonatos
Hipomagnesemia	Irritabilidade, agitação, confusão, mioclonias, tetania e convulsões. Pode ser acompanhada de hipocalcemia
Lesão renal e uremia	Mioclonias são as mais comuns. Pode decorrente de distúrbios metabólicos secundários à diálise. Associado cefaleias, náusea, cãibras, irritabilidade, confusão, queda do nível de consciência
Infecções do SNC	Febre, calafrios, cefaleia, náusea, vômitos, edema de papila, sinais meníngeos
Abstinência	Na alcoólica, costuma ocorrer dentro de 7 a 48 horas da última ingesta
Hipóxia cerebral	Mioclonias e crises tonicoclônicas generalizadas. Complicação de falência cardíaca ou respiratória, intoxicação por monóxido de carbono, anestesias
Outras causas	Degenerações cerebrais, mal-formações congênitas, erros inatos do metabolismo, TCE, intoxicações, AVE, tumores cerebrais

SNC: sistema nervoso central; TCE: traumatismo cranioencefálico; AVE: acidente vascular encefálico.

A proporção de crises com causas identificáveis é maior em pacientes idosos, sendo 49% decorrentes de lesões vasculares e 11% de neoplasias do sistema nervoso central (SNC). Crises em idades mais avançadas também estão relacionadas com o aumento do risco de acidente vascular encefálico (AVE). Outras causas importantes são drogas que potencialmente causam crises ou abaixam o limiar convulsivo; cujos principais exemplos são listados a seguir.

Inibidores da recaptação de serotonina	Lítio	Neurolépticos (haloperidol, clozapina)
Antidepressivos tricíclicos	Meperidina	Cefalosporinas
Intoxicação por lidocaína	Clorpromazina	Imipenem
Intoxicação por verapamil	Bupropiona	Isoniazida
Overdose propanolol	Metrotrexate	Penicilinas
Baclofeno	Antimaláricos	Ácido nalidíxico

Quadro clínico e classificação

As crises convulsivas são classificadas com base no comportamento ictal do indivíduo e nos achados eletroencefalográficos.

- O primeiro ponto é questionar se quadros semelhantes ocorreram anteriormente. Com isso, avalia-se se a convulsão resulta de um processo sistêmico tratável ou de uma disfunção intrínseca do SNC.
- Os sinais e os sintomas que antecedem uma crise denominam-se áurea, enquanto aqueles que seguem são conhecidos como pós-ictal. No pós-ictal, lembrar do quadro caracterizado por paresia/paralisia definida como paralisia de Todd e deve ser diferenciada de um AVE.
- Cada tipo de crise costuma ter uma fenomenologia própria.
- Podem ser desencadeadas por fortes emoções, exercícios intensos, sons altos, flashes de luzes (mais comum em crianças e a sensibilidade ao estímulo diminui com a idade), febre, período menstrual, sono ruim e estresse.

Tipos de crises segundo a ILAE (International League Against Epilepsy)

1. **Focais:** as primeiras manifestações clínicas ou encefalográficas indicam ativação inicial de neurônios limitados a um hemisfério cerebral. Os sin-

tomas dependem inteiramente do local do cérebro onde a descarga elétrica aberrante se inicia.
- **Simples:** mantém a consciência durante a crise.
- **Complexas:** ocorre perda da consciência durante o período ictal. É o tipo mais comum de crise em pacientes epilépticos. Durante a crise, os pacientes aparentam estar acordados, porém, não contactuam com o ambiente. Geralmente, a expressão facial demonstra apatia e automatismos (comportamentos repetitivos). O paciente não se lembra do ocorrido a não ser, algumas vezes, da aurea.
2. **Generalizadas:** as primeiras manifestações clínicas ou encefalográficas indicam envolvimento concomitante de ambos os hemisférios.
   - **Tonicoclônicas:** são as mais comuns entre as generalizadas. Iniciam-se com a perda abrupta da consciência, frequentemente, associada a um grito agudo. Primeiro ocorre a fase tônica, na qual o tronco e os membros mantêm-se rígidos por cerca de 1 minuto, podendo ocorrer cianose. Na fase seguinte, clônica, movimentos rítmicos acometem os membros e a língua pode ser mordida.
   - **Outros tipos:** ausente, clônica, tônica, atônica.

Alguns dados da história, sintomas e sinais são essenciais na investigação de possíveis problemas clínicos ou neurológicos subjacente:

- Febre, cefaleias, rigidez de nuca, confusão mental, náuseas, vômitos, edema de papila ao fundo de olho: infecção SNC.
- História de traumatismo craniano, que pode, inclusive, decorrer da queda durante a crise.
- História de ingesta de substâncias tóxicas, tentativas de suicídios e sintomas de abstinência.
- Possíveis lesões neurológicas agudas concomitantes com a crise: hemorragia subaracnoide, AVE.
- Antecedente de doenças neoplásicas: metástases ou tumores primários de SNC.

Investigação complementar

Em pacientes sem história prévia de epilepsia, deve-se proceder, mesmo na emergência, após o controle sintomático, a investigação da causa da crise.

Todo paciente sem história prévia deve ser investigado até ser encontrada a causa ou até o esgotamento das funções diagnósticas.

- **Exames laboratoriais:** glicemia, eletrólitos, hemograma, função renal e hepática, coagulograma, gasometria, urina I, perfil toxicológico, dosagem de antiepilépticos (quando utilizados anteriormente) e outros exames pertinentes ao quadro clínico do paciente. Ajudam na investigação de comorbidades e da causa base.
- **Eletroencefalograma (EEG):** é o padrão-ouro para diagnóstico e classificação da crise epiléptica, além de predizer o risco de recorrência da crise. Na emergência, 29% dos EEG demonstrarão anormalidades.
- **Exames de imagem:** tomografia ou ressonância magnética demonstram, em 10% dos pacientes, achados significativos que podem determinar a causa ou mesmo o risco de recorrência da crise.
- **Coleta de liquor:** indicada para quadros clínicos pertinentes, como suspeita de infecções ou neoplasias de SNC.

Diagnósticos diferenciais

Calcula-se que cerca de 20% a 30% dos pacientes que vem aos serviços de emergência por perda abrupta da consciência são erroneamente diagnosticados com crises convulsivas. O que torna a investigação clínica minuciosa e o levantamento de diagnósticos diferenciais importantes passos para o diagnótico, os principais diferencias são:

Síncope.	Ataque isquêmico transitório.
Desordens psiquiátricas.	Amnésia global transitória.
Desordens do sono.	Distúrbios do movimento.
Crise aguda de enxaqueca.	Hipoglicemia.

- Perda abrupta total do tônus: doenças cardiovasculares, crises atônicas são raras e mais comuns em pacientes com lesões cerebrais.
- Pródromo de embaçamento visual, sensação de distanciamento de sons e imagens, fraqueza generalizada, palidez, sudorese: síncope.
- Crise com curso flutuante, movimentos laterais da cabeça, assincronismos dos movimentos, olhos fechados durante a crise, movimentos violentos sem consequentes ferimentos: epilepsia psicogênica.

- Duração efêmera do período pós-ictal.
- Choro persistente após a crise.
- Interrupção da crise ao chamado ou toque.

Tratamento

Crises sintomáticas agudas

O tratamento consiste em tratar a causa base. Se lesões neurológicas agudas forem identificadas, drogas antiepilépiticas (DAE) podem ser empregadas na prevenção de recorrência da crise, sendo a fenitoína uma boa alternativa. Não há indicação de DAE para profilaxia primária de crise.

Primeira crise idiopática

Dos pacientes que apresentarão recorrência da crise, 80% a 90% dos eventos serão vistos no primeiro ano. A introdução de DAE, precocemente, reduz o risco em 30% a 50% de recorrência nos primeiros dois anos. Após quatro a cinco anos, a chance de remissão das crises é igual entre os pacientes que receberam DAE após o primeiro ou o segundo evento.

A maioria do pacientes não terá indicação de introdução imediata de DAE, a não ser que estejam presentes algumas características de maior risco de recorrência:

- Anormalidades no EEG de maior risco de recorrência.
- Causas sintomáticas remotas, identificadas na história ou exames de imagem.
- Alterações no exame neurológico (achados focais ou *déficit* intelectual).

A preferência individual do paciente deve sempre ser considerada, ponderando os efeitos colaterais da medicação e o risco de uma nova crise na vida do paciente.

Crise epiléptica em pacientes com epilepsia

A causa mais frequente do descontrole das crises é a não aderência ao tratamento. Outras causas importantes consistem em nível sérico baixo da medicação, mudança recente do tipo ou da posologia da medicação, infecções, distúrbios metabólicos e uso de drogas que diminuam o limiar convulsivo.

Geralmente, o recontrole é conseguido ajustando-se a dose da medicação que o paciente já faz uso ou trocando-a, dando preferência sempre para a monoterapia. Se necessário, uma dose de ataque de fenitoína também pode ser utilizada para controle da crise no serviço de emergência.

Status epilepticus

Definido, classicamente, por crise de duração maior que 30 minutos ou múltiplas crises por mais de 30 minutos sem recuperação da consciência entre elas. Porém, na prática, o *status epilepticus* é caracterizado por uma crise com duração acima de 5 minutos, ou duas ou mais crises sem recuperação da consciência entre as mesmas.

Ocorre em 5% dos adultos e 10% a 25% das crianças com epilepsia. A incidência é maior entre os menores de 1 ano e maiores de 60 anos, com mortalidade em torno de 3% a 40%.

Tratamento do evento agudo

Agudamente, a necessidade de tratamento de uma crise convulsiva depende, basicamente, da duração da mesma. A Tabela 35.3 demonstra um algoritmo de tratamento segundo o tempo das crises. É necessário citar que a partir de 10 minutos da crise, ou em caso de crises reentrantes, pode ser necessária a "hidantalização", que consiste na impregnação de fenitonína segundo esquema descrito.

Tabela 35.3 Proposta do tratamento de síndromes convulsivas na emergência.

Tempo de crise	Terapêutica
< 5min	Manutenção de vias aéreas, acesso venoso, monitoração, coleta de exames, glicemia capilar
5 a 10 min	**Diazepam**: 10 mg em adultos (0,2 a 0,3 mg/kg, em crianças), EV, em 2 min ou **Midazolam**: 5 a 15 mg em adultos (0,15 a 0,3 mg/kg, em crianças)
10 a 20 min	**Fenitoína**: 15 a 20 mg/kg em 500 mL de SF 0,9%, na velocidade máxima de infusão de 50 mg/min em adultos (20 mg/min para idosos e crianças)
Mais 20 min	Dose de fenitoína pode ser completada até 30 mg/kg em adultos e crianças

(Continua)

Tabela 35.3 Proposta do tratamento de síndromes convulsivas na emergência. *(Continuação)*

Tempo de crise	Terapêutica
	A partir de 20 minutos da crise, deve-se preparar material para IOT e proceder conforme: Fenobarbital 10 mg/kg, em adultos e 20 mg/kg, em crianças, na velocidade 50 mg/min. Caso não haja resposta, proceder a IOT e dose adicional de fenobarbital, caso necessário. Em pacientes com rebaixamento importante do nível de consciência, a IOT pode ser realizada para proteção de vias aéreas, prevenindo a broncoaspiração
	Crises persistentes caracterizam *status epilepticus* refratário. Nesse caso, monitoração eletroencefalográfica é mandatória pela necessidade de sedação, que pode ser feita com: **Midazolam:** 0,2 mg/kg, EV, lentamente + manutenção 1 a 10 μg/kg/min **Pentobarbital:** 10 a 15 mg, EV, em 1h + manutenção 0,5 a 1 mg/kg/h **Propofol:** 1 a 2 mg/kg, EV, lentamente + manutenção 1 a 15 mg/kg/h

IOT: intubação orotraqueal.

Referências

1. Brust JCM. Current Diagnosis and Treatment: Neurology. 2ª ed. New York: McGraw-Hill; 2012.
2. Perrig S, Jallon P. Is the first seizure truly epileptic? Epilepsia. 2008;49(Suppl. 1):2-7.
3. Krumholz A, Wiebe S, Gronseth G. Practice Parameter: Evaluating an apparent unprovoked first seizure in adults (an evidence-based review): Report of the Quality Standards Subcommittee of the American Academy of Neurology and the American Epilepsy Society. Neurology. 2007; 69:1996-2007.
4. Turner S, Benger J. Guideline for the management of first seizure in the emergency department. College of Emergency Medicine. 2009.

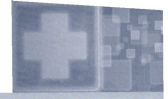

Paralisias Flácidas Agudas

Wladimir Bocca Vieira de Rezende Pinto   ○   Marcelo Corassa
Gilmar Fernandes do Prado

Introdução

Paralisia flácida aguda (PFA) consiste em fraqueza muscular de rápida progressão (até 96 horas, podendo se estender a quatro semanas por definição), acometendo um ou mais membros ou as musculaturas bulbares ou respiratória, acompanhada por hipotonia ou atonia muscular (flacidez) e por hiporreflexia ou arreflexia.

Etiologia

A PFA ocorre por lesões anatomofuncionais em um ou mais componentes da via entre o neurônio motor e músculo inervado. As duas doenças mais clássicas são a síndrome de Guillain-Barré (SGB) e a poliomielite aguda, embora sob a terminologia de PFA haja ampla gama de diagnósticos diferenciais. Conforme a topografia envolvida, os principais diagnósticos, achados semiológicos e etiologias a serem considerados em pacientes com clínica de PFA encontram-se resumidos na Tabela 36.1.

Tabela 36.1 Principais diagnósticos diferenciais a serem considerados em casos de PFAs.

Diagnóstico topográfico	Principais diagnósticos etiológicos
Nervos periféricos e raízes nervosas (quadros motores, predomínio distal, progressivo e simétrico, com ou sem componentes sensitivo e autonômico), hipo ou arreflexia, com ou sem paresia de nervos cranianos associada)	SGB, neuropatias traumáticas, infecciosas (HIV, difteria, CMV), porfíria aguda intermitente, vasculites, intoxicações por metais pesados, distúrbios eletrolíticos (hipofosfatemia, hipocalemia, hipermagnesemia), hipo/hiperglicemia, polineuropatia por drogas (piridoxina, antineoplásicos, amiodarona, metronidazol, nitrofurantoína, imunomodulares)
Músculo estriado esquelético (sinais exclusivamente motores, *déficit* simétrico de predomínio cervical, evolução mais lenta)	Miosite tóxica, paralisias periódicas, miosite pós-viral, miopatia alcoólica aguda necrotizante, rabdomiólise aguda grave
Placa mioneural (sinais exclusivamente motores, *déficits* simétricos, predomínio proximal em musculaturas craniobulbares e de cinturas, sem atrofia muscular, com tônus muscular preservado, e fadiga muscular, normorreflexia, curso flutuante pior ao final do dia, frequentemente com ptose palpebral bilateral)	Miastenia *gravis*, crise miastênica, botulismo, intoxicação por organofosforados, distúrbios eletrolíticos (hipermagnesemia, hipocalcemia)
Medula espinal, corno anterior e vias associadas (predomínio de sinais motores, geralmente com *déficits* focais assimétricos, com ou sem nível sensitivo associado ou acometimento esfincteriano)	Poliomielite aguda, mielite transversa, mielopatias compressivas ou traumáticas, vírus (enteroviroses, flaviviroses), trauma raquimedular (fase aguda de choque espinal), malformações arteriovenosas, abscesso extradural, tuberculose espinal), neoplasias espinais ou extraespinais

Neste texto, serão feitas considerações das causas mais frequentes no Brasil de PFA, dando enfoque inclusive à poliomielite aguda. O diagnóstico diferencial pode ser feito com a Tabela 36.1, devendo-se pensar nas causas menos frequentes apenas após descartadas totalmente as causas mais comuns.

Poliomielite aguda ("paralisia infantil")

A doença símbolo das PFA é condição infectocontagiosa viral de transmissão fecaloral, fômites, hídrica e interpessoal via oraloral, altamente sequelar e de alta prevalência na população brasileira em meados do século XX até advento da vacinação, com certificação de erradicação em 1994. Porém, diante do alto e rápido fluxo de populações imigrantes entre nações, há risco ainda de casos importados de países em que a doença é endêmica ou se encontra em epidemias. A maior parte das infecções relacionadas aos poliovírus (90% a 95%) se manifesta com infecções oligossintomáticas ou febre sem foco aparente. A PFA corresponde a 1% dos casos.

Padrão típico de PFA: paresia assimétrica entre membros e dimídios de início súbito, podendo haver queixas de predomínio de musculatura proximal inicialmente, associadas à hiporreflexia, preservando sensibilidades. Não há disfunção esfincteriana.

Não há tratamento específico para a poliomielite. Contudo, há possibilidade de profilaxia primária. Para questões de isolamento, o poliovírus persiste na faringe e na laringe por uma semana e continua liberado nas fezes por até seis semanas. O diagnóstico laboratorial deve ser feito pelo isolamento do poliovírus selvagem a partir de amostra de fezes por teste de soroneutralização ou de PCR (eventualmente a partir do líquido cerebroespinal).

Síndrome de Guillain-Barré (SGB) e variantes (subtipos)

A SGB é doença neurológica comum nos setores de emergência e terapia intensiva. A incidência global da SGB é de cerca de 1:100.000 habitantes, com discreto predomínio em homens. Há diversas formas clínicas (variantes); a forma clássica se denomina polirradiculopatia desmielinizante inflamatória aguda (PDIA), compreendendo 85% a 90% do total de casos. É mais comum na infância e na adolescência, sendo muito incomum antes dos 2 anos. É de etiologia autoimune (mielina dos nervos periféricos), geralmente relacionada com quadro infeccioso febril prévio (síndromes gripais e diarreicas). Diversos organismos virais e bacterianos estão relacionados, entre eles: *Campylobacter jejuni*, citomegalovírus (CMV), *Mycoplasma pneumoniae*, Epstein-Barr vírus (EBV) e HIV. Os sintomas ocorrem em três a quatro semanas após o evento deflagrador.

Padrão típico de PFA: paresia ascendente, flácida, hipo ou arreflexia tendinosa profunda, com queixa frequente de parestesia distal de membros inferiores; frequentemente há perda sensitiva e alterações de nervos cranianos.

Em exames complementares, o clássico achado liquórico de dissociação albuminocitológica (proteínocitológica), com contagem de células inferior a 10/mm³ (predomínio mononuclear). Marcadores clássicos de mau prognóstico são idade superior a 60 anos, tetraparesia flácida de evolução em menos de uma semana, lesões de predomínio axonal, uso de ventilação mecânica invasiva ou quadro diarreico precipitador. A mortalidade geral roda entre 2% e 6% dos casos, com recuperação completa dos *déficits* em 75% dos acometidos e permanecendo lesões sequelares importantes em 5% a 20% dos doentes.

É importante citar que embora a SGB se apresente de forma característica, deve-se suspeitar da mesma em qualquer caso de paresia ou PFA que curse com hipo ou arreflexia. Ainda, embora que de forma rara, pode se apresentar sem *déficits* motores, com lesões autonômicas predominantes. O tratamento específico é feito de forma a combater a lesão autoimune, seja com imunoglobulina ou plasmaferese, associando-se as medidas descritas adiante.

Botulismo

Doença não contagiosa rara produtora de manifestações neurológicas e gastrintestinais com potencial de gravidade elevado, por produção de neurotoxinas pela bactéria *Clostridium botulinum*. O botulismo pode ser alimentar (incubação de 2 horas a 10 dias, precedidos por sintomas intestinais), com principais meios de contágio conservas vegetais (principalmente palmito e picles), produtos cozidos e defumados de modo artesanal ("carne de lata", salsichas, presunto), enlatados industrializados e pescados defumados e fermentados. No botulismo por ferimentos (incubação de 4 a 21 dias, precedido por quadro febril inespecífico), a toxina dá entrada por lesões necróticas cutâneas.

Padrão típico de PFA: descendente, bilateral, simétrico, 12 a 36 horas após contato com a toxina, com arreflexia, paresia craniobulbar (diplopia, ptose palpebral, disfagia, disartria) e disautonômicas (xerostomia, midríase, alterações gastrintestinais e urinárias).

Frequentemente há referência a sintomas de turvação visual e dificuldade para sustentar o pescoço. Complicação grave é broncopneumonia aspirativa com insuficiência respiratória aguda, podendo evoluir com necessidade de intubação orotraqueal (IOT) e ventilação mecânica, muitas vezes prolongada.

Miastenia gravis e crise miastênica

Trata-se de doença autoimune com produção de anticorpos contra receptores e enzimas atuantes na contração muscular. A incidência geral da miastenia gravis (MG) é de 2 a 10 casos novos por 1 milhão de habitantes por ano com prevalência geral de 4,3 a 8,4 casos para cada 100 mil habitantes, com predomínio em mulheres até os 40 anos, e em homens, a partir dos 50 anos. A crise miastênica pode ser desencadeada por infecções de vias aéreas superiores, pulmonares, urinárias, cirurgias, gestação, interrupção de corticoterapia, uso de drogas exacerbadoras (D-penicilamina, antibióticos, IFN-α, sais de magnésio, bloqueadores de canais de cálcio, β-bloqueadores, estatinas, antipsicóticos e outros). Tem associação com outras doenças autoimunes, hematológicas e linfoproliferativas.

Padrão típico da PFA: fraqueza muscular de caráter flutuante ou oscilatório (piora vespertina típica), com manifestações da musculatura craniobulbar proeminentes (ptose palpebral bilateral, diplopia e/ou disfagia) e apendiculares proximais. É típica a melhora da força após o repouso e piora após atividade muscular repetitiva.

Para diagnóstico, podem-se usar os testes das prostigmina, teste do edrofônio ou, na indisponibilidade, o teste do "pacote de gelo" (*ice-pack test; colocar bolsa de gelo sobre o olho afetado por três a cinco minutos, notando-se melhora da ptose ou diplopia*). A eletroneuromiografia (ENMG) pode demonstrar a presença de padrão decremental progressivo. A dosagem de anticorpos séricos (antirreceptor de acetilcolina, anti-MuSK) também constitui método diagnóstico complementar importante. Pode haver positividade para outros autoanticorpos não relacionados diretamente à MG (FAN, FR, entre outros).

Teste da prostigmina/neostigmina: 1,5 mg, SC, com alívio dos sintomas em 10 a 15 minutos → sulfato de atropina 0,6 mg – após 30 minutos.
Teste de edrofônio: 10 mg, EV, ou 2 a 3 mg, SC, com alívio dos sintomas em 20 a 30 segundos se EV.

Quanto à crise miastênica, 20% dos miastênicos abrem quadro de miastenia com tal condição, 20% deverão manifestá-la em algum momento, geralmente nos primeiros 8 a 12 meses da doença, sendo bem mais prevalente nas mulheres abaixo de 55 anos. Há fraqueza muscular grave de musculatura respiratória e eventualmente para musculatura bulbar, desencadeando necessidade de suporte ventilatório (60% a 90% chegam a necessitar de IOT).

Paralisias periódicas hipercalêmicas e hipocalêmicas

Trata-se de grupo de doenças genéticas, com predomínio no sexo masculino, com início dos episódios na adolescência, originando tetraparesia flácida aguda transitória com duração em 1 e 36 horas, poupando grupamentos musculares da face e da respiração. Frequentemente é possível correlacionar eventos desencadeadores, como atividade física extenuante ou causas de hipo/hipercalemia. Classificam-se as paralisias periódicas familiares em hiper ou hipocalêmicas (mais comum).

Outras causas importantes

- **Mielite transversa:** agudas compressivas e não compressivas (desmielinizantes, infecciosas e inflamatórias). Sinais clínicos típicos envolvem início súbito de lombalgia baixa e fraqueza muscular ou parestesias/disestesias nos pés, progredindo rapidamente com paresia flácida nos membros inferiores de padrão simétrico, retenção urinária, nível sensitivo definido e perda do controle do esfíncter anal e/ou uretral. Há geralmente anestesia grave para todas as modalidades sensitivas e sinais de liberação piramidal.
- **Polineuromiopatia do doente crítico:** maior risco em sexo feminino, a presença de diabetes melito prévio ou hiperglicemia na internação, longa internação em UTI, uso prolongado de drogas vasoativas, a hiperosmolaridade, o uso de nutrição parenteral, o uso de bloqueadores neuromusculares, diálise. Manifesta-se com fraqueza muscular arreflexa grave de musculatura respiratória e extremidades, simétrica, de predomínio distal e em membros inferiores, com desmame dificultado do ventilador, dado este sugestivo do diagnóstico na maioria das vezes.
- **Porfíria aguda intermitente:** deflagrada uso de drogas porfiriogênicas (anticonvulsivantes comuns, antidepressivos tricíclicos, entre outras), tabagismo, ingestão de álcool, infecções sistêmicas, estresse emocional, dieta hipocalórica (ou jejum) e alterações hormonais. Urina escurecida após exposição à luz solar pode favorecer o diagnóstico. Cursa com fenômenos disautonômicos e polineuropatia periférica de predomínio motor proximal que pode evoluir para tetraparesia flácida aguda e insuficiência respiratória.

Tratamento

Condutas gerais

Todo paciente com PFA deve ser estabilizado, com monitoração contínua de todos os sinais vitais, incluindo temperatura, eliminações e glicemia capilar, com correção de quaisquer distúrbios. A estabilização de via aérea segura é fundamental, seja com oxigênio suplementar ou IOT de urgência. É importante complementar caracterização do paciente para acompanhamento posterior de sua capacidade vital forçada (CVF) e pressões inspiratória (PI) e expiratória (PE) máximas a cada 12 horas, nos dois primeiros dias, e posteriormente diariamente. Medidas profiláticas gerais são importantes, incluindo prevenção de úlcera de decúbito, trombose venosa profunda, fisioterapia respiratória e motora precoce e prevenção de úlceras corneanas (Epitezan®, 3 a 4 vezes ao dia). Avaliar UTI em casos de insuficiência respiratória ou disfagia importantes, disautonomia aguda; PI máximo < –30 cm H_2O ou PE máximo < 40 cm H_2O são sinais de mau prognóstico respiratório.

Após estabilização, deve-se proceder com coletas de exames séricos gerais (hemograma, creatinoquinase, sódio, potássio, magnésio, cálcio ionizado, ureia, creatinina, testes hepáticos, provas inflamatórias), urina I, dosagem sérica de TSH e T4 livre e eletrocardiograma de repouso (para avaliação de alterações gráficas associadas, principalmente, aos distúrbios eletrolíticos). De acordo com a suspeita devem ser solicitados os demais exames complementares (neuroimagem – incluindo imagem de coluna, eletroneuromiografia, liquor, triagem autoimune e sorológica, entre outros).

> Todos os casos de PFA em menores de 15 anos ou casos com alta suspeição de poliomielite aguda em qualquer idade são de notificação compulsória.

Condutas específicas

Além das medidas gerais, algumas doenças possuem medidas específicas, resumidas na Tabela 36.2.

Tabela 36.2 Principais condutas específicas por etiologia.

SGB	Imunoglobulina humana hiperimune endovenosa ou plasmaferese (eficácia semelhantes; IgIV é mais disponível) são tratamentos efetivos na emergência. O paciente deve estar monitorado durante todo o tratamento. Devem-se suspender drogas desencadeantes e não utilizar anticolinérgicos caso necessária a IOT
Crise miastênica	Deve-se proceder da mesma forma que na SGB, porém, lembrar de utilizar estratégias de ventilação não invasiva (BiPAP) precoce, antes da necessidade de IOT
Botulismo	Tratamento em até 7 dias com soro heterólogo, bi ou trivalente, com 1 ampola de antitoxina diluída em SF 0,9% na proporção de 1:10, EV, em 1 hora. Antes da infusão, administrar hidrocortisona 10 mg/kg (até 1 g). Em casos relacionados a ferimento, realizar debridamento e penicilina cristalina 10 a 20 milhões UI/dia, 4/4h, por 10 dias (opção: metronidazol)
Porfíria aguda intermitente	Além de identificar fatores precipitantes, administrar 300 a 500 g de glicose por dia, na forma de SG 10%. O controle de sintomas é feito com β-bloqueadores e anticonvulsivantes. Identificar drogas contraindicadas. Tratamento específico com hematina EV (3 a 4 mg/kg/dia), por 10 dias, com dose de manutenção quinzenal

Referências

1. Andrade RA, Shinosaki JSM. Doenças neuromusculares. In: Shinosaki JSM, Baiense RF, editors. Manual do Residente de Neurologia da Universidade Federal de São Paulo. São Paulo: Roca; 2009.
2. Asimos A. Weakness: a systematic approach to acute, non-traumatic, neurologic and neuromuscular causes. Emerg Med Pract. 2002;4(12):1-28.
3. LoVecchio F, Jacobson S. Approach to generalized weakness and peripheral neuromuscular disease. Emerg Med Clin North Am. 1997;15(3):605-23.
4. Rezania K, Goldenberg FD, White S. Neuromuscular disorders and acute respiratory failure: diagnosis and management. Neurol Clin. 2012;30(1):161-85.

Morte Encefálica

Wladimir Bocca Vieira de Rezende Pinto O Marcelo Corassa
Gilmar Fernandes do Prado

Introdução

Representa a parada total e irreversível das funções encefálicas, fato incompatível com a vida e equivalente à morte, mesmo que diante de condições cardiorrespiratórias, renais e metabólicas adequadas ao diagnóstico.

O diagnóstico de morte encefálica (ME) só poderá ser constatado diante de coma aperceptivo com ausência de atividade motora supraespinal voluntária e apnéia, comprovados ambos após realização de protocolo compreendendo exames neurológico e complementares compatíveis, no contexto de etiologia irreversível e conhecida para o coma. Na vigência do uso de barbitúricos, o nível sérico deverá sempre nos casos de ME ser inferior a 10 µg/mL. Na falta de dosagem sérica quantitativa, deve-se observar o paciente por período de no mínimo quatro vezes a meia-vida de eliminação da droga ou substância.

Epidemiologia

Segundo a Associação Brasileira de Transplante de Órgãos (ABTO), as principais causas de ME incluem traumatismo cranioencefálicos (TCE) grave, acidente vascular encefálico (AVE hemorrágicos ou isquêmicos), encefalopatia anóxica (maioria pós-parada cardiorrespiratória) e neoplasia maligna do sistema nervoso central (SNC). No contexto global, as principais causas incluem TCE, hemorragia subaracnoidea, AVE hemorrágico, encefalopatia anóxica e AVE isquêmico.

Protocolo de morte encefálica

No protocolo de ME, ao ser aberto, deve ser feita a comunicação à central de transplantes, que colaborará para realização do protocolo. A conversa com familiares sobre ME e doação de órgãos deve ser realizada pela equipe da central de transplantes.

É importante lembrar que deve haver estabilidade do paciente para abertura do protocolo, e que a manutenção de sinais vitais adequados é essencial, tanto para o protocolo quanto para a posterior doação de órgãos, de modo a preservar a perfusão orgânica da melhor forma possível (mesmo que sejam necessárias medidas invasivas para manutenção dos sinais vitais, como o uso de vasopressores por acesso central).

Protocolo de Declaração de Morte Encefálica

Registrar nome completo do paciente e de seus pais, idade (anos, meses, dias), data de nascimento, sexo, raça/etnia e seu código de Registro Hospitalar.

Registro de modo completo da causa do coma

Avaliar a presença de causas potencialmente reversíveis associadas (como distúrbios ácido-básicos, hidroeletrolíticos e endócrinos). Paciente não pode apresentar hipotensão arterial sistêmica (PAS ≥ 100 mmHg com PAM > 80 mmHg, mesmo sendo necessários vasopressores), hipotermia (TAX ≤ 35 ºC), não deve estar em uso de drogas depressoras do SNC e deve ter causa do coma aperceptivo identificada, estabelecida e irreversível.

Exame neurológico objetivo

Devem ser feitos dois exames, por dois profissionais diferentes, em intervalos predeterminados. Em ambos os casos, deve-se avaliar: presença de coma aperceptivo, pupilas fixas e arreativas, ausência de reflexo corneopalpebral, ausência de reflexo oculocefálico (dos "olhos de boneca"), ausência de resposta à prova calórica, ausência de reflexo de tosse ao estímulo traqueal de aspiração, apneia comprovada ao teste específico com ausência de *drive* respiratório (atentando-se aos eventos que desencadeiam falso disparo do ventilador). Registra-se ao final de cada exame a data e a hora da realização, o nome completo do médico (neurologista ou não, que não poderá ser nem da equipe de remoção nem de transplante), CRM, dados de contato e assinatura. A presença de sinais de reatividade infraespinal não invalida o diagnóstico de

ME, já que pode ser observada frequentemente atividade reflexa medular. Não há definição jurisdição brasileira a respeito da presença ou não de familiares durante os testes neurológicos do paciente, apesar de existir certa tendência à ocorrência do mesmo em alguns países, em especial no teste de apneia.

Tabela 37.1 Tempo necessário entre exames o primeiro e o segundo exame clínico para determinação de ME de acordo com a idade. Não há protocolo específico nem consenso que defina o uso dos critérios diagnósticos de ME para o período neonatal precoce e para recém-nascidos pré-termo. Não há necessidade de que um ou ambos os exames sejam realizados por neurologista.

Idade	Tempo entre os testes
7 dias a 2 meses incompletos	48 horas
2 meses completos a 1 ano incompleto	24 horas
1 ano completo a 2 anos incompletos	12 horas
A partir de 2 anos completos	6 horas

Tabela 37.2 Propedêutica neurológica na morte encefálica.

Teste	Resposta normal	Critério de ME
Reflexo fotomotor direto	Estímulo luminoso unilateral desencadeia miose unilateral	Ausência do reflexo. Pupilas médio-fixas ou midriáticas e fixas
Reflexo fotomotor consensual	Estímulo luminoso unilateral desencadeia miose contralateral	Ausência do reflexo
Reflexo corneopalpebral	Fechamento ocular por toque leve a córnea por mecha de algodão ou gaze estéril	Ausência do reflexo
Reflexo oculocefálico (olhos do boneca)[1]	Movimento ocular bilateral no sentido contrário à movimentação lateral da cabeça	Ausência do reflexo
Reflexo oculovestibular (prova calórica)[2]	Nistagmo com fase rápida contralateral ao pavilhão auditivo irrigado com água gelada	Desvio tônico conjugado lento dos olhos ipsilateral ao estímulo sem nistagmo
Reflexo de tosse	Tosse por manobra de sucção traqueal até o nível da carina, por 1-2 eventos aspirativos	Ausência de tosse
Teste da apneia	Vide a seguir	

- Não realizar a prova oculocefálica caso haja suspeita de lesão cervical;
- Avaliar se não há fator obstrutivo no pavilhão auditivo.

Teste da apneia: ausência de *drive* respiratório é comprovada por meio de desafio de CO_2 em paciente previamente condicionado de modo adequado (normotenso, normotérmico, euvolêmico, eucápnico, sem hipoxemia e sem retenção prévia de CO_2). Deve-se ventilar o paciente comatoso hemodinamicamente estável (em vigência de PAS > 100 mmHg e $PaCO_2$ entre 35 e 45 mmHg) com FiO_2 a 100% por 10 minutos até alcançar PaO_2 > 200 mmHg, reduzida frequência respiratória para 10 ipm, mantendo ajuste em PEEP 5 cmH_2O (momento em que a saturação em oxímetro > 95% deverá ser colhida gasometria arterial). Desconectar o paciente do ventilador, instalar cateter traqueal de oxigênio com fluxo de 6 L/min (ou por meio de tubo T com CPAP em 10 cmH_2O a 12 L/min com fração inspirada de O_2 a 100%), e observar por 10 minutos se aparecem ou não movimentos respiratórios, *gasping* ou até quando a $PaCO_2$ atingir 55 mmHg. Pode-se avaliar também comparativamente a $PaCO_2$ por gasometria arterial pré e pós-apneia (com 8 minutos de teste), sendo positivo o exame com elevação de 30 mmHg na $PaCO_2$. O teste será invalidado e interrompido se a PAS se reduzir abaixo de 90 mmHg, se aparecerem arritmias cardíacas novas ou se o oximetria de pulso com saturação < 85% por mais que 30 segundos, fazendo necessária a realização do teste com tubo T.

Exames complementares

Após a realização do segundo exame clínico, deve-se realizar, conforme a faixa etária, pelo menos um exame complementar (com laudo oficial anexado) que demonstre de modo inequívoco: a ausência de atividade elétrica cerebral (eletroencefalograma [EEG]), a ausência de atividade metabólica cerebral (extração cerebral de oxigênio, tomografia por emissão de pósitrons [PET-scan]) ou a ausência de perfusão sanguínea cerebral (angiografia cerebral, cintilografia radioisotópica, ultrassonografia com Doppler [USG-Doppler] transcraniano, monitoração da pressão intracraniana, tomografia por emissão de fóton único [Spect], tomografia computadorizada com xenônio ou com contraste, angiorresonância do crânio).

Os três mais disponíveis e recomendáveis são o EEG, a angiografia cerebral e a cintilografia radioisotópica, embora o Doppler transcraniano seja bastante utilizado. Para pacientes entre 7 dias e 2 meses incompletos, deve-se proceder com dois EEG com intervalo de 48 horas entre um e outro. Entre 2 meses e 1 ano incompleto de idade, devem-se realizar dois EEG com intervalo de 24 horas entre um e outro. Entre 1 ano e 2 anos incompletos, procede-se com qualquer exame complementar, sendo que no caso do EEG deverão ser realizados dois exames separados por 12 horas de intervalo. Acima de 2 anos de idade, qualquer exame complementar poderá ser realizado.

Acionamento da Central de Notificação, Captação e Distribuição de Órgãos (CNDCO)

Anexar o conjunto de exames clínicos, complementares e demais papéis ao termo de declaração de ME, que deve constar no prontuário do paciente e comunicação a CNDCO vinculada à instituição. Pode ser comunicada a ME aos familiares, contudo, pela maior experiência da CNDCO, é interessante relegar tal responsabilidade aos mesmos, para maior eficácia na obtenção de resposta positiva para transplante de órgãos. Os casos de ME são de notificação compulsória.

Depois de constatada a ME de indivíduo não doador de órgãos, tecidos e partes do corpo humano para fins de transplante, com base na Resolução CFM nº 1.826/2007, é legal e ética a suspensão de procedimentos de suporte terapêutico, desde que precedida de comunicação e esclarecimento da família ou representante legal do paciente a respeito da ME, registro da mesma em prontuário e proceder ao preenchimento da Declaração de Óbito, desde que a mesma não tenha critérios para preenchimento pelo patologista (Serviço de Verificação de Óbito) ou legista (Instituto Médico Legal).

Caso o indivíduo seja apto À doação de órgãos, o protocolo de doação será seguido pela CNDCO.

Considerações finais

Reitera-se a importância de manutenção de estabilidade clínica, mesmo que aos custos de procedimentos invasivos, para manutenção de perfusão orgânica adequada e preservação de possíveis enxertos. O sucesso de um transplante depende bastante disso. Caso haja dúvida na condução do caso, entrar em contato com a CNDCO.

Referências

1. Conselho Federal de Medicina, Resolução CFM nº 1.480/97.
2. Joffe AR, Anton NR, Duff JP, Decaen A. A survey of American neurologists about brain death: understanding the conceptual basis and diagnostic tests for brain death. Ann Intens Care. 2012;2(1):4-11.
3. Wijdicks EF. The diagnosis of brain death. N Engl J Med. 2001;344(16):1215-21.

4. Wijdicks EF, Varelas PN, Gronseth GS, Greer DM; American Academy of Neurology. Evidence-based guideline update: determining brain death in adults: report of the Quality Standards Subcommittee of the American Academy of Neurology. Neurology. 2010;74(23):1911-8.
5. Teitelbaum J, Shemi SD. Neurologic determination of death. Neurol Clin. 2011;29(4):787-99.
6. Nakagawa TA, Ashwal S, Mathur M, Mysore M; Society of Critical Care Medicine, Section on Critical Care and Section on Neurology of American Academy of Pediatrics; Child Neurology Society. Clinical report – Guidelines for the determination of brain death in infants and children: an update of the 1987 task force recommendations. Pediatrics. 2011;128(3):e720-40.

Parte 8

HEMATOLOGIA/ONCOLOGIA

Neutropenia Febril

Marcelo Corassa ○ Ana Rita Brito Medeiros da Fonsêca

Introdução e definições

Febre em um paciente neutropênico pode ser o único sinal de uma grave infecção subjacente devido à supressão da imunidade. Neutropenia febril é uma complicação importante de quimioterapia citotóxica, sendo mais comum em malignidades hematológicas quando comparado a tumores sólidos. Apenas 20% dos neutropênicos febris apresentarão foco infeccioso documentado.

$$TAX \geq 37,8\ °C + \text{contagem absoluta de neutrófilos} \leq 500/mm^3$$

- Contagem absoluta de neutrófilos: neutrófilos segmentados + bastonetes. Formas jovens – não apresentam atividade efetiva.
- Outras definições de febre: TAX $\geq$ 38,3 °C ou $\geq$ 38 °C por mais de uma hora.
- Neutropenia pode ser definida como a expectativa em se atingir uma contagem de células $\leq 500/mm^3$ nas 48 horas seguintes.

Quadro clínico e estratificação de risco

Ante de um paciente neutropênico deve-se considerar a necessidade de internação hospitalar contra a possibilidade de tratamento domiciliar. A avaliação leva em consideração parâmetros clínicos e, objetivamente, o escore MASCC (*Multinational Association for Suportive Care in Cancer*).

Tabela 38.1 Estratificação de pacientes neutropênicos segundo risco.

Alto risco	Neutropenia prolongada (≥ 7 dias) e/ou grave (≤ 100 neutrófilos/mm³). Pacientes com comorbidades importantes (hipotensão, pneumonia, dor abdominal nova e recente, disfagia, infecção de cateter, alteração de enzimas hepáticas ou alterações neurológicas) ou MASCC < 21	Internação hospitalar + antibioticoterapia parenteral
Baixo risco	Neutropenia recente (< 7 dias), sem comorbidades importantes ou MASCC ≥ 21	Candidatos à antibioticoterapia oral ou parenteral em hospital/dia

Para considerar a terapia fora do hospital em pacientes de baixo risco é imprescindível que este possua nível social e cultural suficiente para entender sinais e sintomas de alerta, apresente acompanhantes e/ou familiares orientados, e seja capaz de retornar ao serviço de saúde em menos de uma hora. Ademais, antes da alta hospitalar devem ser colhidos os exames laboratoriais e culturas para posterior análise e convocação do paciente em caso de risco.

Tabela 38.2 Escore MASCC.

Característica	Pontuação
Carga de sintomas: nenhum ou sintomas leves	5
Normotensão (PAS ≥ 90 mmHg)	5
Ausência de doença pulmonar obstrutiva crônica	4
Tumor sólido ou ausência de infecção fúngica prévia	4
Ausência de sinais de desidratação	3
Carga de sintomas: sintomas importantes	3
Início da febre fora do hospital	3
Idade < 60 anos	2

Diagnóstico

Todo paciente com neutropenia febril deve ser submetido à triagem diagnóstica.
- Exames iniciais:
    a) Hemograma completo com diferencial e contagem de plaquetas.
    b) Função renal: creatinina, ureia, eletrólitos.
    c) Função hepática: transaminases, bilirrubinas total e frações.

- Hemoculturas:
  a) Se cateter venoso central (CVC) presente: colher simultaneamente uma cultura de cada lúmen do cateter e uma cultura periférica.
  b) Se CVC ausente: colher simultaneamente duas culturas de sangue periférico, em diferentes sítios de punção,
  * Colher 20 mL de cada sítio de punção e dividir em um frasco para aeróbios e outro para anaeróbios.
- Demais culturas:
  - Urocultura, *swabs*, coprocultura, punção lombar e demais culturas devem ser colhidas de acordo com a suspeição clínica, fatores de risco e/ou necessidade de encontrar focos.
- Exames de imagem:
  - Radiografia de tórax: na presença de sinais e sintomas respiratórios.

Tratamento

Todo paciente neutropênico com febre deve iniciar tratamento empírico, com ajuste segundo culturas.

Pacientes de alto risco

- **Monoterapia:** β-lactâmicos com ação antipseudomonas.
  - Cefepima 2 g, IV, 8/8h.
  - Meropenem 1 g, IV, 8/8h.
  - Piperacilina-tazobactam 4,5 g, IV, 6/6h.

A escolha do antibiótico depende do espectro de resistência do serviço de saúde primário e da flora bacteriana do país. No Brasil, o esquema inicial de escolha é com cefepime. Em países com menores incidências de infecções graves por organismos Gram-negativos, a principal escolha é a piperacilina-tazobactam, reservando-se o cefepima e o meropenem para os não respondedores.

- Cobertura de germes gram positivos.
  - Vancomicina 1 g, IV, 12/12h.

A adição de vancomicina rotineiramente não é recomendada, devendo ser considerada em caso de infecções de pele ou partes moles, mucosite, suspeita de infecção relacionada ao cateter, pneumonia ou instabilidade hemodinâmica.

- Cobertura de germes resistentes.
  - MRSA: adicionar vancomicina, linezolida ou daptomicina.
  - VRE: adicionar linezolida ou daptomicina.
  - ESBL: adicionar meropenem ou imipeném.
  - KPC: adicionar polimixina B ou tigeciclina.

Pacientes cronicamente infectados ou com culturas prévias positivas para organismos resistentes devem ter a terapia inicial direcionada de acordo com as culturas prévias. Pacientes previamente internados em unidades com grande risco de colonização por germes resistentes também devem ter o espectro ampliado para resistência, independente de culturas positivas.

Pacientes de baixo risco

- Antibioticoterapia oral.
  - Ciprofloxacino 750 mg, VO, 12/12h + amoxicilina-clavulanato 850-125 mg, 12/12h.

O regime antibiótico deve ser mantido por 14 dias. É imprescindível o retorno do paciente ao serviço de saúde em 24 a 48 horas para reavaliação e orientação do paciente quanto a sinais e sintomas de alerta. Deve-se obter meio de contato com o paciente para o caso de culturas se apresentarem positivas para germes resistentes. Caso o paciente se apresente novamente ao serviço de saúde com sinais de gravidade ou nova febre, deve ser tratado como sendo de alto risco.

Ajuste do tratamento antibiótico

- Deve-se ajustar o tratamento antibiótico de acordo com o resultado de culturas.
- Vancomicina, caso tenha sido iniciada, pode ser interrompida se o paciente permanecer dois dias sem evidências de infecção por germes Gram-positivos.
- Caso o paciente se mantenha estável por 48 horas, com leucócitos ≥ 500/mm^3, sem febre e capaz de ingerir, deve-se considerar alta com tratamento oral segundo pacientes de baixo risco.
- Paciente mantendo febre após 48 horas devem ter espectro ampliado para Gram-positivos e Gram-negativos resistentes. Caso mantenham febre após 4 a 7 dias, deve-se iniciar terapia empírica para fungos.

Duração do tratamento antibiótico

- **Infecção documentada:** de acordo com o recomendado para o sítio da infecção e microrganismo. Manter antibiótico até pelo menos neutrófilos acima de 500/mm³.
- **Infecção não documentada:** manter antibióticos até pelo menos neutrófilos acima de 500/mm³.

Caso o paciente se mantenha neutropênico após o final do tratamento, deve-se manter profilaxia com quinolonas orais até neutrófilos mantidos acima de 500/mm³.

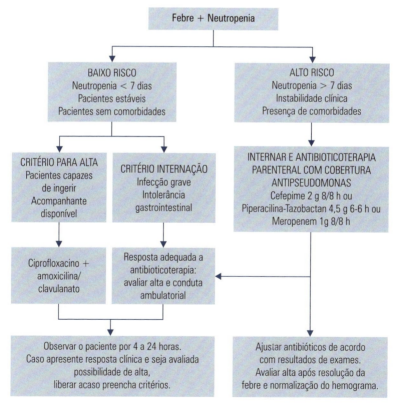

Figura 38.1 Esquema de manejo da neutropenia febril.

Referências

1. Klastersky J. Management of fever in neutropenic patients with different risk complications. Clin Infect Dis. 2004;39(Suppl 1):S32-7.
2. Klastersky J, Paesmans M, Rubenstein EB, et al. The multinational association for supportive care in cancer risk index: a multinational scoring system for identifying low-risk febrile neutropenic cancer patients. J Clin Oncol. 2000;18:3038-51.
3. Freifeld AG, Bow EJ, Sepkowitz KA, et al. Clinical practice guideline for the use of antimicrobial agents in neutropenic patients with cancer: 2010 update by the infectious diseases society of america. Clin Infect Dis. 2011;15;52(4):e56-93.

Emergências Oncológicas

Marcelo Corassa   O   Ana Rita Brito Medeiros da Fonsêca

Introdução

Os pacientes oncológicos estão sujeitos a diversas complicações relacionadas à doença de base ou ao tratamento. Infecções são a causa mais comum de internação de pacientes com câncer, incluindo-se a neutropenia febril, abordada em outro capítulo. Aqui serão abordadas as síndromes de veia cava superior, de compressão medular e de lise tumoral, além da hipercalcemia relacionada à malignidade.

Síndrome da veia cava superior (SVCS)

Definições e quadro clínico

Pode se relacionar a doenças não neoplásicas, embora até 90% dos casos se relacionem a neoplasias, seja por compressão direta ou por trombose. Os achados clínicos são variáveis de acordo com a doença, com o edema facial sendo o achado mais prevalente. Outros achados clínicos importantes estão listados na Tabela 39.2.

Tabela 39.1 Principais etiologias relacionadas a SVCS; outras causas frequentes são neoplasias de células germinativas, mesoteliomas, timomas e outras neoplasias mediastinais.

Neoplasia	%	Neoplasia	%
Câncer de pulmão não pequenas células	50	Linfoma	12
Câncer de pulmão pequenas células	22	Neoplasias metastáticas	9

Tabela 39.2 Principais sinais e sintomas na SVCS.

Sinais	Edema facial		82%	Congestão venosa (torácica/cervical)		63%
	Edema do braço		46%	Pletora facial		20%
Sintomas	Dispneia	54%	Tosse	54%	Rouquidão	17%
	Síncope	10%	Cefaleia	9%	Tontura	6%
	Estridor	4%	Confusão	4%	Sintomas visuais	2%

Tratamento

O tratamento emergencial é necessário apenas em caso de edema cerebral ou obstrução de vias aéreas. Quimioterapia e radioterapia de urgência podem ser preteridas caso não se saiba o diagnóstico de base, no intuito de tentar diagnóstico anatomopatológico. Aparte os sintomas, o paciente com sintomas compatíveis de SVCS deve ser internado e observado. O tratamento inclui manejo de sintomas, tratamento de complicações e manejo da doença de base.

O tratamento deve ser realizado de acordo com a neoplasia de base e com a etiologia da SVCS. Para tal, deve-se realizar a distinção entre SVCS relacionada à trombose e à compressão, o que pode ser feito mediante angio-TC de tórax com contraste.

Tabela 39.3 Principais medidas iniciais no tratamento da SVCS.

Medidas gerais	Elevação da cabeceira e oxigênio suplementar promovem alívio de sintomas em caso de dispneia e sintomas de congestão. Analgesia é essencial caso haja dor associada, podendo ser feito uso de opioides, que também agem na dispneia

(Continua)

Emergências Oncológicas **365**

Tabela 39.3 Principais medidas iniciais no tratamento da SVCS. *(Continuação)*

Corticosteroides	Não há consenso no uso de corticosteroides, contudo, pode-se tentar dexametasona em doses variáveis (por exemplo, bolus de 10 mg e 4 mg, VO, de 4 em 4 horas). A corticoterapia tem benefício comprovado em linfomas e timomas
Anticoagulantes	São o tratamento padrão da SVCS relacionada à trombose. Deve-se retirar quaisquer dispositivos que possam perpetuar a trombose, como cateteres intravasculares

O tratamento definitivo deve ser feito com quimioterapia ou radioterapia, dependendo da doença de base, tornando-se necessário entrar em contato com as equipes da oncologia e radioterapia.

Síndrome de compressão medular (SCM)

Definições e quadro clínico

Ocorre em até 5% dos pacientes neoplásicos em terminalidade, a maioria com neoplasias extramedulares. As três neoplasias mais relacionadas são pulmão, mama e próstata, embora mieloma múltiplo e linfomas esteja bastante relacionadas.

O sintoma mais comum é a dor em dorso, ocorrendo em 95% dos casos, precedendo os outros sintomas. Por isso, pacientes que se apresentem com dor nas costas e tenham neoplasias como doenças de base devem ser avaliados para SCM, com ressonância magnética (RM) de coluna de urgência (imagens em T1 e T2 de toda a coluna); tomografia (TC) com mielografia é uma opção válida na indisponibilidade de RM. Sintomas mais tardios incluem alteração de sensibilidade, fraqueza, disfunções autonômicas (vesical e gastrintestinal).

Tratamento

Deve ser iniciado o mais rapiddamente possível no intuito de prevenir paralisia ou ataxia de marcha definitiva, além do controle de sintomas:

Com alteração neurológica	Dexametasona 96 mg, IV, em bolus + 24 mg, VO, 6/6h
Sem alteração neurológica	Dexametasona 10 mg, IV, em bolus + 4 mg, VO, 12/12 ou 6/6h

Pacientes devem ser avaliados para radioterapia prontamente, no intuito de atuar no crescimento de tumor, e não apenas no edema vasogênico. O controle de dor, caso não alcançado com corticosteroides, deve ser feito com analgésicos, inclusive opioides, se necessário. Em alguns casos pode ser necessária cirurgia (instabilidade espinal, radioterapia prévia, falha da radioterapia, tumores resistentes à radiação, tumor oculto, paraplegia há menos de 48 horas, compressão focal). A radioterapia deve ser preferida caso o paciente tenha sobrevida menor que seis meses e em casos sem instabilidade.

Hipercalcemia relacionada a malignidade (HRM)

Definições e quadro clínico

É uma das síndromes mais comuns, ocorrendo em até 25% dos portadores de neoplasias. Existem diversas síndromes que podem levar à hipercalcemia, detalhadas na Tabela 39.4.

Tabela 39.4 Principais neoplasias e causas relacionadas de hipercalcemia.

Humoral	Osteólise	Produção de calcitriol	PTH ectópico
Neoplasias escamosas, rim, ovário, mama, endométrio, linfoma	Mama, mieloma múltiplo, linfomas	Linfomas (Hodgkin e não Hodgkin)	Paratideoide, ovário, pulmão, neuroendócrinos

O quadro clínico não depende do nível de cálcio, e sim a taxa de aumento do cálcio e a desidratação relacionada a hipercalcemia. A classificação de acordo com o nível de cálcio é menos precisa do que a estimativa dos sintomas, que podem ser inespecíficos, como letargia, confusão mental, constipação, hipovolemia e arritmias. Por isso, a presença de neoplasia e um dos sintomas anteriores deve ter seu cálcio dosado (de preferência cálcio iônico), além de fósforo, magnésio e potássio, geralmente baixos.Além de exames laboratoriais, deve-se realizar ECG, que poderá demonstrar prolongamento do intervalo PR, alargamento do QRS, diminuição do intervalo QT, bradiarritmias e bloqueios inespecíficos. A síndrome de Brugada pode ocorrer em indivíduos predispostos.

Tratamento

A primeira medida a ser tomada é a hidratação vigorosa, antes mesmo de se pensar em diminuir o cálcio sérico. Deve-se aferir o débito urinário, realizando sondagem vesical, se necessário. Além das medidas listadas na Tabela 39.5, devem-se suspender drogas que levem à hipercalcemia.

Tabela 39.5 Principais abordagem à hipecalcemia da malignidade.

Hidratação	SF 0,9%, 200-500 mL/h, com ajuste para obter débito urinário entre 100-150 mL/h. Apenas a hidratação pode ser capaz de reduzir os sintomas e normalizar o cálcio, em casos de hipercalcemia leve a moderada
Furosemida	Preferir em caso de congestão. Nunca utilizar isoladamente, sobretudo se houver desidratação. Pode-se iniciar ataque com 40 mg, IV, e 20 mg, de 6/6h, no intuito de reduzir o cálcio. Em caso de congestão associada, pode-se indicar terapia renal substitutiva
Corticosteroides	Prednisona 40-100 mg, VO; hidrocortisona 200-400 mg, IV; dexametasona 4-16 mg, IV/VO; por dia. Úteis apenas em casos de produção extrarrenal da calcitriol, como linfomas e mieloma múltiplo. Os efeitos podem aparecer apenas após 4 dias, e há risco de precipitar síndrome de lise tumoral
Bifosfonados	Pamidronato 60-90 mg, IV, dose única em 2 horas. O efeito só ocorre após 2-4 dias. Podem precipitar hipofosfatemia, hipomagnesemia, hipocalcemia, osteonecrose de mandíbula e sintomas gripais. Caso disponível, o ácido zoledrônico (4-8 mg, IV, em 5 minutos) deve ser preferido ao pamidronato

Síndrome de lise tumoral (SLT)

Definições e quadro clínico

Trata-se de uma condição potencialmente fatal devido às alterações eletrolíticas. Bastante relacionadas com neoplasias de alto *turn-over* celular, como neoplasias hematológicas (linfomas de alto grau, leucemia mieloide aguda, leucemias linfoides) e alguns tumores sólidos (neoplasias testiculares e neoplasias pulmonares de pequenas células). É mais comum em pacientes já portadores de doença renal crônica de base. Neoplasias por si só podem causar SLT. No entanto, o principal precipitador é o tratamento, sobretudo o quimioterápico.

As principais alterações laboratoriais são hipercalemia, hiperfosfatemia, hipocalcemia e hiperuricemia.

Os sintomas relacionados às alterações eletrolíticas tendem a se manifestar 6 a 72 horas após a quimioterapia, embora possam ocorrer até após uma semana do tratamento. Outras modalidades de tratamento também podem precipitar a síndrome, mas nesses casos não há relação temporal bem definida.

Tratamento

A prevenção é a forma mais efetiva de combater os riscos da SLT. A hidratação vigorosa (20 a 40 mL/kg de SF 0,9%) é a principal medida. Em todos os casos, deve-se monitorar a função renal e entrar em contato com a equipe de nefrologia para indicação de diálise em pacientes refratários à terapia conservadora. As alterações eletrolíticas devem ser tratadas segundo o aparecimento mediante as medidas expostas em capítulo específico deste livro.

Particularmente deve-se levar em consideração o tratamento da hiperuricemia. A rasburicase (urato-oxidase recombinante) é a principal opção, sendo mais efetiva que o alopurinol, sendo contraindicado em pacientes portadores de deficiência de glicose-6-fosfato desidrogenase.

Prevenção/tratamento: rasburicase 0,2 mg/kg/dia, IV, por até 5 dias.
Prevenção: alopurinol 300 mg/dia, VO.

Nunca esquecer de monitorizar a função renal. O aumento súbito e/ou progressivo de escórias nitrogenados e/ou a refratariedade do tratamento dos distúrbios hidroeletrolíticos deve levantar à possibilidade de iniciar terapia renal substitutiva.

Conclusões

A maioria dos pacientes que desenvolve emergências oncológicas, sobretudo as aqui descritas, apresenta sobrevida média baixa, na maioria dos casos de até seis meses. Por isso, frente a pacientes oncológicos com emergências manifestas, deve-se atuar fortemente no controle de sintomas, e orientar a família sobre prognóstico da doença. Ademais, após a estabilidade, na alta hospitalar, deve-se manter controle adequado de sintomas.

Referências

1. McCurdy MT, Shanholtz CB. Oncologic Emergencies. Crit Care Med. 2012;40:2212-22.
2. Wilson LD, Detterbeck FC, Yahalom J. Superior vena cava syndrome with malignant causes. N Engl J Med. 2007;356:1862-9.
3. Prasad D, Schiff D. Malignant spinal-cord compression. Lancet Oncolol. 2005;6:15-24.
4. Stewart AF. Hypercalcemia associated with cancer. N Engl J Med. 2005;352:373-9.
5. Howard SC, Jones DP, Pui CH. The tumor lysis syndrome. N Engl J Med. 2011;364:1844-54.

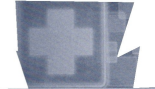

Intoxicação por Cumarínicos

Mariana Nassif Kerbauy   ○   Ana Rita Brito Medeiros da Fonsêca   ○   Marcelo Corassa

Introdução e definições

- Os cumarínicos são antagonistas da vitamina K, envolvida na síntese hepática de alguns fatores da coagulação (II, VII, IX e X) e proteína C e S.
- Possuem eficácia bem estabelecida na prevenção primária e secundária do tromboembolismo venoso (TEV), prevenção de embolização sistêmica em pacientes com próteses valvares/fibrilação atrial.
- São adjuvantes na profilaxia de embolização sistêmica após infarto agudo do miocárdio e na redução de risco de infartos recorrentes.
- Representam um desafio na prática clínica, já que possuem janela terapêutica estreita, variabilidade na resposta à dose entre os indivíduos, interação com outras drogas e substâncias, difícil padronização de controle laboratorial.

Fatores que potencializam o efeito dos cumarínicos

1. Hepatopatia, ao interferir na síntese dos fatores de coagulação.
2. Aumento da taxa metabólica (por exemplo, febre e tireotoxicose por aumentar a degradação dos fatores de coagulação).
3. Substâncias que inibem o metabolismo hepático: cimetidina, imipramina, cotrimoxazol, cloranfenicol, ciprofloxacino, metronidazol, amiodarona e antifúngicos.
4. Substâncias que inibem a função plaquetária: anti-inflamatórios não esteroidais (AINEs)/ácido acetilsalisílico.

5. Substâncias que inibem a redução da vitamina K: cefalosporinas.
6. Substâncias que diminuem a disponibilidade da vitamina K: antibióticos de largo espectro e algumas sulfonamidas.

Fatores que reduzem o efeito dos cumarínicos

1. Vitamina K alimentar.
2. Substâncias que induzem o citocromo P450 hepático aumentam a degradação do varfarina: rifampicina, carbamazepina, barbitúricos, griseofulvina.
3. Redução da absorção: colestiramina.

A intoxicação por cumarínicos ocorre justamente quando há alguns destes fatores, presentes ou não com o abuso das drogas usadas, entre elas:

Antagonistas vitamina K (cumarínicos) disponíveis:

1. **Varfarina sódica (Marevan®)**: mais utilizada mundialmente, inclusive no Brasil. Tem meia-vida de 36 a 42 horas.
2. **Femprocumona (Marcoumar®)**: meia-vida de 144 horas.
3. **Acenocoumarol (Sintrom®)**: meia-vida de 10 horas.

Quadro clínico e diagnóstico

Todo paciente em uso de antagonistas da vitamina K deve ter seu efeito monitorizado.

Monitorização do efeito cumarínico

- A monitoração laboratorial da droga é feita pela medida do tempo de protrombina (TP) e do *international normalized ratio* (INR).
- Deve-se iniciar a anticoagulação em associação com heparina, pois os antagonistas da vitamina K causam redução significativa do fator VII e proteína C (meia-vida de 6 horas) enquanto os fatores X e II ainda persistem em níveis normais por terem meia-vida mais longa.
- O efeito inicial do cumarínico ocorre dentro de dois ou três dias.
- Inicia-se com doses de cumarínico entre 5 e 10 mg, nos primeiros um ou dois dias com ajustes posteriores segundo a faixa de INR.
- Recomenda-se suspender a heparina quando o INR estiver na faixa terapêutica por dois dias consecutivos.

- O INR deve ser monitorado a partir da segunda ou terceira dose e em pacientes com doses estáveis de cumarínico, deve ser monitorizado entre 4 a 12 semanas.
- O nível de anticoagulação adequado na maioria das vezes se situa entre 2,0 e 3,0 de INR.
- Em pacientes idosos, debilitados, desnutridos, com insuficiência cardíaca, doença hepática, cirurgia recente ou em uso de medicações que potencializam o efeito da varfarina, deve-se iniciar com dose menor do que 5 mg/dia.

Superdosagem

- O principal sinal clínico é o sangramento espontâneo, como hematúria, sangramento no trato gastrintestinal, gengivorragia, equimose, entre outros. O risco de sangramento aumenta quando INR está maior do que 4,5.
- Os sangramentos podem ser divididos em:
  - **Maior:** sangramento fatal/ameaçador à vida (por exemplo intracraniano ou retroperitoneal) ou com queda de hemoglobina que demande transfusão sanguínea e/ou hospitalização.
  - **Menor:** reportado, mas que não demande testes adicionais.

Causas de flutuações do INR

1. Falta de acurácia do INR.
2. Mudanças no consumo de vitamina K.
3. Mudanças na absorção de vitamina K ou cumarínico.
4. Mudanças no metabolismo do cumarínico.
5. Mudanças na síntese ou metabolismo nos fatores vitamina K-dependentes.
6. Uso concomitante de outras drogas.
7. Uso incorreto da medicação.

Tratamento

Depende do montante de variação do INR.

- **Variação do INR ≤ 0,5** acima da faixa terapêutica, sem sangramento ativo: se INR estável previamente, continuar com a mesma dose e realizar novo INR em 1 a 2 semanas, para excluir desvio progressivo do INR.
- **INR ≥ a 4,5 e ≤ 10**, sem sangramento significativo: suspender 1 ou 2 doses, monitorizar INR com maior frequência e retornar a terapia quan-

do o INR estiver na faixa terapêutica. Apesar de o uso de vitamina K ser relatado, não há evidência de seu benefício.
- Se for necessária reversão rápida, fazer vitamina K (5 mg ou menos VO), com expectativa de redução do INR em 24 horas. Se o INR ainda estiver alto, fazer doses adicionais de vitamina K (1 a 2 mg) VO.
- **INR > 10**, sem sangramento significativo: suspender o cumarínico e administrar doses maiores de vitamina K (2,5 a 5 mg) VO, com expectativa de redução do INR em 24 a 48 horas. Fazer doses adicionais de vitamina K, se necessário. Monitorar INR com maior frequência e retornar a terapia quando o INR estiver na faixa terapêutica.
- Pacientes com sangramento importante, com qualquer elevação de INR, deve-se suspender a varfarina e administrar vitamina K (5 a 10 mg) em infusão EV lenta, associada a plasma fresco congelado (PFC), concentrado de complexo protrombínico (CCP) ou fator VIIa recombinante, conforme a urgência da situação. Deve-se repetir a vitamina K a cada 12 horas para INR persistentemente elevados.
- O uso de CCP é superior ao de PFC. 1.000 UI do CCP, que equivale a 1 L do PFC, pode ser administrado em 40 mL de solução. O uso do fator VII recombinante, nesse contexto, deve ser feito com cautela, devido à falta de evidência clínica.

Efeitos colaterais

Os principais efeitos colaterais estão relacionados na Tabela 40.1.

Tabela 40.1 Principais efeitos colaterais do tratamento das intoxicações por cumarínicos.

Agente – Efeito Colateral	
Vitamina K	Trombose e anafilaxia
PFC	Excesso de volume, infecções, reações alérgicas, tempo de preparação
CCP	Risco de trombose
Fator VII recombinante	Risco de trombose

Doses utilizadas

Plasma fresco congelado 15-20 mL/kg.
Concentrado de complexo protrombínico 25 a 50 U/kg.

Resumo das recomendações

Tabela 40.2 Recomendações no tratamento da intoxicações por cumarínicos.

Valor INR	Conduta
Variação do INR ≤ 0,5 da faixa terapêutica, sem sangramento	Se INR estável previamente, continuar com a mesma dose e realizar novo INR em 1 a 2 semanas
INR entre 4,5 e 10, sem sangramento	Reduzir ou suspender varfarina em 1 ou 2 doses, monitorar com maior frequência
INR > 10, sem sangramento	Suspender varfarina e administrar vitamina K (2,5 a 5 mg) VO, monitorar com maior frequência
Presença de sangramento importante	Suspender varfarina e administrar vitamina K (5 a 10 mg) em infusão EV lenta associada a PFC, CCP ou fator VIIa recombinante

Eventos adversos não hemorrágicos

- Os mais importantes são complicações trombóticas agudas geralmente observadas nos primeiros 3 a 8 dias da terapia:
  - Necrose da pele (trombose extensa das vênulas e capilares no subcutâneo).
  - Gangrena do membro (obstrução maciça da circulação venosa do membro).
- Reiniciar o tratamento com varfarina com uma dose baixa (por exemplo, 2 mg), sob a cobertura de doses terapêuticas de heparina, e aumentar gradualmente ao longo de 1 semana ou mais.

Intoxicação aguda por cumarínicos

Pesticidas anticoagulantes são muito usados na agricultura e no controle urbano de roedores. Raticidas são anticoagulantes de ação prolongada e maior potência.

O prolongamento do INR observado após a administração aguda pode aparecer em 8 a 12 horas, porém geralmente ocorre um a dois dias após a ingesta. O efeito anticoagulante é mais bem quantificado por medidas repetidas do INR, normal após 48 a 72 horas exclui intoxicação. Doses de 5 a 10 mg/dia de varfarina, em uma semana e menos de 1 mg de difenacum para um adulto são capazes de desencadear sintomas.

A principal complicação associada aos raticidas é a hemorragia. Todos os pacientes com sinais de sangramento ativo ou em risco de hemorragia ameaçadora à vida requerem internação hospitalar.

À admissão hospitalar, deve ser realizado suporte clínico, como monitoração, acesso venoso e infusão de cristaloides (se houver sangramento significativo).

Deverão ser investigados:

- Intencionalidade da intoxicação.
- Exposição a outras substâncias.
- Necessidade de manutenção da anticoagulação.

Tratamento

Poderá ser administrado carvão ativado em pacientes com bom nível de consciência, de preferência até uma a duas horas após a ingesta. Recomenda-se 1 g de carvão/kg de peso (25 a 100 g) diluído em água, soro fisiológico ou catárticos (manitol ou sorbitol), geralmente 8 mL para cada grama de carvão.

Lavagem gástrica, é recomendada até uma a duas horas após a ingesta.

Não se recomenda realizar lavagem gástrica em pacientes com uso crônico de anticoagulantes, pois pode causar sangramento.

Não se recomenda induzir o vômito ou administrar vitamina K profilaticamente, pois a vitamina K não é necessária na maioria dos pacientes e pode mascarar o aparecimento dos efeitos anticoagulantes em pacientes que necessitem de tratamento e acompanhamento prolongado.

Se houver sangramento significativo e o paciente estiver instável hemodinamicamente, poderá ser necessária a transfusão de concentrado de hemácias, PFC ou CCP e vitamina K. Se o INR estiver alargado, poderá ser administrada vitamina K, 5 a 10 mg (até em 6/6h). Coagulopatias induzidas por "supervarfarinas" necessitam de 50 a 200mg/dia de vitamina K com duração de semanas. Todos os pacientes devem ter o INR monitorado com frequência.

Medidas na intoxicação aguda por cumarínico

1. História e exame físico a procura de sinais de sangramento.
2. Monitoração e acesso venoso.
3. Reposição volêmica, se grande sangramento.
4. Lavagem gástrica até 1 a 2 h, se não houver uso crônico de anticoagulantes.
5. Carvão ativado (1 g carvão/kg de peso).

6. Medidas seriadas de INR e Hb e Ht.
7. Se INR alargado: vitamina K 10 mg/dia, VO.
8. Se grande sangramento: transfusão de concentrado de hemácias, vitamina K, PFC ou CCP.

Caso clínico

M. J. L, 75 anos, 60 kg, sexo feminino, tabagista, com diagnóstico de obstrução arterial crônica de membros inferiores e arritmia que não se lembra o nome em uso contínuo de varfarina 5 mg/dia, veio à consulta médica no pronto-socorro referindo que havia se confundido e feito uso excessivo do anticoagulante oral no dia anterior. Negava qualquer tipo de sangramento. Ao exame PA: 120 × 80 mmHg, FC: 80 bpm, FR: 16 ipm, Sp O_2: 96% em ar ambiente, boa perfusão periférica, sem alterações nos demais sistemas. Em exames laboratoriais apresentava Hb: 14,0; Ht: 42 e INR de 11,0.

Prescrição:

- Dieta geral.
- Vitamina K, 5 mg, VO, agora.
- Medidas seriadas de Hb, Ht e RNI.
- Sinais vitais e cuidados gerais.

Referências

1. Holbrook A, et al. Evidence-Based Management of Anticoagulant Therapy- Antithrombotic Therapy and Prevention of Thrombosis, 9th ed: American College of Chest Physicians Evidence-Based Clinical Practice Guidelines. Chest 2012;141(Suppl 2):e152S-e184S.
2. Ansell J, et al. Pharmacology and Management of the Vitamin K Antagonists: American College of Chest Physicians Evidence-Based Clinical Practice Guidelines. 8th ed. Chest. 2008;133;160S-198S.
3. Makris M, van Veen JJ, Maclean R. Warfarin anticoagulation reversal: management of the asymptomatic and bleeding patient. J Thromb Thrombolysis. 2010;29(2):171-81.
4. Oliveira RDR, Menezes JB. Intoxicações exógenas em Clínica Médica. Medicina, Rib Preto. 2003;36:472-9.
5. Prado, Ramos, Valle. Atualização terapêutica: diagnóstico e tratamento-2012/13. Berger DR, coord editorial. 24 th ed. São Paulo: Artes Médicas; 2012.
6. Figueiredo MS, Kerbauy J, Lourenço DM, editors. Guia de Hematologia. São Paulo: Manole; 2010.
7. Kaushansky K, et al., editors. Williams Hematology. 8th ed. New York: McGraw-Hill; 2010.
8. Oga S, Camargo MMA, Batistuzzo JAO, editors. Fundamentos de toxicologia. 3rd ed. São Paulo: Atheneu; 2008.

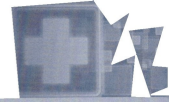

Hemotransfusão no Pronto-Socorro

Ana Rita Brito Medeiros da Fonsêca   O   Marcelo Corassa

Transfusão de hemácias

A cada ano são transfundidos, nos EUA, 15 milhões de unidades de concentrado de hemácias, a estimativa para o Brasil são 4,5 milhões de unidades por ano.

A resposta à transfusão de hemácias é variável, de maneira geral cada unidade aumenta 1 g/dL na hemoglobina e 3% nos hematócritos.

A meia-vida da hemácia doada é de aproximadamente 58 dias; algumas situações implicam menos sobrevida das células doadas, como a hemólise, o hiperesplenismo e a perda sanguínea crônica.

Indicações de hemotransfusão

1. Sinais e sintomas de síndrome anêmica aguda.
2. Hemoglobina < 7 g/dL.
3. Pacientes de alto risco, maiores de 65 anos, com doença cardiovascular ou respiratória, devem receber transfusão quando a hemoglobina estiver < 8 g/dL.
4. Em pacientes pós-infarto agudo do miocárdio (IAM), a manutenção da hemoglobina > 10 g/dL diminui a mortalidade.
5. No pré-operatório, é aceitável transfundir se hemoglobina < 8,0 g/dL. A transfusão não está indicada quando hemoglobina > 10 g/dL.
6. Choque hemorrágico grau IV (> 40% ou > 2.000 mL de perdas) – a transfusão é mandatória.
7. Choque hemorrágico grau III (1.500 a 2.000 mL de perdas) – a transfusão é necessária na maioria das vezes.

Componentes disponíveis para hemotransfusão

Tabela 41.1 Resumo sobre os principais componentes para hemotransfusão.

Componente	Características	Indicações
Sangue total	Grande volume a ser infundido	Situações que necessitem tanto de células vermelha quanto também de volume
Concentrado de hemácias	Menor volume com hematócrito alto	Anemia
Concentrado de hemácias deleucotizadas	Diferentes graus de remoção de células brancas	• Prevenção de reações febris • Redução de aloimunização • Redução dos efeitos imunomodulatórios
Concentrado de hemácias lavadas	Depleção de plasma Usado dentro das primeiras 24 horas após o preparo	• Prevenção de reações alérgicas graves • Prevenção de anafilaxia em pacientes com deficiência de IgA
Concentrado de hemácias irradiadas	Inativação de linfócitos	• Diminuir o risco de síndrome do enxerto *versus* hospedeiro • Neoplasias hematológicas • Transplantados de medula óssea • Imunodeficiências congênitas
Concentrado de hemácias congelado	Pode ser estocado por longo tempo Depleção de plasma e leucócitos Após descongelamento deve ser usado em 24 horas	• Tipos sanguíneos que possuem mínimos doadores • Estoque autólogo pré-operatório

Transfusão de plaquetas

Os concentrados de plaquetas podem ser obtidos a partir do sangue total ou por aférese, pelo primeiro método são necessários seis doadores, enquanto o concentrado de plaquetas é obtido por aférese apenas um doador é necessário.

Existe um risco de infecção bacteriana associada à transfusão de plaquetas que está relacionada ao seu armazenamento em temperatura ambiente. Esse risco é menor quando as plaquetas são obtidas por aférese.

A aloimunização está mais relacionada à contaminação do concentrado por leucócitos do que propriamente um fenômeno dose-dependente de plaquetas.

Indicação de transfusão de plaquetas

As indicações clínicas para transfusão de plaquetas são para prevenir ou controlar a hemorragia em pacientes com trombocitopenia ou trombocitopatias.

- Transfusão profilática:
  - Contagem de plaquetas abaixo de 10.000/mm³, se o paciente apresentar algum fator de risco para hemorragia, como febre, esplenomegalia, sepse, uso de antibióticos ou coagulopatia por *déficit* de fator, adota-se um limiar transfusional em torno de 15 a 20.000/mm³.
  - Plaquetas < 50.000/mm³ em pacientes que serão submetidos a procedimentos invasivos, quando se trata de neurocirurgia ou cirurgias na retina adota-se um novo limiar em torno de 100.000/mm³.
- Transfusão terapêutica: trombocitopenia (< 100.000/mm³) em pacientes com sangramento ativo.
- Cálculo da quantidade de plaquetas: 1 unidade para cada 10 kg.

Contraindicações ao uso de concentrado de plaquetas

- Síndrome hemolítico-urêmica.
- Síndrome HELLP.
- Púrpura pós-transfusional.
- PTI estável.
- PTT.
- Trombocitopenia induzida por heparina.

Componentes do plasma

Tabela 41.2 Principais componentes do plasma e suas particularidades.

Componente	Composição	Indicação e dose
Plasma fresco congelado	▪ Obtido a partir do sangue total ▪ Cada unidade contém entre 200 e 250 mL ▪ Não deve ser utilizado como expansor volêmico ou para repor proteínas	▪ Correção de sangramentos causados por coagulopatia cumarínica, deficiência de vitamina K, deficiência de múltiplos fatores de coagulação (coagulação intravascular disseminada [CIVD], coagulopatia dilucional, insuficiência hepática) ▪ Dose inicial: 15 mL/kg ▪ Usado na plasmaferese nos casos de PTT
Crioprecipitado	▪ Fração de plasma insolúvel ao frio, obtida a partir do plasma fresco congelado ▪ Contém fator de Von Willebrand, fator VIII, fator XIII, fibrinogênio e fibronectina	▪ Deficiência de fibrinogênio congênita e adquirida ▪ Doença de Von Willebrand (1 un/10 kg, a cada 6 a 12 horas). ▪ Deficiência de fator XIII (1 un/10 kg, geralmente em dose única) ▪ Deficiência de fator VIII quando o concentrado do fator isolado não estiver disponível. (100 UI/un)

Reações transfusionais

Tabela 41.3 Principais reações transfusionais e modos de apresentação.

Tipo de reação	Apresentação clínica
Reação hemolítica intravascular aguda	Febre, calafrios, dispneia, hipotensão, taquicardia, eritema, vômitos, dor, hemoglobinúria, hemoglobinemia, choque
Reação hemolítica extravascular	Febre, hiperbilirrubinemia indireta, aumento menor do que o esperado no hematócrito após a transfusão
Reação febril	Febre e calafrios

(Continua)

Tabela 41.3 Principais reações transfusionais e modos de apresentação.   *(Continuação)*

Tipo de reação	Apresentação clínica
Reação alérgica moderada	Urticária, prurido e *rush*
Anafilaxia	Dispneia, broncoespasmo, hipotensão, taquicardia e choque
Reação hipervolêmica	Dispneia, taquicardia, hipertensão, cefaleia, turgência jugular
Lesão pulmonar aguda relacionada à transfusão (Trali)	Dispneia, hipoxemia, febre e hipotensão, os sinais e os sintomas ocorrem durante a transfusão ou até seis horas depois

O que fazer diante da suspeita de uma reação transfusional aguda imunológica?

1. Parar imediatamente a infusão do componente sanguíneo em questão.
2. Manter acesso venoso e iniciar infusão de cristaloides ou coloides.
3. Manter a estabilidade hemodinâmica.
4. Manter via aérea e suporte de ventilação.
5. Avaliar necessidade de diureticoterapia.
6. Comunicar a reação adversa ao banco de sangue responsável.
7. Monitorizar função renal e diurese.
8. Monitorizar a coagulação.
9. Monitorizar se há sinais de hemólise.
10. Se houver suspeita de sepse, coletar culturas.

Caso clínico

Paciente, masculino, 36 anos, 70 kg, portador de *leucemia mieloide aguda* (LMA) recém-diagnosticada, ainda sem quimioterapia, é internado por sepse com foco pulmonar e ao radiograma de tórax havia derrame pleural extenso à esquerda que precisava ser puncionado. Sem sinais de sangramentos aparentes, nem mesmo em pele e mucosa, solicitado hemograma com o seguinte resultado: Hb: 6,8 g/dL (Hb anterior a internação 7); Ht: 24,2%; leucócitos 1.200 (com desvio à esquerda não escalonado), plaquetas 15.000.

1. Comunicar o banco de sangue necessidade de reservas dos hemocomponentes para esse paciente.

2. Comunicar à família a necessidade de doação de sangue.
3. Transfundir 2 unidades de concentrado de hemácias lavadas e irradiadas.
4. Transfundir 7 unidades de concentrado de plaquetas.

Referências

1. Murphy MF, Wallington TB, Kelsey P, Boulton F, Bruce M, Cohen H, et al.; British Committee for Standards in Hematology, Blood Transfusion Task Force. Guidelines for the clinical use of red cell transfusions. Br J Haematol. 2001;113:24-31.
2. Razouk FH, Reiche EMV. Caracterização, produção e indicação clínica dos principais hemocomponentes. Rev Bras Hematol Hemoter. 2004;26(2).
3. Hoffman. Hematology: Basic Principles and Practice, 5th ed. Churchill Livingstone: Elsevier; 2008.

Anemia Falciforme

Daniel Eiger   O   Ana Rita Brito Medeiros da Fonsêca   O   Marcelo Corassa

Introdução e definições

A anemia falciforme (AF) é a hemoglobinopatia mais frequente em nosso meio, essa doença é causada pela substituição do ácido glutâmico pela valina na posição 6 da cadeia β da hemoglobina.

A HbS tem propriedade de polimerizar-se na ausência do oxigênio, essa polimerização leva à diminuição da meia-vida das hemácias, levando à anemia hemolítica e aos fenômenos vaso-oclusivos.

Hemólise e fenômenos vaso-oclusivos são a base das manifestações clínicas da doença falciforme no pronto-socorro.

O paciente com AF apresenta imunodeficiência produzida pela autoesplenectomia decorrente dos microinfartos recorrentes do baço, em geral completada aos 5 anos de idade.

A hemólise crônica gera ainda um estado de deficiência de ácido fólico, que deve ser rotineiramente prescrito na dose de 1 mg ao dia, para o paciente adulto.

A ordem de gravidade nas manifestações da doença falciforme é: HbSS > HbSBeta 0 talassêmica > HbSC > HbSBeta + talassêmica > HbSA (traço falciforme); outro fator que influencia muito a gravidade das manifestações da doença falciforme é a quantidade de hemoglobina fetal (HbF) expressa pelo paciente, quanto maior mais branda a doença, o que explica o curso benigno dos doentes com persistência hereditária da HbF.

Diagnóstico

- Em geral o doente com AF já vem ao PS com o diagnóstico feito, a doença deve ser pesquisada em pacientes que ignoram (ou estão impossibilitados de informar tal diagóstico) com anemia com marcadores de hemólise positivos;
- O esfregaço periférico demonstra policromasia por reticulocitose e hemácias em foice, algumas com corpúsculo de Howell-Jolly (marcador de hipoesplenismo);
- O diagnóstico é firmado com a eletroforese de hemoglobina

Enfocaremos a seguir as grandes síndromes com as quais o paciente com doença falciforme pode vir a se apresentar ao PS – crise álgica, síndrome torácica aguda, sequestro esplênico, crise aplástica, crise hiperhemolítica, priapismo e acidente vascular encefálico (AVE).

Crises álgicas

Conceitos

São episódios de dor aguda, em geral localizada em dorso, tórax, extremidades e abdome, com duração superior a duas horas, que levam o doente com AF a procurar atenção médica. Em um terço dos casos, está associada a sinais clínicos evidentes de inflamação, além de alterações autonômicas associadas à dor, como náuseas, vômitos e picos hipertensivos.

Os fatores desencadeantes incluem: febre, hipoxemia, desidratação, mudança climática, consumo de álcool, menstruação e apneia do sono.

Epidemiologia

É a maior causa de internação hospitalar dos pacientes com AF. A partir dos 20 anos, a frequência de crises álgicas por ano é marcadora de mortalidade precoce. A primeira crise aparece em geral após os 2 anos e o pico de incidência é dos 19 aos 39 anos de idade.

Tratamento

A avaliação de possíveis fatores infecciosos desencadeantes a partir de exame clínico minucioso, hemograma, culturas, radiografia de tórax e urina I.

Pesquisar provas de hemólise. O achado de 5% a 50% de hemácias falcemizadas ao exame de ponta de dedo não é específico de crise álgica, pois o mesmo achado pode ser encontrado no paciente hígido.

A reposição volêmica adequada, já que esses pacientes são comumente depletados por aumento das perdas insensíveis e baixo *drive* para busca ativa de líquidos em vigência de dor, devendo-se administrar bolo de 500 a 1.000 mL de soro fisiológico 0,9% naqueles desidratados, e garantir balanço hídrico zerado ou levemente positivo subsequentemente.

A analgesia pela utilização racional de opiáceos. A prevalência de dependência a opioides é a mesma que na população geral.

Dor leve (intensidade 1-4)

Tabela 41.1 Analgésicos usados em dor leve.

Fármaco	Dose inicial/dia	Dose usual	Dose máxima/dia	Informações
Paracetamol	< 2.600mg	500 mg, 4/4-6/6h, VO	4.000 mg	Sem efeito anti-inflamatório, antiagregante plaquetário ou gastrotóxico; é hepatotóxico; interage com varfarina
Dipirona	2.000 mg/dia	500-1.000 mg, 4/4-6/6h, VO ou IV	4.000 mg	Apenas analgésico, sem efeito antiagregante, gastro ou nefrotóxico; 1/1.000.000 agranulocitose
Ácido acetilsalicílico	< 2.600 mg/dia	325-650 mg, 4/4-6/6h, VO	4.000 mg	Analgésico de comparação apenas; antiagregante irreversível por 7-10 dias e gastrotóxico; salicilismo
Ibuprofeno	1.600 mg	400 mg, 6/6h-4/4h, VO	3.200 mg dor aguda 2.400 mg dor crônica	Pouco gastrotóxico e anti-inflamatório quando < 2.400 mg/dia
Diclofenaco	50-75 mg, 1ª dose	50 mg, 8/8h, VO	150 mg	Disponível em preparações tópicas
Cetoprofeno	100 mg	25-50 mg, 6/6h-8/8h, VO ou IV	300 mg	

(Continua)

Tabela 41.1   Analgésicos usados em dor leve.   *(Continuação)*

Fármaco	Dose inicial/dia	Dose usual	Dose máxima/dia	Informações
Meloxicam	7,5 mg	7,5-15 mg/dia, VO ou IV	15 mg/dia	Posologia confortável; reservado para artrite reumatoide e osteoartrite
Cetorolaco	< 65a: 60 mg, dose inicial; > 65a: 30 mg, dose inicial	< 65a: 15-30 mg, 6/6h, IV ou IM; > 65a: 15 mg, 6/6h, IV ou IM	< 65a: 120 mg > 65a: 60 mg	Não exceder 5 dias pela gastrotoxicidade
Celecoxibe	400 mg, uma vez	200 mg/dia ou 100 mg 12/12h, VO ou IV	400 mg	COX-2 seletivo; cardiotóxico

Dor moderada (intensidade 5-7)

Tabela 41.2   Analgésicos usados em dor moderada.

Opiáceo fraco	Dose equianalgésica a 10 mg de morfina IV ou 30 mg, VO	Modo de usar	Duração da analgesia e dose máxima/dia	Informações
Codeína	200 mg	30-60 mg, 6/6h-4/4h, VO	4-6h, 240 mg	Associação comum com paracetamol; múltiplas interações medicamentosas; falha terapêutica em vigência de polimorfismo da CYP2D6
Tramadol	100 mg	50-100 mg, 6/6h-4/4h, VO ou IV (diluído para 100 mL de SF 0,9%)	4-6h, 400 mg	Interação com outras drogas serotoninérgicas; parcialmente reversível com naloxana

Dor forte (intensidade 8-10)

Tabela 41.3 Analgésicos usados em dor forte.

Opiáceo forte	Dose equianalgésica a 10 mg de morfina, IV, ou 30 mg, VO	Modo de usar	Duração da analgesia e dose máxima/dia	Informações
Morfina		2-10 mg, 2/2h-4/4h, IV/SC/IM, ou 10-30 mg, 4/4h, VO	3-4h quando parenteral, 4-6h quando enteral	Não há dose-teto; reação anafilactoide; cuidado nos DRC e hepatopatas
Fentanil	50-100 µg, IV/SC	10-50 µg, IV/SC, 1/1h-2/2h	0,5-1h quando IV, 1-2h quando SC, tendendo a aumentar com administração repetida	Pode ser administrado como infusão contínua; droga de escolha no DRC ou hepatopata

Síndrome torácica aguda (STA)

Conceitos

Ocorre mais comumente em crianças, sendo a segunda maior causa de hospitalização dos doentes com AF e a primeira causa de morte.

Etiologia multifatorial, em geral ocorre por infecção pulmonar viral ou bacteriana (pneumococo, *H. influenza*, *Chlamydia* e micoplasma) por embolia gordurosa de medula óssea infartada durante crise álgica ou por infarto pulmonar. O evento inicial leva à falcização de hemácias nos capilares pulmonares e consequente distúrbio V/Q.

Diagnóstico

Novo infiltrado pulmonar que envolva ao menos um segmento pulmonar, e que não corresponda à atelectasia.

Um ou mais dos seguintes sintomas: dor torácica, febre, tosse, sibilância, taquipneia ou aumento do trabalho respiratório, saturação de oxigênio pior que a habitual.

Reconhecida a síndrome, o doente deve ser internado (inclusive quando parece leve, pois pode rapidamente deteriorar-se) deve-se colher exames laboratoriais completos a procura de critérios para sepse grave (gasometria arterial com lactato, bilirrubinas, coagulograma, hemograma, função renal, etc.), hemoculturas, urina I + urocultura, cultura do escarro, se possível, e radiografias seriadas (24/24h), pois eventualmente o infiltrado não aparece nos primeiros instantes da suspeita diagnóstica.

Tratamento

- **Desidratação:** muito comum pelo aumento das perdas hídricas insensíveis (febre, taquipneia), deve ser corrigida apenas, não se deve acumular balanços hídricos repetidamente positivos após o fechamento do pacote de sepse, principalmente pelo fato de muitos desses doentes já terem comprometimento da função cardíaca. Deve-se pesar o doente diariamente e monitorar o débito urinário, podendo-se corrigir a hipervolemia com furosemida.

Oxigenioterapia suplementar, guiada pela oximetria digital contínua do doente e exame físico de 4/4 horas, objetivando-se $SaO_2 > 92\%$, podendo ser por simples oferta por máscara até CPAP; 10% dos pacientes evoluem para insuficiência respiratória e demandam IOT.

Terapia com inalação com óxido nítrico ainda não tem papel definido.

Mesmo aqueles pacientes sem sibilos à ausculta pulmonar, porém com história prévia de broncoespasmo, merecem o uso de fenoterol e ipratrópio; curso curto de corticosteroides deve ser utilizado nos refratários, porém respeitando-se o desescalonamento progressivo das doses para evitar rebote de crise vaso-oclusiva.

- **Antibioticoterapia empírica:** cefalosporina de 3ª geração ceftriaxona 2 g, EV, 1×/dia associada a macrolídeo, azitromicina 500 mg, 1×/dia, VO ou claritromicina 500 mg, 12/12h, VO.

Em caso de paciente crítico, com infiltrado grande ou progressivamente maior, considerar empiricamente a adição de vancomicina para cobrir MRSA.

Anemia Falciforme

Transfusão simples

Hipoxemia, com $SpO_2 < 90\%$ em ar ambiente.	Queda maior do que 10% a 20% do Ht basal.	Progressão clínica, radiológica da STA (sem eminência de falência respiratória).	Ponte até transfusão de troca.

O alvo é Ht de 30/Hb de 10-11.

Transfusão de troca ou eritrocitoaférese

Progressão de STA apesar da hemotransfusão.	Hipoxemia grave.	Doença multilobar.	História prévia de STA ou doença cardiopulmonar grave.

- **Analgesia:** seguir protocolo para o tratamento das crises álgicas, com o diferencial de tentar evitar opiáceos pela possibilidade de hipoventilação e piora do V/Q.
- Tratar a febre ativamente.
- **Complicações:** o risco de acidente vascular encefálico (AVE) aumenta sobremaneira nas duas semanas que se seguem à STA; tromboembolismo pulmonar (TEP) deve ser considerado nos pacientes refratários com hipoxemia progressiva, piora do gradiente (A-a) de oxigênio e sinais de disfunção de ventrículo direito, pois o TEP não é considerado parte da fisiopatologia da doença e deve ser tratada ativamente quando detectado.
- Encaminhar ao ambulatório de hematologia de origem para avaliar terapêutica com hidroxiureia, pois a chance de recorrência da STA é alta nos próximos 12 meses.

Sequestro esplênico

Conceitos

- Ocorre mais comumente em crianças (30%), porém em adultos com HbSC pode ser vista também.
- Encerra a taxa de mortalidade de 10% a 15%.

Diagnóstico

Depende da presença de todos os quatro critérios a seguir:

- Aumento do baço (em geral de consistência endurecida).

- Queda da Hb (ao menos em 2 g/dL).
- Reticulocitose.
- Trombocitopenia.

Tratamento

- Reconhecimento precoce.
- Expansão com solução salina, elevação dos membros inferiores no leito e oxigenioterapia por máscara até a hemotransfusão.
- Transfundir com metade do volume que seria usado para corrigir uma anemia aguda em indivíduo hígido, para evitar síndrome de hiperviscosidade (o sangue represado no baço pode retornar a circulação), por exemplo, um indivíduo adulto que receberia normalmente dois concentrados de hemácia (CH) para corrigir um Hb de 7 para 10 g/dL deve receber apenas uma bolsa.
- O aumento do Hb acima de 10 g/dL aumenta o risco também de crise álgica.

Crise aplástica

Conceitos

- Caracteriza-se pela infecção e morte dos progenitores eritroides (proeritroblastos) na medula óssea, usualmente pelo parvovírus B19, porém podendo ocorrer também por Epstein-Barr vírus (EBV), pneumococco, *Salmonella spp* e outros *Streptococcus*.

Diagnóstico

- Piora súbita da anemia (usualmente para níveis de Hb < 6 g/dL) com sintomatologia associada.
- Reticulopenia (reticulócitos<1% e <10000 reticulócitos/microlitro).
- Pode haver febre ou outros sinais infecciosos.

Tratamento

- Suporte transfusional agudo, guiado pela sintomatologia e Hb/Ht de base do paciente.
- É esperado recrudescência do quadro a partir de 48 horas, quando os reticulócitos começam a reaparecer.
- Prognóstico: recorrência é rara pelo parvovírus B19, porém pode acontecer pelos patógenos citados.

Crise hiper-hemolítica

Conceitos
- De etiopatogenia incerta, é definida como a piora súbita da anemia associada à reticulocitose.
- Muitos autores acreditam tratar-se de casos de sequestro esplênico oculto ou de anemia aplástica já na fase de recrudescência da reticulopenia.
- Há, porém relatos de casos de pacientes politransfundidos, no qual tal crise seria o resultado de reações transfusionais tardias, e de pacientes com deficiência de G6PD associada no qual a hemólise seria mais pronunciada.
- Pode ocorrer em vigência de síndrome torácica aguda (SCA) e crise de dor.

Tratamento

Não há evidência na literatura, apenas relatos de caso de pacientes que responderam à IGIV 0,4 g/kg/dia, por 5 dias + metilprednisolona 500 mg/dia, por 2 dias.

Crise de priapismo

Conceitos
- Ereção não desejada por mais de 2 a 4 horas, que encerra grande risco de disfunção erétil quando se prolonga por mais de 12 horas.
- Pico de incidência entre os 12 e 15 anos, atingindo 45% dos pacientes com AF até os 20 anos de idade.
- Fatores de risco: desidratação, febre, atividade sexual prolongada, uso de álcool, cocaína, maconha e sildenafil.

Tratamento
- O paciente deve ser instruído a reconhecer o priapismo como patológico e iniciar em casa hidratação oral vigorosa, analgesia e urinar assim que possível.
- Na emergência, procede-se à drenagem de sangue dos corpos cavernosos e à instilação de solução salina e agonista adrenérgico (1 mL de fenilefrina diluída em solução salina para uma concentração de 100-500 µg/ml a cada 3-5 min, por uma hora ou uma solução de 10 mL de epinefrina 1:1.000.000).

- A detumescência deve ser observada em 4 a 12 horas.
- Casos refratários ou com duração > 24 a 72 horas: procedimento de Winter (*shunt* cavernoso-esponjoso, em geral pela glande, que desobstrui imediatamente a drenagem venosa). Tal procedimento encerra o risco de disfunção erétil de 50%.
- Transfusão de troca, caso aventada, deve ser reservada para os casos refratários, objetivando a Hb ao fim da troca de no máximo 10 g/dL, de maneira a evitar a síndrome de aspen (cefaleia, convulsões e coma, secundárias à rápida elevação da Hb e liberação de substâncias vasoativas e pró-coagulantes dos corpos caveronosos).

Acidente vascular encefálico

Conceitos

- Possui fisiopatogenia semelhante à crise vaso-oclusiva, porém ocorrendo em território cerebral, compreende os eventos isquêmicos (AVEi), hemorrágicos (AVEh), isquêmicos com transformação hemorrágica, acidentes isquêmicos transitórios (AIT) e, segundo alguns autores, os infartos silenciosos, estes últimos responsáveis por declínio cognitivo.
- São 300 vezes mais comuns nas crianças com AF em comparação à população normal, tem distribuição de eventos da seguinte maneira: 54% AVEi (mais comum dos 2 aos 9 anos); 34% AVEh (mais comum dos 20 aos 29 anos); 11% AIT; 1% isquêmico-hemorrágico.

Fatores de risco:

Tabela 42.2 Fatores de risco para AVE.

Fator de risco	Risco relativo
AIT prévio	56
Queda de HB	1,9 para cada 1 g/dL abaixo do Hb normal
STA nas últimas 2 semanas	7
Elevação da PAS	1,3 para cada 10 mmHg aumentado
Leucocitose de base	1,9 para cada 5.000 leucócitos acima do normal

Quadro clínico

Igual à população não falcêmica, o doente apresenta-se com *déficit* neurológico agudo (disartria, paresias, disestesias, ataxia, etc.).

Diagnóstico

Tomografia (TC) de crânio, seguida de punção lombar em caso de suspeita diagnóstica forte de HSA com TC negativa (vômitos em jato, cefaleia, depressão do sensório, rigidez de nuca).

Tratamento

- Transfusão de troca imediata, visando a HbS<30% e Hb em torno de 10 g/dL.
- Medidas de neuroproteção habituais.
- No AVEh, a transfusão de troca não está imediatamente indicada, devendo-se fazer estudo angiográfico e tratar possíveis aneurismas ou mal-formações arteriovenosas (MAVs), reservando-se a mesma na ausência de tais lesões vasculares.

Prevenção

O melhor é a prevenção primária, que consta da entrada do paciente em um programa de transfusão de troca crônica objetivando a HbS < 30% após a detecção no Doppler transcraniano de velocidade de fluxo aumentada no polígono de Willis, normalmente realizado a primeira vez aos 2 anos; o mesmo programa serve para a profilaxia secundária; hidroxiureia tem eficácia muito inferior à transfusão de troca (mas não tem o inconveniente da sobrecarga de ferro) e ainda há pouca experiência com o transplante de medula óssea nesse âmbito.

Prognóstico

Dois terços dos pacientes recorrem no evento em dois anos.

Caso clínico

Paciente JM, 20 anos, sexo masculino, portador de HbSS, em uso ambulatorial de ácido fólico 5 mg, 1×/dia, paracetamol + *codeína* 500 + 30 mg, 6/6h, devido à dor crônica em articulação coxofemoral direita secundária à necrose asséptica de cabeça de fêmur, politransfundido, portador de litíase biliar e com história pregressa de três síndromes torácicas aguda, a última há 6 meses; refere Hb/Ht habitual de 9,5/28,5, respectivamente. Há dois dias refere início de febre de 38,5 °C, tosse seca e dor em hemitórax direito do tipo pleurítica, EAD 8/10; apresenta-se ao pronto-socorro, pois notou surgimento de dispneia de repouso nas últimas 12 horas.

Ao exame: mau estado geral, fácies de dor, hipocorado +++/4+, desidratado ++/4+, ictérico ++/4+, acianótico, TAx 37,9 °C, P 110 bpm, FR 26 irpm, PA 100 × 60 mmHg, SaO_2 88% em ar ambiente com incremento até 96% com cateter nasal a 2 L/min; exame segmentar de relevante demonstrou precórdio hiperdinâmico, com bulhas rítmicas em 2 tempos, hiperfonéticas, sopro sistólico ++/6+ pancardíaco e discretos sibilos tele-expiratórios difusos associado a estertores crepitantes holoinspiratórios em base de hemitórax direito.

GSA em ar ambiente: ph 7,35, PaO_2 60, $PaCO_2$ 25, BE –3 bic 19, SaO_2 88%, lactato 22.

Laboratório: leucograma 15.600 com desvio até metamielócitos, Hb 7, Ht 21, reticulócitos 150.000, plaquetas 550.000, PCR 100, VHS 66, Na 140, K 3,5, U 60, Cr 1,2, LDH 1035, BT 7, BI 6,3, RNI 1,3, PTTa 1,1.

Radiografia de tórax: infiltrado alvéolo-intersticial em lobo inferior e médio de pulmão direito.

Feito hipótese de STA, procedida à coleta de culturas, feita analgesia satisfatória com morfina 3 mg, IV, expansão volêmica com cristaloide 0,9% 20 mL/kg e antibioticoterapia na 1ª hora.

Prescrição

1. Dieta oral livre + água *ad libitum*.
2. SF 0,45% 500 mL, 12/12h, IV.
3. Ceftriaxona 1 g, 12/12h, IV.
4. Claritromicina 500 mg, 12/12h, VO.
5. Metilprednisolona 40 mg, 1×/dia, IV.
6. NBZ fenoterol 10 gts + ipratrópio 40 gts, 4/4h.
7. Dipirona 1 g, 6/6h, IV.
8. Enoxaparina 40 mg, 1×/dia, SC.
9. Morfina 10 mg, 4/4h, VO + resgate 3 mg, IV/SN.

Referências

1. Ballas SK. Current Issues in Sickle Cell Pain and Its Management. Hematology Am Soc Hematol Educ Program 2007:97-105.

2. Dunlop RJ, Bennett KCLB. Pain management for sickle cell disease (Cochrane Review). In: The Cochrane Library, Issue1, 2009. Oxford: Update Software.
3. Lottenberg R, Hassell KL. An Evidence-Based Approach to the Treatment of Adults with Sickle Cell Disease. Hematology Am Soc Hematol Educ Program. 2005: 58-65.
4. Martí-Carvajal AJ, Conterno LO, Knight-Madden JM. Antibiotics for treating acute chest syndrome in people with sickle cell disease (Cochrane Review). In: The Cochrane Library, Issue 1, 2009. Oxford: Update Software.
5. Adams RJ, McKie VC, Hsu L, Files B, Vichinsky E, Pegelow C, et al. Prevention of a first stroke by transfusions in children with sickle cell anemia and abnormal results on transcranial Doppler ultrasonography. N Engl J Med. 1998; 339:5-11.

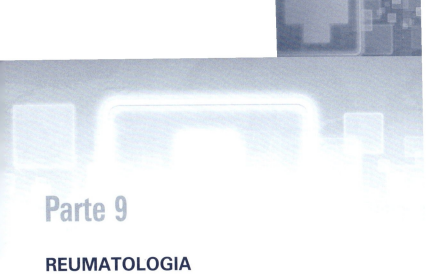

Parte 9

REUMATOLOGIA

Reumatologia no Pronto-Socorro

Ricardo Humberto Miranda Félix ○ Felipe Merchan Ferraz Grizzo
Ana Rita Brito Medeiros da Fonsêca

Crise renal esclerodérmica

Conceitos

O envolvimento renal é comum na esclerodermia, com 50% dos pacientes apresentando alterações discretas, como proteinúria, azotemia e hipertensão.

A crise esclerodérmica renal é uma complicação que ocorre principalmente nas fases iniciais da forma difusa (principalmente nos primeiros cinco anos de doença), acometendo de 10% a 20% dos pacientes.

Quadro clínico

Caracteriza-se por hipertensão súbita moderada a grave, frequentemente acompanhada por retinopatia e encefalopatia hipertensiva.

Sedimento urinário normal com proteinúria ou hematúria discretas, com poucas células ou cilindros; perda de função renal progressiva na ausência de doença renal significativa.

Anemia hemolítica microangiopática também pode ser observada.

Fatores de risco

Doença cutânea difusa e avançada, envolvimento cutâneo rapidamente progressivo, contratura de grandes articulações, uso de corticosteroide, presença de anticorpos anti-RNA polimerase III, ausência de anticorpo anticentrômero, uso de ciclosporina, anemia recente, eventos cardíacos (como insuficiência cardíaca congestiva [ICC]) e derrame pericárdico.

Critérios diagnósticos

Pressão arterial (PA) > 150 × 85 mmHg, aferida pelo menos 2 vezes nas últimas 24h.	Proteinúria ou hematúria recentes.
Piora progressiva da função renal.	Edema agudo de pulmão.
Anemia hemolítica microangiopática e anemia.	Oligúria ou anúria.
Retino e encefalopatia hipertensiva.	Biópsia renal sugestiva.

Tratamento

Sem tratamento evolui para insuficiência renal terminal em um a dois meses e morte em um ano.

A droga de escolha é o captopril pelo rápido início de ação (pico em 60 a 90 minutos) e curta meia-vida o que facilita a titulação. Pode haver aumento da creatinina após o início do uso. Objetivo principal é retornar PA basal em 72 horas. Na ausência de hipertensão arterial sistêmica (HAS) maligna, iniciar com dose de 6,25 a 12,5 mg escalonando aumento de 12,5 a 25 mg, de 4 a 8 horas (dose máxima 300 a 450 mg/dia). No caso de suspeita de HAS maligna, tratar como emergência hipertensiva (associar nitroprussiato de sódio com a mesma dose de captopril citada).

Durante o tratamento também avaliar hemoglobina, plaquetas, haptoglobina e DHL. Se HAS resistente pode-se associar amlodipina ou minoxidil. Evitar β-bloqueadores pelo risco de piorar vasoespasmo. Apesar do tratamento com inibidor da enzima de conversão da angiotensina (IECA), 20% a 50% dos pacientes evoluem para doença do rim terminal.

Fenômeno de Raynaud

Conceitos

É uma resposta vascular exacerbada a baixas temperaturas ou estresse emocional, caracterizando-se por recorrentes vasoespasmos de pequenas artérias e arteríolas levando a episódios de isquemia dos dedos com dor e alteração de cor (palidez por diminuição do fluxo sanguíneo; cianose pela estase venosa e desoxigenação e rubor pela hiperemia reativa após retorno do fluxo de sangue). Envolve principalmente dedos das mãos, bilateralmente e de forma simétrica, mas pode acometer pododáctilos, pés, nariz, orelhas e mamilos.

Epidemiologia

Mulheres jovens representam 70% dos casos. Pode ser primária (doença de Raynaud) manifestando-se por pelo menos dois anos, sem uma causa identificável e que pode desaparecer em até um terço dos casos. A forma secundária se deve a alguma doença de base destacando-se lúpus eritematoso sistêmico (LES), doença mista do tecido conjuntivo, dermatomiosite e esclerodermia.

Tratamento

O tratamento da forma primária é principalmente não farmacológico. Evitar exposição ao frio, minimizar estresse emocional, manter-se aquecido (inclusive com uso de luvas), procurar abreviar episódios da doença (colocar as mãos em água morna ou entre as axilas), evitar mudanças bruscas de temperatura, evitar tabagismo e uso de drogas simpatomiméticas (anfetaminas, descongestionantes nasais).

Tratamento medicamentoso

- Bloqueadores de canal de cálcio (BCC): nifedipina 30 a 180 mg/dia; amlodipina 5 a 20 mg/dia, são o tratamento inicial de escolha.
- Losartana 50 mg/dia, se intolerância aos BCC ou associado em casos refratários.
- Ácido acetilsalicílico 100 mg/dia, pode ser associado ao BCC ou ao losartana.
- Sildenafil 50 a 100 mg, 2 a 3×/dia, casos graves refratários.
- Bosentana ou Iloprost (EV ou VO), casos graves refratários.

Em casos de isquemia grave deve-se manter o membro aquecido, debridar as lesões fazendo uso de antibiótico, se indicado. Uso de terapia dupla pode ser necessário. Está indicado anticoagulação com heparina de baixo peso por 24 a 72 horas, além de ácido acetilsalicílico. Simpatectomia fica reservada para casos críticos que não responderam ao tratamento medicamentoso. Considerar amputação em casos refratários.

Síndrome do anticorpo antifosfolipídeo (SAAF)

Conceitos

Doença autoimune caracterizada pela combinação de trombose arterial e/ou venosa, perda fetal recorrente e títulos de anticorpos antifosfolípides persistentemente elevados. Pode ser primária ou secundária, associada a LES, síndrome de Sjögren, artrite reumatoide, esclerodermia, dermatomiosite.

Epidemiologia

Em menos de 1% dos casos de SAAF, pode ocorrer trombose disseminada com dano visceral, denominada SAAF catastrófica.

Diagnóstico

Deve preencher os seguintes critérios: envolvimento de três ou mais órgãos, sistemas ou tecidos; manifestações ocorrem simultaneamente ou em menos de uma semana; confirmação histopatológica de oclusão de vasos em pelo um órgão ou tecido; presença de anticorpos antifosfolípides (anticoagulante lúpico, anticorpo anticardiolipina IgM e IgG).

Tratamento

O tratamento consiste em identificar e tratar um fator desencadeante (por exemplo, infecção), além de:

- Pulsoterapia com metilprednisolona 1 g, por 3 dias, seguido de 1 a 2 mg/kg de prednisona.
- Anticoagulação com heparina.
- Plasmaferese com ou sem imunoglobulina (400 mg/kg/dia, por cinco dias) se evidência de microangiopatia (anemia hemolítica microangiopática, trombocitopenia).
- Em casos dramáticos, há relatos de uso de rituximabe ou eculizumabe (anticorpo monoclonal contra o fator C5 do complemento).
- Quando associado a LES pulso com ciclofosfamida.

Eritema nodoso (EN)

Conceitos

Caracteriza-se por nódulos subcutâneos eritematosos, quentes, dolorosos, de 1 a 10 cm, localizados especialmente na região pré-tibial de forma simétrica. As lesões são mais palpáveis que visualizadas, podendo acometer coxas, tronco e membros superiores. Resolvem-se geralmente sem deixar cicatrizes em duas a oito semanas.

Epidemiologia

Acomete de três a seis vezes mais mulheres, entre 20 e 40 anos, com incidência anual de 1 a 5 casos/100 mil pessoas. Infecções estreptocócicas são responsáveis por 44% dos casos em adultos e 48% em crianças. É idiopática em 33% a 60% dos casos. A maioria dos diagnósticos diferenciais se concentra em dois grupos:

- **EN associado à adenopatia hilar:** sarcoidose, tuberculose, blastomicose, coccidioidomicose, histoplasmose, linfoma de Hodgkin, clamidioses.
- **EN associado a queixas gastrintestinais:** doença inflamatória intestinal, doença de Behçet, gastrenterites (*Salmonella*, *Campylobacter*, *Shigella*, *Yersinia*), pancreatite, doença de Whipple.

Pode-se ainda citar gravidez, uso de anticoncepcionais, sulfas, inibidores de bomba de prótons, hanseníase e lúpus.

Quadro clínico e diagnóstico

Febre, fadiga, astenia, perda de peso, tosse, artrite, artralgia, cefaleia, dor abdominal, vômitos e diarreia podem acompanhar o *rash*.

Diagnóstico

É clínico, mas exames gerais devem ser solicitados em busca de uma causa provável. Envolve hemograma, PCR, VHS, enzimas hepáticas, bilirrubinas, albumina, creatinina, ureia, ASLO, PPD, radiografia de tórax. Biópsia da lesão é requerida em casos atípicos (ausência de lesões em pernas, persistência após seis a oito semanas, ulceração) ou em áreas endêmicas para tuberculose.

Tratamento

- O tratamento da causa de base resolve o EN associado.
- Alívio sintomático envolve elevação das pernas, repouso, uso de anti-inflamatórios não esteroidais (AINES). Se o EN for prolongado ou recorrente pode-se associar iodeto de potássio 400 a 900 mg/dia (300 mg 3×/dia), colchicina 0,6 a 2 mg/dia, talidomida 100 a 300 mg/dia, até a melhora das lesões, mantendo 50 mg a cada 2 a -4 semanas, hidroxicloroquina 200 mg, 2×/dia.
- Antibioticoterapia é indicada se houver queixas (faringite sintomática) e corticosteroide usualmente não é necessário.

Vasculites

Conceitos

Doenças caracterizadas por inflamação e necrose da parede dos vasos com perda de integridade, levando a sangramento e/ou oclusão do lúmen com isquemia tecidual. Podem ser primárias ou secundárias a outras doenças.

Classificação

Classicamente, são categorizadas pelo tamanho predominante de vasos mais afetados: grandes vasos (arterite de Takayasu, arterite de células gigantes), médios vasos (poliarterite nodosa, doença de Kawasaki, vasculite primária do sistema nervoso central) e pequenos vasos (síndrome de Churg-Strauss [SCS], granulomatose com poliangeíte [GPA], Wegener), poliangeíte microscópica (PAM), crioglobulinemia, púrpura de Henoch-Schonlein, vasculites nas doenças reumáticas, vasculite de hipersensibilidade, vasculite por infecções virais).

Quadro clínico

A presença de vasculite deve ser considerada em pacientes com sintomas sistêmicos, associado à disfunção orgânica, por vezes, múltipla. Queixas e sinais comuns incluem fadiga, fraqueza, febre, artralgias, dor abdominal, hipertensão, insuficiência renal aguda (IRA) e disfunção neurológica. Entretanto, a presença de mononeurite múltipla (polineuropatia assimétrica), púrpura palpável e envolvimento de pulmão-rim (hemoptise associado à glomerulonefrite) são altamente sugestivos.

Diagnóstico

História e exame físico detalhados são imprescindíveis para o diagnóstico. Exames laboratoriais incluem hemograma, função renal e hepática, enzimas musculares, VHS, PCR, urina I, FAN, ANCA, complemento, sorologias para hepatites e HIV, radiografia de tórax e eletrocardiograma (ECG). Outros testes incluem liquor, tomografia (TC) ou ressonância nuclear magnética (RNM) de crânio, arteriografia, hemocultura e biópsias.

Vasculites no pronto-socorro – conceitos relevantes

- **Arterite células gigantes:** acomete idosos manifesta-se por febre, fadiga, perda de peso, cefaleia (classicamente na região temporal), claudicação de mandíbula, amaurose fulgaz, polimialgia reumática (dor e rigidez matinal na cintura escapular e pélvica, pescoço e dorso). Critérios diagnósticos: idade superior a 50 anos, cefaleia recente, dor e pulso em região da artéria temporal, VSH > 50 mm/h, biópsia revelando arterite necrotizante com predomínio de mononucleares ou granuloma com célula multinucleada gigante. A presença de três critérios tem sensibilidade de 94% e especificidade de 91%.

- **Arterite de Takayasu:** afeta a aorta e seus ramos primários, especialmente mulheres jovens de origem asiática. Sintomas neurológicos podem ocorrer pela síndrome de roubo da subclávia ou por acometimento das carótidas e artérias vertebrais; dor abdominal, diarreia e hemorragia digestiva por isquemia mesentérica; angina por acometimento de óstio de coronária e regurgitação aórtica por dilatação da aorta ascendente. Critérios diagnósticos: idade ≤ 40 anos, claudicação de extremidades, diminuição de pulso em uma ou ambas as artérias braquiais, diferença de pelo menos 10 mmHg na pressão sistólica entre os braços, sopro sobre as artérias subclávias (unilateral ou ambas) ou aorta abdominal; alterações na arteriografia: estenoses ou oclusões da aorta, de seus ramos primários ou de artérias proximais dos membros inferiores ou superiores, cuja causa não seja aterosclerose ou displasia fibromuscular. A presença de três critérios tem sensibilidade de 90,5% e especificidade de 97,8%.

- **Poliarterite nodosa:** pode acometer todos os órgãos (testículos, mamas, útero) poupando classicamente os pulmões. Relação com hepatite B (em 30% dos casos há sorologia positiva), hepatite C e leucemia de células pilosas. Não associado ao ANCA. Critérios diagnósticos: perda de peso > 4 kg sem outra causa aparente; livedo reticular; dor ou sensibilidade testicular; mialgias (com exceção da cintura escapular e pélvica), fraqueza; mono ou polineuropatia; PAD > 90 mmHg de início recente; IRA; sorologia positiva para hepatite B; arteriografia revelando aneurismas e/ou trombose de artérias viscerais, excluindo-se causas não inflamatórias; biópsia de pequenas e médias artérias contendo PNM. A presença de três critérios tem sensibilidade de 82% e especificidade de 87%.

- **Vasculites associado ao ANCA:** SCS, GPA, PAM e vasculite limitada ao rim.
    - **SCS:** evolução clínica em três fases muitas vezes não distinguíveis: fase de pródomos com atopia, rinite alérgica e asma; fase eosinofíli-

ca com eosinofilia periférica e infiltração de vários órgãos especialmente pulmão e TGI; e fase vasculítica. Associação com ANCAp. Critérios diagnósticos: asma (presente em 95% dos casos); eosinofilia > 10%; mononeurite múltipla ou polineuropatia; opacidades pulmonares transitórias ou migratórias; anormalidade seios paranasais; biópsia com um vaso sanguíneo mostrando acúmulo de eosinófilos extravasculares. A presença de quatro critérios tem sensibilidade de 85% e especificidade de 99,7%.

- **GPA e PAM:** acometem vias aéreas superiores e inferiores apresentando-se com sinusite, rinorreia purulenta, úlceras mucosas, crostas nasais, epistaxe, obstrução nasal, nariz em sela, otalgia, otite média, rouquidão, tosse, dispneia, estridor, sibilância, hemoptise, dor pleurítica. Pode ocorrer estenose traqueal subglótica, consolidação pulmonar, derrame pleural. LRA apresenta-se com hematúria, hematúria, cilindros e proteinúria. Perda de função progressiva pode ser decorrente de glomerulonefrite rapidamente progressiva pauci-imune. Outras manifestações incluem mononeurite múltipla e lesões oculares com pseudotumor orbitário, esclerite, ceratite e uveíte anterior.
- **Vasculite primária do sistema nervoso central:** doença rara, de causa desconhecida, que pode acometer pequenos e médios vasos do cérebro ou da medula espinhal sem acometimento em outros órgãos. Histopatológico revela células de Langerhans, vasculite necrotizante e vasculite linfocítica. Acomete mais homens, em qualquer idade com média 42 anos. Deve ser suspeitada quando isquemia cerebral, muitas vezes recorrentes, ocorre em jovens sem fator de risco identificável, além de meningite crônica, sintomas focais recorrentes, disfunção neurológica difusa e de medula espinhal. Sintomas neurológicos incluem ainda cefaleia, convulsões, *déficit* de cognição. Diagnóstico proposto por angiografia, RNM e biópsia.
- **Vasculite de hipersensibilidade:** também conhecida como vasculite leucocitoclástica, pode ser idiopática, diretamente causada por uma droga ou secundária a outras doenças, como infecções. A maioria dos sintomas inicia-se após 7 a 10 dias da exposição ao antígeno e inclui púrpura palpável, petéquias, *rash* maculopapular, febre, urticária, artralgia, adenomegalia, baixos níveis de complemento e elevação VSH. Lesão visceral é incomum. Critérios diagnósticos: idade > 16 anos; uso de droga temporalmente relacionada aos sintomas; púrpura palpável;

rash maculopapular; biópsia da pele mostrando neutrófilos em torno de arteríola ou vênula. A presença de três critérios ou mais tem sensibilidade de 71% e especificidade de 84%. Tratamento inclui suspensão do uso da droga, podendo ser associado AINES e corticosteroides. Se há uma doença de base deflagadora, o tratamento é direcionado a esta.

- **Púrpura de Henoch-Schönlein:** caracteriza-se pela tétrade clássica de púrpura palpável sem plaquetopenia, artralgia/artrite, dor abdominal e doença renal. Critérios diagnósticos: púrpura palpável; início das queixas com idade inferior a 20 anos; dor abdominal; biópsia mostrando granulócitos na parede das pequenas arteríolas e/ou vênulas. Dois ou mais critérios tem sensibilidade especificidade de aproximadamente 90%. Diferencia-se da vasculite de hipersensibilidade pela presença de depósito de IgA na biópsia de pele e rins, queixas urinária e abdominais e ausência do uso prévio de medicação.
- **Crioglobulinemia essencial:** ocorre pela deposição de imunocomplexos formados por crioaglutininas. Manifesta-se classicamente por púrpura palpável, artralgia, fraqueza (tríade de Meltzer), doença renal (classicamente glomerulonefrite membranoproliferativa) e neuropatia periférica. O diagnóstico é tipicamente feito pela história clínica com forte associação com hepatite C, presença de púrpura, baixos níveis de complemento (principalmente C4), crioglobulinas circulantes e biópsia mostrando inflamação em pequenos vasos com imunodepósitos na parede vascular.

Síndromes pulmão-rim

Conceitos

Combinação entre hemorragia alveolar difusa e glomerulonefrite.

Etiologias: vasculites ANCA associadas, vasculites não associadas ao ANCA (Henoch-Schönlein, doença de Behçet e crioglobulinemia), síndrome de Goodpasture, colagenoses (especialmente LES) e drogas (propiltiouracil, metimazol, hidralazina, alopurinol, d-penicilamina, sulfassalazina, fenitoína), microangiopatias trombóticas (PTT, SAAF). Infecção (Leptospirose, hantavirose).

Quadro clínico

Hemoptise é a manifestação clínica mais comum podendo se manifestar apenas com escarro hemoptoico; ausente em 30% a 35%. Associação com dispneia, tosse e febre; 50% evoluem para IRpA. Manifestação renal mais comum é hematúria e proteinúria. Observar manifestações sistêmicas que possam ser comuns a vasculites, colagenoses e que possam guiar o diagnóstico.

Diagnóstico

- Exames gerais, incluindo sorologias para agentes infecciosos, coombs direto, hematoscopia periférica e culturas; pesquisa de FAN, anti-DNA, anticardiolipinas, ANCA, anticorpo antimembrana basal, complemento.
- TC e radiografia de tórax (esta pode ser normal em torno de 20% dos casos): achados comuns incluem infiltrado alveolar coalescente ou consolidações com broncograma aéreo, além de infiltrado em vidro fosco. As imagens podem mudar de lugar, extensão e densidade em intervalos curtos. Distribuição principalmente peri-hilar ou nos campos pulmonares médios e inferiores. Melhora radiológica em três a quatro dias após cessação da hemorragia.
- Se as condições clínicas do paciente permitirem, broncoscopia pode ser empregada para avaliação da hemorragia, excluir infecção pulmonar e lesão de via aérea.
- Biópsia pulmonar ou renal

Tratamento

Estabilização clínica com reposição volêmica, suplementação de O_2, incluindo intubação orotraqueal para proteção de vias aéreas. Fazer antibioticoterapia de amplo espectro até que infecção seja excluída.

Pulsoterapia com metilprednisolona, por 3 dias, seguido de prednisona 1 mg/kg/dia, associada a drogas imunossupressoras, como ciclofosfamida em pulso 0,5-1 g/m².

Plasmaferese tem indicação precisa na síndrome de Goodpasture e PTT, podendo ser usada nas doenças inflamatórias, assim como imunoglobulina endovenosa.

Glomerulonefrite rapidamente progressiva

Conceitos

Síndrome manifestada por doença glomerular com perda de função renal progressiva em curto período (pode ser em dias). Histologicamente, caracterizada por formação de crescentes, que podem evoluir para fibrose e rim terminal.

Quadro clínico

Semelhantes aos de uma síndrome nefrítica com hematúria, oligúria e edema. LRA está presente na maioria dos casos. Demais achados dependem da doença de base.

Classificação e diagnóstico

- **Tipo 1:** associado ao anticorpo antimembrana basal glomerular (anti--MBG) ocorrendo na síndrome de Goodpasture e GN anti-MBG idiopática. IFI: padrão linear.
- **Tipo 2:** associada à formação de imunocomplexos ocorrendo em infecções, LES, crioglobulinemia, Henoch-Schönlein. IFI: padrão granular.
- **Tipo 3:** Pauci-imune, em que há glomerulonefrite necrotizante com ausência ou poucos imunodepósitos pela IFI ou microscopia eletrônica, típico de vasculites. IFI: pauci imune.

Tratamento

Empírico com pulsoterapia de metilprednisolona, ciclofosfamida e plasmaferese (especialmente se suspeita de Goodpasture).

Urgências neuropsiquiátricas relacionadas ao LES

- **Psicose:** ocorre em 5% dos lúpicos, geralmente nos primeiros cinco anos de doença. Pode ser causada pela terapia com corticosteroide (principalmente com alucinações auditivas) ou pela própria doença (alucinações visuais e táteis) com presença de anticorpos anti-P e antineuronal.
  - **Tratamento:** prednisona 1 a 2 mg/kg/dia, associado a drogas antipsicóticas, como haloperidol. Se pouca resposta: pulso de ciclofosfamida ou plasmaferese.
- **Acidente vascular encefálico (AVE):** ocorre em 19% dos pacientes, nos primeiros cinco anos da doença, com recorrências comuns e forte associação com anticorpos anticardiolipina. LES é fator de risco para todos os tipos de AVE, com exceção de HSA e para AVE graves (NIH > 6).
  - **Diagnóstico:** TC/RNM crânio; coagulograma; dosagem de anticorpo anticardiolipina IgM e IgG e anticoagulante lúpico; ecocardiogrma e Doppler de carótidas.

- **Tratamento:** idêntico ao tratamento para os não lúpicos. Se vigência de exacerbação da doença, utilizar corticosteroides (pulsoterapia com metilprednisolona) e dependendo da gravidade ciclofosfamida. Se associação com anticorpos antifosfolípides, iniciar anticoagulação com varfarina (RNI 2-3).
- **Convulsão:** pode ocorrer em 10% a 20% dos lúpicos, especialmente na fase inicial da doença, e podem ser generalizadas ou parciais (complexas ou parciais). Pode refletir um episódio de inflamação aguda ou uma lesão cerebral prévia. Causas secundárias: distúrbios metabólicos (por exemplo, uremia), hipertensão, infecção, tumores, AVE, vasculopatia, toxicidade por droga. Maior associação com presença de anti-P, anti-Sm e anticardiolipina. Menor risco com anti-La e uso de antimaláricos.
  - **Diagnóstico:** exames gerais incluindo complemento e anti-P, TC ou RNM de crânio, LCR, eletroencefalograma (EEG).
  - **Tratamento:** o uso de anticonvulsivante não difere do uso geral. Pode não ser necessário em crises infrequentes ou única. Indicação: duas ou mais crises em 24h, lesão cerebral grave, *déficit* neurológico focal, lesão ao exame de imagem relacionada à convulsão, crise parcial e alteração de EEG. Associar corticosteroide se evidência de inflamação ativa.
- **Mielite transversa:** quadro súbito de paresia de membros inferiores (MMII) e/ou perda sensorial, associado à perda do controle esfincteriano. Pode ser quadro inicial de LES, mas geralmente está associado a outros sinais de doença ativa (por exemplo, neurite óptica). Decorre de isquemia da medula espinhal secundária à vasculite. Pode ser recorrente no primeiro ano de doença, especialmente durante redução das doses de corticosteroide.
  - **Diagnóstico:** RNM (excluir hematomas, tumores, abscesso epidural, fraturas, herniação discal, infecção, oclusão vascular, desmielinização); LCR: é típico hiperproteinorraquia e pleocitose linfocítica moderada.
  - **Tratamento:** imunossupressão com pulso de metilprednisolona, ciclofosfamida e em alguns casos, plasmaferese. Se associação com SAAF, adicionar varfarina.
- **Meningite asséptica:** apresenta características clínicas e laboratoriais de inflamação meníngea com culturas bacterianas negativas. Tem curso autolimitado e não necessita de tratamento específico. Pode ocorrer no LES sem causa aparente, devendo ser lembrado o uso de ibuprofeno, azatioprina e infecções oportunistas.

- **Quadro clínico:** febre, cefaleia, alteração de estado mental, rigidez de nuca, fotofobia.
- **Diagnóstico:** LCR com celularidade < 500/mm³, > 50% de linfócitos, proteína < 80-100mg/dL, glicorraquia normal e Gram ausente.
- **Tratamento:** suporte. Caso haja suspeita de infecção bacteriana iniciar antibiótico até resultado de culturas.

• **Neuropatia periférica:** decorre provavelmente de vasculopatia das pequenas artérias que irrigam os nervos (*nervi vasorum*) e acomete 10% a 15% dos lúpicos.
- **Quadro clínico:** usualmente assimétrico, leve, mais comumente sensorial e pode acometer mais de um nervo (polineuropatia ou mononeurite múltipla). Pode ocorrer quadros semelhantes à Guillain-Barré ou PDIC.
- **Diagnóstico:** eletroneuromiografia, biópsia do nervo.
- **Tratamento:** prednisona 30 a 60 mg/dia com resposta parcial em muitos casos. Se evidência de lesão axonal e vasculite ativa pode se associar ciclofosfamida (1,5 a 2 mg/kg/dia ou pulsos mensais de 600 a 750 mg/m²). Plasmaferese e imunoglobulina intravenosa podem ser usados.

Se há dor ou parestesia grave com teste de condução anormal pode se associar gabapentina 100 mg 3×/dia ou amitriptilina 25 mg/dia ao corticosteroide. Casos refratários: carbamazepina. Se não houver alterações a EMG usar as drogas citadas sem corticosteroide.

Anexo 43.1
Tabela de correspondência entre corticosteroides

	Equivalência de dose	Atividade anti-inflamatória relativa	Atividade mineralocorticosteroide relativa	Tempo de ação em horas
Cortisol	20	1	1	8 a 12
Acetato de cortisona	25	0.8	0.8	8 a 12
Hidrocortisona	20	1	1	8 a 12
Prednisona	5	4	0.8	12 a 36

(Continua)

(Continuação)

	Equivalência de dose	Atividade anti-inflamatória relativa	Atividade mineralocorticosteroide relativa	Tempo de ação em horas
Prednisolona	5	4	0.8	12 a 36
Metilprednisolona	4	5	0.5	12 a 36
Triancinolona	4	5	0	12 a 36
Fludrocortisona	--	10	125	12 a 36
Deflazacort	0,75	30	0	36 a 72

50 mg de prednisona ou prednisolona ou 20 mg de hidrocortisona tem o efeito mineralocorticosteroide de 0,1 mg de fludrocortisona.

Caso clínico

Mulher, 25 anos, queixa de fadiga há dois meses. Refere dispneia há três dias, início súbito, com piora progressiva, atualmente aos pequenos esforços, além de febre, tosse e oligúria. Ao exame PA 170 × 80, FC 102, FR 38, SAT 90%. Exames iniciais do PS revelam Hb 6,9, Cr 7,8, Ur 186, VHS 102, urina I com hematúria dismórfica, proteinúria e alguns cilindros granulosos. TC tórax com consolidações hipodensas centrais peri-hilares. Foi admitida na UTI por rebaixamento do nível de consciência e intubada. Avaliação subsequente para síndrome pulmão-rim revela C3 60 C4 08, anticardiolipina IgG 100, FAN 1/1280, anti-DNA dupla fita 1:80, pANCA, cANCA, crioaglutininas, anticorpo antimembrana basal negativos. Biópsia renal revela glomerulonefrite com formação de crescentes e imunofluorescência com padrão granular.

- **Hipótese:** LES com hemorragia alveolar e nefrite (síndrome pulmão-rim).
- **Conduta:** mantido suporte de vida em UTI e iniciada pulsoterapia com metilprednisolona 1 g, por 3 dias, e ciclofosfamida 0,5 a 1 g/m².

Referências

1. The American College of Reumatology nomenclature and case definitions for neuropsychiatric lúpus syndromes. Artthritis Rheum. 1999; 42(4):599-608.
2. Torpy JM, Lynm C, Glass RM. Vasculitis. J Am Med Assoc. 2007;298:706.

Monoartrites Agudas

Brunna Lopes de Oliveira   O   Ana Rita Brito Medeiros da Fonsêca

Introdução e definições

- Monoartrite aguda é o acometimento da articulação que associa dor, presença de sinais flogísticos e derrame articular. Considera-se aguda toda artrite que teve início há menos de seis semanas.
- Trata-se de uma potencial emergência médica e por isso deve ser investigada e tratada prontamente.
- Inicialmente toda artrite deve ser considerada infecciosa.

Etiologia

Tabela 44.1 Principais etiologias de monoartrites agudas.

Comuns	Induzida por cristais • Urato monossódico, pirofosfato de cálcio, apatita, oxalato de cálcio
	Infecciosa • Bactéria, fungo, micobactéria, vírus, doença de Lyme
	Trauma
	Osteoartrite
	Osteomielite
	Desgaste articular
	Prótese articular

(Continua)

(Continuação)

Menos comuns	Neoplasias ósseas malignas
	Artrite associada à doença inflamatória intestinal
	Hemoglobinopatias
	Artrite reumatoide Juvenil
	Artrite psoriática
	Artrite reumatoide
	Artrite reativa
	Sarcoidose
Raras	Amiloidose
	Doença de Behçet
	Febre familiar do Mediterrâneo
	Sinovite por corpo estranho
	Osteoartropatia hipertrófica pulmonar
	Hidrartrose intermitente
	Sinovite vilonodular pigmentada
	Doença de Still
	Vasculites
	Metástase sinovial

Diagnóstico

Diagnóstico baseado na história clínica, exame físico e na análise do líquido sinovial.

Pistas diagnósticas em pacientes com dor articular:

Tabela 44.2 Relação entre quadro clínico e diagnósticos de artrite no pronto-socorro.

Pistas da história ou exame físico	Diagnóstico a ser considerado
Início súbito da dor em segundos ou minutos	Fratura, desarranjo interno, trauma
Dor com início há horas ou 1 a 2 dias	Infecção, artrite induzida por cristais, outra condição inflamatória articular
Início insidioso há dias ou semanas	Infecção indolente, osteoartrite, doença infiltrativa, tumor
Uso de drogas injetáveis, imunossupressão	Artrite séptica
Episódio prévio de acometimento de qualquer articulação com resolução espontânea	Artrite induzida por cristais, outra condição articular inflamatória
Corticoterapia recente prolongada	Infecção, necrose avascular
Coagulopatia, uso de anticoagulantes	Hemartrose
Uretrite, conjuntivite, diarreia e rash	Artrite reativa
Placas psoriáticas ou alterações ungueais, como pittings	Artrite psoriática
Uso de diuréticos, presença de tofos, história de cálculo renal ou abuso de álcool	Gota
Inflamação ocular, lombalgia	Espondilite anquilosante
Adulto jovem, poliartrite migratória, tenossinovite nas mãos e nos pés, dermatite	Artrite gonocócica
Adenopatia hilar, eritema nodoso	Sarcoidose

Artrocentese

- Procedimento no qual é atingido o espaço intra-articular com a finalidade de obter-se amostra do líquido sinovial.
- Está indicado tanto para diagnóstico quanto para alívio, bem como para drenagem articular nos casos de artrite séptica e hemartrose.
- Existem contraindicações relativas ao procedimento, como distúrbios de coagulação e infecção nos tecidos periarticulares.
- As principais complicações que se relacionam ao procedimento são infecção e sangramento.

Diagnóstico diferencial

Tabela 44.3 Diagnóstico diferencial das monoartrites no pronto-socorro.

Diagnóstico possível	Causa	História e exame físico	Análise do líquido sinovial	Armadilhas
Artrite infecciosa	Bactéria Micobactéria Fungo Espiroquetas (doença de Lyme) Vírus (HIV, hepatite B)	Forte dor articular e sensibilidade local Calor e edema importante Eritema Bloqueio articular Incapacidade de sustentar o peso do próprio corpo	Opaco Leucócitos aumentados (geralmente $\geq 100 \times 10^9$/L) PMNs $\geq 85\%$ Cultura positiva	A resposta inflamatória pode ser pouco expressiva nos pacientes imunocomprometidos A cultura pode ser negativa caso o paciente tenha feito uso recente de ATB
Artrite induzida por cristais	Cristais de urato monossódico (gota) Cristais de pirofosfato de cálcio diidratado (pseudogota) Cristais de apatita Cristais de oxalato de cálcio	Forte dor articular e sensibilidade local Calor e edema importante Eritema Bloqueio articular Incapacidade de tolerar qualquer pressão na articulação	Translucido Contagem de leucócitos entre $1\text{-}75 \times 10^9$/L Geralmente PMN $\geq 50\%$ Cultura negativa Presença de cristais	O paciente pode apresentar artrite infecciosa concomitante positivando a cultura
Artrite traumática	Fratura Hemartrose Desarranjo interno	Sensibilidade articular à movimentação Aumento da temperatura local e edema discreto Ausência de eritema Dor que piora com a movimentação História de trauma que coincide com o início da dor	Líquido transparente ou hemorrágico Contagem de leucócitos $\leq 1 \times 10^9$/L	História de trauma pode não estar presente em pacientes com osteoporose

Quando indicar avaliação por imagem?

Tabela 44.4 Exames de imagem em monoartrites no pronto-socorro.

Diagnóstico	Radiografia simples	TC ou RM	Cintilografia
Artrite infecciosa	Necessária	Útil na suspeita de osteomielite	Útil na suspeita de osteomielite
Pseudogota	Não necessária, porém útil	Não indicada	Não indicada
Gota	Não necessária, porém útil na gota tofácea crônica	Não indicada	Não indicada
Fraturas	Necessária	TC é útil pra avaliar a extensão da fratura	Geralmente não necessária
Osteonecrose	Útil apenas na fase avançada	RM é o método de escolha	Pode ser útil
Osteoartrite	Útil	Não indicada	Não indicada
Lesão ligamentar ou de menisco	Necessária para descartar outros traumas	RM é o método de escolha	Não indicada

Tratamento

- Dependente da etiologia.
- Antibioticoterapia empírica depende da idade do paciente de suas comorbidades e também dos fatores de risco aos quais ele está exposto.

Tabela 44.5 Tratamento das monoartrites no pronto-socorro.

	Primeira escolha	Alternativas
Neisseria Gonomneae	Ceftriaxone (cepas resistentes à penicilina)	Ciprofioxacino/Espectinomicina
Staphylococcus aereus	Oxacilina	Cindamicina, Cefazolina Vancomicina
Staphylococcus aureus resistente à meticilina	Vancomicina	
Streptococcus pyogenes ou S. Pneumoniae	Penicilina cristalina	Clindamicina, Cefazolina vancomicina

(Continua)

Tabela 44.5 Tratamento das monoartrites no pronto-socorro. *(Continuação)*

	Primeira escolha	Alternativas
Enterococcus	Ampicilina + Gentamicina	Vancomicina + Aminoglicosídeo
Haemophilus influenzae	Ampicilina	Ceftriaxone, Cefotaxima, Cefuroxima, Cloranfemicol
Enterobacteriaceae	Cefalosporina (3ª geração)	Imipenem, Aztreonam
Pseudomonas	Aminoglicosídeo + Carbenicilina	Aminoglicosídeo + Ceftazidima, Imipenem, Aztreonam

Tratamento da artrite gotosa aguda: repouso e controle da inflamação articular.

1. AINE: naproxeno 500 mg, a cada 12 horas, por 3 dias, depois 500 mg, a cada 24 horas, por 4 a 7 dias.
2. Corticoterapia: prednisona 30 a 60 mg/dia, por 3 dias, pode-se diminuir a dose para 10 a 15 mg/dia, por 3 a 7 dias.
3. Colchicina 0,5 mg, a cada hora até os sintomas cessarem ou os efeitos adversos tornarem-se limitantes, após a cada 6 ou 8 horas.
4. Alopurinol e drogas uricossúricas não são utilizados na fase aguda.

Medidas adjuvantes

Imobilização	A imobilização deve ser de curta duração (repouso articular na fase aguda). Após o segundo dia podem-se iniciar exercícios passivos. No caso de comprometimento de articulação de carga, a deambulação é feita gradual e espontaneamente pelo paciente, de acordo com a melhora progressiva do quadro clínico
Fisioterapia e analgésicos	É fundamental na manutenção da amplitude dos movimentos articulares e na tentativa de se evitar atrofias musculares. Os exercícios ativos devem ser iniciados quando não houver mais dor, sempre com o auxílio da analgesia

Caso clínico

Paciente sexo masculino, branco, 55 anos, hipertenso e obeso deu entrada no pronto-socorro queixando-se de dor na articulação metatarsofalangeana esquerda há um dia, a dor contínua de forte intensidade iniciada de forma súbita associada a edema, calor e rubor. Refere dois episódios anteriores na mesma articulação do pé direito que melhorou espontaneamente em cinco dias, porém neste episódio a dor está mais forte. Relata libação alcoólica e proteica há três dias.

HD: artrite gotosa em crise aguda.

1. Repouso da articulação.
2. Naproxeno 500 mg, VO, 12/12h.
3. Colchicina pode ser empregada 0,5 mg, 8/8h.
4. Encaminhar para tratamento da gota.

Referências

1. Chachá RCV, et al. Monoartrite e Poliartrite Aguda. Simpósio: Urgências e Emergências Imunológicas. Ribeirão Preto, 2003.
2. Cibere J. Rheumatology: 4. Acute monoarthritis. CMAJ. 2000;162(11):1577-83.
3. Siva C, Velazquez C, Mody A, Brasington R. Diagnosing acute monoarthritis in adults: a practical approach for the family physician. Am Fam Physician. 2003;68(1):83-90.
4. Till SH, Snaith ML. Assessment, investigation, and management of acute monoarthritis. J Accid Emerg Med. 1999;16(5):355-61.
5. Souto LB, et al. Diagnóstico diferencial das monoartrites. Temas de reumatologia clínica. 2007;8(3):71-5.

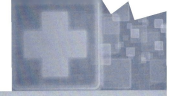

Lombalgia no Pronto-Socorro

Debora Moroto ○ Ana Rita Brito Medeiros da Fonsêca

Introdução e conceitos
- Lombalgia é uma afecção extremamente comum, sendo a segunda principal causa de consultas médicas gerais, perdendo apenas para o resfriado comum.
- Pode ser aguda (duração menor do que três semanas), subaguda ou crônica (duração maior do que três meses).
- Entre 65% e 80% da população mundial desenvolve dor na coluna em alguma etapa de suas vidas, na maioria dos casos, há resolução espontânea. Mais de 50% dos pacientes melhora após uma semana, 90% após oito semanas e apenas 5% continuam apresentando os sintomas por mais de seis meses ou apresentam alguma incapacidade.

Etiologia
- Fatores que aumentam o risco de se desenvolver lombalgia: tabagismo, obesidade, idade avançada, gênero feminino, sedentarismo, trabalho fisicamente extenuante ou psicologicamente estressante, além de depressão e ansiedade.
- São várias as causas de lombalgia. No entanto, mais de 85% das pessoas têm dor lombar não causada por uma doença específica ou por alteração na coluna.
- A maioria das dores lombares é causada pelo "mau uso" ou "uso excessivo" das estruturas da coluna: esforços repetitivos, excesso de peso, peque-

nos traumas, condicionamento físico inadequado, erro postural, posição não ergonômica no trabalho e osteoartrose da coluna.
- Raramente, a dor é causada por afecções potencialmente sérias, tais como espondilite anquilosante, infecções, tumores ou fraturas.

Tabela 45.1 Principais diagnósticos diferenciais em lombalgias no pronto-socorro.

Causa de lombalgia	Características
Degeneração do disco intervertebral	É uma das principais causas de lombalgia. Com a idade, ocorre desgaste do disco intervertebral (perde altura e formam-se abaulamentos, protrusões e hérnias discais, que podem causar sintomas ou não)
Hérnia de disco	Muito desgaste nos discos da coluna vertebral pode levar à hérnia de disco, em que o revestimento externo é enfraquecido ou rasgado e ocorre extrusão dos tecidos internos. Pode causar sintomas ou não
Osteófitos	Surgem devido à degeneração do disco intervertebral que leva à instabilidade do segmento da coluna, que por sua vez gera micromovimentação anormal. Na tentativa de estabilização, ocorre a formação óssea nas bordas articulares
Degeneração das facetas articulares	Afecção que leva à artrite nas articulações que ligam as vértebras entre si, podendo levar a osteófitos ao redor da articulação, que gera dor lombar. Também é comum com o envelhecimento e muitas vezes não gera sintomas
Espondilolistese	Condição na qual uma das vértebras da coluna lombar desliza para a frente em relação à outra. É normalmente causada por estresse sobre as articulações da região lombar e pode estar associada com artropatia da faceta articular. Muitas vezes é um achado assintomático
Estenose do canal	Estreitamento do canal vertebral por artrose, degeneração discal, hérnia de disco, o que pode gerar compressão de nervos. Mais comum em idosos. Pode ser assintomático
Síndrome da cauda equina	É decorrente de hérnia discal lombar volumosa

Quadro clínico

Pode manifestar-se pelas seguintes síndromes:

- **Radiculopatia:** ocorre devido à compressão dos gânglios nervosos que saem da coluna vertebral. Causam dor irradiada, dormência, formigamento ou fraqueza muscular nas áreas específicas relacionadas com a raiz do nervo afetado.

- **Dor ciática:** dor que ocorre quando uma das cinco raízes nervosas da coluna vertebral, que são ramos do nervo ciático, está irritada, causando uma forte dor ou queimação que se estende abaixo da parte posterior ou lateral da coxa, geralmente até o pé ou tornozelo.
- **Claudicação neurogênica:** é um tipo de dor que irradia para glúteo, coxas e pernas. O paciente pode mancar ou apresentar fraqueza nas pernas. A dor geralmente piora com a extensão da coluna e melhora com a sua flexão.

Tabela 45.2 Principais alterações clínicas e etiologias das lombalgias.

Etiologia	Quadro clínico
Degeneração do disco intervertebral	▪ Dor mais intensa à flexão e à rotação do tronco ou quando se permanece na posição sentada por período prolongado. Também pode haver irradiação da dor sem distribuição radicular, geralmente para glúteo ou face anterior da coxa. ▪ Ao exame: redução da amplitude do movimento lombar à flexão, contratura muscular, exame neurológico normal.
Hérnia de disco	▪ Dor radicular irradiada para um dermátomo específico na perna (ciática). Pode estar associada a *déficit* neurológico sensitivo ou motor da raiz nervosa envolvida (testar dermátomos de L1 a S1). ▪ Teste de sensibilidade tátil: os níveis mais frequentemente afetados são L4 (testada na face medial do tornozelo), L5 (no dorso do pé – principalmente 1º e 2º dedos) e S1 (na face lateral da planta do pé). ▪ Teste de força motora: a força deve ser avaliada e graduada entre 0 e 5 nos miótomos de L1 a S1. L1 e L2 são avaliados pela flexão do quadril, L3 pela extensão do joelho, L4 pela dorsiflexão do pé (tibial anterior), L5 pelos extensores dos dedos (sobretudo hálux) e S1 pela flexão plantar do pé. ▪ Reflexos tendíneos: patelar (relacionado à L4) e aquileu (S1). ▪ Sinal de Lasègue: detecção de radiculopatia ciática, com acometimento das raízes L4, L5 e S1. O teste é considerado positivo quando há dor radicular com elevação entre 15° e 70°. ▪ Espasmo da musculatura paravertebral lombar, com dor desencadeada por palpação ou percussão dessa massa muscular.
Osteófito	▪ Dor próxima ao local de formação do osteófito. Pode ou não apresentar sinais neurológicos, dependendo do local onde surge.

(Continua)

Tabela 45.2 Principais alterações clínicas e etiologias das lombalgias. *(Continuação)*

Etiologia	Quadro clínico
Degeneração das facetas articulares	▪ Lombalgia com ritmo inflamatório, com intensificação ao repouso e melhora durante o movimento. Caracteristicamente, a dor se intensifica à hiperextensão e à rotação ▪ Ao exame: redução da amplitude do movimento lombar, sobretudo à extensão lombar
Espondilolistese	▪ Dor lombar, ciática, claudicação e perda de força
Estenose do canal	▪ Lombalgia de padrão mecânico ▪ Claudicação neurogênica: dor, parestesia ou fraqueza nos membros inferiores desencadeada ao caminhar ou ao permanecer em ortostatismo por período prolongado. Caracteristicamente os sintomas regridem quando o paciente se senta ou adota posição de flexão do tronco, o que amplia o canal vertebral e reduz a compressão sobre a cauda equina ▪ Radiculopatia com dor ciática desencadeada ao deambular ou permanecer em ortostatismo ▪ Incontinência urinária e fecal em estenoses tardias ▪ Ao exame: geralmente normal (a compressão dos elementos neurais ocorre após deambulação ou longos períodos em ortostatismos)
Síndrome da cauda equina	▪ Dor incapacitante em região lombar ou em membros inferiores, parestesia em glúteos, períneo ou dorso de coxas e pernas, *déficit* motor nos membros inferiores ou alteração de esfíncter vesical ou intestinal. É considerada urgência

Exames complementares

- O diagnóstico das lombalgias é clínico
- Não se devem solicitar rotineiramente exames de imagem para pacientes com lombalgia inespecífica – esses exames devem ser reservados para pacientes com *déficits* neurológicos progressivos ou com condições clínicas suspeitas na história e/ou no exame físico.
- Muitas vezes, são visualizados nos exames achados que não são compatíveis com o quadro clínico. Outras vezes, são encontrados achados radiográficos que não causam sintomas.
- Os exames de imagem devem ser solicitados apenas em casos em que se observam sinais de alerta, tais como:
  1. Paciente com 50 anos ou mais com dor nova nas costas.
  2. Dor que não tem fator de melhora (mesmo à noite ou ao repouso).

3. Perda de força em membros ou disfunção vesical/intestinal/sexual.
4. Lombalgia acompanhada de febre ou perda de peso.
5. Antecedente pessoal de câncer.
6. Osteoporose.
7. História recente de trauma (principalmente em pacientes com 50 anos ou mais).
8. Ausência de melhora da dor em aproximadamente quatro semanas.

Tabela 45.3 Principais exames de imagem na investigação de lombalgias.

Exame de imagem	Características
Radiografia	▪ Deve ser solicitada em duas incidências: anteroposterior e lateral ▪ Tem como objetivo visualizar tumores, processos infecciosos, instabilidade, espondilolistese, espondiloartropatia
Tomografia	▪ Mais sensível para alterações ósseas ▪ Geralmente indicada em casos de contraindicação de RNM
Ressonância nuclear magnética (RNM)	▪ Indicado em casos de *déficits* neurológicos progressivos, alta suspeita de câncer ou infecção ▪ Devem ser considerados em pacientes com lombalgia com mais de 12 semanas de duração ▪ Exame padrão-ouro para visualização de partes moles e para diagnóstico de doenças degenerativas lombares

Tratamento

Não farmacológico

Lombalgia aguda	Lombalgia crônica
▪ Manutenção das atividades diárias (evitar repouso prolongado; se lombalgia importante, repouso por um dia) ▪ Evitar atividades de impacto ▪ Calor local durante a primeira semana	▪ Cessar fatores de risco para lombalgia crônica (tabagismo, obesidade, sedentarismo, posição errática, estresse/depressão/ansiedade) ▪ Fisioterapia/reeducação postural ▪ Acupuntura ▪ Massagem local ▪ Atividade física de baixo impacto

Cintas e coletes não têm evidencia de diminuir ou prevenir dor lombar.

Farmacológico

Quando é necessário o uso de medicação, é mais efetivo o uso regular por três a cinco dias do que o uso da medicação se dor.

Medicações que podem ser usadas:

Tabela 45.4 Tratamento farmacológico das lombalgias no pronto-socorro.

Drogas	Indicação	Efeito-colateral
Analgésicos simples	Exarcebação	
Anti-inflamatório não hormonal (AINH)	Exarcebação	Acometimento gastrintestinal Acometimento renal
Miorrelaxantes	Exarcebação	Sonolência
Opioides	Dor crônica Exarcebação importante	Constipação
Antidepressivos tricíclicos	Dor crônica	Sonolência Tontura Boca seca

Cirúrgico

Apenas 1% a 2% dos casos de lombalgias necessitam de tratamento cirúrgico.

Indicado em caso de: síndrome da cauda equina, tumores, infecções, estenose de canal vertebral importante, compressão de raiz de nervo, falência de tratamento clínico.

Caso clínico

Paciente 32 anos, homem, motorista de ônibus, refere que há três dias iniciou dor lombar mecânica de moderada intensidade, pior com o movimento, melhor com o repouso, não havia irradiação, nem qualquer outro sintoma. O exame físico geral era normal com exceção de dor à palpação da região lombar.

1. Orientar repouso se dor incapacitante.
2. Analgesia: naproxeno 500 mg, VO, 12/12h, por cinco dias.
3. Otimizar ambiente de trabalho.
4. Orientar perder peso se houver excesso.

Referências

1. Cassidy JD, Carroll LJ, Côté P. The Saskatchewan health and back pain survey. The prevalence of low back pain and related disability in Saskatchewan adults. Spine (Phila Pa 1976). 1998;23:1860-6.
2. Croft PR, Papageorgiou AC, Thomas E, Macfarlane GJ, Silman AJ. Short-term physical risk factors for new episodes of low back pain. Prospective evidence from the South Manchester Back Pain Study. Spine (Phila Pa 1976). 1999;24:1556-61.
3. Macfarlane GJ, Thomas E, Papageorgiou AC, Croft PR, Jayson MI, Silman AJ. Employment and physical work activities as predictors of future low back pain. Spine (Phila Pa 1976). 1997;22:1143-9.
4. Chou R, Qaseem A, Snow V, Casey D, Cross JT Jr, Shekelle P, Owens DK; Clinical Efficacy Assessment Subcommittee of the American College of Physicians; American College of Physicians; American Pain Society Low Back Pain Guidelines Panel. Diagnosis and treatment of low back pain: a joint clinical practice guideline from the American College of Physicians and the American Pain Society. Ann Intern Med. 2007;147:478-91.

Parte 10

ENDOCRINOLOGIA

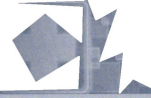

Diabetes Melito e Hipoglicemia no Pronto-Socorro

Isabel Christina de Oliveira Vieira   O   Ana Rita Brito Medeiros da Fonsêca
Rachel Teixeira Leal Nunes

Introdução e definições

- A cetoacidose diabética (CAD) e o estado hiperglicêmico hiperosmolar (EHH) são complicações agudas do diabetes potencialmente fatais. Caracterizam-se por insulinopenia relativa ou absoluta, associada à elevação de hormônios contrarregulatórios (glucagon, hormônio do crescimento, cortisol e catecolaminas).
- Podem ocorrer em qualquer forma usual (diabetes melito [DM] tipos 1 ou 2), embora classicamente a CAD ocorra em DM tipo 1 e o EHH em DM tipo 2.
- A CAD difere do EHH pelo grau de desidratação, cetose e acidose metabólica.
- O adequado manejo clínico inicia-se pela detecção precoce e correção dos fatores precipitantes, nos quais os mais frequentes são o uso inadequado de insulina e infecções.

Fatores precipitantes	<ul><li>Uso inadequado de insulina ou hipoglicemiantes orais</li><li>Infecções (pneumonia, infecção do trato urinário [ITU], gastroenterites)</li><li>Pancreatite aguda</li><li>Infarto agudo do miocárdio (IAM)</li><li>Acidente vascular encefálico (AVE)</li><li>Drogas (corticosteroides, tiazídicos, simpatomiméticos, cocaína, antipsicóticos)</li><li>Cirurgias</li><li>Restrição hídrica (desidratação)</li><li>Manifestação inicial do DM</li></ul>

Diagnóstico

Tabela 46.1 Avaliação diagnóstica nos estados hiperglicêmicos no pronto-socorro.

Manifestações clínicas		CAD	EHH
Apresentação		Rápida (horas)	Insidiosa (dias a semanas)
Sinais e sintomas	Comum	Poliúria, polidipsia, polifagia, perda de peso, fraqueza, dor abdominal e desidratação	
	Específico	Respiração de Kussmaul, hálito cetônico, náuseas e vômitos	Alteração de sensório, podendo manifestar-se por *déficits* focais e convulsões

Exames complementares

Laboratorial	Glicemia, ureia, creatinina, eletrólitos com *anion gap* (Na, K, Cl), cetonemia e cetonúria, gasometria arterial, hemograma, urina I, triglicerídeos e amilase
Eletrocardiograma (ECG)	Deve ser feito de rotina e avalia sinais de hipercalemia
Radiografia de tórax	Suspeita de pneumonia
Culturas	Solicitadas na suspeita de infecção
Hb1AC	Útil para predizer se hiperglicemia crônica ou descompensação aguda

- Elevação aguda de ureia e creatinina apontam redução da TFG por hipovolemia.
- Geralmente há leucocitose proporcional à cetonemia, se leucometria > 25.000 sugere infecção.
- O sódio geralmente está baixo, decorrente da passagem de água do meio intra para o extracelular pela hiperglicemia. Se sódio elevado na hiperglicemia sugere desidratação importante.
- O potássio encontra-se elevado, pelo *shift* para extracelular decorrente da acidose e *déficit* de insulina. Se K normal ou baixo, indica depleção grave do potássio corporal.
- Hipertrigliceridemia e amilasemia são achados comuns e quando acompanhados de dor abdominal podem sugerir pancreatite aguda.

Classificação e critérios diagnósticos das hiperglicemias

Tabela 46.2 Diferenciação laboratorial de CAD e EHH.

	CAD			EHH
	Leve	Moderada	Grave	
Glicemia	> 250	> 250	> 250	> 600
pH arterial	7,25-7,3	7,0-7,25	< 7,0	> 7,3
Bicarbonato sérico (mEq/L)	15-18	10-15	< 10	> 15
Cetonúria	Presente	Presente	Presente	Discreta
Cetonemia	Presente	Presente	Presente	Discreta
Osm efetiva[1]	Variável	Variável	Variável	> 320
Anion gap[2]	> 10	> 12	> 12	Variável
Estado mental	Alerta	Alerta-sonolência	Estupor ou coma	Variável

[1] Osmolaridade sérica efetiva: 2 Na (mEq/L) + glicemia (mg/dL)/18 [mOsm/kg];

[2] Anion gap: Na − (Cl + bicarbonato) [normal = 12 ± 2].

Diagnóstico diferencial

Cetose por jejum prolongado, cetoacidose alcoólica, acidose pelo uso de medicamentos (salicilatos e metformina) e outras acidoses com *anion gap* elevado (como na acidose láctica e na insuficiência renal crônica) são situações diferenciadas pela história clínica e pela glicemia sérica.

Tratamento

Metas

1. Proteção das vias aéreas superiores e, em casos de vômitos, indicação de sonda nasogástrica (SNG).
2. Aumento do volume circulatório e melhora da perfusão tissular.
3. Redução gradual da hiperglicemia e da osmolaridade.
4. Correção dos distúrbios eletrolíticos e da cetose, na CAD.
5. Identificação e tratamento do fator precipitante.

Tabela 46.3 Tratamento dos estados hiperglicêmicos.

Tratamento	
Dieta	Jejum até resolução do quadro

Hidratação (na ausência de comprometimento cardíaco e renal)	• **Solução NaCl 0,9% – 15 a 20 mL/kg/h** ou 1 a 1,5 L na primeira hora, até hidratação adequada e correção de PA
	• **Manter HV com 4 a 14 mL/kg/h ou 250 a 500 mL:**
	  • Se hiper/eunatrêmicos, usar NaCl 0,45%
	  • Se hiponatrêmicos, usar NaCl 0,9%
	• Não exceder 50 mL/kg, nas primeiras 4 h em < 20 anos pelo risco de edema cerebral
	• **Quando glicemia < 250 na CAD ou < 300 no EHH:** usar NaCl 0,45% + SG 5%, 100 a 250 mL/h, para manter glicemia 150 a 200 mg/dL, até retorno da alimentação

Insulinoterapia	• Iniciar se K > 3,3 mEq/L e após início da hidratação
	• Administrar insulina regular **0,1 U/kg, IV** em bolo, seguida de insulina regular 0,1 U/kg/h em infusão contínua
	• **Objetivo:** redução da glicemia de 50 a 70 mg/dL/h (fazer glicemia a cada hora)
	• Dobrar ou reduzir para metade a dose de insulina conforme taxa de redução glicêmica
	• **Quando glicemia < 250 na CAD ou < 300 no EHH:** a infusão de insulina deve ser reduzida para 0,05 U/kg/h, além da infusão de SG 5%
	• **Após resolução do quadro:**
	  • Retornar alimentação, VO ou SNG
	  • Iniciar regime de insulina SC, com esquema de resgate; se sabidamente diabéticos – retornar dose habitual e aos demais – insulina regular, 0,5 a 0,8 U/kg/dia

Potássio (apenas repor K quando débito urinário ≥ 50 mL/h)	• K > 5,0 mEq/L – não repor • K entre 3,3 e 5,0 – dar 1 amp KCl (25 mEq/L) em cada litro de fluido, com objetivo de manter K entre 4 e 5 mEq/L • K < 3,3 – não fazer insulina e repor 1 amp KCl/h até K > 3,3 • Monitorar K a cada 2h
Bicarbonato (NaHCO$_3$ 8,4%: 1mL = 1mEq)	• pH < 6,9 – repor 100 mEq NaHCO$_3$ em 400 mL ABD, infundir em 2h • pH entre 6,9 e 7,0 – repor 50 mEq em 200 mL ABD, infundir em 1h • pH > 7,0 – não repor • dosar pH a cada 2h, repetir NaHCO$_3$, se necessário, para manter pH > 7,0

(Continua)

Tabela 46.3 Tratamento dos estados hiperglicêmicos. *(Continuação)*

Tratamento	
Dieta	Jejum até resolução do quadro
Fostato (fosfato de K monobásico + fosfato de K dibásico 1 mL = 1,1 mmol de fósforo elementar)	• Reposição de fosfato pode trazer benefícios nos pacientes que apresentam anemia, insuficiência cardíaca congestiva, pneumonia ou outras causas de hipóxia E fosfatemia inferior a 1 mg/dL. • **Dose:** 10 mmol de Fósforo elementar em 6 horas. Pode-se repetir a dose a cada 12 horas até que fosfatemia > 1 mg/dL. • Cuidado com hiperfosfatemia, hipocalcemia e hipomagnesemia.

NaCl 0,45%: SF0,9% e AD na proporção de 1:1 (para uma solução de 500ml de SF0,45% utiliza-se 250ml de SF0,9% e 250ml de AD).

NaCl 0,45% + SG 5%: para uma solução de 500ml utiliza-se 490ml de SG5% e 10ml de NaCl20%.

Monitoração

Glicemia capilar a cada hora e eletrólitos e gasometria a cada 2 horas.

Resolução

- Após resolução do quadro:
- Pacientes com diagnóstico prévio de diabetes podem retomar o esquema de insulinização utilizado previamente ao episódio de descompensação, enquanto aqueles com diagnóstico recente devem iniciar esquema com insulina 0,5-0,8 UI/kg/dia, divididos em múltiplas doses (sendo 50% da dose de insulina basal – NPH ou análogo de insulina lenta – e 50% da dose de insulina rápida – regular ou análogo ultrarrápida.
- Não tenha pressa em desligar a bomba de insulina! Faça-o em um momento quando o paciente esteja clinicamente estável e possa voltar a se alimentar. Administre então a dose de insulina basal e rápida calculada para o horário e aguarde 1-2h para desligar a bomba de insulina. Após o desligamento da bomba, libere a dieta para o paciente.
- Caso o paciente não tenha condições de se alimentar prefira manter o paciente com esquema de insulina em bomba de infusão contínua e reposição de glicose endovenosa.
- Na CAD, é marcada pela glicemia < 200 mg/dL, pH >7,3, bicarbonato > 18 e *anion gap* < 12.
- Na EHH, observa-se glicemia < 300 mg/dL, osmolaridade < 320 e paciente alerta.

Esquema sugerido: 0,5-0,8 UI/kg de peso de insulina nas 24h
▪ 50% insulina basal (NPH – dividida em 3 doses: jejum, 30minutos antes do almoço e antes de deitar)
▪ 50% insulina prandial (Regular – dividida nas 3 refeições: 30 minutos antes do café, 30 minutos antes do almoço e 30 minutos antes do jantar)
▪ Controle de glicemia capilar no jejum; 2h após o café, 30 minutos antes do almoço, 2h após o almoço, 30 minutos antes do jantar, 2h após o jantar e 3h da manhã
▪ Fazer correção das hiperglicemias com esquema conforme glicemia capilar e reavaliar diariamente o esquema fixo.

Indicações de internação hospitalar

- Complicações metabólicas aguda e graves do DM.
- DM recém-diagnosticado em crianças e adolescentes.
- Descontrole importante do DM que necessite monitoração clínica para que a causa dessa descompensação seja identificada e corrigida.
- DM na gravidez complicada ou recém-diagnosticada.
- Implante de bomba de insulina ou outros tratamentos intensivos com uso de insulina.

Complicações

- Hipoglicemia (esquema intenso de insulina).
- Hiperglicemia (interrupção de insulina IV).
- Hipocalemia.
- Hipercloremia.
- Edema cerebral (decorrente da brusca correção da osmolaridade).
- Edema pulmonar não cardiogênico (sobrecarga de volume).
- Complicações trombóticas.

Hipoglicemia

A hipoglicemia além de levar desconforto ao paciente, pode determinar aumento dos índices de morbimortalidade.

Nos pacientes conscientes, capazes de ingerir líquidos, pode-se controlar por meio da oferta de 15 g de carboidrato oral (1 colher de sopa de mel ou açúcar líquido, 1 copo de refrigerante ou suco de laranja) e repetir a glicemia capilar a cada 15 minutos, reofertando o carboidrato até atingir glicemia superior a 100 mg/dL. Em função de seu efeito muito tardio, evita-se corrigir a hipoglicemia pela antecipação da refeição.

Nos pacientes com alteração do nível de consciência, quando está contraindicada a ingesta oral, ou no paciente em jejum, utiliza-se a solução glicosada hipertônica de glicose a 50%, em que o volume em mL é calculado pela fórmula: 100 – glicemia aferida × 0,4. Nas hipoglicemias graves (< 40 mg/dL), oferta-se o dobro de glicose EV.

Repete-se, nestes casos, a glicemia capilar a cada 15 minutos até que se atinja glicemia mínima de 100 mg/dL. Lembrar que uma ampola de glicose hipertônica contém 10 mL, portanto, raramente será necessário mais do que uma ampola de glicose 50% para tratar corretamente a hipoglicemia.

Nos pacientes com difícil acesso venoso, utiliza-se o glucagon na dose de 1 mg, que pode ser administrado por qualquer via (IV, IM e VO), e tão logo o paciente se recupere, garantir um carboidrato via oral de rápida absorção.

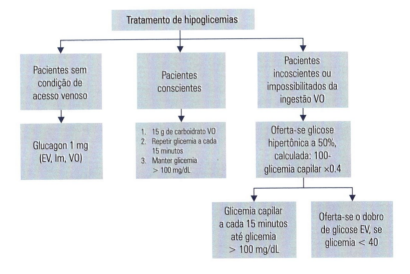

Caso clínico

Paciente, masculino, 61 anos, hipertenso, diabético tipo 2, insulino-dependente, mal aderente, foi trazido ao pronto-socorro pelos familiares, confuso e agitado. Segundo a esposa: "nunca o haviam visto daquele jeito". Familiar má informante. Haviam realizado dextro em casa com resultado HI.

Ao exame EGG, Glasgow 12, hipocorado, desidratado, taquipneico, pulsos periféricos simétricos diminuídos de amplitude. Sinais vitais: PA: 120 × 60, FC: 100, fr: 22, Sp O_2 95%. Sem outras alterações, dextro HIGHT.

Exames laboratoriais: Hb:10, Ht 29%, leucometria: 12.500 (sem desvio à esquerda), plaquetas: 300.000, PCR 52, glicemia 774, k 3.8, ph:7.25/BIC 18. Urina I com 1milhão de leucócitos e presença de bactérias.

1. Dieta zero.
2. SF a 0,9% 1.000 mL, EV, na primeira hora.
3. Insulina regular 0.1U/kg, EV.
4. Iniciar bomba de insulina 0,1 U/kg/h, ajuste conforme protocolo descrito no capítulo.
5. Ceftriaxona 1 g, EV, 12/12h.
6. Glicemia capilar a cada hora.
7. Dosagem de eletrólitos e gasometria, a cada 2h.
8. Enoxaparina 40 mg, SC, 1× dia.
9. Controle de diurese.

Referências

1. Kitabchi AE, Nyenwe EA. Hyperglycemic Crises in Diabetes Mellitus: Diabetic Ketoacidosis and Hyperglycemic Hyperosmolar State. Endocrinol Metab Clin N Am. 2006;35:725-51.
2. Diretrizes da Sociedade Brasileira de Diabetes: Tratamento e acompanhamento do diabetes mellitus. Sociedade Brasileira de Diabetes. Diagraphic, 2007.
3. Chaithongdi N, Subauste JS, Koch CA, Geraci SA. Diagnosis and management of hyperglycemic emergencies. Hormones. 2011;10(4):250-60
4. Kitabchi AE, Umpierrez GE, Murphy MB, Barrett EJ, Kreisberg RA, Malone JI, et al. Hyperglycemic crises in diabetes. Diabetes Care. 2004;27(Suppl 1): S94-102.
5. Controle da hiperglicemia intra-hospitalar em pacientes críticos e não críticos, Posicionamento Oficial SBD nº 02/2011. Disponível em: http://www.diabetes.org.br [Acesso em 18 nov 2012].

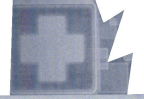

Emergências Tireoidianas

Raiane Pina Crespo   O   Ana Rita Brito Medeiros da Fonsêca

Crise tireotóxica

Introdução

Condição caracterizada pelas manifestações clínicas e laboratoriais do aumento excessivo de hormônios tireoidianos circulantes. Trata-se de uma situação rara, porém potencialmente ameaçadora à vida, com mortalidade entre 20% e 30%.

Ocorre frequentemente em indivíduos com hipertireoidismo de longa data ou naqueles com hipertireoidismo de longa data não tratados.

Relaciona-se em grande parte a eventos agudos, como infecção, trauma, cirurgias (tireoidianas ou não), uso de contrastes iodados, uso excessivo de L-tiroxina, terapia com radioiodo, parto, uso de amiodarona, intoxicação por salicilatos, etc.

Manifestações clínicas

As manifestações clínicas são caracterizadas pelos sinais clássicos de tireotoxicose bastante acentuados. Manifestações cardiovasculares e neurológicas prevalecem.

- **Manifestações cardiovasculares:** taquicardia geralmente sinusal, podendo se apresentar como outras taquicardias supraventriculares (por exemplo, fibrilação atrial), insuficiência cardíaca de alto débito com pressão arterial (PA) divergente.
- **Manifestações neurológicas:** agitação, tremor e psicose, que podem evoluir para estupor e coma.

- **Manifestações gastrintestinais:** náusea, vômitos, diarreia, dor abdominal.
- **Manifestações gerais:** hipertermia (podendo chegar a 40° ou mais), sudorese, fraqueza.
- **Manifestações de hipertireoidismo prévio:** bócio, pele quente e úmida, mixedema pré-tibial, oftalmopatia.

Formas atípicas podem incluir ausência de febre, coma, estado epiléptico, confusão mental, insuficiência adrenal ou hepatite aguda.

Exames laboratoriais

Achados:

- **Hormônios tireoidianos:** valores de T3 e T4 totais encontram-se elevados, porém semelhantes aos de pacientes que não estão em crise. As frações livres de T3 e T4 encontram-se mais aumentados em pacientes em crise.
- **Hemograma:** discreta leucocitose com desvio à esquerda (pode ser indicativo de quadro infeccioso associado).
- Hipercalcemia e aumento da fosfatase alcalina decorrentes do aumento da atividade osteoclástica.
- Hipocalemia por aumento da atividade simpática.
- Hiperglicemia por aumento da glicogenólise a atividade simpática.
- Provas de funções hepáticas alteradas e icterícia (relacionados a prognóstico desfavoráveis).

Recomenda-se, portanto, a realização de hemograma, função renal, enzimas hepáticas, bilirrubinas, coagulograma, glicemia, eletrólitos, hormônios tireoidianos, eletrocardiograma (ECG) e radiografia de tórax.

Diagnóstico

A história de hipertireoidismo prévio (doença de Graves, principalmente) é comum, porém não essencial para o diagnóstico.

O diagnóstico é predominantemente clínico. Ainda que não substitua a avaliação clínica, o escore de Burch e Wartofsky constitui um instrumento útil para o pronto diagnóstico da condição. Representa um instrumento muito sensível e pouco específico.

Tabela 47.1 Critérios de Burch e Wartofsky para crise tireotóxica.

Critérios de Burch e Wartofsky	
Variável	Pontos
Termorregulação	
< 37,7 °C	5
31,8 a 38,2 °C	10
38,3 a 38,8 °C	15
38,9 a 39,3 °C	20
39,4 a 39,9 °C	25
> 40 °C	30
Efeitos no SNC	
Ausentes	0
Leves: agitação	10
Moderados: *delirium*, psicose, letargia	20
Graves: convulsão, coma	30
Disfunção do TGI	
Ausente	0
Moderada: diarreia, náusea, vômitos, dor abdominal	10
Grave: icterícia inexplicável	20
Frequência cardíaca	
99 a 109 bpm	5
110 a 119 bpm	10
120 a 129 bpm	15
130 a 139 bpm	20
> 140 bpm	25
Insuficiência cardíaca	
Ausente	0
Leve: edema de membros inferiores (MMII)	5
Moderada: crepitações bibasais	10
Grave: edema pulmonar	15
Fibrilação atrial	
Ausente	0
Presente	10
Evento precipitante	
Ausente	0
Presente	10

≥ 45: altamente sugestivo de crise tireotóxica; 25 a 44: crise tireotóxica sugestiva ou iminente; < 25: crise tireotóxica pouco provável.

Tratamento

O tratamento da crise tireotóxica deve ser instituído imediatamente, antes mesmo dos resultados dos exames laboratoriais. As opções terapêuticas são basicamente as mesmas do hipertireoidismo fora da crise, porém com doses maiores e mais frequentes. Em função da gravidade desta condição, o tratamento deve ser instituído preferencialmente em unidades de terapia intensiva.

1. Medidas gerais de suporte
   - Identificação e tratamento do fator precipitante (por exemplo, infecção).
   - Correção dos distúrbios hidroeletrolíticos.
   - Redução da febre *(usar compressas e toalhas úmidas, bolsas de gelo, dipirona, paracetamol e, se necessário, clorpromazina. Não usar ácido acetilsalisílico)*.
   - Reposição cuidadosa de líquidos em caso de hipotensão.

2. Controle do hipertireoidismo
   a) Bloquear síntese e secreção hormonal
   - Tionamidas
     São as drogas indicadas.
     - **Propiltiouracil:** primeira escolha em crises graves, pois bloqueia a conversão periférica de T4 em T3 quando usado em altas doses.
     Dose recomendada: 200 mg, 4/4 horas.
     - **Metimazol:** preferência em crises leves devido à maior duração de ação e menor hepatotoxicidade.
     Dose recomendada: 20 mg, 4/4h ou 6/6h.

   - Iodo
     Só pode ser iniciado uma hora após administração das tionamidas, quando exercerá sua ação pelo mecanismo de Wolff-Chaikoff e bloqueará a liberação dos hormônios tireoidianos. Seu uso é restrito à fase aguda grave.
     Dose recomendada: solução saturada de iodeto de potássio, 5 gotas, 6/6 horas, solução de lugol, 8 a 10 gotas, 6/6h ou ácido iopanoico 0,5 a 1 g, VO, 1×/dia.

   - Carbonato de lítio
     Em pacientes com contraindicações ao uso de tionamidas e iodo.
     Dose recomendada: 300 mg, VO, 6/6h

Dosar litemia regularmente para atingir concentração plasmática em torno de 0,6 a 1 mEq/L.

b) Inibir ação periférica dos hormônios tireoidianos
- β-bloqueadores

Devem ser administrado com bastante cautela em pacientes com insuficiência cardíaca.

Propranolol = dose recomendada: EV, 0,5 a 1 mg, em 5 minutos sob monitoração hemodinâmica e repetir conforme resposta clínica. VO, 60 a 80 mg, de 4/4 ou 6/6h.

Esmolol = dose recomendada: ataque de 250 a 500 µg/kg, seguida de infusão de 50 a 100 µg/kg/min.

Para pacientes com história de broncoespasmo grave, podem ser utilizados bloqueadores de canais de cálcio (por exemplo, diltiazem).

c) Glicocorticoides

Também reduzem a conversão periférica de T4 em T3. Além disso, uma possível associação com doença autoimune (doença de Graves) e insuficiência adrenal relativa podem ocorrer. Por isso, recomenda-se a administração de hidrocortisona 100 mg, IV, 8/8h, ou dexametasona 2g, IV, 6/6h.

d) Plasmaferese

Utilizada quando o tratamento tradicional não é eficaz.

Tabela 47.2 Drogas utilizadas no tratamento da crise tireotóxica.

Principais drogas utilizadas no tratamento da crise tireotóxica				
Classe	Mecanismo	Droga	Dose	Observação
Tionamidas	Bloqueiam a síntese e secreção de hormônios tireoidianos	PTU (1ª escolha)	200 mg, 4/4 h	Bloqueiam a conversão periférica
		Metimazol	20 mg, 4/4 h	
β-bloqueadores	Inibem a ação periférica dos hormônios tireoidianos	Propranolol	EV, 0,5 a 1 mg / VO, 60 a 80 mg, 4/4h	Cautela em pacientes com insuficiência cardíaca
		Esmolol	EV, ataque de 250 a 500 µg/kg Manutenção: 100 µg/kg/min	

(Continua)

Tabela 47.2 Drogas utilizadas no tratamento da crise tireotóxica. *(Continuação)*

Principais drogas utilizadas no tratamento da crise tireotóxica			
Classe	Mecanismo	Droga	Dose	Observação
Iodo	Bloqueiam a secreção e liberação de hormônios tireoidianos	Sol saturada de Iodeto de potássio	5 gts, 6/6 h	Somente usar 1 hora após administração do PTU
		Solução de lugol	10 gt,s 6/6h	
Corticosteroide	Inibem liberação de hormônios tireoidianos e conversão periférica	Hidrocortisona	100 mg, IV, 8/8 h	
		Dexametasona	2 g, IV, 6/6 h	

Coma mixedematoso

Introdução

Condição relacionada ao hipotireoidismo grave, cursando com manifestações relacionadas à lentificação das funções de múltiplos órgãos. Mesmo com diagnóstico precoce e tratamento intensivo, sua taxa de mortalidade pode chegar a 50%.

Alguns fatores são descritos como precipitantes: infecções, acidente vascular encefálico (AVE), insuficiência cardíaca, IAM, exposição ao frio, drogas (sedativos, analgésicos, anestésicos, amiodarona, carbonato de lítio), sangramento gastrintestinal, trauma, etc.

Manifestações clínicas

- Hipotermia (quando ausente, pensar em quadro infeccioso associado).
- **Neurológicas:** rebaixamento do nível de consciência, confusão mental, letargia, convulsão (pode estar relacionada à hiponatremia).
- **Cardiovasculares:** hipotensão, redução da pressão de pulso, anormalidades eletrocardiográficas inespecíficas, bradicardia, derrame pericárdico.
- **Gastrintestinais:** náuseas, vômitos, distensão abdominal, pseudo-obstrução, atonia gástrica, diminuição da motilidade intestinal.
- **Geniturinárias:** retenção urinária.

- **Respiratórias:** hipoventilação cursando com acidose respiratória, hipercapnia e hipoxemia, derrame pleural.

Também podem ser encontrados pele infiltrada e fria, macroglossia, fácies edemaciada, voz rouca, etc.

Exames complementares

Achados:

- Hiponatremia (aproximadamente metade dos pacientes).
- Hipoglicemia.
- Aumento de enzimas musculares.
- Hipoxemia e hipercapnia.
- T3 e T4 totais reduzidos, T4 livre reduzido e TSH aumentado, exceto se hipotireoidismo central.

Recomenda-se, portanto, a realização dos seguintes exames complementares: função renal, eletrólitos, gasometria, hemograma, enzimas musculares, glicemia, cortisol, hormônios tireoidianos, hemocultura, urina I e urocultura, radiografia de tórax, ECG.

Diagnóstico

O diagnóstico é feito pela história, exame físico e exclusão de outras causas de redução do nível de consciência.

Deve ser considerado em todo paciente com rebaixamento de consciência, hipotermia, hiponatremia e/ou hipercapnia.

Antes da reposição de hormônios tireoidianos, devem ser dosados TSH, T4 livre e cortisol.

Tratamento

O tratamento deve ser instituído antes do resultado dos exames laboratoriais, caso a suspeição clínica seja importante.

- **Hormônios tireoidianos:** há controvérsias sobre a melhor forma de reposição (T4 isolado, T3 isolado ou associação de T3 e T4), com a tendência em administrar a combinação dos dois hormônios. Preferencialmente, devem ser administrados IV.

Tabela 47.3   Tratamento do coma mixedematoso com hormônios tireoideanos.

Reposição de hormônios tireoidianos			
	T4	T3*	T4 + T3
Ataque EV	300 a 500 µg	10 a 20 µg	T4: 200 a 300 µg T3: 10 µg
Ataque VO	500 µg		
Manutenção EV	50 a 100 µg/dia	10 µg de 4/4h por 24 horas; em seguida, 10 µg, 8/8h	T4: 100 µg por 24 horas; em seguida, 50 µg T3: 10 µg, 8/8h
Manutenção VO	100 a 175 µg/dia		T4: 50 a 100 µg/dia

* T3 deve ser administrado até melhora clínica e estabilização do paciente. Administrar dose equivalente VO de levotiroxina assim que o paciente tolerar. Dose oral = dose intravenosa ÷ 0,75.

- **Glicocorticoides:** possibilidade de coexistência de um hipocortisolismo associado ao hipotireoidismo. Por isso, devem ser repostos até que se obtenha a dosagem de cortisol. Dose: hidrocortisona, IV, 100 mg, 8/8 h.
- **Medidas de suporte:** tratamento em UTI, proteção de via aérea e ventilação mecânica, se necessário, correção de eletrólitos e glicemia, tratamento de hipovolemia, tratamento da hipotermia, antibiótico empírico.

Caso clínico

Mulher 29 anos, com diagnóstico de hipertireoidismo há cinco anos, chega ao hospital extremamente agitada, trazida por vizinhos. Fazia uso de metimazol, porém não sabia a dose e estava sem a medicação havia três meses, há uma semana vinha com palpitações e há três dias iniciou quadro de agitação. A admissão tinha PA 140 × 90mmHg, fc: 140, fr:22, T: 39,7 °C; EGR, sudoreica, dificuldade em concentrar-se nas perguntas feitas, Glasgow 15 sem *déficits* focais, não havia estigmas de hipertireoidismo. ECG: taquicardia sinusal.

- Solicitam-se exames gerais e função tireoidiana e triagem infecciosa.
- Como o escore de Burch e Wartofsky ≥ 45: altamente sugestivo de crise tireotóxica, inicia-se o tratamento.

1. Reduzir a febre (usar compressas e toalhas úmidas, bolsas de gelo, dipirona, paracetamol e, se necessário, clorpromazina. Não usar ácido acetilsalicílico).
2. Propiltiouracil dose de ataque 800 mg, seguido de 200 mg, de 4/4h.
3. Controle da frequência cardíaca com propranolol 40 mg.

Referências

1. Sarlis NJ, Gourgiotis L. Thyroid Emergencies.Rev Endoc Metabolic Dis. 2003;4:129-36.
2. Graf H, Arahata C, Freitas MC. Emergências tireoidianas. Endocrinologia Clínica – Lucio Vilar. 4ª ed. São Paulo: Guanabara, 2008.

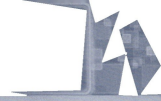

Parte 11

ASPECTOS CIRÚRGICOS

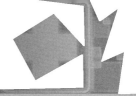

Avaliação Clínica Pré e Perioperatória

Haroldo Heitor Ribeiro Filho O Marcelo Corassa

A avaliação pré-operatória visa à redução da morbimortalidade perioperatória. Complicações clínicas no período pós-operatório ocorrem em aproximadamente 17% dos pacientes, definindo-se como exacerbação de doença preexistente ou surgimento de doença não prevista, até 30 dias depois do procedimento cirúrgico, com necessidade de intervenção terapêutica.

Uma boa anamnese e um bom exame físico são as melhores ferramentas para a predição de complicações no período perioperatório. Pode-se direcionar a avaliação perioperatória em etapas.

Etapa I
Verificar as condições clínicas do paciente por anamnese e exame físico

Avaliar doença de base, cardiopatias, comorbidades associadas e necessidade de compensação, passado médico-cirúrgico, medicações em uso, história de alergias, anemias, sangramentos, gravidez, tabagismo, etilismo ou uso de drogas ilícitas, história familiar de complicações cirúrgicas, urgência do procedimento cirúrgico e disponibilidade de UTI; informar parentes e familiares sobre riscos e benefícios do procedimento. Pesquisar turgência jugular, presença de B3, edema membros inferiores (MMII), sinais de doença arterial periférica, sopro carotídeo e alterações de pulsos arteriais.

Etapa II
Avaliar capacidade funcional (limitações da vida cotidiana)

Etapa III

Estabelecer o risco intrínseco associado ao tipo de procedimento

Estratificação de risco cardíaco para cirurgias não cardíacas

Tabela 48.1 Estratificação de risco cardiovascular.

Alto (risco cardíaco ≥ 5%)	Intermediário (risco cardíaco 1% a 5%)	Baixo (< 1%)
- Cirurgias vasculares (aorta, grandes vasos, vascular periférica) - Cirurgias de urgência e emergência	- Endarterectomia de carótida e correção endovascular de aneurisma de aorta abdominal - Cirurgias de cabeça e pescoço - Cirurgias intraperitoneais e intratorácicas - Cirurgias ortopédicas - Cirurgias prostáticas	- Procedimentos endoscópicos - Procedimentos superficiais - Cirurgia de catarata - Cirurgia de mama - Cirurgia ambulatorial

Fonte: Adaptado de Fleischer, et al., 2007.

Etapa IV

Decidir sobre a necessidade de exames subsidiários

Tabela 48.2 Exames necessários por idade no paciente hígido.

Paciente hígido		
Idade	Homem	Mulher
6m-40 anos	Nenhum	Ht, teste de gravidez SN
40-50 anos	ECG, Ht	Ht
50-64 anos	ECG, Ht	Ht, ECG
65-74 anos	ECG, Ht, Cr, glicemia	ECG, Ht ou Hb, Cr, glicemia
> 74 anos	Hb, Ht, ECG, Cr, glicemia, radiografia de tórax	Hb, Ht, ECG, Cr, glicemia, radiografia de tórax

Tabela 48.3 Exames solicitados de acordo com comorbidades ou uso de medicações.

Paciente com comorbidades (qualquer idade)	
Tabagismo > 20 cigarros/dia	Hb, Ht, radiografia de tórax
Doença cardiovascular	Hb, Ht, Cr, ECG, radiografia de tórax
Doença pulmonar	Radiografia de tórax, ECG
Diabetes mellitus	Hb, Ht, ECG, Na, K, glicemia, Cr
História de sangramento	Hb, Ht, TAP, TTPA, plaquetas, tempo de sangramento
Doença hepática	TAP, TTPA, TGO, TGP, fosfatase alcalina
Doença renal	Hb, eletrólitos, Cr, Ur
Uso de diuréticos	Eletrólitos

Adaptado de Roizen, Foss e Fisher, 2000.
Outros testes podem ser indicados, a depender da condição cirúrgica do paciente ou de outra doença concomitante.

Etapa V
Adequar o tratamento prévio e avaliar necessidade de procedimentos invasivos

Etapa VI
Efetuar acompanhamento perioperatório

Considerar monitoração eletrocardiográfica, exames subsidiários, vigilância infecciosa, marcadores de lesão miocárdica, correção de distúrbios hidroeletrolíticos, profilaxia para TVP e TEP no período pós-operatório.

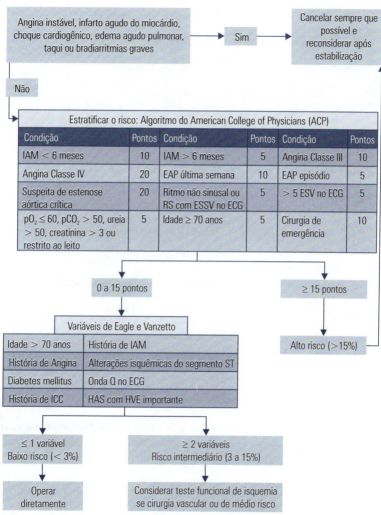

Pacientes de alto risco devem, sempre que possível, aguardar estabilidade clínica antes do procedimento cirúrgico indicado. Caso o procedimento seja crítico para a estabilização do paciente, este deve ser realizado a despeito de seu risco cardiovascular. Pesar risco-benefício individualmente.

Fonte: II Diretriz de Avaliação Perioperatória da Sociedade Brasileira de Cardiologia, 2011.

Figura 48.1 Fluxograma de conduta baseada em riscos cirúrgicos.

Tabela 48.4 Implicações do uso de medicamentos no pré-operatório.

Uso de medicamentos no período perioperatório	
Antiplaquetários	
Ácido acetilsalicílico	Suspender 7 a 10 dias antes da cirurgia eletiva
Ticlopidina	Suspender 4 a 5 dias antes da cirurgia eletiva
Clopidogrel	Suspender 3 a 5 dias antes da cirurgia eletiva
Em casos de síndrome coronariana aguda ou acidente vascular encefálico recentes, estes medicamentos devem ser mantidos sempre que possível	
Anti-hipertensivos	Devem ser continuados até a manhã da cirurgia (com gole de água), com cuidado especial no caso de β-bloqueadores e clonidina pela possibilidade de síndrome de retirada
Antiarrítmicos	Geralmente devem ser continuados
Terapia de reposição hormonal	Hormônios devem ser suspensos um mês antes da cirurgia
Hipoglicemiantes (biguanidas ou sulfonilureias)	Suspender no dia anterior; dextro de 4/4h com insulina regular suplementar, se necessário SG 5%, 100 mL/h, durante o jejum
Insulina subcutânea	Insulina NPH 1/2 ou 2/3 da dose na manhã da cirurgia + SG 5% 100 mL/h desde a manhã da cirurgia até o término do jejum
Corticoterapia crônica	Hidrocortisona 100 mg, de 8/8h, iniciando na manhã da cirurgia e mantendo por 48 a 72h ou por período mais prolongado, se pós-operatório complicado
Hormônios tireoidianos	Devem ser mantidos antes e após a cirurgia
Anticonvulsivantes	Devem ser adotados esquemas para a manutenção das concentrações plasmáticas para evitar crises
Benzodiazepínicos	Podem ser mantidos, sendo úteis no pré e transoperatório. Evitar em caso de história de reação paradoxal a benzodiazepínicos
Antipsicóticos	Geralmente devem ser continuados
Lítio e antidepressivos tricíclicos	Podem ser continuados

Fonte: Fernandes EO, et al. Avaliação Pré-operatória e Cuidados em Cirurgia Eletiva: Recomendações Baseadas em Evidências, 2010.

Tabela 48.5   Uso de anticoagulantes e risco cirúrgico.

Manejo de pacientes cirúrgicos usuários de anticoagulante oral (ACO)			
Dias antes do procedimento	ACO[1]	RNI[2]	HNF[3] ou HBPM[4] terapêutica
5	Última dose	Pedir, se não feito, até 2 semanas antes	Iniciar no dia em que não tomar a dose de ACO
4	Não usar	Pedir, se não feito, até 2 semanas antes	Iniciar no dia em que não tomar a dose de ACO
3	Não usar	Não	Dose na manhã e tarde
2	Não usar	Não	Dose na manhã e tarde
1	Não usar	Checar RNI, se RNI > 1,5, vit K 1 a 2,5 mg, VO	Somente dose da manhã (até 18h entre dose e procedimento)
Cirurgia	Reiniciar com dose regular	Se indicado pelo cirurgião	Iniciar até 12h de pós-operatório
1 dia após	Dose regular	Diariamente SN	Reiniciar ACO, se sem sangramento
2 dias após	Dose regular	Diariamente SN	Reiniciar ACO, se sem sangramento
3 dias após	Dose regular	Diariamente, até RNI > que o mínimo aceitável, por 1 dia	Continuar até RNI > que o mínimo aceitável, por 2 dias

[1] ACO: anticoagulante oral;
[2] RNI: os resultados do TP devem ser expressos em RNI (relação normatizada internacional);
[3] Liquemine®, Heparin®;
[4] Enoxiparina (Clexane®), nadroparina (Fraxiparina®), dalteparina (Fragmin®).

Fonte: Fernandes EO, et al. Avaliação Pré-operatória e Cuidados em Cirurgia Eletiva: Recomendações Baseadas em Evidências, 2010

Referências

1. Gualandro DM, Yu PC, Calderaro D, Marques AC, Pinho C, Caramelli B, et al. II Diretriz de Avaliação Perioperatória da Sociedade Brasileira de Cardiologia. Arq Bras Cardiol. 2011;96(3 supl.1): 1-68.

2. Fernandes EO, Guerra EE, Pitrez FAB, Fernandes FM, Rosito GBA, et al. Avaliação Pré--operatória e Cuidados em Cirurgia Eletiva: Recomendações Baseadas em Evidências. Rev AMRIGS. 2010;54(2):240-58.
3. Roizen MF, Foss JF, Fisher SP, editors. Preoperative Evaluation in Miller: Miller's Anesthesia, 6th ed. Philadelphia: Elsevier; 2005.
4. Fleisher LA, Beckman JA, Brown KA, Calkins H, Chaikof E, Fleischmann KE, et al. ACC/AHA 2007 guidelines on perioperative cardiovascular evaluation and care for noncardiac surgery: a report of the American College of Cardiology/American Heart Association TaskForce on Practice Guidelines (Writing Committee to Revise the 2002 Guidelines on Perioperative Cardiovascular Evaluation for Noncardiac Surgery). Circulation. 2007;116(17):e418-e499.

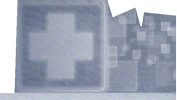

Hemorragias Digestivas

Diego Ferreira Benévolo Xavier O Ana Rita Brito Medeiros da Fonsêca

Introdução e definições

- As hemorragias digestivas são uma importante causa de atendimento nos serviços de emergência.
- São classificadas em hemorragia digestiva alta (HDA) e baixa (HDB). Quando o sangramento se origina acima do ligamento de Treitz é definido como HDA, do contrário HDB.
- A HDA constitui 855 dos sangramentos digestivos.
- A mortalidade associada à HDA é de 14% enquanto à HDB é de 10% a 15%.

Etiologia

Hemorragia digestiva alta (HDA)
Doença ulcerosa péptica
Varizes do esôfago
Síndrome de Mallory-Weiss
Esofagite
Lesão de Dieulafoy
Malformações arteriovenosas
Gastropatia hipertensiva
Duodenite/gastrite
Fístula aortoentérica
Hemobilia

Hemorragia digestiva baixa (HDB)
Doença diverticular
Angiodisplasia
Tumores de cólon
Doença inflamatória intestinal
Divertículo de Meckel
Isquemia mesentérica
Poliposes
Colite actínica
Hemorroidas
Colite infecciosa

Quadro clínico

- A HDA manifesta-se na maioria das vezes por meio de melena e hematemese; 13% dos casos de hematoquezia tem origem alta, principalmente associado à importante instabilidade hemodinâmica.
- A melena pode indicar sangramento baixo, principalmente do intestino delgado e cólon direito.

Fatores que sugerem sangramento alto:

Tabela 49.1 Achados clínicos e sua força no diagnóstico de HDA.

Achados	Sensibilidade	Especificidade
Passado de HDA	22%	96%
Melena	77% a 95%	81% a 87%
Lavagem nasogástrica com sangue ou borra de café	44%	95%
Ureia/creatinina > 30	51%	93%

Fatores que sugerem sangramento de origem baixa:

Tabela 49.2 Achados clínicos e sua força no diagnóstico de HDB.

Achados	Sensibilidade	Especificidade
Passado de HDB	6%	64%
Presença de coágulos nas fezes	15%	99%

Dados da história clínica a serem pesquisados:

- Uso de anti-inflamatórios não esteroidais (AINES), anticoagulantes, antiagregantes, histórico de infecção por *H. pylori*.
- Abuso de álcool, hepatopatia, coagulopatia, passado de hemorragia digestiva.
- Antecedente de doença aterosclerótica, radioterapia prévia, uso de antibióticos, constipação crônica.

Exame físico

- Observar sinais de instabilidade hemodinâmica (taquicardia, hipotensão postural).

- Toque retal.
- Anuscopia (suspeita de doenças orificiais).
- Observar sinais de peritonite no exame abdominal.

Exames complementares

Hemograma, coagulograma, enzimas hepáticas, albumina, bilirrubinas, ureia, creatinina e eletrólitos; tipagem sanguínea; eletrocardiograma (ECG) e enzimas cardíacas em pacientes de alto risco para doença coronariana com dor epigástrica e dispneia.

Tratamento

Manejo inicial

- Jejum.
- Monitoração hemodinâmica.
- Estabilização hemodinâmica (garantir dois acessos calibrosos e repor volume por meio de cristaloides).
- Transfundir nas seguintes situações:
  - Hb < 7,0 g/dL.
  - Hb < 10 g/dL em pacientes idosos e coronariopatas.
  - Instabilidade hemodinâmica refratária à reposição com cristaloides
  - Pacientes com coagulopatias transfundir plasma fresco.
  - Em plaquetopênicos (< 50.000) e em uso de antiagregantes (ácido acetilsalicílico, clopidogrel) considerar transfusão de plaquetas.
- Em pacientes com suspeita de HDA por sangramento varicoso, a reposição volêmica e a transfusão sanguínea devem ser mais cautelosas, uma vez que essas medidas aumentam o risco de ressangramento.
- Sondagem nasogástrica é indicada se houver dúvida entre HDA e HDB ou para lavagem gástrica antes da endoscopia em pacientes com sangramentos volumosos.
- Considerar intubação orotraqueal em pacientes demenciados e rebaixados pelo risco de broncoaspiração.
- Identificar pacientes de alto risco de morte e ressangramento:
  - Idosos, presença de instabilidade hemodinâmica, múltiplas comorbidades, necessidade de transfusão sanguínea.
  - Pacientes com HDA, pode-se utilizar o escore de Blatchford (Tabela 49.3), que prediz a mortalidade, e o risco de ressangramento. Se escore igual a zero o paciente é de baixo risco.

Escore de Blatchford = 0

Tabela 49.3   Variáveis do escore de Blatchford que conferem o escore de risco zero.

Hb > 13 g/dL em homens e > 12 g/dL em mulheres
PAS > 110 mmHg
FC < 100 bpm
Ureia < 30 mg/dL
Ausência de síncope e melena na apresentação
Ausência de hepatopatia e insuficiência cardíaca

- Pacientes de baixo risco deverão ter uma alta hospitalar precoce, e em alguns casos poderão ser manejados ambulatorialmente.

Tratamento medicamentoso

Todo paciente admitido com quadro de HDA deve receber inibidor de bomba de prótons até que se defina a causa do sangramento. Deve ser administrado uma dose inicial em bolo (80 mg de omeprazol) seguido de infusão continua (8 mL/hora).

- **Eritromicina:** pode ser utilizada antes da endoscopia, auxilia na visualização das lesões em pacientes com sangramentos volumosos.
- **Análogos de somatostatina e terlipressina:** devem ser iniciadas na suspeita de HDA de origem varicosa e mantidas por três a cinco dias. A terlipressina mostrou-se superior, diminuindo a mortalidade, levando a menos efeitos colaterais e causando diminuição mais duradoura na hipertensão-porta. Deve ser administrada na dose inicial de 2 mg, IV, de 4/4 horas, com posterior diminuição para 1 mg após controle da hemorragia. O tratamento medicamentoso controla o sangramento em 75% a 80% dos casos, no entanto apesar do sucesso no tratamento, não se deve postergar a EDA.
- **Antibióticos:** indicados profilaticamente em pacientes cirróticos com suspeita de hemorragia por varizes de esôfago. Diminuem o risco de ressangramento e complicações infecciosas (por exemplo, PBE). Devem ser iniciados antes da endoscopia e mantidos durante sete dias. Opções de escolha são: quinolonas e a ceftriaxona.

Manejo endoscópico

Endoscopia digestiva alta (EDA)

- **HDA não varicosa:** indicada na quase totalidade dos casos. Permite definir a etiologia da lesão e possibilita tratamento hemostático, se necessário. Em pacientes com escore de Blatchford zero pode ser realizado ambulatorialmente. A EDA deve ser realizada preferencialmente nas primeiras 24 horas, o escore de Forrest estratifica os pacientes de maior gravidade e maior risco de ressangramento:
  - Escore de Forrest

Tabela 49.4 Classificação de Forrest e risco de ressangramento.

Achados endoscópicos	Prevalência	Risco de ressangramento
Sangramento ativo em jato (Ia)	10%	90%
Sangramento ativo babando (Ib)	10%	10% a 20%
Sangramento recente com vaso visível (IIa)	25%	50%
Sangramento recente com coágulo aderido (IIb)	10%	25% a 30%
Sangramento recente com fundo hemático (IIc)	10%	7% a 10%
Sem sangramento com base clara (III)	35%	3% a 5%

- **HDA varicosa:**
  1. A EDA é tratamento de escolha nessa situação. Podem ser realizadas de duas formas, a escleroterapia e a ligadura elástica. A ligadura endoscópica é mais efetiva no controle hemostático e em prevenir o ressangramento.
  2. Pacientes com varizes de fundo gástrico, a terapia endoscópica deve ser realizada com cianoacrilato, quando disponível.
- **Colonoscopia:** exame inicial de escolha nos pacientes com HDB. Permite identificar o ponto de sangramento e possibilita o tratamento endoscópico. A realização precoce da colonoscopia está associada a menor tempo de internação hospitalar. As principais desvantagens são a dificuldade de visualização do cólon em pacientes com preparo inadequado, e o risco da sedação em pacientes com hemorragia aguda.

Outros exames podem ser realizados em pacientes com HDB:

- **Cintilografia:** apresenta elevada sensibilidade em diagnosticar sangramentos. Detecta sangramento com fluxos baixos a partir de 0,1 mL/min. É ineficaz em localizá-lo e não possibilita intervenção terapêutica. Tem como principal vantagem descartar sangramentos evitando a realização de arteriografia naqueles pacientes que cessaram a hemorragia espontaneamente, o que pode ocorrer em 80% dos casos.
- **Arteriografia:** necessita de um sangramento com fluxo > 0,5mL/min para que seja efetiva. Possui especificidade de 100% e sensibilidade variável (30% a 45%). Permite intervenção terapêutica. Deve ser realizada nos pacientes com colonoscopia negativa com cintilografia que demonstre persistência do sangramento com fluxo de pelo menos 0,5 mL/min.

Tratamento cirúrgico

- HDA não varicosa
  - Falha na resposta ao tratamento endoscópico.
  - Pacientes que receberam mais de seis concentrados de hemácias.
- HDA varicosa
  - **TIPS e *shunt* cirúrgico:** devem ser realizados nos pacientes que persistem com sangramento apesar do tratamento farmacológico e endoscópico.
  - **Balão esofágico:** a utilização do balão consiste medida salvadora no controle do sangramento naqueles pacientes que não tem acesso ao tratamento endoscópico. Possui elevada taxa de ressangramento após sua descompressão, devendo ser utilizado como procedimento de resgate para tratamentos definitivos (endoscopia e TIPS).
- **HDB:** em 80% dos casos o sangramento cessa espontaneamente. O tratamento cirúrgico é reservado para as seguintes situações:
  - Uso de seis ou mais concentrados de hemácias.
  - Sangramento volumoso com hipotensão apesar de a reposição de pelo menos quatro concentrados de hemácias.
  - Sangramento persistente em pacientes internados.

Tratamento profilático

- Tratar *H. pylori*, quando sua presença for confirmada, em pacientes com HDA por doença ulcerosa péptica.

- Prescrever propranolol como profilaxia secundária em pacientes com HDA varicosa.
- Ligadura elástica como profilaxia secundária nos casos de HDA varicosa.
- Prescrever propranolol como profilaxia primária de HDA varicosa nos pacientes cirróticos com alto risco de sangramento (*cirrose child* B e C, varizes de médio e grosso calibre e presença de *red spots*).

Caso clínico

Paciente 42 anos, masculino, deu entrada na sala de emergência depois de apresentar em casa três episódios de hematemese, referia que há semanas vinha apresentando epigastralgia discreta. Como antecedentes tinha um trauma por acidente de moto há seis meses e vinha em uso regular de naproxeno por uma dor no ombro.

À admissão encontrava-se em regular estado geral, vigil, orientado, taquicárdico, taquipneico, hipocorado 2+/4+, desidratado, pulsos periféricos finos. Sinais vitais: PA: 96 × 40, fc: 104, fr 20.

Exames: Hb: 8, Ht: 24%, coagulograma normal, tipagem sanguínea A+.

1. Jejum.
2. Hidratação venosa.
3. Omeprazol (80 mg, EV) seguido de infusão continua (8 mL/hora).
4. Solicitar EDA.
5. Reservar concentrado de hemácias.
6. Controle HB/HT a cada 6 horas.

Referências

1. Baradarian R, Ramdhaney S, Chapalamadugu R, Skoczylas L, Wang K, Rivilis S, et al. Early intensive resuscitation of patients with upper gastrointestinal bleeding decreases mortality. Am J Gastroenterol. 2004;99:619-23.
2. Luna LL, Vargas C, Luna RA, Junqueira DPR. Endoscopia digestiva na hemorragia alta não varicosa. In: Sociedade Brasileira de Endoscopia Digestiva. Endoscopia Digestiva. Rio de Janeiro: Medsi; 2000.
3. Kanwal F, Barkun A, Gralnek IM, Asch SM, Kuipers EJ, Bardou M, et al. Measuring quality of care in patients with nonvariceal upper gastrointestinal hemorrhage: development of an explicit quality indicator set. Am J Gastroenterol. 2010;105(8):1710-8.
4. Sreedharan A, Martin J, Leontiadis GI, et al. Proton pump inhibitor treatment initiated prior to endoscopic diagnosis in upper gastrointestinal bleeding. Cochrane Database Syst Rev. 2010;(7):CD005415.

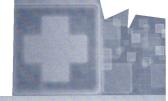

Abdome Agudo – Aspectos Clínicos

Daniel Eiger   ○   Ana Rita Brito Medeiros da Fonsêca

Introdução e definições

A queixa abdominal é um desafio diagnóstico cujo objetivo inicial é descartar causas potencialmente fatais e tentar diferenciar condições que se confundem, principalmente nos idosos imunocomprometidos e nas mulheres no menacme. Em até 25% dos casos, não se chega a uma etiologia, deve-se pedir ao paciente para observar novos sinais e sintomas, que ajudem na diferenciação da dor em uma próxima visita ao PS, e confortá-lo no sentido de que há 80% de chance da condição ser benigna, com desaparecimento espontâneo da dor em duas semanas.

Quadro clínico

Tabela 50.1 Diagnóstico diferencial de dor abdominal no pronto-socorro.

Patologias cirúrgicas	Epidemiologia	Sintomas	Sinais	Avaliação laboratorial	Exame de imagem
Apendicite	Principal causa de abdome agudo cirúrgico; acomete todas as idades, principalmente dos 10-19 anos; há perfuração em 65% dos pacientes com sintomas > 48 horas.	Hiporexia + náuseas + vômitos + dor surda difusa periumbilical (dor visceral) que se localiza na FID (Fossa Ilíaca Direita) (dor parietal); a dor não localiza caso apêndice retrocecal; diarreia/disúria caso apêndice pélvico.	Inicialmente nenhum, após ↓RHA (Ruído Hidroaéreo) + DB (Descompressão Brusca) dolorosa (Bloomberg + se aplicado no ponto de McBurney; negativo se apêndice retro-cecal); dor em FID à compressão de FIE (Fossa Ilíaca Esquerda) (sinal de Rovsing); sinal do psoas no apêndice retrocecal e do obturador no apêndice pélvico.	Leucocitose (> 15.000 células quando há perfuração); Urina I com leucocitúria caso apêndice pélvico.	Para os casos duvidosos; TC (Tomografia Computadorizada) (Sensibilidade = 91% a 98%, Especificidade = 75% a 93%) com os seguintes achados: diâmetro do apêndice > 6 mm com oclusão luminal; espessamento e contraste da parede do apêndice; borramento da gordura periapendicular; apendicolito.
Diverticulite	Doença diverticular que ocorre em 30% dos pacientes aos 60 anos e em 65% daqueles acima de 85 anos; 20% desenvolvem diverticulite e 25% complicações.	Dor em QIE (Quadrante Inferior Esquerdo), presente há vários dias antes da apresentação, recorrente; náusea + vômitos; mudança do hábito intestinal; em 10% há sintomas urinários.	Dor à palpação de QIE, às vezes com fleimão; distensão abdominal; dor difusa à palpação é sugestiva de perfuração para cavidade peritoneal livre; febre baixa.	Leucograma normal em 45% dos casos; elevação leve da amilase em caso de perfuração; piúria estéril.	TC (S = 97%, E = 100%) por ordem de achado: borramento da gordura pericólica, divertículos colônicos, espessamento da parede colônica e abcessos/fleimões.

(Continua)

Tabela 50.1 Diagnóstico diferencial de dor abdominal no pronto-socorro. *(Continuação)*

Patologias cirúrgicas	Epidemiologia	Sintomas	Sinais	Avaliação laboratorial	Exame de imagem
Colecistite	Mulheres > 40 anos, multíparas, obesas, com história familiar positiva. Pacientes com hemólise crônica (cálculos pigmentares).	Dor constante em HCD (Hipocôndrio Direito)/ epigástrio, com irradiação para ombro D/ dorso, desencadeada por alimentação gordurosa, duração > 5 horas; náuseas/vômitos/ hiporexia.	Febre baixa, taquicardia, dor à palpação de HCD, Murphy + (S=97%, E=48%; ↓S nos idosos).	Leucocitose com desvio à E; hiperbilirrubinemia e ↑Fosfatase alcalina (FAL) sugerem complicações (colangite, coledocolitíase, sínd. de Mirizzi).	US (Ultrassonografia) de vias biliares: cálculos em VB + espessamento da parede vesicular (>4-5 mm) ou edema da mesma (sinal da parede dupla) + Murphy ultrassonográfico; TC é reservada para detectar colecistite enfisematosa ou perfuração.
Pancreatite	Origem biliar e alcoólica; pode ser causada por furosemida, tiazídicos, sulfonamida, tetraciclinas, AINES (Antiinflamatórios não esteroides), infecções, hipercalcemia, hipertrigliceridemia e úlcera péptica perfurante.	Dor constante em epigástrio/ HCD, com irradiação em barra para o dorso, transfixante, intensidade máx. em 10-20 min; náuseas, vômitos e anorexia; dispneia se houver derrame pleural por inflamação da pleura adjacente.	Dor à palpação de epigástrio; distensão abdominal e DB dolorosa; posição antálgica (sentar-se ou inclinar-se para frente); Choque hemodinâmico, equimose em flancos e periumbilical (sinal de Gray-Turner e Cullen); febre.	Leucocitose 15-20.000; hemoconcentração; ↑amilase (↓E) e ↑lipase; ↑PCR (Proteína C Reativa) é prognóstico; ↑ bilirrubina direta (BD) caso obstrução do ducto biliar comum por edema da cabeça ou coledocolitías; hipocalcemia em 25%.	Radiografia de abdome mostra íleo paralítico, derrame pleural (DP) a E e até pulmão de SARA (Síndrome da Angústia Respiratória Aguda); US mostra pâncreas difusamente aumentado + ↑ecogenicidade, porém o íleo paralítico prejudica o diagnóstico, reservando-se o mesmo para avaliar a origem biliar.

(Continua)

Tabela 50.1 Diagnóstico diferencial de dor abdominal no pronto-socorro. *(Continuação)*

Patologias cirúrgicas	Epidemiologia	Sintomas	Sinais	Avaliação laboratorial	Exame de imagem
Doença ulcerosa péptica	População *H. pylori* +; usuários (principalmente idosos) de AINES; tabagistas; 2% a 10% complicam com perfurações, principalmente de úlceras duodenais.	Dor em queimação epigástrica, melhora com antiácidos e alimentação; pirose; plenitude pós-prandial, náuseas; nos idosos, podem não haver sintomas até que ocorram complicações; piora súbita com localização difusa da dor indica perfuração.	Hematêmese/melenas até choque hemodinâmico em caso de sangramento; sinais de choque na perfuração, abdome em tábua, Jobert +, febre, dor ao toque retal.	Queda do Hb (Hemoglobina)/Ht (Hematócrito) em caso de sangramento; leucocitose e ↑provas inflamatórias na perfuração para cavidade livre.	Rotina radiológica de abdome agudo (RRAA): ar livre em cavidade (pneumoperitôneo); TC aumenta a sensibilidade na detecção de gás e líquido livre em cavidade peritoneal.
Aneurisma de aorta abdominal roto	Homens > 60 anos; HAS (Hipertensão Arterial Sistêmica), tabagistas, doença arterial periférica (DAP), DPOC (Doença Pulmonar Obstrutiva Crônica) e história familiar +	Assintomáticos até a ruptura; às vezes precedido de dor abdominal, lombar ou em flancos; quando rompe para peritônio, gera dor abdominal; para retroperitôneo, dor lombar; síncope.	Massa abdominal pulsátil, distensão, hipotensão; hematúria, sinal de Grey-Turner e normotensão quando rompe para retroperitôneo.	Queda do Hb/Ht; aumento de enzimas cardíacas em 25% dos casos; marcadores de máperfusão tissular (ex.: ↑LDH, Cr...).	US demonstrando o diâmetro do AA (Abdome Agudo) > 3 cm, usado no rastreio e no diagnóstico do AAA (Aneurisma da Aorta Abdominal) roto com choque; TC preferível no paciente hemodinâmicamente estável.

(Continua)

Abdome Agudo – Aspectos Clínicos **471**

Tabela 50.1 Diagnóstico diferencial de dor abdominal no pronto-socorro. *(Continuação)*

Patologias cirúrgicas	Epidemiologia	Sintomas	Sinais	Avaliação laboratorial	Exame de imagem
Infarto entero-mesentérico	Idosos, cardiopatas (PP (Placenta Prévia) valvulopatas, IAM (Infarto Agudo do Miocárdio) recente, FA (Fosfotase Alcalina) e outras arritmias, IC (Índice Cardíaco) anterógrada), aterosclerose disseminada; hipercoagulabilidade, tumores intra-abdominais, pancreatite e trauma fechado abdominal na trombose de v. mesentérica.	Dor intensa e aguda em mesogástrio desproporcional aos achados de exame físico; náuseas, vômitos e evacuação dolorosa.	Inicialmente apenas distensão abdominal leve; distensão grave, diarreia sanguinolenta, silêncio abdominal e peritonismo indicam necrose do segmento intestinal afetado.	Leucocitose com desvio à E, acidose metabólica, hemoconcentração, ↑amilase, ↑FAL, ↑LDH; ↓d-dímero tem bom valor preditivo negativo (VPN).	Rotina radiológica de abdome agudo (RRAA): íleo, pneumatose intestinal (quadro avançado); TC: espessamento de parede, pneumatose, gás em veia porta, ausência de CTE (células-tronco embrionárias) na vasculatura intestinal; angiografia é o padrão-ouro e deve ser o 1º exame se a suspeita diagnóstica for forte.
Obstrução intestinal aguda de delgado	Paciente com história de cirurgia abdominal prévia; adesões > hérnias encarceradas > neoplasias >intussepcção > doença de Crohn > íleo biliar.	Dor abdominal em cólica (constante quando há estrangulamento), vômitos (+ proeminente nas obstruções proximais), parada de eliminação de flatos (pode levar 12 horas para ocorrer).	Distensão abdominal progressiva (+ proeminente nas obstruções distais).	Alcalose metabólica hipocalêmica por vômitos; acidose metabólica se isquemia ou desidratação profunda; ↑LDH e leucocitose na isquemia.	RRAA: sinal da moeda empilhada; TC: demonstra a parada de progressão do contraste oral na área obstruída, assim como delineia a causa e a gravidade da mesma; pneumatose intestinal é sinal de isquemia.

(Continua)

Tabela 50.1 Diagnóstico diferencial de dor abdominal no pronto-socorro. *(Continuação)*

Patologias cirúrgicas	Epidemiologia	Sintomas	Sinais	Avaliação laboratorial	Exame de imagem
Vólvulo	Cecal: adesões, cirurgia abdominal recente, bandas congênitas e constipação prolongada; Sigmoide (+ comum): abuso de laxativos, uso de anti--parkinsonianos, anti-colinérgicos e ansiolíticos; megacólon chagásico.	Cecal: semelhante à obstrução de delgado. Sigmoide: dor constante com cólicas superimpostas; vômitos menos proeminentes, parada de eliminação de gases e fezes; ataques recorrentes nos pacientes jovens.	Cecal: semelhante à obstrução de delgado. Sigmoide: distensão abdominal exuberante, com ↑peristase e hipertimpanismo difuso.	Todas as alterações pertinentes à desidratação, vômitos, sofrimento isquêmico de alças e peritonite previamente citadas.	Cecal: TC: padrão de obst. em "redemoinho", torção ileocecal, invaginação da gordura mesentérica. -Sigmoide: RRAA: sinal do "U" invertido, distensão gasosa à montante. TC: obstrução em "redemoinho" ou em "bico-de--pássaro". Sinais de isquemia.
Patologias ginecológicas	Mulheres no menacme.	Atraso menstrual (ausente em 1/3 dos casos de prenhez ectópica rota), dor pélvica, hemorragia vaginal (ex.: abortamento), corrimento (MIPA).	Sinais de prenhez, dor ao toque ginecológico, cervicite mucopurulenta (a depender da patologia).	↑β-HCG (Gonadotrofina Coriônica Humana) (ausente na moléstia Inflamatória Pélvica Aguda (MIPA).	US transvaginal é o grande auxiliar no diagnóstico das patologias ginecológicas que se apresentam ao PS.
Patologias torácicas	IAM (Infarto Agudo do Miocárdio) de parede inferior naqueles com fatores de risco para aterosclerose; fatores de risco para TEP (Tromboembolismo Pulmonar).	Dor epigástrica aos esforços constrictiva ou em queimação no IAM; Dor em andar superior de abdome ventilatório – dependente na pneumonia de base ou TEP com DP (Dieta Pastosa).	No IAM sinais de ICC (Insuficiência Cardíaca Congestiva) ou choque cardiogênico; na PNM e TEP sinais de sofrimento respiratório, hemoptise.	↑enzimas cardíacas; Hipoxemia, alcalose respiratória na pneumonia (PNM) e TEP; ↑D-dímero no TEP.	Radiografia do tórax: no IAM Killip I; infiltrado e DP na PNM/TEP; sinal de Westermark (oligoemia focal) e Hampton (infarto pulmonar em cunha) no TEP; TC do tórax não ajuda no IAM.

(Continua)

Tabela 50.1 Diagnóstico diferencial de dor abdominal no pronto-socorro. *(Continuação)*

Doenças diversas	Condição	Sintomas	Sinais	Laboratório	Exame de imagem
	Cetoacidose diabética.	Dor abdominal grave.	Vômitos, sinais de desidratação, obnubilação, hálito cetônico.	Dx = 200-600 Ph < 7,3 Bic < 15 ↑AG Cetonúria.	Nada digno de nota
	Pielonefrite/cólica nefrética.	Dor lombar migratória em cólica que irradia para o abdome/região genital.	Vômitos, disúria/polaciúria/hematúria; febre na ITU (Infecção Trato Urinário); punho percussão lombar positiva.	Leucohematúria; leucocitose na pielonefrite.	US e TC de vias urinárias: dilatação pielocaliciana; abcesso renal na pielonefrite complicada.
	Porfiria intermitente aguda.	Dor abdominal desencadeada por barbitúricos, álcool, etc.	Neuropatia periférica, urina amarronzada.	↑porfobilinogênio urinário.	N.D.N.
	Herpes-Zoster.	Dor com destruição em dermátomo.	Vesículas em dermátomo abdominal.	N.D.N.	N.D.N.
	Febre familiar do mediterrâneo.	Dor abdominal recorrente, inicialmente, focal, após, generalizada.	Serosite (peritôneo, pleura, sinóvia) + febre.	↑Marcadores inflamatórios.	TC pode revelar sub-oclusões intestinais por adesões.
	Mononucleose infecciosa.	Dor em HCE (hipocôndrio Esquerdo), com piora súbita em caso de rotura esplênica.	Esplenomegalia; choque caso rotura do baço.	Linfocitose atípica.	US ou TC podem evidenciar a rotura do baço.

(Continua)

Tabela 50.1 Diagnóstico diferencial de dor abdominal no pronto-socorro. *(Continuação)*

Doenças diversas	Condição	Sintomas	Sinais	Laboratório	Exame de imagem
	Megacólon tóxico.	Diarreia sanguinolenta há >7 dias, em geral no paciente com DII (Doença Inflamatória Intestinal) ou diarreia clostridial, que utilizou *loperamida*.	Distensão abdominal, sinais de sepse.	Leucocitose com desvio à E, anemia.	RRAA: cólon transverso com diâm > 6 cm.
	Linfadenite mesentérica.	Igual à apendicite.	Igual à apendicite.	Cultura com *Yersinia* recuperada de linfonodo.	TC: Linfonodomegalia e borramento da gordura da raiz do mesentério.
	Angioedema hereditário.	Dor em cólica, náuseas/vômitos e diarreia.	Edema cutâneo, de laringe.	↓Níveis ou função do inibidor de C1.	TC: edema de parede intestinal, ascite.
	Gastroenterite infecciosa.	Dor abdominal pouco proeminente; náuseas, vômitos, diarreia.	Diarreia aquosa (viral) ou piosanguinolenta (bacteriana).	Leucograma infeccioso na bacteriana.	N.D.N.

Tabela 50.2 Fatores de maior risco e prognóstico.

Alguns fatores devem ser avaliados e envolvem maior risco e pior prognóstico
História
Idade > 65 anos
Imunocomprometido (HIV +, usuário crônico de glicocorticoide)
Etilistas
Doença cardiovascular (ICC, FA, doença arterial periférica)
Comorbidades importantes (câncer, diverticulose, colelitíase)

(Continua)

(Continuação)

Alguns fatores devem ser avaliados e envolvem maior risco e pior prognóstico
Cirurgia abdominal ou procedimento endoscópico recente
Gravidez no 1º trimestre
Características da dor
Início abrupto
Platô de dor atingido rapidamente
Dor seguida de vômitos
Dor constante com menos de 2 dias de duração
Achados ao exame físico
Abdome rígido
Defesa involuntária
Sinais de choque

Tratamento

Apendicite

Abordagem:
- A escala de Alvarado não substitui o julgamento clínico, porém é uma ferramenta que mostrou diminuir a taxa de laparotomias brancas (falsos negativos).

    Escala modificada de Alvarado:
    - Dor migratória que se localiza na FID (1 ponto)
    - Anorexia (1 ponto)
    - Náusea/vômitos (1 ponto)
    - Dor à palpação de FID (2 pontos)
    - Dor de rebote em FID (1 ponto)
    - Temperatura axilar >37.5 ºC (1 ponto)
    - Leucocitose (2 pontos)

Manejo de acordo com a pontuação

- **0-3 pontos:** baixo risco de apendicite; devem ser orientados a retornar caso os sintomas não melhorem com sintomáticos.

- **4-6 pontos:** médio risco; deve ser feito exame de imagem (preferencialmente TC com contraste oral + venoso) ou observado por 12 horas – período no qual se mantiver o mesmo score deve ser indicado intervenção cirúrgica.
- **7-9 pontos:** pacientes do sexo masculino com tal score não demandam exame de imagem e devem ser referenciados para apendicectomia (sensibilidade de 95%, especificidade de 83%); em mulheres nas quais se excluiu gravidez, indica-se laparoscopia e tratamento guiado pelos achados intraoperatórios (menor especificidade do score nas mesmas).
- A meta no tratamento da apendicite é, assim que for feito o diagnóstico, instituir-se terapêutica cirúrgica o mais breve possível.
- Exceção é feita aos pacientes que se apresentam com mais de cinco dias de duração de doença e que não se encontram sépticos, nos quais a cirurgia imediata apresenta maior morbidade (adesões densas, flegmões, possibilidade de lesão de estruturas subjacentes, abcesso pós-operatório, fístula entero-cutânea, necessidade de ileocolectomia).
- Nestes, descanso intestinal, hidratação, drenagem percutânea guiada por TC de abcesso e antibioticoterapia com cobertura para anaeróbios devem ser instituídos e, assim que se "esfriar" o processo inflamatório, libera-se o paciente, com retorno programado em 6-8 semanas para a apendicectomia de intervalo. Assim, evita-se a recorrência da apendicite e diagnosticam-se doenças associadas (ex.: tumor carcinoide).

Diverticulite

Manejo:
- Estudo tomográfico sempre é indicado para definir a classificação de Hinchey (I-abcesso paracólico; II-abcesso distante; III-diverticulite perfurada não comunicante com peritonite fecal; IV-diverticulite perfurada comunicante com peritonite fecal) e complicações associadas (perfurações, estricturas e fístulas).
- Tratamento clínico: sintomáticos, repouso intestinal e antibioticoterapia (ex.: ciprofloxacino 500 mg 12/12 horas + metronidazol 500 mg 8/8 horas via oral) nos casos não complicados.
- Tratamento cirúrgico nos casos Hinchey III e IV complicados, com o intuito de remover o foco da sepse, áreas de obstrução e fístulas.

Doença ulcerosa péptica (DUP)

Manejo:
- Supressão ácida aguda: omeprazol ou pantoprazol ou esomeprazol 80 mg IV seguido de infusão contínua de 8mg/hora.
- Descontinuação dos AINES.
- Ressuscitação volêmica.
- Sondagem nasogástrica.
- Antibioticoterapia empírica.
- Tratamento cirúrgico emergencial: úlceras perfuradas.
- Suporte clínico naqueles que se apresentam estáveis, em curva de melhora, com demonstração radiológica de fechamento espontâneo da úlcera.

Ruptura de aneurisma de aorta abdominal (AAA)

Manejo:
- Analgesia.
- Reposição volêmica e hipotensão permissiva (PAS entre 80-100 mmHg).
- Intervenção cirúrgica pode ser aberta ou endovascular, alguns pacientes já têm um risco cirúrgico muito alto para o reparo, devendo-se reservar para estes tratamento paliativo, pois mesmo aqueles com condições de ir para a mesa já têm mortalidade de 40% a 50%.

Infarto entero-mesentérico

Manejo:
- Estudo angiográfico deve ser feito quando a suspeita diagnóstica é forte, mas primeiro deve-se estabilizar hemodinamicamente o paciente.
- Descompressão nasogástrica, antibioticoterapia empírica, suporte hemodinâmico.
- Cirurgia precoce, com ressecção dos segmentos infartados e trombolectomias.
- Administração de papaverina no pós-operatório para prevenir vasoespasmo.
- Anticoagulação crônica naqueles com embolia arterial e antiagregação plaquetária naqueles com trombose arterial.

Obstrução de intestino delgado

Manejo:
- Ressuscitação volêmica inicial.
- Descompressão nasogástrica.
- Opção de uso de contraste hiperosmolar solúvel em água nas obstruções parciais (ex.: gastrografina), para alívio mais rápido das mesmas.
- Observação por no máximo 12-24 horas para avaliar melhora espontânea naqueles pacientes com obstrução apenas parcial que se enquadrem nas seguintes categorias: pós-operação precoce, história de adesões obstrutivas prévias, metástases intestinais e enterite actínica.
- Manejo cirúrgico precoce naqueles com suspeita clínico-laboratorial--radiológica de isquemia de alça ou obstrução em alça fechada.

Vólvulo de intestino grosso

Manejo:
1. **Endoscópico:** por retossigmoidoscopia rígida ou flexível no vólvulo de sigmoide; caso não se visualize mucosa isquêmica, manobra-se o endoscópio de maneira a desfazer a torção intestinal; tal procedimento é contraindicado em suspeita de isquemia e peritonite ao exame clínico--laboratorial-radiológico, devendo-se logo proceder para a cirurgia.
2. **Cirúrgico:** é o tratamento de primeira escolha no vólvulo cecal, em geral realizando-se ressecção do mesmo; no vólvulo de sigmoide, após resolvido endoscopicamente o problema – devido ao risco de recorrência –, a cirurgia, agora não mais em caráter de urgência, com tempo para preparo intestinal e assessoramento do risco cirúrgico, é indicada.

Caso clínico

TNF, 30 anos, sexo masculino, previamente hígido, há uma semana com mal-estar generalizado, hiporexia e diminuição do hábito intestinal; há 2 dias com febre, náuseas, dor abdominal difusa, em cólica, periumbilical; e há 12 hora, com dor mais intensa e bem localizada em FID.

Ao exame: REG, desidratado +++/4, CAAA, PCP < 2 seg, bem-distribuído, P 120, FR 25, SaO_2 99%, PA 90×60, TAx 38,8; de localizatório ao exame físico, apenas um abdome moderadamente distendido, RHA abolidos, hipertimpânico à percussão, tenso, doloroso difusamente à palpação profunda, com sinal de irritação peritoneal.

GSA de entrada: ph 7,30 PaO$_2$ 110 PaCO$_2$ 25 bic 18 BE –3 lactato 20. Lab.: Hb 16 Ht 48 leucócitos 19.000 com 85% de segmentados e 5% de bastões Plaquetas 350.000 Cr 1,6 U 100 Na 145 K 4 PCR 70 VHS 80; amilase e lipase normais, hepatograma e coagulograma sem alterações.

O paciente teve reexpandida sua volemia, passado sonda nasogástrica para descompressão e imediatamente referido para o centro cirúrgico; a prescrição que se segue é do pós-operatório de uma apendicectomia supurada com colocação de dreno em cavidade abdominal:

1. Dieta zero
2. SG 10% 500 ml 6/6h + NaCl 20% 20 ml em cada soro IV
3. Ciprofloxacino 400 mg 12/12h IV
4. Metronidazol 500 mg 6/6h IV
5. Tramadol 50 mg 6/6h IV
6. Morfina solução decimal 2 mg se necessário IV
7. Dipirona 1 g até de 6/6h caso febre IV
8. Metoclopramida 10 mg até de 8/8h caso náuseas ou vômitos IV
9. Sonda nasogástrica aberta
10. Quantificar débito pela SNG e dreno cirúrgico
11. Sinais vitais 6/6h
12. Dx 6/6h
13. Cabeceira a 30 graus

Referências

1. Smink D, Soybel DI. Acute appendicitis in adults: Management. Disponível em: <www.uptodate.com>.
2. Kendall JL, Moreira ME. Evaluation of the adult with abdominal pain in the emergency department. Ddisponível em: <www.uptodate.com>.
3. Graff LGT, Robinson D. Abdominal pain and emergency department evaluation. Emerg Med Clin North Am 19:123-136, 2001.3. Steinheber FU: Medical conditions mimicking the acute surgical abdomen. Med Clin North Am 57:1559-1567, 1973.
4. Fallon WF Jr, Newman JS, Fallon GL, et al. The surgical management of intra-abdominal inflammatory conditions during pregnancy. Surg Clin North Am 75:15-31, 1995.
5. Wellwood J, Johannessen S, Spiegelhalter DJ. How does computeraided diagnosis improve the management of acute abdominal pain?. Ann R Coll Surg Engl 74:40-46, 1992.
6. Ronald A. Squires e Russell G. Postier. Acute Abdomen, Townsend. Sabiston Textbook of Surgery, 19th ed, Saunders, 2012.

Atendimento Inicial ao Paciente Politraumatizado

Diego Adão Fanti Silva   ○   Ana Rita Brito Medeiros da Fonsêca   ○   Marcelo Corassa

Introdução e definições

Trauma compreende o conjunto de mecanismos de injúrias física e psicológica, secundário à transmissão de alguma(s) forma(s) de energia ao organismo com efeitos agudos e crônicos sobre o indivíduo e seu ambiente.

Epidemiologia do trauma

- No Brasil, segundo dados de 2010, o trauma é a terceira causa de morte na população geral (causas externas, 13,54%), está atrás das doenças do aparelho circulatório (31,25%) e das neoplasias (16,82%).
- Se considerarmos apenas a população entre 1 e 39 anos de idade, o trauma é a principal causa de morte, com destaque para a faixa etária dos 10 aos 29 anos, cuja percentagem de mortalidade chega a 70%.
- As principais vítimas de trauma são do gênero masculino, relação de 5:1.
- O trauma apresenta também alta letalidade, caracterizada pelas mutilações, incapacidades, sequelas físicas e psicológicas, perda de indivíduos economicamente ativos, absenteísmo, sobrecarga previdenciária etc.
- As principais causas de morte por trauma são os acidentes automobilísticos, a violência autoinfligida e a violência interpessoal.
- A curva de distribuição das mortes por trauma apresenta três picos de incidência, conforme o tempo decorrido a partir do evento primário, caracterizando uma *distribuição trimodal*.

Tabela 51.1   Distribuição da mortalidade no trauma.

Distribuição trimodal de mortalidade por trauma			
Momento	Tempo	Mortalidade (%)	Injúria física
1º	Segundos a minutos	50	TCE, TRM, LGV
2º	Primeiras horas (*golden hour*)	30-40	LVA, lesões torácicas, hemorragias, TCE
3º	Dias a semanas	10-20	Sepse, tromboembolismo, FMO

TCE: traumatismo cranioencefálico, TRM: traumatismo raquimedular, LGV: lesão de grandes vasos, LVA: lesão de vias aéreas, FMO: falência de múltiplos órgãos

É a partir dessa distribuição trimodal de mortes que medidas são planejadas e elaboradas no controle do trauma. Para o 1º pico, investe-se em prevenção. No 2º pico, o foco é o atendimento inicial de qualidade ao paciente. Por fim, o 3º pico é amenizado com suporte clínico intensivo, antibioticoterapia, avaliação transdisciplinar etc.

Atendimento inicial ao politraumatizado

- Inicia-se na cena do evento primário, a partir da assistência de socorristas leigos e da equipe especializada em atendimento pré-hospitalar (APH).
- A avaliação inicial do paciente politraumatizado segue um protocolo de atendimento pré-determinado e validado cientificamente, sendo no Brasil utilizado o ATLS® (*Advanced Trauma Life Support*). Esses protocolos visam homogeneizar e sistematizar o atendimento primário, priorizando os órgãos e sistemas que levariam mais rapidamente o paciente à morte.
- Como método mnemônico, a sequência do atendimento ao politraumatizado baseia-se no *A, B, C, D, E do trauma*. Cada letra corresponde a uma etapa do atendimento e deve ser totalmente avaliada e tratada antes de passar para a próxima letra. Cada letra necessita ser esgotada por meio de um diagnóstico e uma conduta. Em caso de dúvidas ou insucesso em qualquer etapa do atendimento, reinicia-se a avaliação a partir da *letra A*, certificando-se dos diagnósticos e das condutas.
- Mesmo em pacientes com boa evolução, faz-se necessário manter uma rotina de reavaliações sistemáticas periódicas.

A. Vias aéreas e proteção da coluna cervical

- O objetivo é diagnosticar o comprometimento da perviedade das vias aéreas, com seu respectivo tratamento quando necessário, e assegurar a integridade da coluna cervical.
- Não se deve iniciar nenhum procedimento no paciente que esteja sem uso de colar cervical e prancha rígida (coluna vertebral estabilizada).
- Verifica-se, inicialmente, se o paciente está ventilando de forma adequada, com uma rápida inspeção visual.
- Procede-se à inspeção da cavidade oral. Corpos estranhos devem ser removidos, e secreções (sangue, saliva, vômito) devem ser aspiradas com o auxílio de um *aspirador rígido*.
- Manobras de abertura de vias aéreas podem ser tentadas caso o paciente esteja ventilando espontaneamente, porém com sinais de obstrução alta (queda da língua). Entre essas manobras, destacam-se a elevação do queixo (*chin lift*) e a tração da mandíbula (*jaw thrust*). É proscrita no trauma a manobra de extensão do pescoço (*head tilt*).
- Nos pacientes com comprometimento de vias aéreas diagnosticado, procede-se a manutenção da perviedade das vias aéreas, com ou sem ventilação acessória, de forma temporária ou definitiva, sempre associada à suplementação de oxigênio, segundo a necessidade de cada caso (Tabela 51.2).
- Para facilitar o selo entre a máscara facial e a face do paciente, recomenda-se manter as próteses dentárias, removendo-as quando da intubação orotraqueal (IOT). Pacientes com barba, traumas faciais e micrognatas são casos potenciais de ventilação difícil.

Tabela 51.2 Vias aéreas.

Acesso às vias aéreas		
	Não cirúrgico	Cirúrgico
Temporário	Máscara e balão (AMBU)	Cricotireoidostomia por punção[1]
Definitivo	IOT	Cricotireoidostomia cirúrgica[2]

AMBU: *airway mask and bag unit*, IOT: intubação orotraqueal. 1. A cricotireoidostomia por punção não deve exceder de 30 a 45 minutos, pelo acúmulo progressivo de CO_2. 2. A cricotireoidostomia cirúrgica não deve ser realizada em crianças menores de 12 anos.

- Para garantir a permeabilidade da via aérea enquanto se ventila com máscara e balão (AMBU), pode-se lançar mão da cânula orofaríngea (Guedel).
- A IOT deve sempre ser realizada em sequência rápida de intubação (*estômago cheio*). No insucesso da IOT, passam-se a outras formas de acesso às vias aéreas, como a máscara laríngea, a cricotireoidostomia por punção etc.

B. Ventilação

- O objetivo é diagnosticar o comprometimento da ventilação, com seu respectivo tratamento, quando necessário.
- Se ainda não foi monitorizado, nessa etapa deve-se determinar a frequência respiratória e a saturação de pulso de oxigênio (Sp O_2) do paciente.
- A avaliação da ventilação inicia-se com a rápida inspeção dos movimentos torácicos. Ausência de movimentos, assimetrias ou movimentos paradoxais indicam possível lesão torácica.
- A ausculta pulmonar é passo fundamental no atendimento ao politraumatizado. Diminuição ou ausência de murmúrios vesiculares uni ou bilaterais, associado ou não ao comprometimento clínico, deve sempre sugerir pneumotórax e/ou hemotórax. Uma vez feito o *diagnóstico clínico*, procede-se a drenagem do tórax (exames de imagem são proscritos por risco de pneumotórax hipertensivo ou hemotórax maciço).
- A radiografia pós-drenagem deve ser realizada em momento oportuno de estabilidade clínica.
- Em caso de pneumotórax hipertensivo, realiza-se a punção de alívio no 2º espaço intercostal, na linha clavicular média. Após a punção, prepara-se o material para a drenagem do tórax.
- Múltiplas fraturas de costelas (duas ou mais, em dois ou mais arcos costais consecutivos) configuram o tórax instável ou retalho costal móvel, que geralmente está associado a uma contusão pulmonar subjacente. Esses casos devem ser tratados com analgesia e suporte ventilatório.
- A toracotomia de emergência, realizada na sala de atendimento e com massagem cardíaca interna, é indicada nos pacientes com ferimento penetrante na área precordial (quadrilátero de Ziedler) e que evoluem com parada cardiorrespiratória (PCR) com atividade elétrica cardíaca. A toracotomia de urgência, realizada no centro cirúrgico, entretanto, é

reservada para os casos de hemotórax maciço (débito inicial de 1.500 mL ou mais), débito torácico contínuo de pelo menos 200 mL de sangue nas próximas 2 a 4h da drenagem ou em caso de lesões em TC que justifiquem o procedimento.

C. Circulação e controle de hemorragias

- O objetivo é diagnosticar o comprometimento hemodinâmico do paciente e os focos evidentes ou potenciais de hemorragia, com seu respectivo tratamento quando necessário.
- Se ainda não foi monitorizado, nessa etapa deve-se determinar a frequência cardíaca, a pressão arterial (PA).
- Providenciam-se dois acessos venosos periféricos calibrosos para promover a reposição volêmica, conforme a indicação clínica de cada caso. A reposição inicial é realizada preferencialmente com cristaloides aquecidos, em volume próximo a 20-30 mL/kg.
- Hemorragias evidentes devem ser controladas com compressão local.
- Sinais precoces de choque devem ser diagnosticados antes da hipotensão arterial instalada. Pacientes taquicárdicos ou levemente agitados podem já ter perdido uma quantidade significativa de volume, sem necessariamente apresentar queda da pressão arterial.

Tabela 51.3 Graus de choque e achados no exame físico.

Graus de choque hemorrágico (simplificada)			
	Leve	Moderado	Grave
Perda volêmica %	até 15%	15-40%	>40%
FC bpm	<100	100-140	>140
PA mmHg	Normal	Normal ou diminuída	Diminuída
FR irpm	<20	20-35	>35
NC	Pouco ansioso	Ansioso ou confuso	Letárgico
Reposição volêmica	Cristaloide	Cristaloide (sangue?)	Sangue

FC: frequência cardíaca, PA: pressão arterial, FR: frequência respiratória, NC: nível de consciência

- Nesses pacientes, todos os casos de choque devem ser conduzidos como etiologia hemorrágica.
- A palpação abdominal e a avaliação da estabilidade pélvica são tempos fundamentais na avaliação da circulação, pois podem revelar hemorragias intra-abdominais não exteriorizadas. Dor à palpação abdominal indica necessidade de avaliação complementar. Se o paciente estiver estável, lança-se mão da tomografia computadorizada (TC). Em pacientes instáveis, por sua vez, realiza-se a ultrassonografia do trauma (FAST, *focused assesment with sonography for trauma*) ou o lavado peritoneal diagnóstico (LPD).
- Pacientes com anel pélvico instável devem ser examinados para tal fim somente uma vez, sendo imobilizados na sequência para conter sangramentos ou evitar destamponamento de hemorragias prévias.
- Ferimentos por armas de fogo (FAF) na região tóraco-abdominal, em teoria, são indicações absolutas de laparotomia exploradora. Em pacientes estáveis, pode-se realizar TC previamente para melhor avaliação anatômica das lesões e estratégica cirúrgica.
- Ferimentos por arma branca (FAB) na região abdominal podem inicialmente ser conduzidos de modo conservador, com realização de TC ou exploração da ferida, caso a estabilidade do paciente permita.
- Trauma abdominal fechado, com lesão de víscera maciça, pode ser conduzido de forma conservadora ou cirúrgica. Tal decisão se baseará na correlação entre o grau da lesão visceral e a estabilidade hemodinâmica do paciente. Conhecer os recursos e as disponibilidades da instituição é fundamental para a tomada de conduta.
- Abafamento de bulhas cardíacas, associada à clínica de tamponamento cardíaco (tríade de Beck), deve ser conduzida com a pericardiocentese (punção de Marfan). A punção é realizada entre o apêndice xifoide e o rebordo costal esquerdo (fenda de Larrey), em direção ao ângulo da escápula ipsilateral.
- Atualmente, discutem-se os riscos e os benefícios em se manter níveis de PA um pouco abaixo da faixa de normalidade (conceito de *hipotensão permissiva*). Isso é realizado com o intuito de se encontrar um meio-termo ideal entre perfusão tecidual e aumento do sangramento, enquanto o foco de hemorragia não é tratado de forma definitiva.

D. Avaliação neurológica

- O objetivo é diagnosticar o comprometimento neurológico e as possíveis lesões expansivas subjacentes, com seu respectivo tratamento ou consulta à equipe de neurocirurgia, quando necessário.
- O exame neurológico do paciente politraumatizado deve ser sucinto e objetivo. Avalia-se o nível de consciência (escala de coma de Glasgow), a estática e a dinâmica das pupilas e os défices neurológicos mais evidentes.
- Pacientes vítimas de traumatismo cranioencefálico (TCE) devem ser investigados com exames de imagem que apresentarem: Glasgow entre 15 e 13 por até 2h após o trauma, Glasgow menor que 13 a qualquer momento, alteração pupilar, défices neurológicos, fratura de crânio ou de base de crânio, pacientes que apresentam dois ou mais episódios de vômitos, idosos, crianças, usuários de antiagregantes plaquetários ou anticoagulantes, pacientes com perda de consciência por mais de cinco minutos, amnésia retrógrada por mais de 30 minutos, cefaleia refratária ou trauma de grande energia cinética (capotamento de veículo, quebra de capacete, queda de altura maior que um metro).
- Nunca um exame de imagem (p. ex., TC) pode retardar a transferência de um paciente.
- Entre as principais lesões cranianas, destacam-se: os hematomas extra ou epidurais, hematomas subdurais, hemorragia subaracnóidea traumática, lesão cerebral difusa, fraturas de crânio ou de base de crânio.
- Glasgow menor ou igual a 8 é indicação de IOT para proteção das vias aéreas.

E. Exposição e controle do ambiente

- O objetivo é diagnosticar outras lesões ao expor totalmente o paciente, com seu respectivo tratamento quando necessário, além de adequar o ambiente de atendimento.
- Nesse momento, expõe-se todo o paciente, incluindo a avaliação da região dorsal (rotação em bloco). É na *letra E* também que se realizam os exames e procedimentos complementares, como toque retal, toque vaginal, sondagem vesical de demora (SVD), sondagem nasogástrica (SNG) etc.

- É fundamental a palpação de toda a coluna vertebral (processos espinhosos) à procura de crepitações, desníveis e dor, incluindo a coluna cervical.
- Pacientes lúcidos, sem sinais de embriaguez, com mecanismo de trauma de baixa energia e sem dor à palpação cervical, podem ser avaliados para a retirada do colar cervical. Se não houver dor à rotação passiva e à flexão do pescoço, pode-se remover o colar, sem a necessidade de radiografia. Caso haja dúvida ou o paciente não preencha os requisitos supracitados, o mesmo deve ser mantido com o colar até uma avaliação pormenorizada.
- Se não foram solicitados exames laboratoriais no momento do acesso venoso (*letra C*), pode-se fazê-lo nesse momento. Exames relevantes são hemoglobina e hematócrito (Hb/Ht), tipagem sanguínea e teste de gravidez. Eventualmente, pode-se solicitar amilase, coagulograma, gasometria arterial, de acordo com a demanda de cada caso. As radiografias de relevância no trauma são as incidências cervical anteroposterior (AP) e perfil (P), tórax AP e pelve AP. Outras incidências podem ser solicitadas mediante a avaliação complementar.
- Não se deve realizar SVD o paciente com suspeita de trauma de uretra.
- Não se deve realizar SNG em pacientes com suspeita de fratura de base de crânio.
- Ao expor o paciente, lembrar sempre de manter a sala de atendimento em temperatura adequada, cobrindo o paciente quando oportuno, para evitar hipotermia e suas consequências deletérias (tríade da morte do trauma: hipotermia, acidemia e coagulopatia).
- Não se esquecer de certificar o posicionamento e a segurança de sondas e drenos, principalmente durante o transporte do paciente.

Avaliação secundária

- Após a avaliação e reavaliação inicial, com todas as "letras" diagnosticadas e tratadas, passa-se à avaliação secundária.
- Segue-se a coleta de dados de história com o próprio paciente e/ou com acompanhantes, conforme a possibilidade. As informações mais relevantes encontram-se na regra mnemônica da *história AMPLA do trauma*.

História AMPLA do trauma

A Alergias
M Medicamentos de uso rotineiro e drogas
P Passado médico e prenhez
L Líquidos e alimentos ingeridos
A Ambiente e eventos relacionados ao trauma

Procede-se a realização do exame físico completo e detalhado, a procura por lesões não percebidas no primeiro momento. Em caso de dúvidas ou alterações em parâmetros já avaliados, repete-se a sequência de avaliação *A, B, C, D, E*.

Grupos especiais

- **Gestantes:** a vitalidade do feto é diretamente dependente da vitalidade materna. Ficar atento às alterações fisiológicas da gestação, como anemia dilucional e hipotensão em posição supina.
- **Idosos:** atentar-se às alterações comuns ao envelhecimento (senescência) e às comorbidades de base (senilidade). Pela elevada frequência de polifarmácia, ter cuidado com interações medicamentosas, efeitos prolongados de drogas e mascaramento de sinais vitais (p. ex., ausência de taquicardia por uso de β–bloqueadores em idosos chocados). Considerar diagnóstico diferencial para maus-tratos.
- **Atletas:** grande reserva funcional e bradicardia de base. Assim como as crianças, é comum se apresentarem estáveis inicialmente, a despeito do comprometimento subjacente.

Situações especiais

- **Grande queimado:** risco de desidratação, infecção, hipotermia. Em alguns casos, necessidade de escarotomias em região de tórax por restrição ventilatória. Em queimaduras em região de face, correlacionar ao potencial risco iminente de comprometimento de vias aéreas (IOT preventiva).
- **Queda de altura:** risco de fratura de membros inferiores (p. ex., calcâneo, quadril) associado a fraturas de coluna vertebral, risco de lesão visceral em regiões de fixação. Em mergulhadores, risco de TCE grave e fratura de Jefferson.

- **Síndrome do cinto de segurança:** estigma do cinto de segurança em região de tórax e abdome, associado a lesões por força de cisalhamento, como perfuração de víscera oca em borda antimesentérica, lesão de víscera maciça em pontos de fixação (p. ex., pedículo esplênico, rotura de aorta em região de ligamento arterioso), fratura de Chance, hemorragia intracraniana com lesão por contragolpe.
- **Choque elétrico:** risco de arritmias cardíacas, lesão muscular com consequente insuficiência renal por rabdomiólise, associado a áreas de queimaduras e possíveis quedas de altura.

Referências

1. Feliciano DV, Mattox K, Moore EE. Trauma, 6th, McGraw-Hill, New York 2008.
2. American College of Surgeons Committee on Trauma. Advanced Trauma Life Support for Doctors, Student Course Manual, 8th ed, American College of Surgeons, Chicago 2008.
3. DATASUS. Ministério da Saúde, Secretaria Executiva. Disponível em: <http://www.datasus.gov.br>.

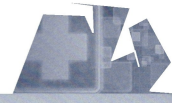

Parte 12

GERIATRIA

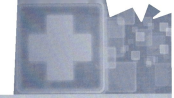

O Idoso no Pronto-Socorro

Gabriel Teixeira Montezuma Sales ○ Ana Rita Brito Medeiros da Fonsêca
Marcelo Corassa

Introdução e definições

- Com o aumento da expectativa de vida, a presença de pacientes com mais de 65 anos tem aumentado a cada ano nos serviços de emergência. Nos EUA, eles representam a maior parcela de pacientes internados.
- Os idosos apresentam particularidades, como risco de queda, demência, maior incidência de *delirium*, polifarmácia, apresentações atípicas das doenças e maior número de comorbidades.
- Em razão disso, esses pacientes demandam mais procedimentos diagnósticos, com maior tempo e complexidade no atendimento.
- Após visita à emergência, idosos apresentam maior risco de complicações, redução da funcionalidade e queda da qualidade de vida. Cerca de 30% dos idosos após atendimento no pronto-socorro necessita retornar ou falece dentro de três meses.
- Para o correto diagnóstico e tratamento dos idosos devemos considerar suas diversas particularidades.

Abordagem na emergência

Alguns tópicos são essenciais na abordagem de qualquer paciente idoso no pronto-socorro, sendo essencial uma equipe multidisciplinar.

Tabela 52.1 Principais metas no tratamento do idoso na emergência.

Abordagem do idoso na emergência	
Fragilidade	Avaliação de demência, autonomicidade
Complicações	*Delirium*, quedas, Sonda de Foley, reações adversas a drogas e úlceras de decúbito
Cuidados paliativos	Controle da dor e de sintomas, estabelecer limites e objetivos
Alta ou Transferência	Circunstâncias da alta e necessidade de reabilitação

Fragilidade:

- Pacientes com mais de 70 anos ou com múltiplas comorbidades que apresentam alteração na funcionalidade.
- A alteração na funcionalidade é indicativa para avaliação de demência e fragilidade. Também para medidas preventivas para quedas, *delirium*, úlceras de decúbito e preocupações com condições de alta.

Tabela 52.2 Avaliação rápida de demência na emergência mediante o teste conhecido como "The Mini-Cog".

Detecção de demência na emergência ("The mini-cog")	
1ª etapa	Repetir três palavras não relacionadas
2ª etapa	Realizar teste do relógio (distração)
3ª etapa	Lembrar as mesmas três palavras
4ª etapa	Um ponto para cada palavra certa

Screening positivo = 0 ponto ou 1-2 pontos com teste do relógio incorreto
Screening negativo = 3 pontos ou 1-2 pontos com teste do relógio correto

Tabela 52.3 "Get up and go test". Teste rápido na emergência para avaliar risco de queda no idoso.

Avaliação de risco de queda ("Get up and go test")
1. Da posição sentada, levantar-se sem ajuda das mãos
2. Caminhar vários passos e voltar à cadeira
3. Voltar à posição sentada sem ajuda dos braços
Se o paciente realizar o teste de forma inadequada, proceder para a avaliação específica

Avaliação de funcionalidade:

- A funcionalidade dos idosos é avaliada principalmente por dois conjuntos de fatores: atividades de vida diárias (AVDs) e atividades instrumentais de vida diárias (AIVDs).

Tabela 52.4 Principais atividades de vida diária e atividades instrumentais.

AVDs	AIVDs
Vestir-se	Limpeza
Alimentar-se	Finanças
Higiene	Uso de medicações
Banho	Dirigir
Locomoção	Cozinhar

- A queda na funcionalidade dos idosos está relacionada com o aumento de mortalidade, hospitalização prolongada e maior transferência para casas de apoio, além de aumento de custos.

Tabela 52.5 Avaliação do risco para redução da funcionalidade. Após avaliação inicial devem-se fazer as 4 perguntas para classificar o risco.

Avaliação de risco para redução de funcionalidade
1. Paciente está com úlcera de decúbito?
2. Paciente apresenta alteração cognitiva prévia?
3. Existe redução prévia de funcionalidade?
4. A interação social basal do paciente é baixa?
Sim, para nenhum pergunta = 8% de risco, 1-2 = 26%, 3-4 = 63%

Complicações:

1. Sonda vesical
   - Usada em 25% dos idosos internados, é responsável por 40% das infecções nosocomiais, além do aumento no risco de *delirium* e quedas.
   - É indicada para pacientes com retenção urinária, para medir débito urinário naqueles não cooperativos e proteção de escaras em pacientes com incontinência urinária.
   - É preciso diminuir o tempo de uso desnecessário desses dispositivos, isso reduz os riscos associados.

2. Polifarmácia

- Definida como o uso de cinco ou mais medicamentos. Cerca de 40% dos idosos entre 75 e 85 encaixa-se nesse critério.
- Responsável pelo maior risco de efeitos adversos a drogas e de interação medicamentosa.
- Os efeitos adversos a drogas são responsáveis por 3% a 10% das admissões hospitalares. Isso é potencializado por alterações fisiológicas nessa faixa etária, como metabolismo e depuração, reduzidas dos fármacos.
- A prescrição em idosos deve ser criteriosamente avaliada, considerando algumas características, como indicação da droga, dosagem e horário de administração; efetividade e toxicidade relacionada à idade. Assim, reduzem-se os riscos inerentes à polifarmácia.
- Um bom exemplo disso são as drogas anticolinérgicas associadas com múltiplos efeitos adversos em idosos, como confusão, alucinação, visão turva, constipação, taquicardia, retenção urinária e boca seca. Os principais exemplos são os anti-histamínicos, tricíclicos, relaxantes musculares, antiespasmódicos, antipsicóticos e antimuscarínicos.

Tabela 52.6 Principais drogas de abuso ou uso corriqueiro e efeitos colaterais preocpantes em idosos.

Medicamentos potencialmente inapropriados para idosos (Beers list 2012)			
Benzodiazepínicos e zolpidem (> 90 dias)	Quedas, *delirium* e comprometimento cognitivo	Digoxina > 0,125 mg	Maior toxicidade, arritmias
Anti-histamínicos (1ª geração)	Hipotensão postural, confusão, boca seca, constipação	Estrógenos	Ausência de benefício com risco de CA de mama e endométrio
Tricíclicos	Hipotensão postural, confusão, constipação, sedação	Antiarrítmicos (1A, 1C e III)	Evidência de maior benefício com controle de frequência em FA
Barbitúricos	Overdose, dependência física e tolerância	Óleo mineral	Risco de aspiração
AINES	Úlcera péptica, hipertensão e insuficiência renal	Nitrofurantoína	Toxicidade pulmonar; efeito reduzido em ClCr < 60. Opções mais efetivas

(Continua)

Tabela 52.6 Principais drogas de abuso ou uso corriqueiro e efeitos colaterais preocpantes em idosos. *(Continuação)*

Medicamentos potencialmente inapropriados para idosos (Beers list 2012)			
Relaxantes musculares	Queda, confusão, constipação	Espironolactona > 25 mg/d	Hipercalemia
Clonidina e Metildopa	Confusão, bradicardia e hipotensão postural	Bloqueadores α-1 (prazosina, doxazosina)	Não utilizar como anti-hipertensivo; Hipotensão postural
Metoclopramida	Efeitos extrapiramidais. Preferível para gastroparesia	Dabigatran e Prasugrel	Usar com cautela; Risco aumentado de sangramento em > 75 anos
Antipsicóticos (1ª e 2ª gerações)	Risco de AVC e aumento de mortalidade em demenciados	Escopolamina	Efeito não comprovado; confusão, constipação

3. *Delirium*
   - Encontrado em cerca de 10% dos idosos que se apresentam na emergência. Sendo ainda subdiagnosticado entre 50% a 75%.
   - Está associado ao aumento de mortalidade, perda funcional progressiva e aumento do tempo de hospitalização.
   - Há três tipos: hipoativo, com redução da atividade psicomotora, variando entre sonolência e letargia; hiperativo, aumento da atividade, agitação e até agressividade; e o misto, com componentes dos dois tipos.

4. Úlcera de pressão
   - Lesões localizadas que acometem pele e/ou tecidos subjacentes, comumente sobre uma proeminência óssea, resultante de pressão ou pressão associada a cisalhamento e/ou fricção.
   - A incidência dessas úlceras é estimada entre 0,4% a 38% em pacientes internados em clínicas de atendimento de emergência. Um estudo com pacientes idosos internados em clínicas geriátricas evidenciou 35% de úlceras por pressão avançadas, com indicação para tratamento cirúrgico.

- Os fatores de risco que aumentam a incidência de úlceras são aqueles que predispõem o indivíduo a períodos prolongados de isquemia induzida por pressão e que reduzem a capacidade de recuperação tecidual da lesão isquêmica.

Tabela 52.7 Classificação em estágios das úlceras de pressão.

Classificação de úlceras por pressão conforme a National Ulcer Advisory Panel (2007)
Estágio 0: lesão suspeita de tecidos profundos: área púrpura ou marrom localizada, de pele intacta e pálida, ou bolha hemática devido ao comprometimento de partes moles por pressão e/ou cisalhamento.
Estágio 1: pele intacta com hiperemia mantida em área localizada sobre proeminência óssea.
Estágio 2: perda de espessura parcial da derme, visualizada com úlcera com leito vermelho-róseo, sem necrose, ou bolha de conteúdo seroso.
Estágio 3: perda de espessura total; o tecido subcutâneo pode ser visualizado, porém osso, tendão e músculo não estão expostos.
Estágio 4: perda da espessura total com osso, tendão ou músculo exposto; pode haver necrose.
Não classificável: perda da espessura total, em que o leito encontra-se recoberto por necrose.

Abordagem do idoso com suspeita de infecção

- Infecção é a causa de morte de 1/3 dos pacientes acima de 65 anos.
- Apesar de estar presente em apenas 10% dos casos, a presença de febre é considerada um marcador de doença, relacionada com o aumento de mortalidade, retorno precoce a emergência e procedimentos invasivos.
- Há uma tendência de considerar a temperatura acima de 37,2 °C ou o aumento de 1,1 °C na temperatura basal como febre no idoso, sem perda na especificidade.
- Cerca de 2/3 dos pacientes sépticos são idosos, e a mortalidade dessa população com pneumonia é três vezes maior que em jovens e por infecção urinária é de 5 a 10 vezes maior.
- Em 20 a 45% dos casos de bacteremia, não há alteração no número de leucócitos.
- A mortalidade em casos de bacteremia varia entre 20% e 37%, sendo maior em pacientes com redução da funcionalidade, com bactérias Gram-positivas, relacionadas a foco pulmonar ou abdominal e com bactérias hospitalares.

- Investigação inicial
- Hemograma, urina 1, radiografia de tórax, hemoculturas e urinocultura.
- Endocardite, infecção relacionada a dispositivos e causas não infecciosas (neoplasia, doenças reumatológicas, crise tireotóxica) devem ser investigadas em casos de febre de origem indeterminada.
- Avaliar presença de dispositivos e fatores predisponentes (sonda vesical, ausência de reflexo de engasgo).

Tabela 52.8 Investigação da infecção no idoso. Acima as principais causas de bacteremia, abaixo as principais causas de febre de origem indeterminada nos idosos.

Origem da bacteremia em idosos	
Infecção urinária	24% a 55%
Pneumonia	10% a 34%
Desconhecido	11% a 36%
Abdominal	9% a 22%
Pele e subcutâneo	7% a 10%
Relacionado a catéter	3% a 7%
Outros	5% a 10%

Febre de origem indeterminada em idosos		
Infecção (35%)	Abscesso abdominal	12%
	Tuberculose	10%
	Endocardite infecciosa	7%
Doença reumatológica (28%)	Arterite de células gigantes	19%
	Poliarterite nodosa	6%
Neoplasia (19%)	Neoplasia hematológica	10%
	Tumores sólidos	9%
Miscelânea (TVP, TEP, induzida por drogas...)		8%
Sem diagnóstico		9%

Pneumonia

- Quinta principal causa de morte em idosos.
- A incidência anual em maiores de 85 anos é de 5%.
- Os idosos costumam se apresentar com sintomas atípicos.

Tabela 52.9 Sintomas em idosos com pneumonia.

Sintomas na apresentação de idosos com pneumonia	
Febre na história	53% a 60%
Febre mensurada	12% a 32%
Fadiga	84% a 88%
Tosse	63% a 84%
Dispneia	58% a 74%
Expectoração	30% a 65%
Taquipneia	65% a 68%
Tosse ou dispneia ou febre	56%

Tratamento

- Redução da mortalidade com início do antibiótico nas primeiras 4 horas.
- Como em jovens, macrolídeos e doxiciclina são as opções iniciais para pneumonia da comunidade.
- Entretanto, há maior prevalência de fatores predisponentes para bactérias resistentes, como doença renal, hepática, cardíaca ou pulmonar crônica; alcoolismo, diabetes, malignidades e uso recente de antibiótico, o que indica uso de antibióticos de espectro mais amplo, como as quinolonas respiratórias.
- Também há maior prevalência de pneumonia relacionada a cuidados de saúde, considerado em pacientes que frequentam clínicas de diálise, uso no último mês de antibióticos ou quimioterápicos, moradores de casa de apoio e internação hospitalar por mais de dois dias nos últimos três meses.

Infecção urinária

- Pacientes idosos apresentam mortalidade de 6% entre os admitidos no hospital, com taxa de 16% de bacteremia. Comumente, apresentam-se com sintomas atípicos.
- Tendência para considerar 1000 UFC como diagnóstico de ITU.
- Bacteriúria assintomática está presente em 15% a 50% dos pacientes. E pacientes febris com bacteriúria apresentavam outro foco em 30% a 75% dos casos.

Tabela 52.10   Sintomas em idosos com infecção do trato urinário.

Sintomas na apresentação de idosos com infecção urinária	
Sintomas urinários	26%
Rebaixamento de nível de consciência	26%
Febre ou hipotermia	17%
Taquicardia	30%
Hipotensão	7%
Leucocitose ou leucopenia	43%

Tratamento

- A escolha do antibiótico segue as mesmas diretrizes que os pacientes jovens, devendo ser levado em consideração a maior ocorrência de fatores de risco para resistência bacteriana em pacientes idosos.
- Infecção urinária complicada: alteração estrutural, litíase, presença de sonda vesical, diabetes, HPB, imunossupressão, insuficiência renal ou tumor renal.
- Fatores de risco para bactérias multirresistentes: uso recente de antibiótico, residência em casa de apoio, alteração estrutural, uso de sonda vesical e funcionalidade basal diminuída.
- Sempre retirar ou trocar sonda vesical, se presente.

Tabela 52.11 Avaliação prática para decidir sobre o início de antibióticos para pacientes institucionalizados com infecção do trato urinário ou bacteriúria.

Critérios mínimos para início de antibiótico empírico para ITU em pacientes institucionalizados	
Com sonda vesical de demora (pelo menos um critério)	Febre > 37,8 °C ou calafrios
	Giordano positivo
	Início de quadro de *delirium*
Sem sonda vesical de demora (Disúria aguda ou Febre > 37,8 °C com mais um critério)	Urgência ou incontinência urinária nova
	Polaciúria
	Dor suprapúbica ou Giordano positivo
	Hematúria macroscópica

Caso clínico

Homem institucionalizado, de 88 anos, é trazido ao pronto-socorro por que há um dia começou a ficar mais dependente, não comia nem interagia com os demais. Isso aconteceu depois de ele passar o fim de semana com os familiares na praia. Havia retornado dois dias antes da admissão, antes disso, ele alimentava-se sozinho, ajudava a banhar-se e participava de algumas atividades da casa. Ele é hipertenso, diabético, história AVC prévio, demência de etiologia não definida há 10 anos com perda lenta e progressiva da funcionalidade. A acompanhante refere que não há alteração em padrão miccional ou em hábito intestinal. Como havia sido fechado com a família medidas de suporte em defesa da dignidade humana, ele recebia apenas sintomáticos quando necessário, nos últimos dias não recebeu qualquer medicação.

Sinais vitais: PA 90×69mmHg, fc: 80, fr: 16, Sp O$_2$ 96% em ar ambiente, EGR, Glasgow 12, desidratado, acianótico, anictérico, eupneico em ar ambiente, pulsos periféricos simétricos com amplitude diminuída e enchimento capilar lentificado. Sem outras alterações.

1. Realizada hidratação venosa cautelosa em pequenas alíquotas de 250 mL
2. Triagem infecciosa
3. Sintomáticos
4. Avaliação clínica sequencial

Referências

1. Marx: Rosen's Emergency Medicine, 7th ed. Copyright© 2009 Mosby, An Imprint of Elsevier.
2. Duthie: Practice of Geriatrics, 4th ed. Copyright© 2009 Saunders, An Imprint of Elsevier.
3. Podrazik PM. Acute hospital care for the elderly patient: its impact on clinical and hospital systems of care. Med Clin North Am 2008; 92(2):387-406, ix Review.
4. Caterino JM. Evaluation and management of geriatric infections in the emergency department. Emerg Med Clin North Am 2008; 26(2): 319-43, viii Review.
5. Paula AR. Drug prescribing for older adults. UpToDate Jun 22, 2012.
6. Wendy G, Kevin H. Evaluation of infection in the older adult. UpToDate Mai 16, 2012.

Cuidados Paliativos

Daniela Regina Brandão Tavares ○ Ana Rita Brito Medeiros da Fonsêca
Marcelo Corassa

Introdução e definições

"Uma abordagem que promove a qualidade de vida de pacientes, e seus familiares, que enfrentam doenças que ameacem a continuidade da vida, por meio da prevenção e do alívio do sofrimento. Requer identificação precoce, avaliação e tratamento da dor e outros problemas de natureza física, psicossocial e espiritual" – OMS 2002.

Indicado para todos os pacientes portadores de doenças graves, progressivas e incuráveis que ameacem a continuidade da vida.

O tema de cuidados paliativos baseia-se em alguns princípios:

- Promover o alívio da dor e de outros sintomas desagradáveis.
- Não acelerar nem adiar a morte.
- Integrar os aspectos psicológicos e espirituais no cuidado ao paciente.
- Oferecer um sistema de suporte que possibilite ao paciente viver tão ativamente quanto possível até o momento da sua morte.
- Auxiliar os familiares durante a doença do paciente e o luto.
- Oferecer abordagem multiprofissional.
- Melhorar a qualidade de vida e influenciar positivamente o curso da doença.
- Iniciar o mais precocemente possível o Cuidado Paliativo.

Quadro clínico

Avaliação Prognóstica

- Capacidade funcional
- Escala de *Performance Status de Karnofsky*
- Escala de *Performance* Paliativa (PPS)

Avaliação de sintomas

- ESAS (Edmonton Symptom Assessment Scale)
  - Pequeno questionário com nove sintomas determinados e um décimo, de livre escolha do paciente, que deve ser registrado diariamente.
  - A cada sintoma é dada uma nota de 0 a 10, sendo 0 a ausência do sintoma e 10 a sua maior intensidade.
  - Pode ser preenchida por seu cuidador.
- Escala de *Performance Status de Karnofsky*: (Tabela 53.1).

Tabela 53.1 Escala de performante de Karnosfky.

100%	Sem sinais ou queixas, sem evidência de doença
90%	Mínimos sinais e sintomas, capaz de realizar suas atividades com esforço
80%	Sinais e sintomas maiores, realiza suas atividades com esforço
70%	Cuida de si mesmo, não é capaz de trabalhar
60%	Necessita de assistência ocasional, capaz de trabalhar
50%	Necessita de assistência considerável e cuidados médicos frequentes
40%	Necessita de cuidados médicos especiais
30%	Extremamente incapacitado, necessita de hospitalização, mas sem iminência de morte
20%	Muito doente, necessita de suporte
10%	Moribundo, morte iminente

- Escala de *Performance* Paliativa: (Tabela 53.2).

Tabela 53.2 Escala de performante de Paliativa.

%	Deambulação	Atividade e evidência de doença	Autocuidado	Ingestão	Nível de consciência
100	Completa	Normal, sem evidência de doença	Completo	Normal	Completo
90	Completa	Normal, alguma evidência de doença	Completo	Normal	Completo
80	Completa	Com esforço, alguma evidência de doença	Completo	Normal	Completo
70	Reduzida	Incapaz para o trabalho, alguma evidência de doença	Compleo	Normal ou reduzida	Completo
60	Reduzida	Incapaz de realizar *hobbies*, doença significativa	Assistência ocasional	Normal ou reduzida	Completo ou com períodos de confusão
50	Sentado ou deitado	Incapacitado para qualquer trabalho, doença extensa	Assistência considerável	Normal ou reduzida	Completo ou com período de confusão
40	Acamado	*Idem*	Assistência quase completa	Normal ou reduzida	Completo ou com períodos de confusão
30	Acamado	*Idem*	Dependência completa	Reduzida	Completo ou com períodos de confusão
20	Acamado	*Idem*	*Idem*	Ingestão limitada a colheradas	Completo ou com períodos de confusão
10	Acamado	*Idem*	*Idem*	Cuidados com a boca	Confuso ou em coma
0	Morte	–	–	–	–

- ESAS: (Tabela 53.3).

Tabela 53.3 Escala de Avaliação de Sintomas de Edmonton (ESAS).

Avaliação de sintomas:		
Paciente:		Registro:
Preenchido por:		Data:
Por favor, circule o nº que melhor descreve a intensidade dos seguintes sintomas neste momento (também se pode perguntar a média durante as últimas 24 horas)		
Sem dor	0 – 1 – 2 – 3 – 4 – 5 – 6 – 7 – 8 – 9 – 10	Pior dor possível
Sem cansaço	0 – 1 – 2 – 3 – 4 – 5 – 6 – 7 – 8 – 9 – 10	Pior cansaço possível
Sem náusea	0 – 1 – 2 – 3 – 4 – 5 – 6 – 7 – 8 – 9 – 10	Pior náusea possível
Sem depressão	0 – 1 – 2 – 3 – 4 – 5 – 6 – 7 – 8 – 9 – 10	Pior depressão possível
Sem ansiedade	0 – 1 – 2 – 3 – 4 – 5 – 6 – 7 – 8 – 9 – 10	Pior ansiedade possível
Sem sonolência	0 – 1 – 2 – 3 – 4 – 5 – 6 – 7 – 8 – 9 – 10	Pior sonolência possível
Muito bom apetite	0 – 1 – 2 – 3 – 4 – 5 – 6 – 7 – 8 – 9 – 10	Pior apetite possível
Sem falta de ar	0 – 1 – 2 – 3 – 4 – 5 – 6 – 7 – 8 – 9 – 10	Pior falta de ar possível
Melhor sensação de bem estar possível	0 – 1 – 2 – 3 – 4 – 5 – 6 – 7 – 8 – 9 – 10	Pior sensação de bem estar possível
Outro problema	0 – 1 – 2 – 3 – 4 – 5 – 6 – 7 – 8 – 9 – 10	

Propedêutica específica em cuidados paliativos

1. Hipodermóclise: (Tabela 53.4).
    - Trata-se da via subcutânea para infusão de medicamentos.
    - Regiões de punção: deltoidea, abdominal, faces anterior e lateral da coxa, anterior do tórax e escapular.

Tabela 53.4 Avaliação prática da hipodermóclise.

Indicações	Contraindicações
Prevenção ou tratamento da desidratação moderada em pacientes com dificuldade ou intolerância para ingestão de líquidos por via oral.	Situações de emergência, como falência circulatória, desequilíbrio hidroeletrolítico severo ou desidratação grave.
	Edema/anasarca
Impossibilidade de acesso venoso	Distúrbios da coagulação
Vantagens	**Desvantagens**
Via segura e de fácil manipulação	Limitação quanto à velocidade de infusão (60 a 125 mL/h)
Mínimo desconforto local	
Mínimo risco de complicações sistêmicas	Volume diário máximo: 3000 mL em 24 horas, dividido em dois sítios diferentes
Baixo custo	
Possibilidade de manuseio em domicílio	Menor velocidade de absorção
Podem ser usados nas soluções: soro fisiológico a 0,9% e glicosado a 5%, eletrólitos, dexametasona, hidrocortisona, metilprednisona, fentanil, furosemida, haloperidol, metoclopramida, ondansetrona, morfina, tramadol, cefepime, etc.	

2. Controle de sintomas
   Dor
   - O alívio adequado da dor só é alcançado se for dada atenção a todas as dimensões do sofrimento humano: físico, mental, social e espiritual.
   - Avaliação da intensidade da dor: escalas de dor.

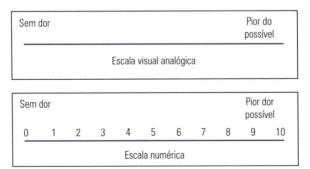

Figura 53.1 Escalas de avaliação de dor em cuidados paliativos.

- Dor leve: 1 a 3; dor moderada: 4 a 7; dor severa: 8 a 10.
- O manejo da dor implica em três aspectos:
  - Identificar e tratar a causa da dor quando possível.
  - Medidas não farmacológicas: técnicas de relaxamento, distração, aplicação de calor em caso de espasmos, aplicação de frio em caso de contusão, acupuntura, neuroestimulação.
  - Medidas farmacológicas
    - Combinação de três grupos farmacológicos: analgésicos não opioides, opioides e analgésicos coadjuvantes.
    - Usar a via oral sempre que possível.
    - Utilizar os medicamentos em horários regulares e não apenas "se necessário".
    - Utilizar os coadjuvantes.
    - Definir a conduta de acordo com as necessidades de cada indivíduo – utilizar a escala de dor.
    - Monitorizar o tratamento, ajustando as doses dia a dia.

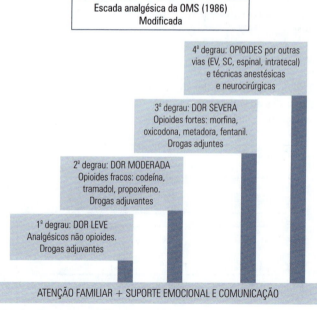

Figura 53.2 Etapas de tratamento da dor em cuidados paliativos.

- Tramadol
  - Presente no Brasil na forma de comprimido (50 e 100 mg) ou solução (50 mg/ml ou 100 mg/ml).
  - Deve ser administrado em intervalos de 4 a 6 horas, na dose de 50 a 100 mg.
  - A dose diária não deve exceder 400 mg.
  - Opioide com ação nas agudizações de dores neuropáticas.
  - Efeitos colaterais: náusea, sonolência, obstipação, sudorese.
- Morfina
  - Não possui dose-teto.
  - Presente no Brasil na forma de comprimido (10 mg e 30 mg) e ampola (2 mg/ml e 10 mg/ml).
  - Prescrita em intervalos regulares de 4 a 6 horas.
  - Sempre prescrever dose-resgate: calculada como 1/6 da dose total diária consumida.
  - A dose extra pode ser repetida de hora em hora até o alívio da dor.
  - Calcular, a cada dia, a dose diária total aplicada nas 24 horas anteriores (incluindo dose-resgate). Para o dia seguinte, prescrever tal dose calculada.
  - Efeitos colaterais: náusea, obstipação, boca seca, sedação, retenção urinária, confusão mental, miose e depressão respiratória.
- Metadona
  - Droga excelente para o controle da dor resistente à morfina e para a dor neuropática.
  - Possui potência 14 vezes maior do que a morfina, aproximadamente.
  - Apresenta meia-vida longa e imprevisível (10 a 75 horas).
  - Dose inicial: 5 a 10 mg de 8/8h.
  - Dose ideal: 10 a 30 de 8/8h.
- Rodízio entre opioides
  - Utilizar as tabelas de equivalência analgésica para calcular a dose.
  - Ao trocar um opioide por outro, diminuir a dose do novo opioide em 20 a 30%.
  - A utilização simultânea de dois opioides não se traduz em analgesia adicional, portanto, deve ser evitada.
  - Surgindo intolerância aos efeitos colaterais, reduzir a dose em 50% a cada dois dias ou utilizar outro opioide em dose equivalente.

Tabela 53.5 Proporção prática para conversão entre classes e vias de opióides.

Droga	Droga	Regra
De...	Para...	
Codeina oral	Morfinal oral	Dividir por 10
Tramadol oral	Morfina oral	Dividir por 5
Tramadol parenteral	Morfinal parenteral	Dividir por 10
Morfina oral	Morfina subcutânea	Dividir por 2
Morfina oral	Morfina endovenosa	Dividir por 3
Morfina oral	Fentanil transdérmico	Dividir por 3

- Drogas adjuvantes
  - Utilizadas com o objetivo de aumentar a eficácia analgésica dos opioides, prevenir e tratar sintomas concomitantes que exacerbam a dor e colaborar com o manejo da dor neuropática.
  - Entre os coanalgésicos existem: corticoides (dexametasona), anticonvulsivantes (carbamazepina, gabapentina, topiramato, pregabalina), antipsicóticos (clorpromazina, haloperidol), antidepressivos tricíclicos (amitriptilina, imipramida), anti-histamínicos (prometazina), anestésicos locais e bifosfonatos.
    - *Carbamazepina:* iniciar com 100 mg 12/12h e aumentar 200 mg a cada semana. Dose de manutenção: 400 a 600 mg 12/12h. Reduzir em idosos e em caso de insuficiência renal.
    - *Amitriptilina:* iniciar com 10 a 25 mg ao deitar, sendo a dose máxima de 50 a 75 mg/dia.
    - *Gabapentina:* iniciar com 300 mg ao deitar e aumentar 300 mg a cada três dias, alcançando a dose máxima de 1800 mg/dia. Reduzir em idosos ou em caso de insuficiência renal.
    - *Dexametasona:* dose inicial de 4 mg de 12/12h.

Dispneia

- Sempre buscar causas corrigíveis
  - Toracocentese de alívio por um derrame pleural extenso.
  - Diureticoterapia para congestão pulmonar.

- Corticoterapia para linfangite carcinomatosa.
- Anticoagulação se tromboembolismo pulmonar.
- Com a evolução da doença crônica, o tratamento sintomático assume maior importância. No caso da dispneia, opta-se por esse objetivo quando há transição da insuficiência respiratória após exercício físico para dispneia em repouso.
- Opioides
  - O mecanismo de ação é relativamente desconhecido, sabe-se apenas que existem receptores opioides em toda a árvore respiratória.
  - Dispneia leve: *codeína* 30 mg 4/4h VO.
  - Dispneia grave: morfina 5 mg 4/4h VO.
  - Resgates, se necessário.
  - Titular doses.
  - Pacientes tolerantes a opioides: iniciar com dose 25% a 50% maior.
- Benzodiazepínicos
  - Midazolam em doses baixas.
  - 5 a 10 mg em 24 horas.
- Oxigenoterapia
  - É importante uma avaliação precisa com a equipe de fisioterapia, pois em muitos casos a resposta é semelhante ao ar comprimido.
  - Medidas como manter o paciente em local arejado, abrir a janela ou mesmo o uso de ventilador portátil podem representar melhora expressiva apenas pelo fluxo aéreo.
- Ventilação não invasiva/Aspiração de vias aéreas
  - Benefício questionável.
  - Melhora clínica × piora do desconforto.

Tosse

- Descartar efeito secundário a fármacos, insuficiência cardíaca ou infecção respiratória.
- Opioide – antitussígeno.
  - *Codeína*: 15 a 30 mg 4/4h.

Broncorreia

- **Fisioterapia respiratória:** ponderar a respeito da aspiração de vias aéreas.

- **Corticoesteroides:** mais efetivo para pacientes com asma do que com câncer.
- **Anticolinérgicos:** escopolamina, no máximo a cada 4 horas.
- **Eritromicina:** diminuição de secreção mediada por macrófagos.
- **Colírio de atropina:** duas gotas a cada 12h ou até 6 horas.

Náusea e vômito

- Existem diversos mecanismos causadores da náusea/vômito.
- Importante avaliar tal mecanismo para definir a forma de tratamento.
  - Quimicamente induzido (zonas quimiorreceptoras), por exemplo, por: opioides, tricíclicos, ISRS, AINH, quimioterápicos, toxinas (infecção, insuficiência hepática e renal, fatores tumorais), metabólicos (hipercalcemia, hiponatremia).
    - **Metoclopramida:** 30 a 80 mg/d em até 6/6h.
    - **Haloperidol:** 1 a 2 mg de 8/8h ou 12/12h.
    - **Ondansetrona:** na falência de ambas, possui maior especificidade para náusea por quimioterapia ou radioterapia. A dose é de 4 a 8 mg de 8/8h.
    - **Outras:** levopromazina e clorpromazina.
  - Estase gástrica
    - Considerar sondagem nasogástrica de alívio.
    - Inibidor de bomba ou antagonista H2.
    - **Gastrocinéticos:** metoclopramida, bromoprida (10 mg 8/8h) e domperidona.
  - Hipertensão intracraniana
    - **Corticoesteroides em doses elevadas:** dexametasona 16 a 20 mg/dia
  - Alteração vestibular discinesia
    - **Dimenidrato:** 50 mg até de 6/6h.
  - Obstrução intestinal
    - **Primeira escolha:** haloperidol (até 15 mg/dia).
    - **Segunda opção:** ondansetrona e dimenidrato.
    - Restringir volume de hidratação.
    - Utilizar sonda nasogástrica até melhorar.
  - Náusea associada à ansiedade/emoções
    - Abordagem psicoterápica.
    - Benzodiazepínicos para os casos refratários.

Constipação

- Importante antecipar-se a esse problema comum.
- Iniciar laxantes profiláticos em concomitância ao início do uso de opioides.
- Dar preferência a laxantes orais aos retais.
- Considerar, sempre que possível, medidas não farmacológicas, como atividade física.
- Tipos de laxantes orais:
  - Que aumentam o volume das fezes
    - **Não osmóticos:** dependente de ingestão adequada de água. Ex: metilcelulose.
    - **Osmóticos:** sorbitol, glicerina, lactulona (15-30 ml/dia).
  - Que facilitam o deslizamento das fezes
    - **Lubrificantes:** parafina líquida.
    - **Surfactantes:** docusato de sódio.
  - Irritativos
    - Bisacodil (10-15mg/dia).
- Laxantes retais
  - Para tratamento da impactação fecal.
  - Tratamento adicional em pacientes cuja constipação não responde adequadamente aos laxantes orais.
  - Alternativa para os que não toleram laxantes orais.
  - Esvaziamento retal em paciente com compressão espinal.
  - Supositórios ou enemas.

Diarreia

- Sempre buscar causa específica para o quadro.
- **Agentes opioides:** aumentam as contrações tônicas e diminuem as peristálticas, com redução subsequente de água e eletrólitos nas fezes.
  - ***Loperamida*:** 4 a 8 mg/dia.

3. Sedação paliativa
   - Reduzir o nível de consciência, com consentimento do paciente ou responsável, com o objetivo de aliviar adequadamente um ou mais sintomas refratários em paciente com doença avançada terminal.
   - Não existe consenso quanto à medicação, à via e ao modo de se realizar a sedação.

- As classes de medicamentos mais utilizadas são: benzodiazepínicos, neurolépticos, barbitúricos e anestésicos.

Referências

1. Walsh: Palliative Medicine, 1st ed. Copyright© 2008 Saunders, An Imprint of Elsevier.
2. CREMESP, Cuidados paliativos em: <http://www.cremesp.org.br/library/modulos/publicacoes/pdf/livro_cuidado%20paliativo.pdf>
3. INCA. Cuidados paliativos oncológicos: controle de sintomas. Disponível em: <http://www.inca.gov.br/rbc/n_48/v02/pdf/condutas3.pdf>.

Parte 13

INTOXICAÇÕES EXÓGENAS

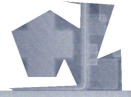

Intoxicação e Abstinência Alcoólica

Daniel Curitiba Marcellos ○ Marcelo Corassa ○ Ana Rita Brito Medeiros da Fonsêca

Introdução e definições

Do uso social ao problemático, o álcool é a droga mais consumida no mundo. Na América Latina, o álcool assume uma importância ainda maior. Cerca de 16% dos anos de vida útil perdidos neste continente estão relacionados ao uso indevido dessa substância, índice quatro vezes maior do que a média mundial. Em termos de internações hospitalares por uso de drogas, dados sabidamente subestimados apontam que no último ano analisado, 1999, foram relatadas 44.680 admissões, das quais 84,5% foram referentes a bebidas alcoólicas.

Intoxicação alcoólica aguda

Quadro clínico

Tabela 54.1 Manifestações clínicas da intoxicação alcoólica aguda.

Metabólicas	Hipoglicemia, acidose lática, hipocalemia, hipomagnesemia, hipoalbuminemia, hipocalcemia e hipofosfatemia.
Cardiovasculares	Taquicardia, vasodilatação periférica e depleção de volume, podendo contribuir para hipotermia e hipotensão. Pode ocorrer a Síndrome do Coração após o Feriado (Holiday Heart Syndrome), caracterizada por aparecimento agudo de taquiarritmias atriais (FA é mais comum) e ventriculares.
Respiratórias	Depressão respiratória, diminuição da sensibilidade para corpo estranho em vias aéreas, aspiração, aumentando risco de pneumonia.
Gastrointestinais	Náusea, vômitos, diarreia, gastrite, úlcera péptica, hepatite e pancreatite.

Diagnóstico

O manual diagnóstico e estatístico de transtornos mentais (DSM-IV) define o diagnóstico de intoxicação alcoólica aguda com os seguintes critérios:

- Ingestão recente de álcool
- Alterações comportamentais ou psicológicas clinicamente significativas e mal-adaptativas em virtude do efeito da substância sobre o sistema nervoso central (instabilidade do humor, prejuízo cognitivo, comprometimento da memória, prejuízo no funcionamento social ou ocupacional) que se desenvolve durante ou logo após o uso do álcool.
- Um ou mais: incoordenação, fala arrastada, marcha atáxica, nistagmo, *déficit* de atenção ou memória, estupor ou coma.
- Sintomas não são atribuíveis a outra condição clínica.

Sintomas são usualmente relacionados à concentração de álcool no sangue, embora dependam da tolerância individual: > 300 mg/dl – risco aumentado de depressão respiratória; > 500 mg/dl – pode ser considerada dose letal em alguns indivíduos.

Tratamento

O manejo do paciente intoxicado ocorre principalmente na emergência, sendo a meta estabilização clínica, dependendo da apresentação. O tratamento é basicamente suporte clínico: perviedade de vias aéreas, avaliar insuficiência respiratória e prevenir broncoaspiração (decúbito lateral), acesso venoso com hidratação vigorosa e correção de distúrbios hidroeletrolíticos e hipoglicemia. Antieméticos são usados apenas em caso de náuseas ou vômitos.

- Pacientes agitados ou combativos: pode ser necessário uso de sedativos, com preferência a haloperidol, com cuidado para não ocorrer hipotensão ou depressão respiratória.

Há evidências recentes que apoiam o uso de metadoxina (pidolato de piridoxina) na intoxicação aguda pelo álcool. Dose única venosa de 900 mg de metadoxina foi associada à recuperação mais rápida da intoxicação. Ainda foi associada à menor sintomatologia durante a intoxicação e a menores níveis séricos de álcool.

Síndrome de abstinência alcoólica

O exato mecanismo depressor do álcool no SNC (Sistema Nervoso Central) não é completamente entendido. Interrupção abrupta ou redução de ingesta de etanol pode resultar em hiperexcitabilidade de SNC. Manifesta-se clinicamente por ansiedade, tremor, agitação e alucinações, convulsões e *delirium*.

Quadro clínico

Pode ser um quadro progressivo que requer hospitalização. Surge em indivíduos susceptíveis, em que o nível sérico de álcool cai abaixo de determinado limite. Esse limite varia entre indivíduos e é dependente de vários fatores, principalmente consumo de álcool prolongado. Em alguns pacientes, a diminuição da ingesta de etanol, e não somente a sua interrupção, pode precipitar a abstinência.

Diagnóstico

O diagnóstico é feito segundo o critério do DSM-IV.

Tabela 54.2 Critérios diagnósticos para síndrome de abstinência alcoólica segundo o DSM-IV.

A	Interrupção ou redução do uso de álcool, que era intenso e prolongado.
B	Dois (ou mais) dos seguintes, desenvolvendo horas ou poucos dias após critério A.
	Hiperatividade autonômica; aumento do tremor de mãos; insônia; náusea ou vômitos; alucinação visual, tátil ou auditória ou ilusões; agitação psicomotora; ansiedade; convulsão tônico-clônica generalizada.
C	Os sintomas do critério B tiveram implicações sociais, ocupacionais ou em outras áreas do funcionamento.
D	Os sintomas não são consequentes de uma condição clínica geral ou quadro psiquiátrico preponderante.

Síndrome de abstinência não complicada

Comumente inclui ansiedade e tremores. Pode ocorrer após 6-12 horas da cessação do hábito, mesmo com nível sérico de etanol. É caracterizada por um estado de hiperexcitabilidade autonômica, com sintomas que incluem ainda insônia, hipertensão, midríase, taquicardia, náusea, vômitos e diarreia. Mesmo sob classificação de "não complicada", pode ser difícil o controle da hipertensão e taquiarritmias. Nem todos os pacientes apresentam todos os sintomas, e pode ser de resolução lenta, com até duas semanas para desaparecimento do quadro, principalmente em pacientes hospitalizados.

Alucinação alcoólica

Alucinações associadas à abstinência alcoólica ocorrem no início do processo, e comumente o resto do sensório está intacto. Aproximadamente 10% a 25% dos pacientes hospitalizados com história de uso crônico de álcool apresentam alucinações. Usualmente ocorrem durante as primeiras 24-48 horas, geralmente visuais e, menos comumente, táteis e olfatórias. Formigamento é uma alucinação tátil clássica caracterizada por sensação de insetos rastejando na pele. É importante diferenciar esse tipo de apresentação da alucinação do *delirium* tremens, em que o paciente se apresenta com alteração do sensório, com alteração do nível de consciência (desorientação e confusão mental).

Síndrome de abstinência complicada – convulsões e *delirium tremens*

Convulsões

Convulsões tônico-clônico generalizadas podem ocorrer cedo no quadro clínico e pode não ser precedida por nenhum outro sinal de abstinência não complicada. São fatores de risco história prolongada de uso de álcool e história de convulsão em abstinência prévia. Ocorrem em 5% a 33% dos usuários crônicos de álcool. Mais de 90% ocorrem após 8-48 horas após última ingesta do paciente, com pico entre 12-24 horas. Usualmente tônico-clônica generalizada, autolimitada e raramente de natureza focal. Menos de 3% resultam em *status epilepticus*.

Devem ser consideradas outras causas de convulsão em pacientes que apresentem: convulsões de natureza focal; história definitiva de abstinência alcoólica; status epilepticus; história de trauma ou febre.

Delirium tremens

É uma condição potencialmente fatal, requerendo frequentemente internação em UTI. É caracterizado por hiperatividade autonômica grave, com febre, taquicardia, diaforese, alucinação, agitação e confusão mental. Ocorre após 2-14 dias de abstinência (usualmente 3-5 dias). Ocorre em 5% a 8% dos pacientes hospitalizados com síndrome de abstinência. Desorientação e confusão mental devem estar presentes para o diagnóstico de DTs. Além disso, as alucinações são bem formadas e proeminentes.

É a complicação mais grave da abstinência. Atualmente a mortalidade gira em torno de 5%. Em 90% dos casos, os DTs resolvem-se em quatro dias, mas podem prolongar-se por duas semanas.

Tratamento

Apenas 10% a 20% dos pacientes necessitam de internação hospitalar.

> Devem ser hospitalizados todos os pacientes que possuem comorbidades associadas ou sinais e sintomas graves, intolerância à medicação oral ou falta de suporte social. Internação em UTI deve ser considerada, se existe agitação, hipertensão (PAS > 180) ou taquicardia (FC > 130) que não respondem prontamente ao uso de benzodiazepínicos.

O tratamento inclui reposição de tiamina e nutrição adequada, além de reposição hídrica. Suplementação de potássio, magnésio e fósforo é frequentemente necessária nessa população.

Benzodiazepínicos

Prescrição deve ser baseada em sintomas, avaliados a cada hora pela aplicação da escala CIWA-Ar (Figura 1). Quando a pontuação obtida for maior que 8 ou 10, administrar uma das seguintes opções:

- ***Diazepam***: 10-20 mg VO a cada hora.
- ***Clordiazepóxido***: 50-100 mg VO a cada hora.
- ***Lorazepam***: 2-4 mg VO a cada hora (opção de escolha em hepatopatia associada).

Deve-se usar a escala de CIWA-Ar Figura 54.1, com cautela em pacientes hospitalizados, pois algumas condições clínicas, que não a abstinência, podem ser as responsáveis por alguns dos sinais e sintomas.

Outras drogas

Fenobarbital

Efetivo em casos refratários a BZD, e seu efeito sedativo é sinérgico com os BZD. É usado com sucesso em casos de agitação, hipertensão e taquicardia, mesmo com altas doses de BZD. Seu uso deve ser limitado a ambiente de UTI, já que intubação pode ser necessária. Dose típica é de 130-260 mg a cada 15 minutos, se necessário.

Propofol

Também pode ser utilizado em casos refratários. Requer IOT, e a terapia consiste em um bolus de 1 mg/kg e infusão contínua de acordo com os sintomas.

Haloperidol

Pode ser usado em conjunto com BZD em pacientes combativos e violentos. Doses típicas: 1-5 mg EV a cada dez minutos, se necessário; 2-10 mg IM a cada 20 minutos. Dose diária máxima de 30-40 mg. Entre os efeitos colaterais, estão diminuição de limiar convulsivo e prolongamento de intervalo QT.

Clinical Institute Withdrawal Assessment for Alcohol, Revised (CIWA-Ar)

Nome: _____ Data: _____
Pulso ou FC: _____ PA: _____ Hora: _____

1. Você sente um mal estar no estômago (enjoo)? Você tem vomitado?
   - 0 Não
   - 1 Náusea leve e sem vômito
   - 4 Náusea recorrente com ânsia de vômito
   - 7 Náusea constante, ânsia de vômito e vômito

2. Tremor com os braços estendidos e os dedos separados:
   - 0 Não
   - 1 Não visível, mas sente
   - 4 Moderado, com os braços estendidos
   - 7 Severo, mesmo com os braços estendidos

3. Sudorese:
   - 0 Não
   - 4 Facial
   - 7 Profusa

4. Tem sentido coceiras, sensação de insetos no corpo, formigamentos, pinicações? Código da questão 8

5. Você tem ouvido sons a sua volta? Algo perturbador, sem detectar nada por perto? Código da questão 8

6. As luzes têm parecido muito brilhantes? De cores diferentes? Incomodam os olhos? Você tem visto algo que tem lhe perturbado? Você tem visto coisas que não estão presentes?
   - 0 Não
   - 1 Muito leve
   - 4 Alucinações moderadas
   - 5 Alucinações graves
   - 2 Leve
   - 3 Moderado
   - 6 Extremamente graves
   - 7 Contínua

7. Você se sente nervoso (a)? (observação)
   - 0 Não
   - 1 Muito leve
   - 4 Leve
   - 7 Ansiedade grave, um estado de pânico, semelhante a um episódio psicótico agudo?

8. Você sente algo na cabeça? Tontura, dor, apagamento?
   - 0 Não
   - 1 Muito leve
   - 2 Leve
   - 3 Moderado
   - 4 Moderado/grave
   - 5 Grave
   - 6 Muito grave
   - 7 Extremamente grave

9. Agitação: (observação)
   - 0 Normal
   - 1 Um pouco mais que a atividade normal
   - 4 Moderadamente
   - 7 Constante

10. Que dia é hoje? Onde você está? Quem sou eu? (observação)
    - 0 Orientado
    - 1 Incerto sobre a data, não responde seguramente
    - 2 Desorientado com a data, mas não mais do que 2 dias
    - 3 Desorientado com a data, com mais de 2 dias
    - 4 Desorientado com o lugar e pessoa

Escore: _____

Figura 54.1 Escala de CIWA-Ar

β-bloqueadores

Podem ser importantes em pacientes idosos e com doença coronariana conhecida, que se apresenta com síndrome de abstinência. Muitas das mortes associadas aos DTs são relacionadas a complicações cardíacas. Pode mascarar sinais autonômicos da síndrome de abstinência, não possui efeito anticonvulsivante e, portanto, deve ser utilizado sempre em conjunto com BZD.

Complicações

- **Convulsões:** pelo menos uma dose de BDZ deve ser administrada. Não é recomendado o uso de fenitoína pelo baixo risco de recorrência. Em pacientes hospitalizados com história de convulsões por abstinência, detoxicações repetidas ou consumo de álcool diário elevado com interrupção recente, está indicado o uso de uma única dose de BDZ (diazepam 10-20 mg via oral), mesmo em ausência de hiperatividade autonômica para profilaxia de convulsões.
- ***Delirium tremens***: Doses elevadas de BDZ são necessárias, e normalmente a associação com neurolépticos é indicada. Se os DTs forem refratários a altas doses de BDZ, uso de fenobarbital e propofol pode ser indicado.
- **Alucinose alcoólica:** pode ser utilizado Haloperidol 5 mg/dia.

Referências

1. Kosten TR, O'Connor PG. Management of drug and alcohol withdrawal. N Engl J Med 2003; 348:1786.
2. Rosen's Emergency Medicine: Concepts and Clinical Practice, Seventh Edition, Chapter 183, 2375-2392.
3. Gigliottia A, Bessab MA. Síndrome de Dependência do Álcool: critérios diagnósticos. Rev Bras Psiquiatr 2004; 26(Supl I):11-13.
4. Laranjeira R, Nicastri S, Jerônimo C, Marques AC. Consenso sobre a Síndrome de Abstinência do Álcool (SAA) e o seu tratamento. Rev. Bras. Psiquiatr. vl. 22 n.2. São Paulo. June 2000.
5. Acute alcohol intoxication; European Journal of Internal Medicine, v. 19, Issue 8, p. 561-567, December 2008.

Intoxicações Agudas

Daniel Curitiba Marcellos   ○   Marcelo Corassa   ○   Ana Rita Brito Medeiros da Fonsêca

Introdução e definições

No Brasil, as intoxicações exógenas e o abuso de drogas são responsáveis por importante morbimortalidade. De acordo com o SINITOX (Sistema Nacional de Informações Tóxico Farmacológicas), em 2009, ocorreram 101.086 casos de intoxicação. Os acidentes individuais foram responsáveis por 55,7% dos casos e tentativas de suicídio por 17,2%. Quanto ao número de óbitos, porém, a estatística se inverte – 60,3% deles foram relacionados à tentativa de suicídio e 10% a acidentes individuais. O abuso de drogas ilícitas foi responsável por 10,5% dos óbitos por intoxicações.

Em ordem decrescente, os principais agentes relacionados a intoxicações no país são: medicamentos (26,4%); animais peçonhentos (19,7%); material de limpeza (10,6%); agrotóxicos (8%); drogas de abuso (6,8%); químicos industriais (5,1%).

Quadro clínico

Na suspeita de intoxicação aguda (pacientes com quadro clínico agudo de difícil explicação, alteração do estado mental, quadro psiquiátrico prévio), deve se tentar identificar o agente causador, avaliar a gravidade inicial do quadro e tentar prever possível evolução clínica. Para isso, deve ser realizado história e exame físico direcionados, com atenção especial para sinais vitais, nível de consciência e avaliação de pupilas.

- **História:** Embora seja o principal modo de identificação do tóxico envolvido, raramente é confiável e disponível, principalmente quando se suspeita de tentativa de suicídio. O paciente intoxicado está frequentemente incapaz de prover história da exposição por alteração de status neurológico. Deve se buscar dados com agentes pré-hospitalares (polícia, bombeiros e paramédicos), além de familiares e amigos. Sempre pesquisar comorbidades que possam agravar o quadro clínico.
- **Exame físico:** Avaliar achados que classifiquem pacientes em uma das toxíndromes mais comuns. Para isso, deve-se atentar para: sinais vitais, nível de consciência e pupilas.

Tabela 55.1 Principais síndromes relacionadas à ingesta de substâncias tóxicas e quadro clínico correspondente.

Toxíndrome	Substâncias envolvidas	Pupilas	Nível de consciência	Sinais vitais	Outros achados
simpatomimética	Cocaína, teofilina, anfetamina, cafeína, fenilpropanolamina, efedrina	Midríase	Agitação, alucinações, paranoia	Hipertermia, taquicardia, hipertensão, taquipneia e hiperpneia	Diaforese, tremores, hiperreflexia, convulsões
Anticolinérgica	Anti-histamínicos, antidepressivos tricíclicos, antipsicóticos, relaxantes musculares, antiparkinsonianos, escopolamina, atropina	Midríase	Hipervigil, agitação, alucinação, *delirium*, coma	Hipertermia, taquicardia, hipertensão e taquipneia	Pele quente e seca, diminuição de ruídos hidroaéreos, retenção urinária
Alucinógena	Fenciclidina e LSD	Midríase	Alucinação, agitação, distúrbio sensorial	Hipertermia, taquicardia, hipertensão e taquipneia	Nistagmo
Serotoninérgica	IMAO, ISRS, meperidina, dextrometorfam	Midríase	Confusão, agitação, coma	Hipertermia, taquicardia, hipertensão e taquipneia	Tremor, hiperreflexia, clonus, diaforese, rash, rigidez e diarreia

(Continua)

Intoxicações Agudas 529

Tabela 55.1 Principais síndromes relacionadas à ingesta de substâncias tóxicas e quadro clínico correspondente. *(Continuação)*

Toxíndrome	Substâncias envolvidas	Pupilas	Nível de consciência	Sinais vitais	Outros achados
Opioide	Morfina, fentanil, oxicodona, metadona	Miose	Rebaixamento de nível de consciência	Hipotermia, bradicardia, hipotensão, apneia e hipopneia	Hiporreflexia, edema pulmonar
Sedativo-Hipnótica	Benzodiazepínicos, barbitúricos (podem causar midríase), carisoprodol álcool, zolpidem	Miose	Rebaixamento de nível de consciência	Hipotermia, bradicardia, hipotensão, apneia e hipopneia	Hiporreflexia
Colinérgica Muscarínica	Carbamatos, organofosforados, fisostigmina e piridostigmina	Miose	Confusão, coma	Bradicardia, hipotensão, apneia e hipopneia	Sialorreia, broncorreia, dispneia, lacrimejamento, incontinências fecal e urinária
Colinérgica Nicotínica	Carbamatos, organofosforados, nicotina	Miose	Confusão, coma	Taquicardia, hipertensão e taquipneia	Fasciculações, dor abdominal e paresia

Exames complementares

- **ECG:** pode detectar condução de arritmias ocultas e ajudar no diagnóstico e prognóstico de intoxicações.
  - **Bradicardia com hipotensão:** sugere overdose com digoxina, β-bloqueadores e inibidores de canal de cálcio.
  - **Taquicardia com QRS alargado monomórfica:** sugerem bloqueadores de canal de sódio: antidepressivos tricíclicos, anti-histamínicos, antiarrítmicos tipo IA(ex. procainamida) e cocaína.
  - **Taquicardia ventricular polimórfica (torsade de pointes):** antiarrítmicos IA, IC e classe III, antipsicóticos, arsênico, antifúngicos e anti-histamínicos.

- **Exames laboratoriais:** todos os pacientes inconscientes e com sinais de intoxicação grave merecem avaliação de hemograma, função renal, eletrólitos, gasometria arterial. Em caso de acidose metabólica grave, o cálculo do anion gap pode auxiliar o diagnóstico do agente envolvido. Testes de screening toxicológico na urina raramente ajudam na abordagem do paciente intoxicado por não ter relação com o tempo de exposição à droga. Testes de concentração sérica de drogas também não devem ser utilizados de rotina por não haver relação entre nível de droga no sangue e gravidade do quadro, além de raramente apresentar resultados rápidos o suficiente para alterar conduta. Alguns serviços preconizam dosagem de salicilatos, paracetamol, ferro, lítio, teofilina e etilenoglicol.
- **Radiografia:** pode ser útil na localização de algumas substâncias como ferro, chumbo, pacotes de cocaína, avaliação de edema pulmonar não cardiogênico e lesão pulmonar aguda causada por algumas substâncias.

Tratamento

Todo paciente com quadro de intoxicação deve ser manejado com estabilização inicial primária.

Via aérea

- iOT (Intubação Orotraqueal) precoce em pacientes incapazes de manter via aérea. Administrar O_2 em alto fluxo para todos os pacientes graves.
- Pacientes com suspeita de intoxicação por opioides podem ser tratados com naloxone.
- Na intoxicação por monóxido de carbono, a saturação de pulso pode estar normal em um cenário de hipoxemia.
- Acidose metabólica profunda (por acetona, ácido valpróico, salicilatos, metformina, metanol, etilenoglicol) tende a apresentar taquipneia compensatória e, com isso, insuficiência respiratória de rápida evolução.
- $PaCO_2$ 30-40 em um paciente com acidose metabólica grave é evidência de falência respiratória. É recomendado administração de bicarbonato de sódio 8,4% 50 ml a 150 ml antes e após intubação, além de manter baixa $PaCO_2$.

Circulatório

Hipotensão deve ser tratada com cristaloides (20 ml/kg). Se refratária, iniciar drogas vasoativas – podendo ser noradrenalina ou dopamina. Deve-se tratar arritmias que causem alterações hemodinâmicas.

Neurológico

Atualmente, o uso do coma cocktail (glicose, naloxona, tiamina, oxigênio e flumazenil) não está indicado de rotina. Hipoglicemia deve ser corrigida (50 ml de SG 50%), se glicemia capilar baixa ou no limite inferior. Em pacientes etilistas e desnutridos, deve se administrar Tiamina 100 mg EV concomitantemente para prevenir e tratar a Síndrome de Wernicke-Korsakoff.

Convulsões devem ser tratadas com doses escalonadas de benzodiazepínicos (diazepam 5 mg EV, repetido com 10 mg a cada 5 a 10 minutos, se refratário). Fenitoína é pouco útil, com propofol sendo segunda opção. Se status epilepticus por intoxicação por isoniazida – piridoxina 5g EV.

Descontaminação

- **Tópica:** roupas contaminadas, sapatos e meias devem ser removidos. Olhos, se afetados, devem ser lavados com soro fisiológico.
- **Gastrointestinal:** beneficia o paciente que se apresenta até uma hora após a ingesta, está sintomático e não apresenta fatores de risco que aumentem o risco do procedimento, como rebaixamento do nível de consciência.

Carvão ativado

Grande capacidade de adsorção que impede a absorção da substância tóxica. Não adsorve lítio, potássio, ácidos e álcalis, ferro, chumbo e hidrocarbonetos. A dose recomendada é de 1 g/kg, sendo a dose usual de 25 a 100 g no adulto misturada com água e administrada via oral ou por SNG. Complicação mais grave é a aspiração, que pode causar pneumonite.

Lavagem gástrica

Pode ser indicada se o paciente se apresentar em até uma hora da ingestão. É realizada com paciente em decúbito lateral esquerdo, cabeceira baixa em 15º com sonda orogástrica. Remove-se conteúdo gástrico e instila 200 a 300 ml de SF 0,9% com sonda aberta. Repete até saída de líquido claro – cinco litros normalmente são suficientes. É contraindicada em intoxicações ou agentes corrosivos (como soda cáustica) e hidrocarbonetos (gasolina ou querosene), rebaixamento de nível de consciência e paciente não colaborativo.

Xarope de ipeca

Para êmese. Não indicado de rotina.

Aumento da eliminação

Alcalinização da urina

Pode ser benéfico em intoxicações por ácidos fracos, como salicilatos, fenobarbital (não utilizar em outros barbitúricos), clorpropamida, bário, brometos, cromo, cisplatina e ciclofosfamida, lítio, isoniazida e metotrexate. O objetivo é alcançar um pH urinário maior ou igual a 7,5, mantendo um pH sérico menor que 7,55-7,6. Para isso, é realizado bicarbonato de sódio 8,4% em bolus na dose de 1-2 meq/kg, seguido por infusão contínua de solução com bicarbonato de sódio 8,4% 150 meq diluído em SG 5% 850 ml. A taxa de infusão inicial pode variar entre 200 ml a 250 ml da solução, corrigida de acordo com pH urinário e sérico. Há risco de hipocalemia, alcalose e hipocalcemia iônica, devendo ser corrigidos durante tratamento. Está contraindicada em pacientes com insuficiência renal, edema pulmonar e cerebral e em pacientes intolerantes a volume.

Terapia renal substitutiva:
- Raramente necessária. Utilizada em intoxicações graves por barbitúricos, lítio, salicilatos, teofilina, atenolol, sotalol, metanol e etilenoglicol e por paraquat.

Antídotos

Antídotos são disponíveis para um número limitado de drogas, e associado ao fato de que a maioria das intoxicações são leves e podem ser tratadas de forma mais segura com observação e suporte clínico, são utilizados atualmente em aproximadamente 1% dos casos. Podem reduzir morbimortalidade em certas intoxicações, desde que o benefício supere o risco e não exista contraindicações para seu uso.

Intoxicações agudas específicas

Paracetamol

É considerado dose hepatotóxica em adultos 150 mg/kg e 75 mg/kg em pacientes com fatores de risco para hepatotoxidade (desnutrição, HIV, uso de fenitoína, carbamazepina, rifampicina e fenobarbital). O quadro clínico da intoxicação pode ser dividido em fases de acordo com o tempo de apresentação pós-ingesta:

- **Fase 1:** 30 min a 24 horas – pode estar assintomático ou com náusea, vômitos, diaforese, mal-estar e letargia.

- **Fase 2:** 24 a 72 horas – nefro e hepatotoxidade tornam-se evidentes. Sintomas da fase 1 regridem, e paciente começa a apresentar elevação de enzimas hepáticas e dor em hipocôndrio direito, hepatomegalia dolorosa, alargamento de INR e aumento de bilirrubinas, oligúria e perda de função renal.
- **Fase 3:** 72 a 96 horas – Insuficiência hepática aguda, com encefalopatia hepática, distúrbio de coagulação e insuficiência renal. Fase de maior letalidade.
- **Fase 4:** 4 dias a 2 semanas – pode ocorrer resolução da disfunção hepática, com normalização clínica e laboratorial.

Tratamento

Carvão ativado pode ser utilizado nos pacientes com apresentação até quatro horas pós-ingesta.

Antídoto	**N-acetilcisteína** – está indicada em todos pacientes com risco para hepatotoxicidade. Maior benefício se iniciado antes de oito horas de exposição.

Método EV: de escolha em pacientes com insuficiência hepática.
- Dose inicial de 150 mg/kg diluídos em 200 mL de solução de glicose a 5%, transfundida em 15 min;
- Dose de manutenção de 50 mg/kg em 500 mL de solução de glicose a 5%, transfundida em 4h;
- Dose de 100 mg/kg diluída em 1000 mL de solução de glicose a 5%, transfundida em 16h (o que corresponde a uma velocidade de infusão de 6,25 mg/Kg/h).

O total de N-acetilcisteína administrado é de 300 mg/kg ao longo das 20h. Pode ser feito administração VO: 140 mg/kg de ataque, com manutenção de 70 mg/kg de 4 em 3 horas no total de 17 doses.

Antidepressivos tricíclicos

Dose tóxica a partir de 10 mg/kg, enquanto de 20-30 mg/kg pode ser considerada potencialmente letal. Quadro clínico inicia-se a partir de uma hora da ingestão, com sídrome anticolinérgica: xerostomia, retenção urinária, taquicardia, hipertensão, pupilas midriáticas e pouco reativas.

Anormalidades no ECG e neurológicas predizem gravidade. Ao ECG, alterações incluem prolongamento de QRS, QT e PR, e desvio para direita. QRS alargado é fator prognóstico e deve ser avaliado em todos os pacientes com intoxicação por tricíclicos. QRS > 100 ms associa-se a risco aumentado de convulsões e > 160 ms a arritmias malignas.

Bicarbonato de sódio é agente de escolha na cardiotoxicidade por tricíclicos. Está indicado nos pacientes com arritmias, QRS > 120 ms e hipotensão mesmo na ausência de acidose. Infundir bicarbonato de sódio 8,4% 1-2 mEq/kg em bolus até atingir pH 7,50-7,55. Se carditoxicidade importante (PS < 90mmhg, QRS > 160ms, pH < 7,1), além de convulsões recorrentes, pode ser necessário NaHCO3 1,26% em infusão contínua para atingir pH de 7,50-7,55. Todos antiarritmicos devem ser evitados. PCR (Proteína C Reativa) prolongada (uma hora) pós-intoxicação por tricíclicos está associada com recuperação neurológica total.

Antidepressivos inibidores seletivos da recaptação de serotonina

Overdose inicialmente produz tonturas, taquicardia sinusal, náusea, vômitos e diarreia. Pode ocorrer, porém, ingesta menor que 500 mg; raramente causa toxicidade clinicamente significativa. Doses acima de 1500 mg podem causar hipotensão, coma e convulsões. Citalopram pode ser cardiotóxico (prolongamento de QT e QRS). Pacientes devem receber suporte clínico e carvão ativado se seapresentarem em menos de uma hora de ingesta.

Combinação de Inibidores seletivos da recaptação de serotonina (ISRS) e outros agentes, como "Ecstasy" (MDMA), lítio, tricíclicos e IMAOs (Inibidores da Monoamina Oxidase) podem causar a sídrome serotoninérgica, composta por alteração neurológica (agitação, confusão, coma), diaforese, hipertermia, taquicardia, hipertensão, rigidez muscular, mioclonia, tremores e hiperreflexia. Pacientes devem ser submetidos a suporte clínico intensivo e à suspensão de todos agentes serotoninérgicos. Benzodiazepínicos e medidas para resfriamento devem ser utilizados para tratar hipertermia. Se refratariedade, pode ser necessário o uso de ciproheptadina.

Benzodiazepínicos (BZD)

Toxicidade por BZD pode produzir tontura, fraqueza muscular, disartria, ataxia, nistagmo e, em casos graves, coma e depressão respiratória. Em intoxicações puras, sintomas normalmente são leves, bem tolerados, e se resolvem em 24 horas. Pode ser mais grave em pacientes que ingeriram outro depressor de SNC (Sistema Nervoso Central), como álcool, pacientes com DPOC (Doença Pulmonar Obstrutiva Crônica) e idosos.

| Antídoto | **Flumazenil** – não é recomendado como ferramenta diagnóstica. 0,2 mg EV em 30 segundos; repetir 0,5 mg a cada 30 segundos até dose máxima de 3 mg. |

Deve ser usado com cautela, sobretudo em quadros mais leves, quando se deve esperar o término do efeito da droga com suporte clínico. De todo modo, sua indicação principal é nos casos em que não há disponibilidade completa para suporte clínico intensivo. Pode precipitar convulsões, arritmias e síndrome de abstinência nos pacientes que fazem uso crônico da droga.

Opioides

A intoxicação apresenta-se com depressão respiratória, rebaixamento de nível de consciência e miose. Outros sintomas são inespecíficos, sendo importante a história do consumo. O tratamento baseia-se em prover via aérea e ventilação adequada.

| Antídoto | **Naloxona** – indicado em todos os pacientes com história muito sugestiva, podendo ser feito EV, IM, intranasal e endotraqueal, com via EV sendo preferida. 0,05 mg EV ou 0,1 mg IM com oxigenação garantida, dobrando dose a cada 2 a 3 minutos até reversão do quadro. Dose máxima: 10 mg. Se ausência de resposta, reavaliar a hipótese. |

O alvo da terapia com naloxona é reversão do quadro de depressão respiratória e neurológica para adequada ventilação, mas não recuperação completa da consciência. Possui meia-vida curta, podendo ser necessárias doses repetidas até o término da meia-vida do opioide ingerido.

Digitálicos

Apresenta índice terapêutico estreito, com dose tóxica próxima da terapêutica. Pode ser precipitada por fatores como: distúrbios hidroeletrolíticos (hipocalemia, hipomagnesemia, hipercalcemia), insuficiência renal, hipotireoidismo, hipoxemia, drogas (macrolídeos, amiodarona, verapamil, itraconazol).

Toxicidade é caracterizada por disfunção cardíaca, gastrointestinal e neurológica. Clinicamente, apresenta-se com náuseas, vômitos, diarreia, confusão mental, *delirium*, turvação visual, escotomas na tonalidade amarela e fotofobia. O ECG pode apresentar virtualmente qualquer arritmia, e todos os graus de BAV (Bloqueio Atrioventricular), sendo mais comuns: extrassístoles ventriculares frequentes, taquicardia atrial paroxística com bloqueio, taquicardia ventricular bidirecional, taquicardia juncional ou ritmo de escape e BAV avançados.

Tratamento

- Suporte clínico, correção hidroeletrolítica e da hipóxia.
- Carvão ativado em doses seriadas.
- Corrigir arritmias. Se taquiarritmia ventricular: fenitoína 10 a 15 mg/kg EV em 30 minutos. Opção: lidocaína EV 1-3 mg/kg de ataque e 1-4 mg/min de manutenção.
- Se disponível, anticorpos antidigital (Fantidigoxina – Digibind®) – 40 mg (um frasco) do anticorpo neutraliza 0,5 mg da digoxina ingerida.

Cocaína e derivados

Toxicidade apresenta-se com estimulação simpática: hipertensão, taquicardia, euforia, tremor, alucinação, além de xerostomia, midríase e diaforese. Entre as complicações mais comuns, estão: síndrome coronariana aguda, arritmias, convulsões, AVEs (Acidentes Vasculares Encefálicos), rabdomiólise, IRA (Insuficiência Renal Aguda) e dissecção de aorta.

Tratamento

- **Benzodiazepínicos:** diazepam 5 mg EV 5-5 minutos.
- **Vasodilatadores:** uso de nitratos diminui vasoespasmo coronariano.
- **Tratamento 2ª linha:** inclui verapamil e α–bloqueadores (fentolamina 1-5 mg de 15-15 minutos).

É contraindicado uso de β–bloqueadores por risco de piora de vasoespasmo coronariano e hipertensão sistêmica.

Agrotóxicos

Inibidores da acetilcolinesterase: aumenta concentração de acetilcolina em receptores muscarínicos e nicotínicos. Organofosforados (inibidor irreversível), organoclorados (inibidor reversível) e aldicarb (chumbinho) são os mais comuns. Podem ser absorvidos por pele, mucosa, inalação e ingestão. No paciente intoxicado, deve-se remover todas as roupas e lavar a pele com água e sabão. Se intoxicação por via oral, carvão ativado.

Podem causar sintomas muscarínicos (mais comuns – náusea, vômitos, incontinências fecal e urinária, sialorreia, broncorreia, broncoespasmo, miose, bradicardia, dispneia, letargia, convulsão e coma) e nicotínicos (fasciculações, arreflexia, paresia, taquicardia e hipertensão).

Tratamento

- **Atropina:** reverte sintomas muscarínicos; 1-4 mg EV a cada 10 minutos em bolus até secura de mucosas e melhora da ausculta pulmonar, da taquicardia e midríase.
- **Pralidoxima:** reverte sintomas nicotínicos; 1 a 2 g durante 30 minutos podendo ser repetido após 1 hora e repetido de 12/12 horas, se necessário. Não é indicado na intoxicação por carbamatos (ligação instável com acetilcolinesterase). Não administrar sem atropina, pois pode haver piora clínica transitória.

Tabela 55.2 Alguns tipos de intoxicação frequentes e seu manejo.

Indicação	Antídoto/Antagonista	Dose recomendada
Chumbo	EDTA cálcico	25-75 mg/kg/dia
Ferro	Deferoxamina	Ataque: 1000 mg EV Manutenção: 500 mg 4/4 horas
Chumbo, mercúrio, arsênico	Ácido dimercaptossuccínico (DMSA)	10 mg/kg/dose 8/8 horas
Metemoglobinemia	Azul de metileno 1%	1-2 mg/kg em 5-10 minutos, pode repetir em 1 hora
Inibidor de canal de cálcio	Gluconato de cálcio 10%	0,6-1,2 ml/kg/hora
Cianetos, nitratroprussiato	Hidroxicobalamina	50-100 mg/kg EV
Paracetamol	N-acetilcisteína	VO: 140 mg/kg a seguir, 70 mg/kg, cada 4 horas
Isoniazida	Piridoxina	1g EV para cada 1 g de isoniazida; dose máx 5 g
Síndrome extrapiramidal	Biperideno	2 mg VO ou 0,01-0,04 mg IM
Hipoglicemiantes orais	Octreotide	50-100 mcg SC, repetir 6-12h direcionando por glicemia
Benzodiazepínicos	Flumazenil	0,2 mg EV por 30 segundos. Pode repetir de 0,5 mg a cada 30 segundos até dose máxima de 3 mg.
Heparina	Protamina	1 mg para cada 100U de heparina

(Continua)

Tabela 55.2 Alguns tipos de intoxicação frequentes e seu manejo. *(Continuação)*

Indicação	Antídoto/Antagonista	Dose recomendada
Metemoglobinemia, Monóxido de carbono, cianetos	Oxigênio	Segundo hipoxemia
Chumbo, cobre, mercúrio	Penicilamina	900-1500 mg/dia dividido em 3 doses
β bloqueadores e bloqueadores de canal de cálcio	Glucagon	Ataque: 0,05-0,15 mg/kg EV Manutenção: 3-5 mg/hora
Metanol e etilenoglicol	Etanol	Recomendada solução < 20% misturada à aguá ou ao suco, o suficiente para manter alcoolemia >100 mg/dl
Amantadina, carbamazepina, cloroquina, difenidramina, tricíclicos, quinidine, propafenona	Bicarbonato de sódio	NaHCO3 8,4% 1-2 meq/kg em bolus até atingir pH 7,50-7,55
Inibidores seletivos de recaptação de serotonina	Ciproheptadina	VO: 2-4 mg 8/8 horas
Hipertermia maligna	Dantrolene	EV: 2,5 mg/kg, pode ser repetido até máximo de 10 mg/kg
Metotrexato	Ácido folínico	1 mg por 1 mg de metotrexato
Anticolinérgicos, atropina, anti-histamínicos	Fisostigmina	Ataque: 0,5-2 mg IV-IM Repetir de 20-20 minutos até reversão

Referências

1. Betten DP, et al. Antidote Use in the Critically Ill Poisoned Patient. J Intensive Care Med 2006.
2. Marco LA, Sivilotti MD. Initial management of the critically ill adult with an unknown overdose. UpToDate; 10Mai 2012.
3. Greene SL, Dargan PI, Jones AL. Acute poisoning: understanding 90% of cases in a nutshell. Postgrad Med J 2005.
4. Vale A, Bradberry S. Management of poisoning. Medicine 31 Jan 2009.
5. Van Hoving DJ, et al. Clinical Review: Emergency management of acute poisoning. African Journal of Emergency Medicine. 29 Jul 2011.
6. Registro de intoxicação, SINITOX-FIOCRUZ. Disponível em: <http://www.fiocruz.br/sinitox_novo/cgi/cgilua.exe/sys/start.htm?tpl=home>.

Parte 14

ASPECTOS BÁSICOS DE TERAPIA INTENSIVA

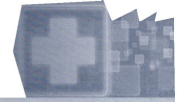

Choque e Reposição Volêmica

Murilo Marques Almeida Silva   ○   Marcelo Corassa

Introdução e definições

O choque é o estado fisiológico caracterizado pela redução significativa da perfusão tecidual sistêmica, resultando em diminuição da oferta de oxigênio nos tecidos, alterando o equilíbrio entre a oferta e o consumo de oxigênio. A privação prolongada de oxigênio leva a hipóxia celular com subsequente comprometimento dos processos bioquímicos em nível celular e, posteriormente, sistêmico.

Os efeitos da privação de oxigênio são inicialmente reversíveis, mas caso o choque, bem como sua causa, não seja prontamente abordado, o processo torna-se irreversível. A própria lesão celular induz uma resposta inflamatória que, alterando as características funcionais e estruturais da microcirculação, agrava ainda mais a hipoperfusão. Gera-se assim um ciclo vicioso que, se não for interrompido, pode levar à falência de múltiplos órgãos e, eventualmente, à morte. Isso destaca a importância do reconhecimento imediato e da reversão de choque.

Classificação

Débito cardíaco diminuído

Choque hipovolêmico

O choque hipovolêmico é o tipo mais frequente de choque, em equilíbrio com o choque séptico, podendo ser subsequente à hemorragia ou à perda plasmática isolada. A resposta fisiológica compensatória visa garantir, sobretudo, a perfusão dos órgãos nobres. No que concerne aos parâmetros hematimétricos, é importante ter em mente que após uma hemorragia aguda, os valores da hemoglobina e do hematócrito podem não estar alterados até que ocorra retenção hídrica ou sejam perfundidos fluidos. Logo, frente a um valor do hematócrito dentro dos limites da normalidade não se pode excluir uma perda hemática aguda significativa. Em contrapartida, se houver perda plasmática isolada, pode haver hemoconcentração.

Choque cardiogênico

O choque cardiogênico é um estado de baixo débito secundário à doença cardíaca, condicionando uma inadequada perfusão tecidual. Pode ser secundário a patologias que provocam falência da bomba – Infarto Agudo do Miocárdio (IAM), miocardite aguda ou descompensação da insuficiência cardíaca (IC) –, a arritmias ou a causas mecânicas que comprometam a função ventricular – doença valvular aguda, ruptura de cordoalha tendínea ou do septo interventricular. A causa mais frequente é o IAM, quando há comprometimento de mais de 40% da musculatura do ventrículo esquerdo, carregando consigo alta mortalidade, apesar do tratamento adequado.

Choque obstrutivo

Esse tipo de choque engloba uma série de situações que provocam compressão ou obstrução do coração ou dos grandes vasos, com redução do DC (Débito Cardíaco).

Qualquer causa de aumento da pressão intratorácica (ex: pneumotórax hipertensivo, ventilação mecânica com pressões positivas) ou intrapericárdica (tamponamento cardíaco) pode, em condições extremas, levar à compressão das câmaras cardíacas e a um aumento das pressões telediastólicas, com redução significativa do DC, determinando o estado de choque. A embolia pulmonar, pelo fato de provocar uma obstrução aguda à ejeção do ventrículo direito, diminuindo o enchimento do VE (Ventrículo Esquerdo), leva à insuficiência cardíaca direita aguda com diminuição do DC.

Diminuição da resistência vascular periférica

Choque distributivo

O choque distributivo é caracterizado por um fornecimento e extração de O_2 inadequados, subsequente à vasodilatação periférica e disfunção microcirculatória. O DC pode se encontrar normal ou aumentado. É importante destacar que nessa situação, mesmo havendo DC normal ou aumentado, o mesmo pode ser insuficiente para satisfazer as necessidades metabólicas.

São várias as entidades que determinam o choque distributivo, nomeadamente: choque séptico, choque anafilático, choque neurogênico e insuficiência suprarrenal (Síndrome de Addison).

Diagnóstico

Quando um doente com suspeita de choque se apresenta no setor de emergência, a avaliação diagnóstica deve ocorrer em paralelo à reanimação, que não deve ser adiada para a história, exame físico, testes laboratoriais ou de imagem. É importante identificar a presença de choque precoce para permitir a abordagem imediata e o tratamento definitivo da causa precipitante. A história clínica é essencial para identificar a causa do choque. Em alguns casos, a causa é evidente, em outros, pode ser mais difícil de estabelecer.

O exame do paciente em conjunto com a história deve ajudar a esclarecer a causa do choque, sendo inestimável na avaliação da gravidade do choque e dos efeitos sobre os órgãos. O paciente muitas vezes se apresenta taquicárdico, taquipneico, confuso e com oligúria. A pressão arterial pode ser normal. As extremidades podem estar frias ou quentes, dependendo do débito cardíaco, se está aumentado ou não. Uma abordagem sistemática é útil para evitar a perda dos sinais relevantes e precoces (Tabela 56.1).

Entre os exames laboratoriais, a gasometria arterial é o mais útil para a identificação de choque, fornecendo informações importantes sobre o estado metabólico do paciente. Um conjunto completo de exames, incluindo hemograma, eletrólitos, glicemia, função renal, testes de função hepática, coagulação, marcadores inflamatórios e de necrose miocárdica e as hemoculturas, deve ser obtido.

O lactato arterial pode estar elevado por aumento da produção (metabolismo anaeróbio) ou por fenômeno de lavagem. É um bom preditor de gravidade e mortalidade, assim como sua queda indica bom prognóstico. O excesso de bases (*base excess*), com valores < –3 mmol/L, é indicativo de acidose metabólica, correlacionando-se com a gravidade do choque, bem como com a recuperação do paciente.

Um eletrocardiograma é obrigatório, especialmente se uma hipótese para o choque é a disfunção cardíaca. O ecocardiograma é útil em casos de suspeita de tamponamento cardíaco. Na embolia pulmonar maciça, o ecocardiograma revela sinais de insuficiência cardíaca direita aguda e raramente a confirmação visual de trombos. Os exames radiológicos dependem da suspeita clínica, devendo ser solicitados conforme julgamento clínico.

Tabela 56.1. Sinais de choque.

Sinais de choque*
Sinais precoces
Taquipneia
Taquicardia
Pulsos periféricos fracos
Tempo de enchimento capilar > 2s
Pele fria e pálida
Diminuição da pressão de pulso
Oligúria
Acidose lática
Aumento do *déficit* de bases
Sinais Tardios
Rebaixamento do nível de consciência
Pulsos centrais fracos ou ausentes
Cianose central
Hipotensão
Bradicardia

Modificado de "Early Identification of Shock in Critically Ill Patients"; Matthew C. Strehlow Emerg Med Clin N Am 28 (2010) 57-66.

Tabela 56.2 Principais achados nos parâmetros hemodinâmicos segundo o tipo de choque.

Tipo de choque	Dc (5l)	Rvp	Pvc (1 a 5 mmHg)	Pcap (4 a 12 mmHg)
Hipovolêmico	↓	↑	↓	↓
Cardiogênico	↓	↑	↑	↓
Obstrutivo	↓	↑	↑	↑ Ou ↓
Distributivo	↑	↓	↓	↓

DC: débito cardíaco. RVP: resistência vascular periférica. PVC: pressão venosa central. PCAP: pressão capilar de artéria pulmonar.

Tratamento

O paciente com suspeita de choque deverá ter uma monitorização cuidadosa dos sinais vitais e dos indicadores de perfusão orgânica (nível de consciência, diurese e marcadores bioquímicos). O nível de invasão dependerá da gravidade do choque e da resposta ao tratamento inicial. Um nível mínimo de monitorização deve incluir oximetria de pulso e ECG (eletrocardiograma) contínuo e monitorização da pressão intermitente e não invasiva. Em doentes que não respondem ao tratamento inicial ou que são instáveis, deve haver um acompanhamento mais invasivo, como a pressão arterial invasiva, pressão venosa central e de monitorização do débito cardíaco. Esses dispositivos são considerados essenciais para o paciente que recebe vasopressor ou suporte inotrópico.

A falência respiratória deve ser tratada agressiva e precocemente com suplementação de oxigênio ou intubação orotraqueal e ventilação mecânica, a fim de diminuir o consumo de energia e otimizar a oferta de oxigênio. Deve ser providenciado acesso venoso calibroso e, na sua ausência, acesso venoso central. Não há benefício do uso de soluções coloides em detrimento de soluções cristaloides, devendo-se fazer expansão inicial com solução cristaloide (pelo menor custo) com pelo menos 20 ml/kg, seguida da monitorização da resposta clínica.

Choque hipovolêmico

O tratamento do choque hipovolêmico tem como objetivo otimizar o fornecimento de oxigênio aos tecidos, controlar a perda de sangue/líquido e fazer a reposição volêmica. Devem ser puncionados dois acessos venosos calibrosos. Caso não seja possível, pode-se realizar acesso venoso central ou acesso intraósseo.

- **Fluidoterapia:** solução cristaloide isotônica, como solução de Ringer-lactato ou soro fisiológico. Uma dose inicial de 1 L a 2 L é dado em um adulto (20 mL/kg em um paciente pediátrico), e a resposta do paciente é avaliada. Se houver retorno dos sinais vitais à normalidade, o paciente permanecerá monitorado para garantir a estabilidade, e amostra de sangue deve ser colhida para tipagem e reserva. Se os sinais vitais melhorarem transitoriamente, a infusão de cristaloide deve continuar e sangue tipo específico deve ser fornecido. Se a melhora é mínima ou ausente, a infusão de cristaloide deve continuar e sangue tipo "O-" deve ser fornecido.

É fundamental que o sítio de sangramento, bem como a etiologia da hemorragia, seja conhecido e abordado o mais precocemente possível. A correção de distúrbios de coagulação é imperiosa nos casos em que ela estiver presente. As atuais recomendações são para reposição volêmica agressiva com solução de Ringer com lactato ou soro fisiológico normal em todos os pacientes com sinais e sintomas de choque, independentemente da causa subjacente.

Choque cardiogênico

A definição inclui os seguintes parâmetros hemodinâmicos: hipotensão persistente (pressão arterial sistólica < 80 mmHg a 90 mmHg ou pressão arterial média inferior a 30 mmHg da linha de base), com redução acentuada do índice cardíaco (< 1,8 L/min por m^2 sem apoio, ou < 2,0 a 2,2 L/min por m^2 com apoio) ou pressões de enchimento elevadas. O prognóstico a curto prazo está diretamente relacionada à gravidade do distúrbio hemodinâmico.

Entre os objetivos do tratamento do choque cardiogênico, estão a minimização da isquemia e o tratamento da causa subjacente. No caso de IAM, a reperfusão coronária deve ser alcançada o mais precocemente possível.

Deve-se buscar medidas dirigidas a otimizar a perfusão miocárdica e o débito cardíaco. Devem ser ministrados fluidos intravenosos para manter a pré-carga adequada. A administração de fluidos deve ser guiada por pressão venosa central, monitorização da pressão capilar pulmonar ou a avaliação ultrassonográfica da distensibilidade da veia cava inferior.

- **Anticoagulantes e aspirina:** devem ser usados como em outros casos de infarto agudo do miocárdio. Não há necessidade de iniciar clopidogrel até a angiografia, pois pode haver a necessidade de uma cirurgia de revascularização de urgência. Os inibidores da glicoproteína IIb/IIIA estão indicados na estratégia invasiva percutânea com stent em lesões com alto risco de trombose.
- **Vasopressores:** a fim de fornecer suporte inotrópico, é recomendado. No entanto, frequências cardíacas elevadas devem ser evitadas, pois podem aumentar o consumo de oxigênio pelo miocárdio, aumentar o tamanho do infarto e ainda prejudicar a capacidade de bombeamento do coração.
- **Nitratos e morfina:** são recomendados para o manejo da dor. No entanto, eles devem ser usados com cautela porque esses pacientes estão em estado de choque, e o uso excessivo de qualquer um desses agentes pode produzir hipotensão profunda. Entre outras medicações de suporte a ser consideradas, estão nesiritide e o levosimendan.

- **Balão intra-aórtico (BIA):** recomendado para o choque cardiogênico não revertido rapidamente com terapia farmacológica. Também é recomendado como uma medida de estabilização combinada com a terapia trombolítica, quando a angiografia e a revascularização não estão prontamente disponíveis. O BIA reduz a pós-carga do VE e melhora o fluxo sanguíneo da artéria coronária. Embora esse procedimento não esteja geralmente disponível na sala de emergência, deve ser utilizado assim que possível.

Choque séptico

Vide capítulo específico sobre sepse.

Tabela 56.3 Principais medidas para o choque.

Choque hipovolêmico
▪ Suporte com fluidoterapia e transfusão de hemocomponentes ▪ Parar a hemorragia ▪ Corrigir coagulopatia ▪ Intervenção cirúrgica
Choque Cardiogênico
▪ IAM 　▪ Revascularização precoce/trombólise ▪ Arritmias 　▪ Cardioversão/marcapasso ▪ Anormalidades estruturais 　▪ Correção cirúrgica
Choque Distributivo
▪ Choque anafilático 　▪ Remover o agente causal 　▪ Adrenalina ▪ Choque Séptico 　▪ Reconhecimento precoce 　▪ Uso precoce e correto de antimicrobianos 　▪ Abordagem precoce do foco infeccioso 　▪ Suporte hemodinâmico precoce e contínuo 　▪ Uso de corticosteroides em choque refratário vasopressor-dependente 　▪ Drotrecogina α ativada 　▪ Controle glicêmico

(Continua)

Tabela 56.3   Principais medidas para o choque.   *(Continuação)*

Choque obstrutivo

▪ Embolia pulmonar
  ▪ Trombólise
  ▪ Embolectomia
▪ Pneumotórax hipertensivo
  ▪ Toracocentese
▪ Tamponamento cardíaco
  ▪ Pericardiocentese

Modificado de "Shock" Kenwyn James e Max Jonas, Medicine 37:1; 2008.

Referências

1. Babaev A, Frederick PD, Paste DJ, et al. Trends in management and outcomes of patients with acute myocardial infarction complicated by cardiogenic shock. JAMA 2005; 294:448-454.
2. Marino P, Sutin K. The ICU Book. 2007 Philadelphia, PA Lippincott Williams & Wilkins.
3. Antonelli M, Levy M, Andrews PJ, et al. Hemodynamic monitoring in shock and implications for management. International Consensus Conference, Paris, France. 27-28 April 2006. Intensive Care Med. 2007;33:575-590.

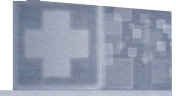

Ventilação Mecânica

Eduardo Jorge Duque de Sá Carneiro Filho   O   Ana Rita Brito Medeiros da Fonsêca

Introdução e definições
- Método de suporte ventilatório através da utilização de aparelhos que garantem gradiente pressórico entre vias aéreas superiores e os alvéolos.
- É indicado nos casos de hipoventilação e apneia (hipercapnia), parada cardiorrespiratória, fadiga de músculos respiratórios, insuficiência respiratória por doença pulmonar intrínseca (hipoxemia) e doenças neuromusculares causadoras de falência do aparelho respiratório.

Objetivos
- Garantir proteção de vias aéreas
- Manter as trocas gasosas (garantir ventilação/perfusão para correção de hipoxemia e acidose respiratória)
- Aliviar trabalho e consumo de oxigênio pela musculatura respiratória

Alterações gasométricas existentes na insuficiência respiratória aguda

Saturação O_2 < 90%
PaO_2 < 60 mm de Hg
pH < 7.35 associado à hipercapnia
Redução de paO_2 10 a 15 mm de Hg em relação ao basal
PaO_2/FiO_2 < 300

Parâmetros que indicam necessidade de ventilação mecânica

Tabela 57.1 Principais parâmetros que indicam necessidade de ventilação mecânica, segundo o III Consenso Brasileiro de Ventilação Mecânica.

Parâmetros	Valores normais	Indicações de VM
Frequência respiratória	12-20	>35
Volume corrente (mL/kg)	5-8	<5
Capacidade vital (mL/kg)	65-75	<50
Pressão inspiratória máxima (cmH$_2$O)	80-120	>-25
Pressão expiratória máxima (cmH$_2$O)	80-100	<+25
Espaço morto (%)	25-40	>60
PaCo$_2$ (mmHg)	35-45	>50
PaO$_2$ (mmHg) FiO$_2$: 0.21	>75	<50
P(A-a)O$_2$ FiO$_2$: 1.0	25-80	>350
PaO$_2$/FiO$_2$	>300	<200

III Consenso Brasileiro de Ventilação Mecânica

Ventilação invasiva

Obtida pela introdução de um aparato na via aérea, podendo ser um tubo orotraqueal ou cânula de traqueostomia.

O ciclo ventilatório é dividido em:

1. Fase inspiratória (válvula inspiratória aberta)
2. Ciclagem (válvula expiratória aberta)
3. Fase expiratória
4. Disparo (abertura da válvula inspiratória ao final da expiração)

A variável de disparo é predeterminada, diz respeito ao estímulo que desencadeia o ciclo respiratório. Podendo se dar por:

- **Tempo:** através do ajuste da frequência respiratória. Ciclos preestabelecidos, chamados de controlados, que independem da capacidade do paciente.
- **Pressão:** valor atingido por uma pressão negativa no circuito do ventilador, determinada por sua função "sensibilidade". Os ciclos podem ser assistidos ou espontâneos.

- **Fluxo:** alcançado pela mudança de fluxo de ar no circuito do ventilador, possibilitando que o esforço do paciente inicie o ciclo. Podem ser assistidos ou espontâneos.

As modalidades ventilatórias fundamentais são:

- **Controlada:** disparo é feito exclusivamente pelo ventilador (por tempo);
- **Assistida/Controlada:** disparo é efetuado pelo ventilador (por tempo) ou pelo paciente (seu esforço determina o fluxo ou a pressão);
- **Espontânea:** disparo exclusivamente realizado pelo paciente. Permite avaliar a capacidade respiratória, sendo bom método para desmame de ventilação mecânica.

São diversos os modos ventilatórios existentes, os mais utilizados:

- Volume-Controlado
  - Deve ser determinado o volume corrente e a velocidade da oferta (fluxo). A ciclagem ocorre após a liberação do volume estabelecido. Os ciclos podem ser controlados ou assistidos, dependendo do drive respiratório e do grau de sedação.
- Pressão-Controlada
  - Determinada por tempo inspiratório ou relação inspiração/expiração (TI/TE) e limite de pressão inspiratória. A ciclagem é feita por tempo, com objetivo de manter determinada pressão nas vias aéreas durante a inspiração. O volume corrente depende da pressão oferecida e da complacência dos pulmões e da caixa torácica.
- Mandatório intermitente sincronizado (SIMV)
  - Ciclos espontâneos (comandados exclusivamente pelo paciente) ocorrem entre os ciclos disparados pelo ventilador, que podem ser controlados pelo volume ou pela pressão. Os ciclos controlados ou assistidos são idênticos aos dos modos já descritos, a diferença é a possibilidade de o paciente respirar espontaneamente dentro do circuito.
- Pressão de Suporte
  - Garante uma pressão mínima, necessária para compensar a resistência do tubo endotraqueal e do circuito do ventilador durante a inspiração até que o fluxo reduza-se a 25% do nível atingido no pico de fluxo inspiratório.

Os ciclos são comandados pelo paciente (espontâneos), possibilitando sua adaptação ao aparelho e manutenção do drive ventilatório/neurológico. Não há ciclo controlado.

Estratégias de ventilação

Parâmetros iniciais utilizados na ventilação invasiva:

- Volume corrente: 8 a 10 mL/kg
- Pressão de insuflação: 16 a 22 cmH_2O
- Pressão de platô: mantida abaixo de 35 cmH_2O (evitar lesão pulmonar)
- Frequência respiratória: 12 a 20 irpm
- Fluxo inspiratório: 40 a 60 L/min
- Fração de oxigênio inicial: 100% (titular sempre para valores mais baixos – < 60 – para garantir $sO_2 > 90$)
- Pressão mantida nas vias aéreas na expiração (PEEP): 5 a 7 cmH_2O
- Relação TI/TE: entre 1:2 e 1:3

A gasometria deve ser colhida 30 minutos após o início da ventilação, a cada 24 horas e quando for necessário ajuste dos parâmetros ventilatórios.

- Manejo de hipoxemia:
  - Oferecer aumento da fração inspirada de O_2;
  - Aumentar PEEP (visa ao recrutamento alveolar);
  - Aumentar o tempo inspiratório.
- Manejo de hipercapnia:
  - Aumentar o volume minuto, seja pelo volume corrente ou pela frequência respiratória;
  - Aumentar a pressão inspiratória (mantendo pressão de platô abaixo de 35 cmH_2O sempre que possível);
  - Prolongar tempo expiratório alterando relação TI/TE (1:4 a 1:5).

Parâmetros utilizados na lesão pulmonar aguda/ síndrome de desconforto respiratório agudo

- Preferência pelo modo controlado pela pressão
- Pressão de platô abaixo de 30 cmH_2O
- Fração de oxigênio abaixo de 60, sempre que possível
- PEEP sempre acima de valores fisiológicos
- Volume corrente abaixo de 6 mL/kg

Complicações relacionadas à ventilação mecânica

- Lesão pulmonar associada à ventilação (distensão alveolar e atelectasias)
- Redução do débito cardíaco (por aumento da pressão intratorácica) e hipotensão
- Barotrauma (pneumotórax, pneumomediastino, enfisema subcutâneo)
- Aumento de pressão craniana
- Auto-PEEP (pressão positiva antes do final da expiração completa)

Ventilação não invasiva

- Meio de oferecer pressão positiva às vias aéreas através de uma interface (máscara) nasal ou facial.
- Capaz de reduzir a necessidade de suporte ventilatório invasivo, bem como morbidade e mortalidade, em pacientes admitidos no pronto-socorro, porém não deve postergar o estabelecimento de via aérea definitiva, quando indicada.

São condições que respondem à VNI:

Tabela 57.2 Principais condições clínica em que está indicada a VNI.

Indicações	Recomendação
Exacerbações de DPOC (Doença Pulmonar Obstrutiva Crônica) complicadas com acidose respiratória que persiste após tratamento maximizado	A
Edema agudo de pulmão	A
Crise de asma grave em conjunto com tratamento medicamentoso convencional	C
Insuficiência respiratória hipoxêmica	C

Entre as limitações ao seu uso, estão:

- Incapacidade de cooperar
- Mecanismo de tosse ou de deglutição comprometidos
- Parada cardiorrespiratória
- Distúrbio de consciência/Sonolência/Agitação
- Obstrução de via aérea superior
- Instabilidade hemodinâmica (arritmias graves, choque, síndrome coronariana não controlada)

- Hemorragia digestiva alta ou pulmonar
- Trauma ou deformidade em face
- Excesso de secreções/vômitos

Modos ventilatórios usados na VNI:

1. **Pressão positiva contínua nas vias aéreas (CPAP):** empregado principalmente em suporte de EAP (Edema Agudo de Pulmão) sem retenção de CO_2.
2. **Pressão de suporte (PS):** garante sincronização com paciente, melhorando adaptação e conforto.
3. **Pressão positiva em dois níveis:** *Bilevel positive airway pressure* (BPAP) – define pressão de suporte na inspiração e pressão mínima na expiração. Aperfeiçoa as trocas gasosas, é útil em situações de retenção de CO_2 (exacerbações de DPOC).
4. **Assistido-Controlado (AC) limitada à pressão:** garante frequência respiratória mínima.

Durante a realização de VNI, é necessário realizar monitorização cardíaca, oximetria de pulso e dos sinais vitais; deixar o paciente com cabeceira elevada (> 30 graus); selecionar a interface adequada e checar vazamentos durante a ventilação; aumentar gradualmente a pressão inspiratória, de acordo com o alívio da dispneia, impacto na frequência respiratória e no volume corrente; oferecer concentração de oxigênio para garantir sO_2 > 90%; Coletar gasometria na primeira e segunda horas e sempre que necessário.

Fatores preditores de sucesso da VNI:

- Pacientes jovens
- Ausência de comorbidades
- Capacidade de cooperação e boa sincronia com o ventilador
- Ausência de vazamento de ar pela interface
- Hipercapnia moderada ($PaCO_2$ entre 45 e 92 mmHg)
- Acidose moderada (pH entre 7.1 e 7.35)
- Melhora na troca gasosa, pulso e frequência respiratória nas primeiras duas horas.

Intubação orotraqueal

Indicações

- Proteção de vias aéreas em pacientes com alteração de nível de consciência.
- Insuficiência respiratória aguda ou crônica agudizada.

Antes de iniciar o procedimento, deve-se separar o material necessário e avaliar o nível de dificuldade para acesso à via aérea a ser garantida.

"Técnica 3-3-2": estima grosseiramente a facilidade da intubação pela capacidade de abertura da boca, pelo espaço submandibular e pela distância aproximada entre o osso hioide e a cartilagem tireoide através da correlação com a distância entre os dedos da mão.

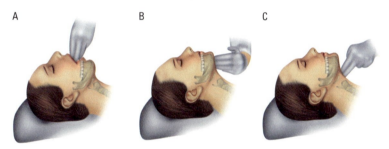

Figura 57.1 Técnica 3-3-2 para avaliação de facilidade de intubação.
Fonte: 2012 UpToDate®

Técnica

1. Testar os equipamentos que serão utilizados (como o cuff da cânula endotraqueal e a luz do laringoscópio). Escolher o tamanho da cânula:
   - Adultos do sexo masculino – 8,0 a 9,5 mm
   - Adultos do sexo feminino – 7,0 a 8,5 mm
2. Posicionar o paciente (posição olfativa ótima) realizando a flexão do pescoço sobre o tórax através da colocação de coxim occipital associado à extensão da cabeça sobre o pescoço. Dessa forma, tendem a se alinhar os eixos oral, laríngeo e faríngeo;
3. Monitorização cardíaca, de oximetria de pulso e de pressão arterial;
4. Colocar os equipamentos de proteção individuais;
5. Pré-oxigenar o paciente com bolsa-máscara com alto fluxo de oxigênio;
6. Realizar a indução anestésica e sedação;

7. Introduzir lâmina de laringoscópio com a mão esquerda pela borda direita da língua até a valécula. Deslocar superiormente a epiglote (não realizar movimento de alavanca);
8. Ao visualizar o espaço glótico, introduzir o tubo traqueal entre as cordas vocais. Insuflar o cuff;
9. A visualização direta da passagem do tubo, a ausculta dos campos pulmonares e a capnografia são métodos de avaliação do acesso à via aérea;
10. Fixar a cânula até 21 cm, em mulheres, ou 23 cm, em homens, em relação aos dentes incisivos. Solicitar radiografia de tórax para confirmar o posicionamento da cânula.

Complicações relacionadas ao procedimento:

- Trauma de ororfaringe, laringe, traqueia (laceração dos lábios, dentes, língua, parede de orofaringe, laringe ou esôfago);
- Hiperextensão de coluna cervical;
- Broncoaspiração de conteúdo gástrico;
- Broncoespasmo;
- Bradicardia, hipotensão, tosse e vômito;
- Hipóxia por tempo prolongado na tentativa de intubar.

Referências

1. III Consenso Brasileiro de Ventilação Mecânica. J Bras Pneumol. 2007.
2. Fernandez-Perez ER, Yilmaz M, Jenad H et al. Ventilator settings and outcome of respiratory failure in chronic intersticial lung disease. Chest 2008.
3. International Concesus Conferences in Conferences in Intensive Care Medicine: Noninvasive positive pressure ventilation in acute respiratory failure. Am J Respir Crit Care Med, 2001.

Analgesia e Sedação

Marta Pereira dos Santos   ○   Ana Rita Brito Medeiros da Fonsêca

Analgesia

Objetivo

- Conforto do paciente
- Controle do hipermetabolismo
- Redução do consumo de oxigênio
- Diminuição da hipercoagulabilidade
- Atenuação das alterações no sistema imunológico

Avaliação da dor

1. Intensidade
2. Localização
3. Irradiação
4. Tipo
5. Periodicidade
6. Duração
7. Desencadeantes
8. Fatores de melhora
9. Fatores de piora
10. Sintomas associados

Em pacientes conscientes, pode-se avaliar a dor por gradação segundo escalas:
- Escala numérica
  - de 0 = "sem dor" a 10 = "pior dor possível"
  - mais usada em pronto-socorro
- Escala numérica analógica
  - alternativa para não alfabetizados e crianças

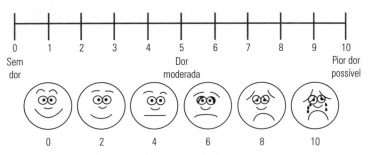

Figura 58.1 Escalas analógica e visual de avaliação da dor.

Para pacientes não responsivos, avalia-se:
- Agitação
- Careta
- Sinais de ativação simpática, como: taquicardia, hipertensão arterial, taquipneia, diaforese e piloereção

Exame físico

- Alterações tróficas e de fâneros
- Sudorese
- Cianose
- Espasmos musculares
- *Tender points*
- *Trigger points*
- Alterações neurológicas e/ou musculoesqueléticas

Tratamento

No atendimento de emergência, a administração de analgesia intravenosa é mais eficaz por apresentar um início de ação mais rápida.

Tabela 58.1 Principais drogas utilizadas para analgesia, doses e efeitos adversos.

Classe de drogas	Indicação	Drogas	Dose	Efeitos adversos	Contraindicações
Analgésicos simples	Dor leve a moderada	Dipirona	VO: 1 ml = 20 gotas = 500 mg ou 1 cp = 500 mg EV: 1.000 mg (ampola 500 mg/ml com 2 ml) – dose máxima 4 g/dia	Agranulocitose (raro)	Alergia a dipirona Enfermidades metabólicas (porfiria, deficiência de G6PD)
	Associação com outros analgésicos	Paracetamol	VO: 500 a 1.000 mg a cada 4 a 6 horas – dose máxima 4 g/dia	Hepatotoxicidade	Etilista crônico
AINEs	Qualquer intensidade de dor	Cetoprofeno	EV: 100 mg em 100 ml SF 0,9% (Dose menor: 50% em idosos e IRC)	Nefrotoxicidade, irritação gastrointestinal	Insuficiência renal Doença hepática
	Dor associado a inflamação	Tenoxicam	EV: 20 mg (Dose menor: 50% em idosos e IRC)		IC (se associada a IECA, BRA ou diuréticos)
Opioide fraco	Dor moderada	Tramadol	VO: 50 a 500 mg/dia	Vertigens	Insuficiência real (estágio ≥ 3)
			EV: 100 mg (em 100 ml SF 0,9% correr em 30 minutos) dose – máxima de 400 mg/dia	Náuseas/vômitos	
			Dose menor: 50% em ClCr < 30 ml/min	Diaforese	Cirrose hepática
				Redução de limiar convulsivo	
Opioide forte	Dor intensa	Morfina	EV: 1 ampola (10 mg/ml) em 9 ml água destilada ou SF 0,9% – 2 a 4 mg em bolus a cada 5 a 15 minutos	Prurido	Cirrose hepática, íleo paralítico, asma brônquica aguda ou grave
				Retenção urinária	
			Infusão contínua: até 50 mg em 95 ml SF 0,9% – velocidade de 1 a 10 mg/h	Náusea	
				Espamo de esfincter de Oddi	
			Doses menores: 75% em ClCr < 50 ml/min; 50% em ClCr < 10 ml/min	Broncoespasmo até insuficiência respiratória	

Sedação

São quatro etapas da sedação-analgesia: preparação, iniciação, manutenção e retirada.

Preparação

- Avaliar a etiologia do desconforto do paciente e, se possível, implementar medidas não farmacológicas.
- Causas de desconforto: ansiedade, dor, *delirium,* dispneia e bloqueio neuromuscular.
- Estratégias não farmacológicas: tranquilização do paciente através de conversas frequentes, visitas familiares regulares, estabelecimento de ciclo sono-vigília normal e terapia cognitivo-comportamental (como musicoterapia, relaxamento e meditação).

Iniciação

- **Medicamentos mais usados:** benzodiazepínicos, opioides e neurolépticos.
- **Níveis de sedação:** ansiólise, hipnose, amnésia e anestesia.
- **Escolha da droga:** de acordo com a etiologia do desconforto do paciente, duração esperada da terapia e interações medicamentosas.

Tabela 58.2 Principais etiologias de situações de desconforto e drogas utilizadas em cada caso.

Etiologia do desconforto	Classe de droga de escolha
Ansiedade	Benzodiazepínicos
Dispneia	Opioides
Dor	Opioides
Delirium	Neurolépticos

- Caso a sedação seja breve (< 24 horas) ou com necessidade de avaliação neurológica com o despertar frequente, as drogas de efeito curto, como midazolam e propofol, são preferíveis. Entretanto, drogas de efeito prolongado, como lorazepam, são escolhidas para sedação por um período maior que 24 horas.
- As diretrizes de prática clínica da Sociedade de Medicina Intensiva de 2002 indicam o uso inicial de infusão intermitente, evoluindo para infusão contínua com despertar diário.

- Haloperidol é utilizado no *delirium* hiperativo (efeito sedativo leve) – doses (até paciente se acalmar): 5 a 10 mg EV em bolus, a cada 20 minutos, até 3 doses, com intervalo de 4 a 8 horas.

Manutenção

Escalas de sedação

- Escala de Ramsay – é a mais usada na prática clínica

Tabela 58.3 Escala de Ramsay.

Escore clínico	Características
1	Acordado, agitado e/ou ansioso
2	Acordado, cooperativo, orientado e tranquilo
3	Acordado, responde a comandos
4	Dormindo, acorda ao estímulo tátil leve ou ao estímulo verbal alto
5	Dormindo, acorda brevemente aos estímulos
6	Dormindo, não responde aos estímulos

Adaptado de Ramsay, MA, Savage, TM, Simpson, BR, Goodwin, R, Br Med J 1974; 2:656.

Tabela 58.4 Principais drogas usadas para sedação e analgesia de forma contínua.

	Dose	Indicações	Vantagens	Desvantagens	Antídoto	Contra indicações
Opioides						
Fentanil	50 a 150 mcg (ampola 250 mcg/5 ml – sem diluição)	Analgesia de curta duração	Efeito analgésico; 100 × mais potente que morfina;	Hipotensão transitória; depressão respiratória; bradicardia; rigidez muscular; tolerância; dependência; náuseas/vômitos	Naloxone (0,4 mgEV 3/3 min – máximo 2 mg)	Depressão respiratória, DPOC, gravidez

(Continua)

Tabela 58.4 Principais drogas usadas para sedação e analgesia de forma contínua.

(Continuação)

	Dose	Indicações	Vantagens	Desvantagens	Antídoto	Contra indicações
Benzodiazepínicos						
Midazolam	0,1 a 0,3 mg/kg (ampola 15 mcg/3 ml + 12 ml de AD)	Pré-cirúrgica ou prévia a procedimentos diagnósticos curtos	Anticonvulsivante miorrelaxante amnésia	Não analgésico, alteração de ventilação (diminuição de VC ou da FR até apneia), bradicardia, alteraçõpes psicomotoras após sedação; **Atenção:** Tremores, movimentos descontrolados, excitação, irritabilidade, hipotensão, sonolência prolongada, vômitos, alucinações e confusão	Flumazenil (0,2 mg EV 3/3 min – máximo 1 mg)	Intoxicação etílica aguda, coma, choque, glaucoma de ângulo fechado e agudo, IRC, disfunção hepática, miastenia gravis, gravidez
Hipnóticos						
Etomidato	0,2 a 0,3 mg/kg (ampola 20 mg/10 ml + 10 ml de AD)	Intervenções de curta duração (< 10 minutos), procedimentos diagnósticos e em ambulatórios	Recuperação rápida com boas condições de orientação, marcha e equilíbrio	Não analgésico, dor no local da injeção (em Vv, de pequenos calibres), náuseas/vômitos, movimentos clônicos espontâneos, hipotensão arterial, oligúria, distúrbios eletrolíticos, supressão reversível da supra-renal, apneia transitória, taquicardia e hipertensão	X	Hipersensibilidade ao etomidato

(Continua)

Analgesia e Sedação **563**

Tabela 58.4   Principais drogas usadas para sedação e analgesia de forma contínua.
(Continuação)

	Dose	Indicações	Vantagens	Desvantagens	Antídoto	Contra indicações
Propofol	0,3 a 2 mg/kg (ampola 200 mg/20 ml, sem diluição)	Procedimentos diagnósticos e cirúrgicos com anestesia local/regional	Intubação endotraqueal; controle de estresse em pacientes intubados; coadjuvante no tratamento de náusea/vômito, prurido induzido por morfina	Bradicardia, hipotensão arterial, movimentos, ardor, dor ou prurido no local da injeção, apneia e erupções; Mais raras: reações anafiláticas, síncope, hipertonia, parestesia, hipersalivação, mialgia, prurido e ambliopia	Depressão respiratória: Ventilação artificial com O_2; Depressão cardiovascular: aporte hídrico EV, elevação de MMII, vasopressores e administração de atropina	Hipersensibilidade ao propofol

	Sedação leve (Ansiólise)	Sedação moderada (Sedação consciente)	Sedação profunda	Anestesia geral
Responsividade	Preservada	Resposta aos estímulos verbais ou táteis	Resposta aos estímulos repetidos ou dolorosos	Sem resposta
Vias aéreas	Preservada	Não requer intervenção	Pode necessitar de intervenção	Necessita de intervenção
Ventilação espontânea	Preservada	Adequada	Pode ser inadequada	Inadequada
Função cardiovascular	Preservada	Geralmente mantida	Geralmente mantida	Inadequada

Adaptado de Hiller SC. "Chapter 47. Monitored Anesthesia Care." In Barash PG, Cullen BF, Stoelting RK, Eds. Clinical Anesthesia, 4th Ed. Lippincott Williams & Wilkins: Philadelphia, PA; 2001: 1247.

Retirada

- Drogas lipossolúveis acumulam nos tecidos orgânicos, levando a uma diferença entre a redução das medicações sedativas e o início do despertar do paciente.

- Sintomas de retirada de benzodiazepínicos e opioides podem ocorrer principalmente se usados em altas doses.

Tabela 58.5 Principais efeitos colaterais de drogas e métodos de prevenção e tratamento dos mesmos.

Sedativo	Sintomas da retirada	Prevenção
Benzodiazepínicos	Agitação, confusão mental, ansiedade, tremores, taquicardia, hipertensão arterial e febre	Lorazepam – IV intermitente ou VO (0,5 a 1 mg cada 6 a 12 h)
Opioides	Agitação, ansiedade, confusão mental, rinorreia, lacrimejamento, diaforese, midríase, piloereção, cólicas estomacais, tremores, náuseas, vômitos, calafrios, taquicardia, hipertensão e febre	1. Descalonamento de dose, convertendo para barbitúrico de longa ação (Ex.: Fenobarbital); 2. Associação de um α-agonista (clonidina ou dexmedetomidina) – Ex.: dexmedetomidina 0,7mcg/kg/h

Referências

1. strom T, Martinussen T, Toft P. A protocol of no sedation for critically ill patients receiving mechanical ventilation: a randomised Trial. Lancet. 2010; 375 (9713):475.
2. Tietze KJ, Parsons PE, Jones SB, Collins KA. Pain control in the critically ill adult patient. Uptodate 2012.
3. Tietze KJ, Fuchs B, Parsons PE, Wilson K. Sedative-analgesic medications in critically ill patients: Selection, initiation, maintenance, and withdrawal. Uptodate 2012.
4. Tietze KJ, Fuchs B, Parsons PE, Wilson KC. Sedation-analgesic medications in critically ill patients: Properties, dosage regimens, and adverse effects. Uptodate 2012.
5. Heitmiller ES, Shwengel D A. Johns Hopkins anesthesiology handbook. 1st ed. Philadelphia, PA, 2010.
6. Barash PG, Cullen BF, Stoelting RK, Stock MC. Handbook of clinical anesthesia. 6th ed. Philadelphia, PA, 2009.
7. Urman RD, Ehrenfeld JM. Pocket anesthesia. Lippincott Williams & Wilkins. Philadelphia, PA, 2009.
8. Martins HS, Brandão Neto RA, Scalabrini Neto A, Velasco IT. Emergências clínicas: abordagem prática. 6ª edição. Editora Manole. São Paulo, 2011.
9. Amaral JL, Geretto P. Guia de anestesiologia e medicina intensiva EPM/UNIFESP. Editora Manole. São Paulo, 2011.

Parte 15

OUTROS TEMAS EM PRONTO-SOCORRO

capítulo 59

Sintomas no Pronto-Socorro

Ana Rita Brito Medeiros da Fonsêca   O   Marcelo Corassa

Soluços

Definição

Espasmo do diafragma e dos músculos intercostais resultando em uma interrupção rápida e involuntária da inspiração mediada pelo fechamento súbito da glote.

Epidemiologia

São eventos comuns geralmente transitórios, mais frequentes em homens.

Classificação

- Surto ou ataque: < 48 horas.
- Persistente: > 48 horas.
- Crônico: pelo menos dois meses.

Etiologias

Tabela 59.1 Principais etiologias de soluço.

Neurogênicas	Gastrointestinais	Metabólicas	Fármacos	Psicogênicas
Esclerose múltipla	Esofagite	Hipocalemia	Esteroides	Estresse
Aneurisma de artéria biliar	Acalasia	Uremia	Opioides	Síndrome conversiva
Cavernoma de bulbo	DRGE	Hipocalcemia	Barbitúricos	Anorexia
Hemangioblastoma de cerebelo	Distensão gástrica	DM	Metildopa	
	Gastrite	Hiperventilação	Quimioterápicos	
	Distensão abdominal	Álcool		
	Obstrução intestinal			

Tratamento

Algumas manobras são úteis na resolução de soluço. A tração da língua, a elevação da úvula com uma colher, a ingestão de uma colher de açúcar, trancar a respiração, assoar o nariz, dobrar as pernas sobre o abdome, inspiração rápida (como ocorre quando levamos um susto) e alívio da distensão abdominal por eructação ou sonda nasogástrica.

Quando a causa de base é conhecida, ela deve ser tratada.

Tratamento medicamentoso
Metoclopramida 10 mg VO, IM ou IV a cada 8 horas.
Clorpromazina 25-50 mg VO ou IM a cada 6 ou 12 horas.
Baclofeno 5-20 mg a cada 6 ou 12 horas.
Outras drogas que podem ajudar: fenitoína, carbamazepina, ácido valproico, ondansetrona, gabapentina etc.

Prurido

Definição

- Sensação desagradável que provoca o desejo de coçar. Está presente em muitas doenças dermatológicas ou pode ser até mesmo um sinal pouco usual das doenças sistêmicas.
- Pode ser localizado ou difuso; quando dura mais de seis semanas, pode ser chamado de prurido crônico.
- O diagnóstico e a terapêutica devem ser rapidamente instituídos, já que essa queixa é incapacitante e muitas vezes intratável.

Etiologia

Tabela 59.2   Principais etiologias de prurido.

	Exemplos
Doenças dermatológicas	Dermatite de contato, eczema, reações a drogas, líquen plano, líquen simples crônico, miliária, psoríase, urticária.
Doenças autoimunes	Dermatite herpetiforme, dermatomiosite, penfigoide, Síndrome de Sjogren.
Doenças genéticas	Síndrome de Darier, Ictiose.
Causas infecciosas e parasitárias	Dermatofitoses, foliculite, impetigo, pediculose, picada de insetos, escabiose, HIV, sífilis.
Neoplasias	Linfoma de células T ou micose fungoide, linfoma de células B, cútis leucêmica.

Outros exemplos são colestase, uremia, diabetes, gravidez, entre outros.

Diagnóstico

Deve-se proceder a coleta da história clínica e do exame físico, incluindo um minucioso exame dermatológico.

O prurido generalizado, linfadenomegalia, presença de febre, doentes idosos, predomínio no período noturno, sugerem causa secundária.

Exames laboratoriais

Quando o diagnóstico não é evidente, alguns exames devem ser solicitados. Em geral, a investigação deve ser guiada pela história e pelo exame físico.

Tabela 58.3 Principais exames a serem solicitados na investigação do prurido.

Exames iniciais	
Hemograma completo	Função tireoideana
VHS	Ferro sérico e ferritina
Função renal	Sorologia para hepatite C
Função hepática	Radiografia de tórax
Glicemia de jejum. Hemoglobina glicosilada	Protoparasitológico de fezes

Tratamento

Identificar e tratar a causa de base do prurido.

Tabela 58.4 Principais abordagens no tratamento do prurido.

Tratamento sintomático/classes	Exemplos
Tópico	Anestésicos, corticoides, emolientes
Sistêmico	Anti-histamínico, corticosteroides, antagonista do receptor de opioide, gabapentina, inibidor seletivo da recaptação da serotonina.
Fototerapia	
Miscelânea	Acupuntura, capsaicina, estimulação elétrica transcutânea.

Algumas medidas gerais não farmacológicas também são importantes, como: reduzir a frequência de banhos e evitar banhos quentes, evitar uso de sabões, manter o ambiente umidificado, evitar complicações da coçadura, bem como o uso de medicações tópicas irritantes e até suporte psicológico.

Náuseas e vômitos

Definição

Náusea é uma sensação desagradável que pode potencializar vômitos que correspondem a uma resposta autonômica organizada que, de maneira geral, resulta na expulsão forçada do conteúdo gástrico através da boca.

Etiologia

Tabela 59.5 Principais etiologias de náuseas e vômitos no pronto-socorro.

Neurológicas	Hipertensão intracraniana, hidrocefalia, meningite, encefalite, migrânea, distúrbios do movimento, labirintite etc.
Gastrointestinais	Desordens funcionais, obstruções, doenças inflamatórias, abdome agudo.
Drogas/medicações	Opioides, quimioterápicos, digoxina, etanol, drogas ilícitas.
Infecciosas	Peritonite bacteriana secundária (PBS), ITU (Infecção do Trato Urinário), viroses, toxinas de bactérias, otite média aguda, doença dos viajantes.
Metabólicas	Cetoacidose diabética, síndromes paraneoplásicas, desordens adrenais, tireoide ou paratireoide, uremia, gravidez.
Miscelânea	Glaucoma agudo, nefrolitíase, dor, ansiedade, bulimia, distúrbios conversivos, depressão, IAM (Infarto Agudo do Miocárdio, causas emocionais.

Diagnóstico etiológico

Baseado na história clínica e no exame físico bem feitos que, no entanto, não devem retardar o início dos sintomas.

Não existem exames específicos, mas solicita-se inicialmente hemograma completo, eletrolítos, VHS (Velocidade de Sendimentação), enzimas hepáticas e pancreáticas, teste de gravidez, proteína e albumina, função tireoideana, além de radiografia de abome de pé e em decúbito dorsal.

Tratamento

O objetivo inicial é avaliar a repercussão hemodinâmica desses episódios e iniciar a reposição volêmica.

Caso seja identificada a causa, tratá-la de forma específica; do contrário, estabelece-se tratamento empírico visando acabar com o sofrimento que esses sintomas provocam.

Tabela 59.6 Principais abordagens no tratamento de náuseas e vômitos no pronto-socorro.

Medicação	Ações	Efeitos adversos
Anticolinérgico (escopolamina)	Possível adjuvância a náusea induzida por quimioterapia, distúrbio do movimento.	Sonolência, boca seca, distúrbios da visão.
Anti-histamínico (dimehydrato)	Migrânea, distúrbios do movimento, vertigem.	Sonolência.
Benzodiazepínicos (alprazolam, diazepam, lorazepam)	Adjuvante nos sintomas relacionados à quimioterapia.	Sedação.
Butirofenonas (haloperidol)	Ação antecipatória, não sintomas relacionados à quimioterapia, úteis àqueles no pós-operatório.	Agitação, sedação, efeitos extrapiramidais.
Dexametasona	Sintomas refratários relacionados à quimioterapia.	Insônia, alteração do apetite.
Fenotiazinas (Clorpromazina)	Migrânea, distúrbios do movimento, vertigem, náuseas pós-operatórias e pós-quimioterapia.	Efeitos extrapiramidais, hipotensão ortostática e sedação.
Antagonista da 5-SHT3 (ondansetrona)	Pós-quimioterapia e casos severos.	Astenia, fraqueza, constipação.
Metoclopramida, bromoprida	Sintomas relacionados à quimioterapia, gastroparesia.	Hiperprolactinemia, efeitos extrapiramidais.

Tabela 59.7 Tratamento de vômitos em situações especiais.

Situação clínica	Tratamento
Sintomas relacionados a Qt e Rt	**Agudo:** ondansetrona 32 mg IV ou 24 mg VO, 30 minutos antes ou dexametasona 4 mg. **Tardio:** metoclopramida 1 a 2 mg EV 4/4 horas e dexametasona 4 mg.
Síndrome de vômitos cíclicos	Suporte, antidepressivos tricíclicos em adultos.
Náuseas e vômitos pós-operatórios	Ondansetrona 4 mg IV durante os últimos 20 minutos de cirurgia.

Referências

1. Taylor JS, Zirwas MJ, e Sood A. Pruritus, Dermatology section 3, p. 305 a 308. Disponível em: <www.mdconsult.com>.
2. Summey BT. Pruritus, Walsh: Palliative Medicine, 1st ed. Copyright© 2008 Saunders, An Imprint of Elsevier.
3. Scorza K, Williams A, Phillips JD, e Shaw J. Evaluation of Nausea and Vomiting, American Family Physician, v. 76, Number 1 Jul 1, 2007.
4. Howard S, Hiccups S. Walsh: Palliative Medicine, 1st ed. Copyright© 2008 Saunders, An Imprint of Elsevier.

capítulo 60

Emergências Dermatológicas

Kalline Andrade de Carvalho   ○   Ana Rita Brito Medeiros da Fonsêca   ○   Marcelo Corassa

Síndrome da eritrodermia esfoliativa

Conceito

Síndrome caracterizada por erupção cutânea eritemato-descamativa generalizada e persistente, acompanhada de prurido variável, cuja evolução pode ser subaguda ou crônica.

Etiologia

Idiopática (12%)	
Reação a drogas (40%)	Antibióticos Drogas neurolépticas Anestésicos Sulfamídicos
Evolução natural ou agravamento de dermatoses preexistentes (26%)	Pênfigo foliáceo Eritrodermia ictiosiforme congênita Ptiríase rubra pilar Psoríase Líquen plano Dermatite atópica Dermatite seborreica Dermatite de contato Dermatite de estase
Linfoma (17%)	Micose fungoide Síndrome de Sézary

Quadro clínico

- Erupção eritemato-descamativa universal ou que acomete acima de 80% da superfície corpórea, de aparecimento súbito ou insidioso, acompanhada de edema e prurido em graus variáveis, com consequente liquenificação e possibilidade de infecção secundária;
- Alopecia, distrofia ungueal e ectrópio, em casos crônicos;
- Presença de placas infiltrativas, nódulos e tumores cutâneos indica linfoma;
- Sintomas gerais como febre, calafrios e mal-estar;
- Risco de infecções bacterianas, sepse, falência cardíaca e até óbito.

Diagnóstico

- Predominantemente clínico. Diagnóstico etiológico pode ser definido, na maioria dos casos, pela história clínica; por vezes, é necessário estudo histopatológico da lesão para definir causa.
- Biópsia de gânglios deve ser realizada na suspeita de linfoma.

Tratamento

1. Tratar a causa base;
2. Manutenção do equilíbrio hidroeletrolítico, pois há perda de água, eletrólitos e proteínas pela superfície cutânea lesada;
3. Antibioticoterapia na vigência de infecções;
4. Terapia de alívio cutâneo: emolientes, banhos sedativos, corticoide tópico de baixa potência, anti-histamínicos e sedativos.

Síndrome de Stevens-Johnson (SSJ) e necrólise epidérmica tóxica (NET)

Conceito

Formas de eritema multiforme bolhoso de acometimento cutâneo-mucoso grave, de alta mortalidade (5% na SSJ e 30 a 50% na NET). São espectros de gravidade de uma mesma doença.

Classificação	Superfície corpórea acometida
Síndrome de Stevens-Johnson	< 10%
Forma de Transição SSJ – NET	10 a 30%
Necrólise Epidérmica Tóxica	> 30%

Etiologia

- Medicamentos: Em 50% dos casos de SSJ e 80 a 95% dos casos de NET.
- Infecções bacterianas e virais.

Drogas Associadas À SSJ – NET	Sulfonamidas Anticonvulsivantes (principal: carbamazepina) Analgésicos AINH (Anti-inflamatório não hormonal) Alopurinol Antirretrovirais Antibióticos Antineoplásicos

Quadro clínico

- **Pródromos:** Febre, mialgias, artralgias, cefaleia e coriza por até duas semanas.
- **Cutâneas:** Inicia-se com dor e ardor na pele e posterior surgimento de máculas eritematosas ou eritemato-purpúricas irregulares que, em geral, se tornam confluentes e evoluem com formação de bolhas e descolamento cutâneo. Sinal de Nikolsky positivo na pele acometida. As lesões são extremamente dolorosas, semelhantes à queimadura de 2º grau.
- **Mucosas:** Acometimento de lábios e mucosa oral ocorre com frequência através de bolhas de conteúdo purulento ou hemorrágico que se rompem e formam crostas; pode estender-se para orofaringe e esôfago causando odinofagia e hipersalivação; mucosas anogenital e conjuntiva são acometidas mais raramente.
- **Órgãos internos:** Erosões em trato gastrointestinal e respiratório, hepatite, pancreatite, pneumonite, lesão renal aguda pré-renal, necrose tubular aguda.

Diagnóstico

Clínico. Confirmado por biópsia da lesão cutânea.

Tratamento

Internamento em UTI com isolamento.
1. Interrupção do fármaco suspeito;

2. Reposição hidroeletrolítica pela via parenteral pela dificuldade de ingestão de líquidos e alimentos;
3. Antibioticoterapia guiada por culturas, se houver infecções;
4. Assepsia das lesões cutâneo-mucosas;
5. Controle da dor;
6. Aspiração orofaríngea frequente para evitar pneumonite aspirativa;
7. Uso de corticoide: controverso; uso nas fases iniciais da doença para evitar sua progressão é discutível; estudos sugerem o aumento do tempo de cicatrização, do risco de sepse e de morte;
8. Uso de imunoglobulina endovenosa (IVIG): controverso; estudos sugerem seu uso em altas doses nas fases iniciais da doença para também evitar sua progressão (1 g/kg/dia por dois a três dias); contraindicado em idosos e na presença de insuficiência renal.

Síndrome da pele escaldada estafilocócica (SSS)

Conceito

Doença exantemática generalizada que evolui com formação de bolhas e descamação cutânea universal, desencadeada por infecção estafilocócica. Acomete neonatos e crianças menores de cinco anos com maior frequência; porém, quando ocorre em adultos, a mortalidade chega a 60% ou até 100% em pacientes com comorbidades, como insuficiência renal ou imunossupressão.

Etiologia

Toxinas esfoliativas A ou B produzidas por *Staphylococcus aureus* do grupo 2. Geralmente, o foco infeccioso não é cutâneo, mas uma conjuntivite purulenta, otite média, infecção de nasofaringe ou infecção do trato urinário.

Quadro clínico

- Presença de infecção estafilocócica prévia ao quadro exantemático.
- Sintomas gerais como febre e mal-estar.
- Exantema vermelho-alaranjado universal e doloroso, acentuado em regiões de dobras e periorificiais, onde se formam bolhas e, após ruptura, ocorre descamação superficial em retalhos grandes, como nas queimaduras graves. Sinal de Nikolsky positivo em pele acometida e sã. Poupa mucosas.

Diagnóstico

- Achados clínicos.
- Isolamento do *Staphylococcus aureus* produtor da toxina.
- Exame histopatológico característico: clivagem intraepidérmica ao nível da camada granulosa.
- Principal diagnóstico diferencial se faz com NET, cujo histopatológico evidencia clivagem subepidérmica com necrose da epiderme.

Tratamento

1. Internação hospitalar;
2. Reposição hidroeletrolítica e suporte nutricional;
3. Antibioticoterapia por via parenteral para erradicar o foco de infecção estafilocócica, oxacilina ou vancomicina;
4. Assepsia das lesões cutâneas;
5. Tratamento das comorbidades.

Principais diferenças entre SSS e NET

	SSS	NET
Etiologia	Toxinas A e B do *S. aureus*	Drogas
Idade mais comum	Neonatos	Adultos
Histopatologia	Clivagem intraepidérmica ao nível da camada granulosa	Clivagem subepidérmica com necrose da epiderme
Sinal de Nikolsky	Positivo em pele acometida e sã	Positivo apenas em pele acometida
Mucosas	Poupadas	Acometidas
Curso	Breve (4 dias)	Mais longo (15 dias)
Tratamento	Antibioticoterapia	Imunoglobulina IV

Dress ou síndrome da hipersensibilidade à droga

Conceito

Síndrome que ocorre por hipersensibilidade a uma determinada droga, após cerca de uma a oito semanas da exposição, e inclui rash cutâneo, febre, linfoadenomegalias, alterações hematológicas, como eosinofilia e atipias linfocitárias, hepatite e acometimento multivisceral por infiltrado eosinofílico. Tem taxa de mortalidade de 10% por acometimento hepático grave.

Etiologia

Drogas causadoras de DRESS	Anticonvulsivantes (principal) Sulfonamida (dapsona e sulfassalazina) Antibióticos Antirretrovirais Alopurinol

Manifestações clínicas

- **Pródromos:** febre alta, mal-estar, faringite e linfadenopatia cervical;
- **Cutâneo-mucosas:** ocorrem em 90% dos casos; exantema maculopapular descamativo de aparecimento crânio-caudal, que costuma evoluir para lesões infiltrativas, bolhosas, purpúricas e até eritrodermia. Edema facial importante é sugestivo da doença. Acomete mucosa orofaríngea e conjuntiva.
- **Órgãos internos:** fígado é o principal órgão acometido através de hepatite e necrose fulminante com insuficiência hepática grave, sendo esta a principal causa de morte. Pode ainda haver infiltrado eosinofílico em rins, pulmões, coração, tireoide, trato gastrointestinal e sistema nervoso central, com consequente disfunção destes.

Diagnóstico

Critérios diagnósticos

Exantema maculopapular após três semanas de início da droga
Linfoadenomegalia
Febre
Leucocitose importante
Eosinofilia
Presença de linfócitos atípicos
Hepatite com transaminases > 100 U/L
Reativação do Herpes Vírus 6

Presença de cinco dos oito critérios é diagnóstico.

Tratamento

1. Internação hospitalar para monitoramento da função hepática e renal, e pesquisa de acometimento de outros órgãos internos;

2. Retirada imediata da droga desencadeante;
3. Prednisona 40 a 60 mg/dia durante seis a oito semanas;
4. Em casos resistentes à corticoterapia oral, recomenda-se pulsoterapia com metilprednisolona, imunoglobulina endovenosa e/ou plasmaférese.

Dermatoses bolhosas: pênfigo vulgar (PV) e pênfigo foliáceo (PF)

Conceito

Dermatoses vésico-bolhosas de etiologia autoimune, de evolução aguda ou crônica, que afetam pele e, por vezes, mucosas. São graves e com taxa de mortalidade de quase 100%, se não tratadas com imunossupressão.

Etiologia

Doença autoimune, caracterizada por ataque de autoanticorpos IgG a desmogleínas, proteínas responsáveis pela adesão celular epitelial, causando dissociação das células epidérmicas (acantólise).

Quadro clínico

Doença	Pele	Mucosas	Distribuição
PV	Bolhas flácidas sobre a pele normal e erosões.	Afetadas, na maioria dos casos, por erosões.	Localizada em qualquer região da pele ou generalizada.
PF	Erosões crostosas e vesículas flácidas.	Raramente afetadas.	Localizada em áreas expostas e seborreicas ou generalizada.

Diagnóstico

Doença	Citologia do líquido das bolhas	Histopatologia	Imunofluorescência	Sorologia
PV	Células acantolíticas	Acantólise suprabasal	Deposição intercelular de IgG	ELISA: anticorpos antidesmogleínas um (pele) e três (mucosas)
PF	Células acantolíticas	Acantólise na camada granulosa	Deposição intracelular de IgG	ELISA: Anticorpos antidesmogleína 1

Tratamento

1. Correção dos distúrbios hidroeletrolíticos;
2. Antibioticoterapia sistêmica, se houver infecção;
3. Assepsia das lesões;
4. Terapia imunossupressora:
   - Prednisona 1 a 2 mg/kg/dia (máximo 120 mg/dia) por seis semanas e, após, desmame gradual até dose de manutenção;
   - Se não houver resposta clínica após dez dias de prednisona, aumentar a dose da prednisona ou substituí-la por triancinolona em dose equivalente ou associar droga imunossupressora (azatioprina 2 mg/kg/dia, ciclofosfamida 2 mg/kg/dia, metotrexate 20 mg/semana, micofenolato 35-45 mg/kg/dia).
   - Em casos resistentes, recomenda-se pulsoterapia com metilprednisolona ou ciclofosfamida, imunoglobulina endovenosa e/ou plasmaférese.

Referências

1. SAMPAIO SAP, RIVITTI EA. Dermatologia, 3ª ed. Artes Médicas, São Paulo, 2008.
2. RIVITTI EA. Clínica Médica, v. 7: Doenças de pele. Manole, Barueri, 2009.
3. AZULAY RD, AZULAY DR, ABULAFIA LA. Dermatologia, 5ª ed. Guanabara Koogan, Rio de Janeiro, 2008.
4. WOLFF K, JOHNSON RA. Dermatologia de Fitzpatrick: Atlas e texto, 6ª ed. Mc Graw Hill, Porto Alegre, 2011.

Parte 16

ANEXOS

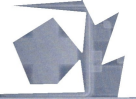

Parâmetros Calculáveis em Pronto-Socorro e Terapia Intensiva

Parâmetros hemodinâmicos

Parâmetro	Valor	Cálculo
Pressão arterial média (PAM)	70-105 mmHg	PAS + [2 × (PAD)]/3
Pressão venosa central (PVC)	2-6 mmHg	
Pressão ventricular direita	Sistólica Diastólica	15-25 mmHg 0-8 mmHg
Pressão de artéria pulmonar (PAP)	Sistólica Diastólica	15-25 mmHg 8-15 mmHg
Pressão arterial pulmonar média (PAPM)	10-20 mmHg	[PSAP + (2 × PDAP)]/3
Pressão ocluída de artéria pulmonar (POAP)	6-12 mmHg	
Débito cardíaco (DC)	4,0-8,0 L/min	DC = VS × FC
Índice cardíaco (IC)	2,5-4,0 L/min/m^2	DC/SC
Volume sistólico (VS)	60-100 mL/sístole	VS = DC × FC
Resistência vascular sistêmica (RVS)	800-1200 dynes.seg/cm^5	80 × (PAM-PVC)/DC

Parâmetros de oxigenação

Parâmetro	Valor
Pressão arterial de O_2 (PaO_2)	80-100 mmHg
Pressão arterial de CO_2 ($PaCO_2$)	35-45 mmHg
Saturação arterial de O_2 (SpO_2)	95=100%
Saturação de sangue venoso misto ($SvcO_2$)	60% a 80%

Função ventilatória

Complacência estática	Shunt
Volume corrente/(Pplatô − PEEP) Referência: 60-100 mL/cmH$_2$O	$QS/QT = (CcO_2 - CaO_2)/(CcO_2 - CvO_2)$ Normal: < 0,05
Resistência de vias aéreas	**Diferença alvéolo-arterial de O_2**
(Ppico − Pplatô)/Fluxo inspiratório Referência: 1 a 3 cmH$_2$O/L/seg	$P(A-a)O_2 = PAO_2 - PaO2$; Referência: < 10 • $PAO_2 = (PB - PH_2O) \times FiO_2 - PaCO_2/R$; • PB: pressão barométrica; PH$_2$O: pressão de vapor de água (47 mmHg); R: coeficiente respiratório (0,8)

Principais Drogas Usadas na Emergência

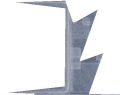

Sedativos

Droga	Midazolan	Diazepan	Lorazepan	Propofol	Etomidato	Haloperidol	Tiopental	
Ampola ou dose	5, 10 ou 50 mg	10 mg	2 mg/mL ou 1-2 mg (cp)	200-500 mg	10 mL – 20 mg	5 mg	Sedação	Coma barbitúrico
Diluição	50 mg/250 mL SF 0,9%	–	–	20-50 mL	–	10 amp + 250 mL SF 0,9%	1 g	
Concentração	0,2 mg/mL	–	1 mg/mL	10 mg/mL	2 mg/mL	0,16 mg/mL	2,5 g + 250 mL SF 0,9%	
Dose inicial	0,02-0,08 mg/kg 2/2h	0,03-0,1 mg/kg até 30/30 min	0,02-0,06 mg/mL até 2/2h	0,05-0,08 mg/kg	0,3 mg/kg	0,5 a 10 mg IV	10 mg/mL	
Dose manutenção	0,04 a 0,02 mg/kg/h	–	0,01 a 0,1 mg/kg	5-80 mcg/kg/min	–	2-10 mg IV até 2/2h (ou até 30 mg/h)	0,001-0,1 mg/kg/h	4-6 mg/kg/h

Aminas vasoativas e inotrópicos

Drogas	Noradrenalina	Dopamina	Adrenalina	Levosimendan	Vasopressina	Dobutamina
Função	Vasopressor	Vasopressor	Vasopressor	Inotrópico	Vasopressor	Inotrópico
Ampola	4 mg	10 mL – 50 mg ou 5 mL – 200 mg	1 mg/mL	5 mL – 12,5 mg ou 10 mL – 25 mg	5 UI/mL	250 mg/20 mL
Diluição	16 mg/234 mL SG5%	250 mg/250 mL ou 200 mg/200 mL	2 mg/250 mL	12,5 mg/495 mL SG% 495 mL	100 UI/250 mL SG5%	250 mg/230 mL
Concentração	64 mcg/mL	1000 mcg/mL	8 mcg/mL	25 mcg/mL	0,4 UI/mL	1000 mcg/mL
Dose inicial	0,01 mcg/kg/min	2 mcg/kg/min	0,005 mcg/kg/min	12-24 mcg/kg em 10 minutos	4-10 UI	2 mcg/kg/min
Dose manutenção	Até 2 mcg/kg/min	Até 25 mcg/kg/min	Até 0,1 mcg/kg/min	0,1 a 0,2 mcg/kg/min	0,2-0,4 UI/min	Até 30 mcg/kg/min

Analgésicos

Drogas	Fentanil	Morfina	Tramadol	Metadona	Quetamina	Dexmedetomedina
Ampola ou dose	50 mcg/mL	2-10 mg	50 mg (VO) – 100 mg (IV)	5-10 mg (compl); 10 mg/mL (amp)	10 mL – 500 mg	2 mL = 200 mcg
Diluição	Se diluir: 50 mL/200 mL SF 0,9%	50-100 mg/250 mL SF 0,9%	–	–	500 mg/90% SG 5%	1 amp + 50 mL SF 0,9%
Concentração	0,7-2 mcg/kg	2,5-15 mg	–	–	5 mg/mL	4 mcg/mL
Dose inicial	0,7-2 mcg/kg	2-20 mg/h	100 mg até 6/6h	0,05 a 0,1 mg/kg até 6/6h	0,25-2 mg/kg	1 mcg/kg em 10 min
Dose manutenção	1 a 7 mcg/kg/h	2-20 mg/h	–	–	0,5 a 1,8 mg/kg/h	0,2 a 0,7 mcg/kg/h

Bloqueadores neuromusculares

Drogas	Succinilcolina	Pancurônio	Rocurônio	Vecurônio	Atracúrio
Ampola ou dose	100 mg	4 mg	40 mg	4-10 mg	25-50 mg
Diluição	1 frasco/10 mL AD	10 amp/250 mL SF 0,9%	250 mg/250 mL SF 0,9%	20 mg/250 mL SF 0,9%	250 mg/225 mL SF 0,9%
Concentração	1 mg/mL	0,16 mg/mL	1 mg/mL	0,08 mg/mL	1 mg/kg
Dose inicial	0,5-1 mg/kg	0,01-0,08 mg/kg	0,5-0,7 mg/kg	0,06-0,15 mg/kg	0,4-0,5 mg/kg
Dose manutenção	–	0,02-0,07 mg/kg/h	0,3-0,6 mg/kg/h	0,1-0,2 mg/kg/h	5-10 mcg/kg/min

Vasodilatadores

Drogas	Nitroglicerina	Mononitrato de isossorbida	Nitroprossiato de sódio	Hidralazina
Ampola	10 mL – 25-50 mg	1 mL – 10 mg	2 mL – 50 mg	20 mg
Diluição	50 mg/240 mL SF 0,9%	40-100 mg/100 mL SF 0,9%	1 amp/248 mL SG 5%	1 amp/200 mL SG 5%
Concentração	200 mcg/mL	0,4-1 mg/mL	200 mcg/mL	0,1 mg/mL
Dose inicial	Iniciar 5 mcg/min, aumentar em 5 mcg/min a cada 3 min (máx: 200 mcg)	0,8-1 mg/kg de 8/8h (bolus ou infusão contínua)	0,5-8 mcg/kg/min	10 mg IV
Dose manutenção				1 mg/h

Beta-bloqueadores

Drogas	Labetalol	Esmolol	Metoprolol	Atenolol	Carvedilol
Ampola ou dose	100 mg	10 mL – 100 mg ou 2,5 g	5 mL – 5 mg e 100 mg/comp	25-100 mg/comp	3,125-25 mg/comp
Diluição	300 mg/250 mL SF 0,9%	2,5 g/240 mL SF 0,9%	–	–	–
Concentração	1 mg/mL	10 mg/mL	–	–	–
Dose inicial	1 mg/kg	500 mcg/kg em 1 min	5 mg 5/5 min até 15 mg	25 mg	3,125 mg 12/12h
Dose manutenção	1-3 mcg/kg/min ou 2-3 mg/min	40-200 mcg/kg/min	50-100 mg VO 12/12h	25-100 mg/dia	3,125-25 mg 12/12h

Antiarrítmicos

Drogas	Amiodarona	Adenosina	Lidocaína	Verapamil	Procainamida
Indicação	FV/TSV/FA	TSV	Arritmias ventriculares	Arritmias	Arritmias ventriculares
Ampola ou dose	150 mg/3 mL	6 mg	20 mL a 2%	5 mg/2 mL	500 mg/5 mL
Diluição	5 amp/235 mL SG 5%	60 mg/100 mL	50 mL/200 mL SG 5%	50 mg/230 mL SG 5%	2 amp/240 mL SF 0,9%
Concentração	3 mg/mL	0,6 mg/mL	4 mg/mL	200 mcg/mL	4 mg/mL
Dose inicial	4-10 mg/kg em 5 min	40-250 mcg/kg em 1-3 seg	1 mg/kg (máx: 300 mg)	1 mg/min até 5-20 mg	100 mg 5/5 min (máx: 1500 mg)
Dose manutenção	1 mg/min/6h e 0,5 mg/min/18h	50-100 mcg/kg/min	20-50 mcg/kg/min	1-5 mcg/kg/min	1-4 mg/min BIC

Antagonistas

Droga	Naloxone	Flumazenil	Neostigmina	Protamina
Indicação	Opioides	Benzodiazepínicos	Agentes curarizantes	Heparina
Ampola	0,4 mg	0,5 mg	0,5 mg/mL	5 mL
Dose inicial	0,4-2 mg	0,3 mg	0,5-2,5 mg a cada 1-3h	1 mL – 1000 UI heparina
Dose manutenção	Máximo: 10 mg (3-3 min)	Máximo: 3 mg (0,1 a 0,4 mg/h)	–	–

Índice Remissivo

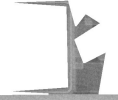

A

Abdome agudo – aspectos clínicos, 467
  caso clínico, 478
  quadro clínico, 468
  tratamento, 475
    apendicite, 475
      manejo de acordo com a pontuação, 475
    diverticulite, 476
    doença ulcerosa péptica (DUP), 477
    infarto êntero-mesentérico, 477
    obstrução de intestino delgado, 478
    ruptura de aneurisma de aorta abdominal (AAA), 477
    vólvulo de intestino grosso, 478
Acidente vascular cerebral (ACV), 301
  acidente vascular cerebral hemorrágico (AVCH), 308
    introdução e etiologia, 308
    quadro clínico, 308
    tratamento clínico, 309
  acidente vascular cerebral isquêmico, 303
    exames de imagem, 303
      TC de crânio, 303
    investigação diagnóstica, 303
    ressonância magnética, 304
    tratamento
      clínico, 307
      específico, 304
    trombólise intravenosa, 304
  apêndice: escala de AVC do National Health Institute (NIH), 311
  avaliação inicial, 301
  tratamento da hipertensão intracraniana, 310
Analgesia e sedação, 557
  analgesia, 557
    avaliação da dor, 557
    exame físico, 558
    objetivo, 557
    tratamento, 558
  sedação, 560
    iniciação, 560
    manutenção, 561
    preparação, 560
    retirada, 563
Anemia falciforme, 383
  acidente vascular encefálico, 392
    diagnóstico, 393
    prevenção, 393
    prognóstico, 393

591

quadro clínico, 393
  tratamento, 393
caso clínico, 393
  prescrição, 394
crise aplástica, 390
  diagnóstico, 390
  tratamento, 390
crise de priapismo, 391
  tratamento, 391
crise hiper-hemolítica, 391
  tratamento, 391
crises álgicas, 384
  conceitos, 384
  epidemiologia, 384
  tratamento, 384
    dor, 385-387
      forte (intensidade 8-10), 387
      leve (intensidade 1-4), 385
      moderada (intensidade 5-7), 386
diagnóstico, 384
sequestro esplênico, 389
  diagnóstico, 389
  tratamento, 390
síndrome torácica aguda (STA), 387
  diagnóstico, 387
  tratamento, 388
    transfusão, 389, 389
      de troca ou eritrocitoaférese, 389
      simples, 389
Anexos, 583
Ascite e peritonite bacteriana espontânea, 163
  análise do líquido ascítico, 164
  caso clínico, 168
    prescrição, 168
  causas, 163
  conceitos importantes, 165
  tratamento, 166
    ascite no cirrótico, 166
  peritonite bacteriana espontânea, 167
    tratamento, 167
    profilaxia, 167, 168
      primária, 167
      secundária, 168
  quadro clínico e diagnóstico, 163
Asma, 75
  caso clínico, 83
  crise aguda de asma (exacerbações), 75
    diagnóstico, 76
    estratificação clínica, 76
    outras terapias, 79
      hélio, 79
      antagonistas do receptor de leucotrieno, 79
      terbutalina e adrenalina subcutâneas, 80
      ventilação mecânica, 81
    tratamento, 78
      anticolinérgicos, 79
      corticosteroides, 79
      oxigenoterapia, 78
      sulfato de magnésio, 79
      β-agonistas, 78
  reavaliação/internação hospitalar, 82
Aspectos básicos de terapia intensiva, 539
Aspectos cirúrgicos, 449
Atendimento inicial ao paciente politraumatizado, 481
  atendimento inicial ao politraumatizado, 482
  avaliação neurológica, 487
  circulação e controle de hemorragias, 485
  exposição e controle do ambiente, 487
  ventilação, 484
  vias aéreas e proteção da coluna cervical, 483

avaliação secundária, 488
  história AMPLA do trauma, 489
  grupos especiais, 489
  situações especiais, 489
  epidemiologia do trauma, 481
Avaliação clínica pré e perioperatória, 451
  etapa I, 451
    verificar as condições clínicas do paciente por anamnese e exame físico, 451
  etapa II, 451
    avaliar capacidade funcional (limitações da vida cotidiana), 451
  etapa III, 452
    estabelecer o risco intrínseco associado ao tipo de procedimento, 452
  etapa IV, 452
    decidir sobre a necessidade de exames subsidiários, 452
  etapa V, 453
    adequar o tratamento prévio e avaliar necessidade de procedimentos invasivos, 453
  etapa VI, 453
    efetuar acompanhamento perioperatório, 453

B

Botulismo, 344
Beta-bloqueadores, 590
Bloqueadores neuromusculares, 589

C

Cardiologia, 1
Cefaleias, 315
  cefaleia tipo tensional (CTT), 321
    tratamento, 322
  cefaleias primárias, 316
    enxaqueca, 316
    complicações, 318
    profilaxia, 320
    tratamento, 318
  cefaleias trigêmino-autonômicas, 322
    tratamento, 324
  neuralgia do trigêmio, 324
    tratamento, 325
  quadro clínico, 315
Choque e reposição volêmica, 541
  classificação, 541
    débito cardíaco diminuído, 541
    choque, 542, 541
      cardiogênico, 542
      hipovolêmico, 541
      obstrutivo, 542
    diminuição da resistência vascular periférica, 542
    choque distributivo, 542
  diagnóstico, 543
  tratamento, 545
    choque
      cardiogênico, 546
      hipovolêmico, 545
      séptico, 547
Crise renal esclerodérmica, 399
  critérios diagnósticos, 400
  fatores de risco, 399
  quadro clínico, 399
  tratamento, 400
Cuidados paliativos, 505
  propedêutica específica em cuidados paliativos, 508
    broncorreia, 513
    constipação, 515
    diarreia, 515
    dispneia, 512
    náusea e vômito, 514

tosse, 513
quadro clínico, 506
avaliação, 506
prognóstica, 506
de sintomas, 506

D

Delirium e estados confusionais agudos, 327
diagnóstico, 330
diferencial, 330
exames complementares, 330
etiologia, 328
prevenção, 331
quadro clínico, 327
tratamento, 331
Derrame pleural, 101
abordagem, 101
análise do líquido pleural, 103
análise de celularidade, 104
a aparência e o odor do líquido pleural sugerem algumas etiologias, 103
diferenciação, 104, 103
de transudato e exsudato, 104
transudado ou exsudato, 103
testes adicionais, 105
exames complementares, 102
Diabetes melito e hipoglicemia no pronto-socorro, 431
caso clínico, 437
diagnóstico, 432
diferencial, 432
exames complementares, 432
classificação e critérios diagnósticos das hiperglicemias, 433
hipoglicemia, 436
tratamento, 433
complicações, 436
indicações de internação hospitalar, 436
metas, 433
monitoração, 435
resolução, 435
Diarreias agudas, 139
caso clínico, 142
diagnóstico, 141
etiologia, 139
tratamento, 141
Distúrbios hidroeletrolíticos e ácido-básicos, 119
acidose metabólica, 132
causas, 132
definições, 132
tratamento, 133
acidose respiratória, 135
alcalose metabólica, 134
definições, 134
tratamento, 134
alcalose respiratória, 135
complicações da terapêutica, 125
complicações, 127
hipernatremia, 125
causas, 126
laboratório, 126
quadro clínico, 126
tratamento, 126
considerações finais — quadros de interface, 135
distúrbios do equilíbrio ácido-básico, 131
distúrbios, 132
exames complementares, 132
introdução, 131
distúrbios do fósforo, 121
causas, 121
hiperfosfatemia, 121
quadro clínico, 121
tratamento, 122
distúrbios do magnésio, 119

causas, 120
hipomagnesemia, 119
quadro clínico, 120
tratamento, 120
distúrbios do potássio, 127
causas, 127
hipocalemia, 127
laboratório, 128
quadro clínico, 127
tratamento, 128
distúrbios do sódio, 123
causas, 123
hiponatremia, 123
laboratório, 124
quadro clínico, 124
tratamento, 124
pacientes, 125, 124
com alterações neurológicas, 125
sem manifestações graves do SNC (encefalopatia), 124
distúrbios hidroeletrolíticos, 119
hipercalemia, 128
laboratório, 130
quadro clínico, 129
tratamento, 130
estabilização do miocárdio, 130
hipermagnesemia, 120
causas, 120
quadro clínico, 121
tratamento, 121
hipofosfatemia, 122
causas, 122
quadro clínico, 122
tratamento, 122
Doença pulmonar obstrutiva crônica, 85
critérios para alta, 88
diagnóstico e avaliação inicial, 86
tratamento, 87
trombose venosa profunda, 89
diagnóstico, 91
exames, 92, 93
de confirmação, 92
prognósticos, 93
introdução e definições, 89
manifestações clínicas, 90
probabilidade pré-teste, 90
tratamento, 94
anticoagulantes orais, 96
fibrinolíticos, 95
manejo de longo prazo, 97
terapias mecânicas, 96
trombose venosa profunda, 97
caso clínico, 99
diagnóstico, 98
quadro clínico, 98
tratamento, 99

E

Emergências dermatológicas, 575
dermatoses bolhosas: pênfigo vulgar (PV) e pênfigo foliáceo (PF), 581
diagnóstico, 581
etiologia, 581
quadro clínico, 581
tratamento, 582
Dress ou síndrome da hipersensibilidade à droga, 579
diagnóstico, 580
critérios diagnósticos, 580
etiologia, 580
manifestações clínicas, 580
tratamento, 580
síndrome da eritrodermia esfoliativa, 575
diagnóstico, 576
etiologia, 575
quadro clínico, 576
tratamento, 576

síndrome da pele escaldada
  estafilocócica (SS), 578
    diagnóstico, 579
    etiologia, 578
    principais diferenças entre SS e
      NET, 579
    quadro clínico, 578
    tratamento, 579
síndrome de Stevens-Johnson (SSJ) e
    necrólise epidérmica tóxica (NET),
    576
  diagnóstico, 577
  etiologia, 577
  quadro clínico, 577
  tratamento, 577
Emergências hipertensivas, 63
  abordagem específica das principais
    emergências hipertensivas, 67
    encefalopatia hipertensiva, 67
      conduta, 68
    hipertensão acelerada maligna, 68
    outras situações, 69
  diagnóstico, 65
  quadro clínico, 64
  tratamento, 65
    emergências hipertensivas, 66
    pseudocrises hipertensivas, 65
    urgências hipertensivas, 66
Emergências oncológicas, 363
Emergências tireoidianas, 439
  caso clínico, 446
  coma mixedematoso, 444
    diagnóstico, 445
    exames complementares, 445
    manifestações clínicas, 444
    tratamento, 445
  crise tireotóxica, 439
    diagnóstico, 440
    exames laboratoriais, 440
    manifestações clínicas, 439
    tratamento, 442

Encefalopatia hepática, 169
  caso clínico, 173
  prescrição, 173
  classificação, 169
  causas, 169
  quadro clínico, 170
  tratamento, 171
Endocardite infecciosa, 263
  caso clínico, 271
  complicações, 269
  diagnóstico, 264
  microbiologia, 263
  prescrição, 271
  profilaxia, 270
  quadro clínico, 264
  tratamento, 266
Endocrinologia, 429
Erisipelas e celulites, 273
  celulites, 274
    etiologia, 274
    manifestações clínicas, 274
    principais diferenças entre erisipela
      e celulite, 274
  erisipelas, 273
    conceito, 273
    etiologia, 273
    manifestações clínicas, 273
  tratamento das erisipelas e celulites,
    275
    caso clínico, 275

F

Febres hemorrágicas, 233
  dengue, 234
    manejo do paciente, 236
    quadro clínico, 234
  dengue clássica, 234
  febre hemorrágica do dengue (FHD),
    234
  leptospirose, 239
    caso clínico, 242

diagnóstico, 241
exames complementares, 240
quadro clínico, 239
tratamento, 241
Fibrilação atrial (FA), 33
anticoagulação, 37
eletrocardiograma, 33
etiologias, 34
quadro clínico e diagnóstico, 34
tratamento, 35

G

Gastroenterologia, 137
Geriatria, 491

H

Hematologia/oncologia, 355
Hemorragias digestivas, 459
caso clínico, 465
etiologia, 459
exame físico, 460
exames complementares, 461
quadro clínico, 460
tratamento, 461
manejo, 463, 461
endoscópico, 463
inicial, 461
tratamento, 464, 462
cirúrgico, 464
medicamentoso, 462
profilático, 464
Hemotransfusão no pronto-socorro, 377
caso clínico, 381
componentes do plasma, 380
reações transfusionais, 380
o que fazer diante da suspeita de uma reação transfusional aguda imunológica?, 381
transfusão de hemácias, 377
indicações de hemotransfusão, 377
componentes disponíveis para hemotransfusão, 378
transfusão de plaquetas, 378
contraindicações ao uso de concentrado de plaquetas, 379
indicação de transfusão de plaquetas, 379
Hepatologia, 161
HIV no pronto-socorro, 221
caso clínico, 230
prescrição, 230
doenças associadas ao HIV no pronto-socorro, 222
doenças neurológicas, 222
encefalite, 225
herpética, 225
por CMV, 225
leucoencefalopatia multifocal progressiva (LEMP)
linfoma primário do sistema nervoso central, 226
neurocriptococose, 224
neurotoxoplasmose, 223
neurotuberculose, 224
doenças do trato gastrointestinal, 228
diarreia, 229
esofagite, 228
doenças pulmonares, 226
criptococose pulmonar, 228
histoplasmose, 228
pneumocistose, 227
tuberculose pulmonar, 227

I

Idoso no pronto-socorro, O, 493
abordagem do idoso com suspeita de infecção, 498
pneumonia, 500
tratamento, 500
infecção urinária, 501
tratamento, 501

abordagem na emergência, 493
caso clínico, 502
Infecção do trato urinário, 211
   caso clínico, 219
   diagnóstico, 212
   etiologia, 212
   exames complementares, 212
   ITU em gestantes, 216
   ITU em homens, 215
   ITU em idosos, 216
   ITU em portadores de sonda vesical, 217
   quadro clínico, 212
   tratamento, 214
      cistites, 214
      pielonefrite, 215
Infecções de vias biliares, 153
   caso clínico, 159
   colangite aguda, 153
      diagnósticos diferenciais, 154
      etiologia, 153
      exames complementares, 154
      quadro clínico, 154
      tratamento, 155
         antibioticoterapia empírica, 155
         drenagem de vias biliares, 155
   colecistite aguda, 156
      complicações, 158
      diagnósticos diferenciais, 157
      exames complementares, 156
      quadro clínico, 156
      tratamento, 157
Infecções do sistema nervoso central, 253
   abcesso cerebral, 261
      diagnóstico, 261
      quadro clínico, 261
      tratamento, 262
   encefalites, 259
      encefalite herpética, 260
      tratamento, 260
      quadro clínico, 259
   etiologias, 255
   menigite bacteriana aguda, 255
      conduta, 255
      corticosteroides, 256
      terapia antimicrobiana empírica, 256
      quadro clínico, 255
   meningites virais, 259
   punção lombar, 254
   quimioprofilaxia, 258
Infecções relacionadas a cateteres, 277
   cateteres em pacientes dialíticos, 282
   diagnóstico, 277
   esquemas antibióticos recomendados, 281
   medidas de precaução baseadas na transmissão, 286
      aerossóis, 287
      contato, 286
      gotículas, 286
   medidas de precaução empíricas, 288
   medidas padrão, 285
   tratamento, 278
Infectologia, 185
Influenza A — H1N1, 245
   antivirais, 249
   caso clínico, 250
   critérios de internação, 248
   diagnóstico, 247
   exames de imagem, 248
   exames laboratoriais, 247
   história natural da infecção, 245
   quadro clínico, 245
      grupo de risco para complicações, 247
   tratamento, 248
Insuficiência cardíaca aguda e edema agudo de pulmão, 11
   caso clínico, 18

HD: edema agudo de pulmão
  hipertensivo, 18
edema agudo de pulmão (EAP), 16
  quadro clínico e diagnóstico, 16
  tratamento, 16
    avaliação de vias aéreas e
      medidas iniciais, 16
    terapia medicamentosa, 17
    indicações de internação
      hospitalar, 17
  insuficiência cardíaca, 11
    diagnóstico, 12
      cardíacos, 13
      não cardíacos, 13
      relacionados à aderência e
        cuidados gerais, 13
    quadro clínico, 11
    tratamento, 14
      perfil, 14, 15
        A ("quente e seco"), 14
        B ("quente e úmido"), 14
        C ("frio e úmido"), 14
        D ("frio e seco"), 15
Intoxicação e abstinência alcoólica, 519
  alucinação alcoólica, 522
    diagnóstico, 520
    diagnóstico, 521
  intoxicação alcoólica aguda, 519
    quadro clínico, 519
    quadro clínico, 521
  síndrome de abstinência alcoólica,
    521
  síndrome de abstinência complicada
    — convulsões e *delirium tremens*,
    522
    benzodiazepínicos, 523
    complicações, 525
    convulsões, 522
    delirium tremens, 522
    outras drogas, 523
    fenobarbital, 523

haloperidol, 524
propofol, 524
β-bloqueadores, 525
tratamento, 523
síndrome de abstinência não
  complicada, 521
tratamento, 520
Intoxicação por cumarínicos, 369
  fatores
    que potencializam o efeito dos
      cumarínicos, 369
    que reduzem o efeito dos
      cumarínicos, 370
  antagonistas da vitamina K
    (cumarínicos) disponíveis,
    370
  tratamento, 371
    doses utilizadas, 372
    efeitos colaterais, 372
Intoxicações agudas, 527
  antidepressivos inibidores seletivos
    da recaptação de serotonina, 534
  benzodiazepínicos (BZD), 534
  digitálicos, 535
  opioides, 535
  tratamento, 536
  antidepressivos tricíclicos, 533
  cocaína e derivados, 536
  agrotóxicos, 536
  tratamento, 536
  exames complementares, 529
  intoxicações agudas específicas, 532
    paracetamol, 532
    tratamento, 533
  quadro clínico, 527
  tratamento, 530
    antídotos, 532
    aumento da eliminação, 532
      alcalinização da urina, 532
    circulatório, 530
    descontaminação, 531

lavagem gástrica, 531
xarope de ípeca, 531
carvão ativado, 531
neurológico, 531
via aérea, 530
tratamento, 537
Intoxicações exógenas, 517
Isolamento infeccioso no pronto-socorro, 285

L

Lesão renal aguda e nefropatia por contraste, 109
classificação, 110
LRA
pós-renal, 112
pré-renal, 111
renal, 111
exames complementares, 113
exames de imagem, 115
lesão renal aguda, 109
lesão renal induzida por contraste, 116
quadro clínico e diagnóstico, 113
tratamento
Lombalgia no pronto-socorro, 421
caso clínico, 426
etiologia, 421
exames complementares, 424
quadro clínico, 422
tratamento, 425
cirúrgico, 426
farmacológico, 426
não farmacológico, 425

M

Monoartrites agudas, 413
artrocentese, 415
diagnóstico diferencial, 416
diagnóstico, 414
etiologia, 413
tratamento, 417
Morte encefálica, 349
epidemiologia, 349
protocolo de morte encefálica, 350
acionamento da Central de Notificação, Captação e Distribuição de Órgãos (CNDCO), 353
exames, 352, 350
complementares, 352
neurológico objetivo, 350
protocolo de declaração de morte encefálica, 350
registro de modo completo da causa do coma, 350

N

Nefrologia, 107
Neurologia, 299
Neutropenia febril, 357
caso clínico, 375
diagnóstico, 358
hipercalcemia relacionada a malignidade (HRM), 366
definições e quadro clínico, 366
tratamento, 367
intoxicação aguda por cumarínicos, 373
tratamento, 374
medidas na intoxicação aguda por cumarínico, 374
quadro clínico e diagnóstico, 370
monitorização do efeito cumarínico, 370
superdosagem, 371
causas de flutuações do INR, 371
quadro clínico e estratificação de risco, 357

resumo das recomendações, 373
  eventos adversos não
    hemorrágicos, 373
síndrome da veia cava superior
  (SVCS), 363
  definições e quadro clínico, 363
  tratamento, 364
síndrome de compressão medular
  (SCM), 365
  definições e quadro clínico, 365
  tratamento, 365
síndrome de lise tumoral (SLT), 367
  definições e quadro clínico, 367
  tratamento, 368
tratamento, 359
  ajuste do tratamento antibiótico,
    360
  duração do tratamento antibiótico,
    361
  pacientes, 359, 360
    de alto risco, 359
    de baixo risco, 360

O

Outros temas em pronto-socorro, 565

P

Pancreatite aguda, 145
  caso clínico, 150
    prescrição, 151
  quadro clínico e diagnóstico, 145
    critérios para diagnóstico, 146
    estratificação de risco, 146
    exames complementares, 146
  tratamento, 148
    complicações locais, 150
    forma, 149, 148
      grave, 149
      leve, 148
    hidratação, 148
Parada cardiorrespiratória, 3
  manejo pós-ressuscitação
    cardiopulmonar, 9
    medidas, 9
    objetivos, 9
  Suporte avançado de vida (ACLS), 6
    AESP/assistolia, 8
    FV/TV, 7
  Suporte Básico de Vida (BLS), 3
Paralisias flácidas agudas, 341
  condutas específicas, 347
  etiologia, 341
  miastenia *gravis* e crise miastênica,
    345
    outras causas importantes, 346
      mielite transversa, 346
      polineuromiopatia do doente
        crítico, 346
      porfiria aguda intermitente, 346
    paralisias periódicas
      hipercalêmicas e hipocalêmicas,
        346
    poliomielite aguda ("paralisia
      infantil"), 342
    síndrome de Guillain-Barré (SGB) e
      variantes (subtipos), 343
  tratamento, 347
    condutas gerais, 347
Parâmetros calculáveis em pronto-
  socorro e terapia intensiva, 585
  função ventilatória, 586
  parâmetros de oxigenação, 586
  parâmetros hemodinâmicos, 585
Pneumologia, 73
Pneumonia associada à comunidade,
  199
  caso clínico, 209
  estratificação de risco, 203
  etiologia, 200
  exames complementares, 202

estudo radiológico, 202
    exames, 202
        laboratoriais, 202
        para detecção da etiologia, 202
        toracocentese, 203
    prevenção, 209
    quadro clínico, 201
    tratamento, 206
        derrame pleural, 208
        pneumonia
            aspirativa, 207
            nosocomial, 207
            risco de infecção por *Pseudomonas spp.*, 207
        tratamento
            ambulatorial, 206
            hospitalar, 206
        duração do tratamento, 209
Principais drogas usadas na emergência, 587
    aminas vasoativas e inotrópicos, 588
    analgésicos, 588
    antagonistas, 591
    antiarrítmicos, 590
    sedativos, 587
    vasodilatadores, 589
Profilaxias infecciosas no pronto-socorro, 289
    acidentes ocupacionais, 292
        conduta, 293
        profilaxia
            pós-exposição ao HIV (PEP), 295
            pós-exposição ao VHB, 293
            pós-exposição ao VHC, 294
    caso clínico, 296
    raiva, 290
        profilaxia, 290
    tétano, 289
        profilaxia, 289

R

Reumatologia no pronto-socorro, 399
    caso clínico, 412
    eritema nodoso (EN), 402
        diagnóstico, 403
        tratamento, 403
        epidemiologia, 403
        quadro clínico e diagnóstico, 403
    fenômeno de Raynaud, 400
        epidemiologia, 401
        tratamento, 401
            medicamentoso, 401
    glomerulonefrite rapidamente progressiva, 408
        classificação e diagnóstico, 409
        quadro clínico, 409
        tratamento, 409
    síndrome do anticorpo antifosfolipídeo (SAAF), 401
        diagnóstico, 402
        epidemiologia, 402
        tratamento, 402
    síndromes pulmão-rim, 407
        diagnóstico, 408
        quadro clínico, 407
        tratamento, 408
    urgências neuropsiquiátricas relacionadas ao LES, 409
    vasculites no pronto-socorro — conceitos relevantes, 404
    vasculites, 404
        classificação, 404
        diagnóstico, 404
        quadro clínico, 404
Reumatologia, 397

S

Sepse, 187
    conduta, 190
    terapias complementares, 194

ventilação mecânica, 196
tratamento, 190
Síndrome coronariana aguda (SCA), 21
　diagnóstico, 22
　　eletrocardiograma (ECG), 22
　　exames gerais, 23
　　marcadores de necrose miocárdica, 23
　quadro clínico, 21
　síndrome coronariana aguda com supradesnivelamento do segmento ST (SCACST), 28
　　caso clínico, 30
　　conduta, 28
　　　anticoagulação, 28
　　　terapias de reperfusão, 29
　síndrome coronariana aguda sem supradesnivelamento do segmento ST (SCASST), 24
　　conduta, 26
　　　estratégia invasiva, 27
　　　medidas iniciais, 26
　　　terapia, 26, 27
　　　　anti-isquêmica, 26
　　　　antitrombótica, 27
　　escala de Braunwald modificada (2000), 24
　　escore de risco TIMI (Thrombolysis in Myocardial Ischemia Trial), 25
　　estratificação de risco, 24
　　modelo de risco GRACE (Global Registry of Acute Coronary Events), 25
Síndrome hepatorrenal, 175
　caso clínico, 183
　considerações finais, 183
　diagnóstico, 178
　medidas gerais, 180
　　diálise, 182
　　derivação portossistêmica intra-hepática transjugular (TIPS), 182
　　expansão volêmica com albumina, 180
　　terlipressina, 181
　　　alternativas à terlipressina, 181
　　transplante hepático, 182
　quadro clínico, 176
　tratamento da SHR tipo 1, 180
Síndromes convulsivas, 333
　diagnósticos diferenciais, 337
　etiologia, 334
　investigação complementar, 336
　quadro clínico e classificação, 335
　　tipos de crises segundo a ILAE (International League Against Epilepsy), 335
　tratamento, 338
　　crises
　　　epiléptica em pacientes com epilepsia, 338
　　　sintomáticas agudas, 338
　　primeira crise idiopática, 338
　　status epilepticus, 339
　　tratamento do evento agudo, 339
Sintomas no pronto-socorro, 567
　náuseas e vômitos, 570
　　diagnóstico etiológico, 571
　　etiologia, 571
　　tratamento, 571
　prurido, 569
　　diagnóstico, 569
　　etiologia, 569
　　exames laboratoriais, 569
　　tratamento, 570
　soluços, 567
　　classificação, 567
　　epidemiologia, 567
　　etiologias, 568

tratamento, 568

T

Tamponamento cardíaco e dissecção de aorta, 53
  complicações, 55
  dissecção aguda de aorta, 55
    definição e conceitos, 55
    manifestações clínicas, 57
    exames complementares, 58
  quadro clínico e diagnóstico, 54
  tamponamento cardíaco, 53
    tratamento, 55
  tratamento, 59
Taquiarritmias e bradiarritmias, 41
  abordagem, 47
    adenosina, 47
    manobras vagais, 47
    outras drogas, 47
  bradiarritmias, 41
  caso clínico, 50
    prescrição, 51
  medidas principais — considerações, 43
    atropina, 43
    marcapasso transcutâneo, 44
    outras drogas, 44
  taquiarritmias, 44
    tratamento, 44
  taquicardias de complexo QRS alargado, 48
    taquicardia
      ventricular monomórfica, 48
      ventricular polimórfica, 48
  taquicardias de complexo QRS estreito, 46
    taquicardia, 46, 47
      juncional, 46
      atrial, 46
      supraventricular paroxística, 47
    tratamento, 43
  trombose venosa profunda e tromboembolismo pulmonar, 89

V

Ventilação mecânica, 549
  intubação orotraqueal, 555
    indicações, 555
    técnica, 555
  objetivos, 549
    alterações gasométricas existentes na insuficiência respiratória aguda, 549
    parâmetros que indicam necessidade de ventilação mecânica, 550
  ventilação invasiva, 550
    estratégias de ventilação, 552
    complicações relacionadas à ventilação mecânica, 553
    parâmetros utilizados na lesão pulmonar aguda/síndrome de desconforto respiratório agudo, 552
  ventilação não invasiva, 553